名院名医 超声疑难病例解析

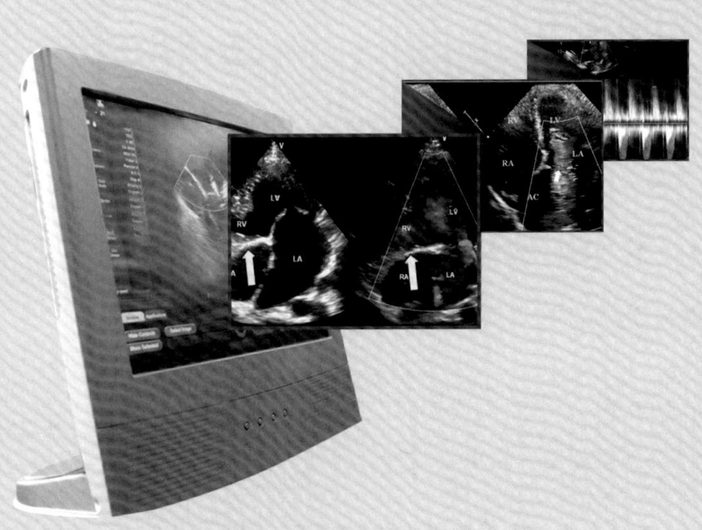

心脏
超声病例解析

康春松 ◎ 主编

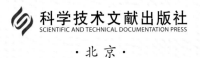

科学技术文献出版社
SCIENTIFIC AND TECHNICAL DOCUMENTATION PRESS
·北京·

图书在版编目（CIP）数据

心脏超声病例解析／康春松主编. —北京：科学技术文献出版社，2019. 11
ISBN 978-7-5189-5931-0

Ⅰ. ①心… Ⅱ. ①康… Ⅲ. ①心脏病—超声波诊断—病案—分析 Ⅳ. ① R540. 4

中国版本图书馆 CIP 数据核字（2018）第 176572 号

心脏超声病例解析

策划编辑：张　蓉　责任编辑：张　蓉　巨娟梅　张　波　责任校对：文　浩　责任出版：张志平

出 版 者　科学技术文献出版社
地　　址　北京市复兴路15号　邮编 100038
编 务 部　(010) 58882938，58882087（传真）
发 行 部　(010) 58882868，58882870（传真）
邮 购 部　(010) 58882873
官方网址　www.stdp.com.cn
发 行 者　科学技术文献出版社发行　全国各地新华书店经销
印 刷 者　北京地大彩印有限公司
版　　次　2019 年 11 月第 1 版　2019 年 11 月第 1 次印刷
开　　本　787×1092　1/16
字　　数　399千
印　　张　20.5
书　　号　ISBN 978-7-5189-5931-0
定　　价　158.00元

编委会名单

主　编　康春松

副主编　陈晓燕　杨青梅　苗俊旺　康晓妍

编　者（以姓氏拼音为序）

陈秀斌　崔荣荣　董　娟　房建秀

冯婷华　郝嫦娟　贾美红　贾姝妮

李　帅　李海康　李慧展　李婷婷

吕　虹　门殿霞　史凯玲　宋　倩

宋世晶　苏莉莉　王智芬　肖文丽

薛继平　姚浮成　张燕霞　赵哲黠

前言 / Preface

自《浅表组织器官超声疑难病例解析》《腹部超声疑难病例解析》《血管超声疑难病例解析》出版以来，受到读者的一致好评，在此基础上，山西医学科学院·山西大医院超声科进一步整理了心脏方面的病例，病例数量多、质量高。所有病例均为山西医学科学院·山西大医院超声科日常工作中遇到的典型病例、特殊病例及疑难病例。本书中的部分病例以前只在文献病例报告中出现过，在此我们进行了系统总结和深入分析。本书编者在编写的同时大量阅读相关书籍、文献，在编写过程中注意深入浅出，希望能给读者带来耳目一新的感觉。本书所收集病例均来源于“大医超声”微信平台，平台成立已两年多，全科人员始终坚持学习并继续更新内容，为平台不断注入活力。

本书共分2章54节，包括先天性及后天获得性心脏病，共收集病例117例，其中先天性心脏病48例，后天获得性心脏病69例，共1048幅图，其中动态图169幅。所有病例均从临床疾病概述、血流动力学特点、超声特征、超声诊断、其他影像学特征及病理诊断等多角度深入分析和学习，并总结诊断思路、诊断体会、诊断经验。在病例解析书写过程中，科室人员查阅文献，并斟酌用词，力求病例中的各知识点表述准确、客观。本书文字流畅、图文相辅，对各级超声诊断医师具有指导意义，对影像学专业师生及相关的临床医师亦有参考价值。

在该书的编写过程中，得到了影像专业前辈及超声工作者的大力支持，前辈们对病例进行了深入点评，并提出了宝贵的意见，使之更加完善。此外，科学技术文献出版社的密切配合，亦是写作的动力。在此，一并表示衷心感谢！由于水平和时间所限，书中不足之处、错误和疏漏在所难免。欢迎广大读者和同道们提出宝贵意见，以备今后再版时改正。

编者

目录
Contents

第一章　先天性心脏病

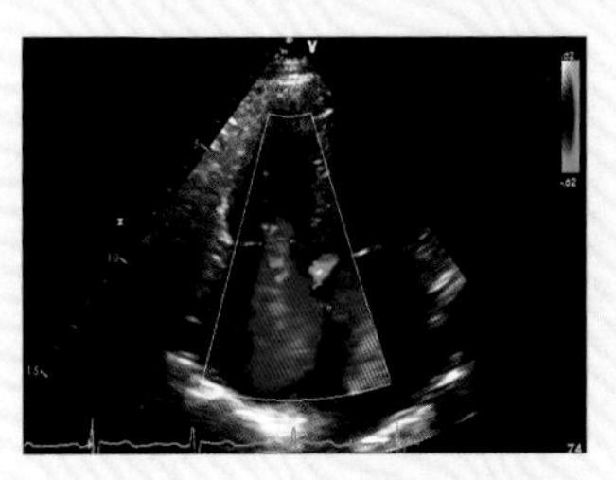

第二章　后天获得性心脏病

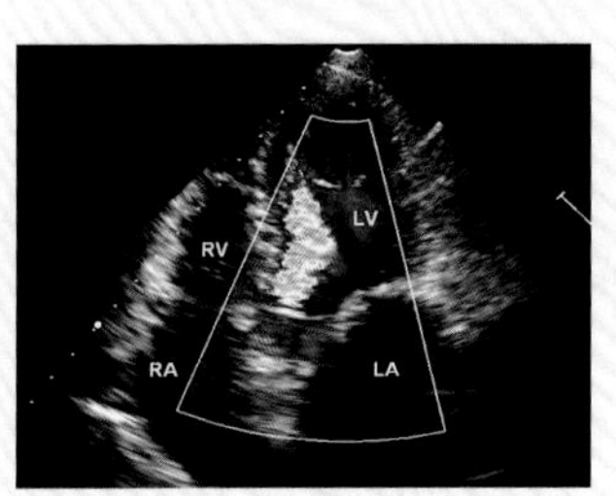

目录

Contents

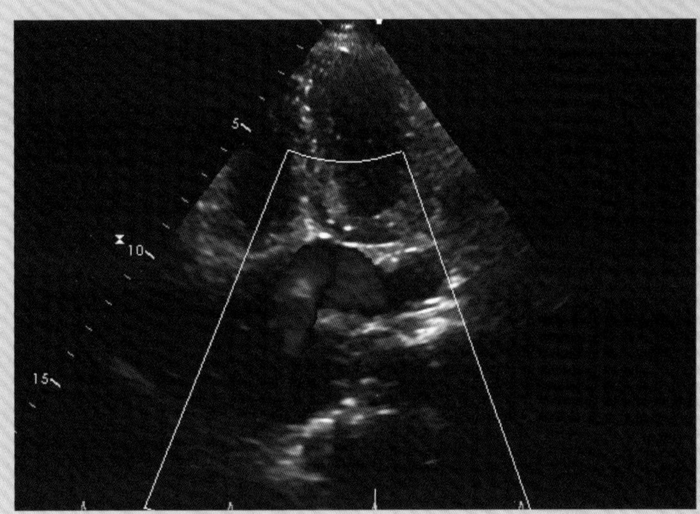

【第一章】

先天性心脏病

第一节　先天性心脏病节段分析法

※ 概述

将心脏分为三个节段（心房、心室、大动脉）和两个连接（心房 – 心室、心室 – 大动脉），有条理、有序地观察心血管大小、位置、结构、连接、走向及交通。检查内容：内脏的位置（表 1-1-1）、心脏位于胸腔的位置、三个节段、两个连接。

（一）内脏位置（表 1-1-1）

表 1-1-1　内脏位置

<table>
<tr><th>位置</th><th>肝脏</th><th>胃和脾</th><th>腹主动脉</th><th>下腔静脉</th><th>右肺</th><th>左肺</th></tr>
<tr><td>内脏正常位</td><td>身体右侧</td><td>身体左侧</td><td>脊柱左侧</td><td>脊柱右侧</td><td>三叶</td><td>两叶</td></tr>
<tr><td>内脏转位</td><td>身体左侧</td><td>身体右侧</td><td>脊柱右侧</td><td>脊柱左侧</td><td>两叶</td><td>三叶（少数者胸腔脏器位置正常）</td></tr>
<tr><td rowspan="2">不定位</td><td rowspan="2">居中（水平肝）、偏右或左</td><td rowspan="2">居中、偏右或左（多脾或无脾）</td><td>脊柱左侧</td><td>脊柱左侧</td><td rowspan="2" colspan="2">形态、位置多数不正常</td></tr>
<tr><td colspan="2">一般下腔静脉居前、腹主动脉在后，亦可在左侧左右并列</td></tr>
</table>

（二）心脏位于胸腔的位置

1. 正常左位心（图 1-1-1）

◆ 心脏位于左侧胸腔；

◆ 内脏位置正常；

◆ 心房位置正常（正位）；

◆ 心室位置正常（右袢）；

◆ 心室与动脉连接关系正常或异常。

2. 镜面右位心（与正常左位心相反）（图 1-1-2）

◆ 心脏位于右侧胸腔；

◆ 内脏位置异常（反位）；

◆ 心房位置异常（左右反位）；

◆ 心室位置异常（左右反位）；

◆ 心室与动脉连接关系正常或异常。

3. **单发右位心（右旋心）（图 1-1-3）**

◆ 心脏大部位于右侧胸腔，心尖朝向右侧；

◆ 内脏位置正常；

◆ 心房位置正常；

◆ 心室位置正常；

◆ 心室与动脉连接关系正常或异常。

4. **单发左位心（左旋心）（图 1-1-4）**

◆ 心脏大部位于左侧胸腔，心尖朝向左侧（相当于左侧胸腔的镜面右位心）；

◆ 内脏位置异常（反位或不定位）；

◆ 心房位置异常（反位）；

◆ 心室位置异常或正常；

◆ 心室与动脉连接关系正常或异常。

5. **中位心**

◆ 心脏位于中位；

◆ 内脏位置正常或不定位；

◆ 心房位置正常；

◆ 心室位置正常；

◆ 心室与动脉连接关系正常或异常。

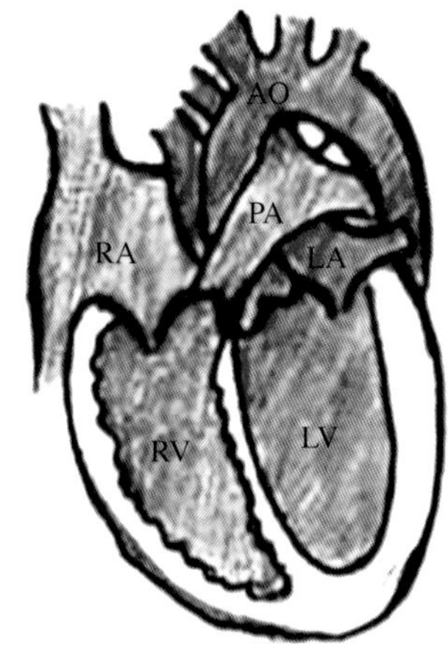

图 1-1-1　正常左位心示意图

LA：左心房；LV：左心室；RA：右心房；RV：右心室；PA：肺动脉；AO：主动脉

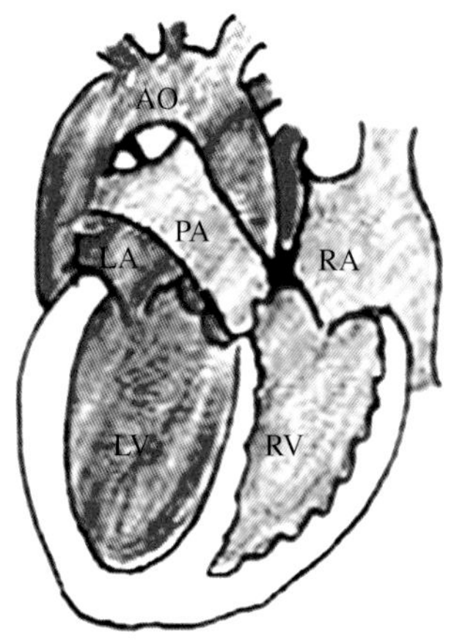

图 1-1-2　镜面右位心示意图

LA：左心房；LV：左心室；RA：右心房；RV：右心室；PA：肺动脉；AO：主动脉

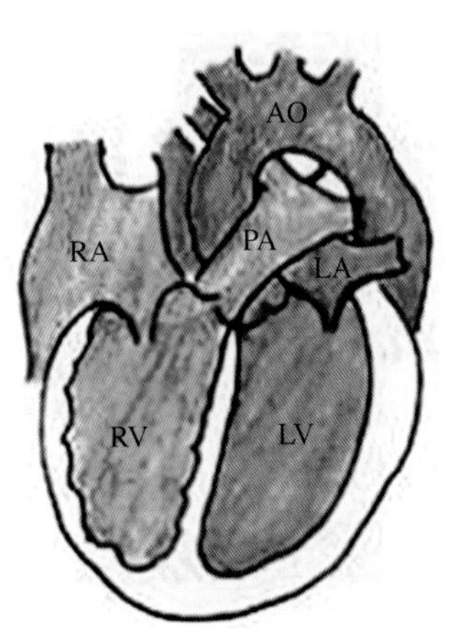

图 1-1-3　单发右位心示意图

LA：左心房；LV：左心室；RA：右心房；RV：右心室；PA：肺动脉；AO：主动脉

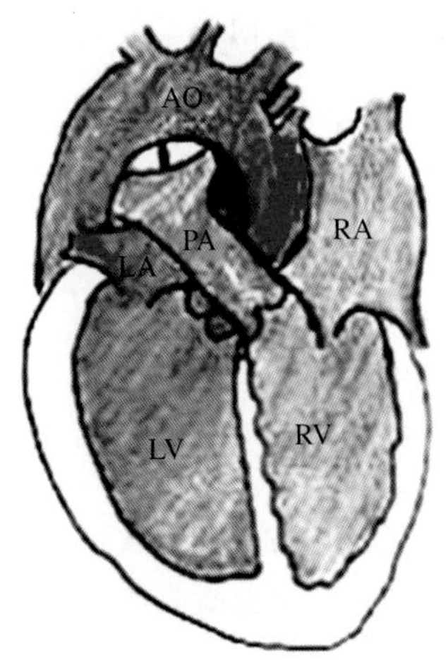

图 1-1-4　单发左位心示意图

LA：左心房；LV：左心室；RA：右心房；RV：右心室；PA：肺动脉；AO：主动脉

（三）三个节段

内脏－心房段、心室袢段、大动脉段。

1. **心房位类型（表 1-1-2）**

◆ 心房正位（S）：右心房位于心脏右侧、左心房位于心脏左侧。

◆ 心房反位（I）：右心房位于心脏左侧、左心房位于心脏右侧。

◆ 心房不定位（A）：两侧均为右位结构（两侧均与上腔静脉或肝静脉相连，常伴无脾症），或两侧均为左位结构（常伴多脾症）。

表 1-1-2　心房超声鉴别要点

鉴别要点	左心房	右心房
心房形态	相对较圆	椭圆形
下腔静脉瓣	无	有
回流静脉	肺静脉	上、下腔静脉
与内脏关系	与脾、胃同侧	与肝脏同侧
心耳的形态	左心耳呈楔状，较小，与心房连接处较窄	右心耳呈锥状，短而宽，与心房连接处宽大
周围静脉声学造影	无造影剂或继右心房之后出现	最先出现造影剂

注：内脏与心房位置不一致时，不以肝脏和脾、胃的位置判断；肺静脉畸形引流存在时，不以肺静脉回流判断。

2. **心室袢段（表 1-1-3）**

◆ 右袢（D-loop）：左心室位于心脏左侧、右心室位于心脏右侧。

◆ 左袢（L-loop）：左心室位于心脏右侧、右心室位于心脏左侧。

表 1-1-3　心室超声鉴别要点

鉴别要点	右心室	左心室
内膜面	小梁化的粗糙的心内膜面	光滑的心室面
节制束	有	无
腔室形态	呈新月形	呈椭圆形
房室瓣	为三尖瓣	为二尖瓣

3. **大动脉段**

◆ 大动脉走行类型（图 1-1-5）。

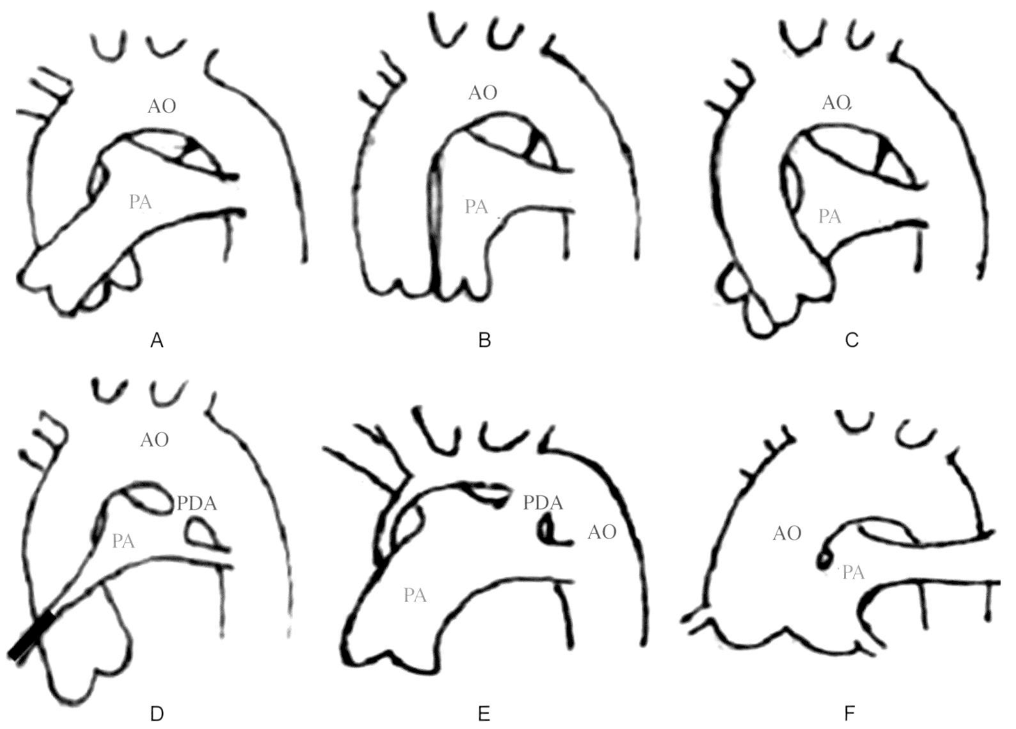

图 1-1-5　大动脉走行类型示意图

PA：肺动脉；AO：主动脉；PDA 动脉导管。A. 正常（PA 在前，AO 在后，交叉走行）；B. 大动脉转位（PA，AO 平行走行）；C. 大动脉转位（PA，AO 前后位置异常）；D. 肺动脉闭锁；E. 主动脉根部闭锁；F. 共同动脉干

◆ 大动脉空间位置排列关系

- 正常正位（S）：主动脉位于主肺动脉右后。
- 正常反位（I）：镜面位，主动脉位于主肺动脉左后。
- 右位（D）：主动脉位于主肺动脉右侧或右前。
- 左位（L）：主动脉位于主肺动脉左侧或左前。
- 前位（A）：主动脉位于主肺动脉正前。
- 后位（P）：主动脉位于主肺动脉正后。

（四）两个连接

房室连接、心室－大动脉连接。

1. 房室连接

连接类型（图 1-1-6）

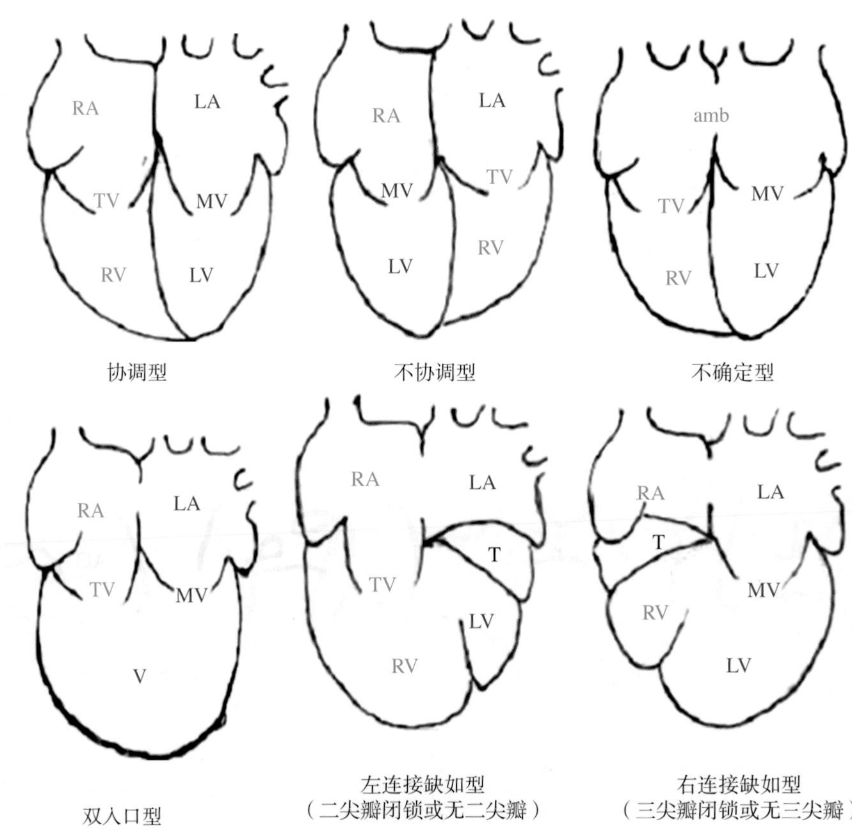

图 1-1-6　房室连接类型示意图

LA：左心房；LV：左心室；RA：右心房；RV：右心室；MV：二尖瓣；TV：三尖瓣；V：心室；amb：不定位心房

◆ 协调型：右心房与右心室相连，左心房与左心室相连。
◆ 不协调型：右心房与左心室相连，左心房与右心室相连。
◆ 不确定型：两侧心房不定位，与两侧心室相连。
◆ 双入口型：两个心房均连接于一个心室。
◆ 右或左连接缺如型：右或左心房室间无三尖瓣或二尖瓣存在。

连接方式

◆ 两个房室瓣均开通。
◆ 一侧房室瓣闭锁、一侧房室瓣开通。
◆ 共同房室瓣。
◆ 房室瓣骑跨：指一组房室瓣的腱索乳头肌来源于两侧心室。

2. **心室－大动脉连接**

连接类型

◆ 协调型：左心室与主动脉相连，右心室与肺动脉相连。
◆ 不协调型（大动脉转位）：左心室与肺动脉相连，右心室与主动脉相连。
◆ 双出口型：双侧大动脉均与一个心室相连。
◆ 单出口型：即共同动脉干。

连接方式（图 1-1-7）

◆ 共瓣（共干）型：大动脉瓣未行分隔。
◆ 骑跨瓣型：一侧大动脉骑跨于室间隔上。
◆ 无孔瓣型：一侧动脉瓣闭锁（无开口瓣）。

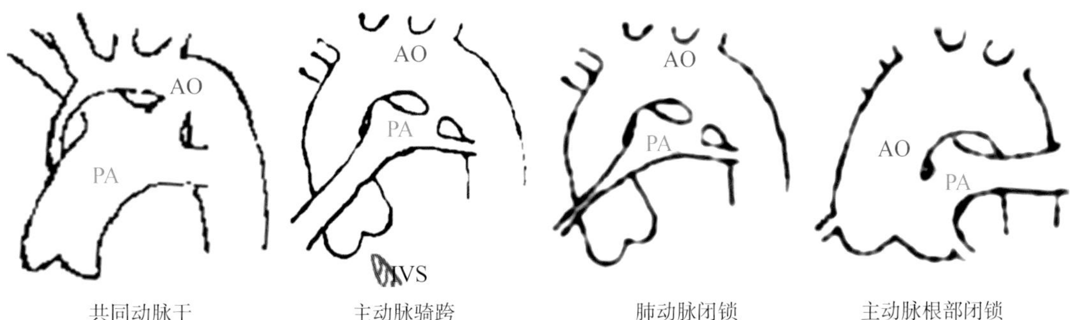

图 1-1-7　心室－大动脉连接方式示意图

PA：肺动脉；AO：主动脉；IVS：室间隔

※ 检查前首先需要考虑的临床表现

◆ 有无心脏杂音及杂音的时相。

◆ 患者的面容及有无杵状指（趾）。

◆ 肺血的多少。

◆ 心电图的变化。

※ 检查时需要注意的问题

◆ 室间隔缺损大小与肺动脉内径增宽程度是否相符。

◆ 房间隔缺损大小与右心大小是否相符。

◆ 容量改变的程度与缺损大小是否匹配。

◆ 肺动脉压力与病程是否匹配。

◆ 先天异常与血流动力学改变要一致。

第二节　房间隔缺损

病 例 1

※ 病史

患者男性，57 岁，体检发现心脏杂音就诊，胸骨左缘第二、三肋间闻及Ⅱ / Ⅵ级收缩期杂音。

※ 超声

超声表现　见图 1-2-1。

超声诊断　先天性心脏病：房间隔缺损（继发孔中央型）。

治疗　房间隔缺损介入封堵术（封堵器 20 mm）。

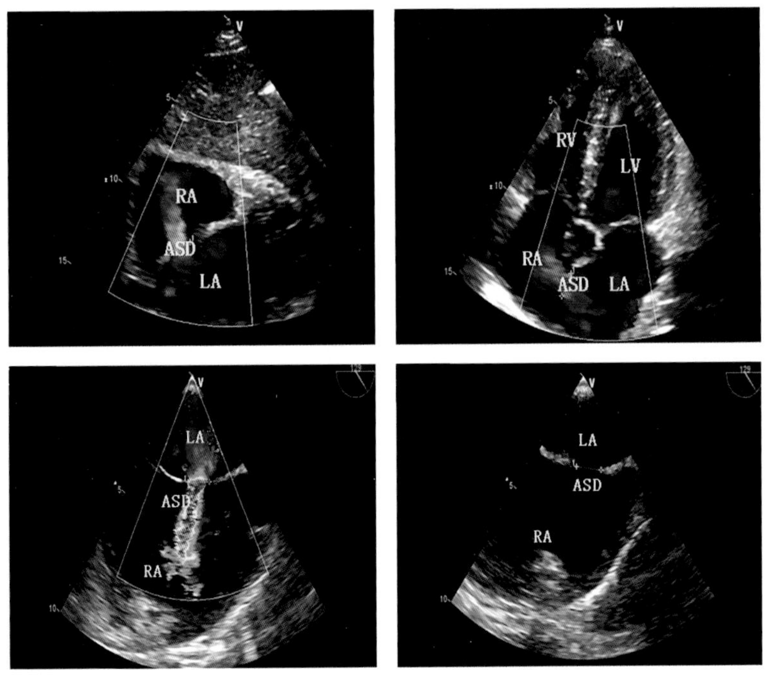

图 1-2-1　房间隔中部回声中断，房水平左向右分流

LA：左心房；RA：右心房；ASD：房间隔缺损；LV：左心室；RV：右心室

※ 术后复查超声

超声表现 见图 1-2-2、图 1-2-3。

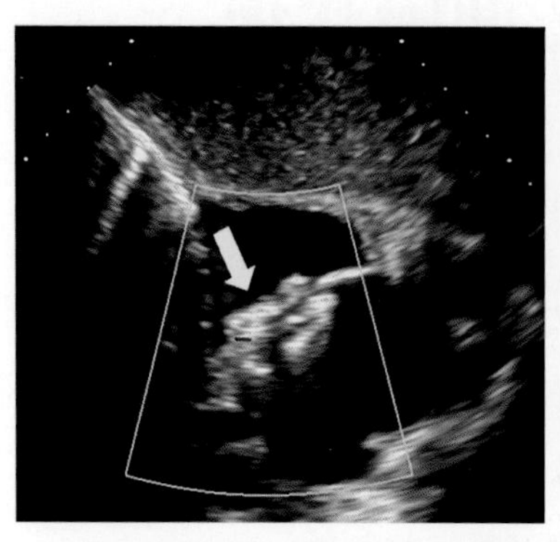
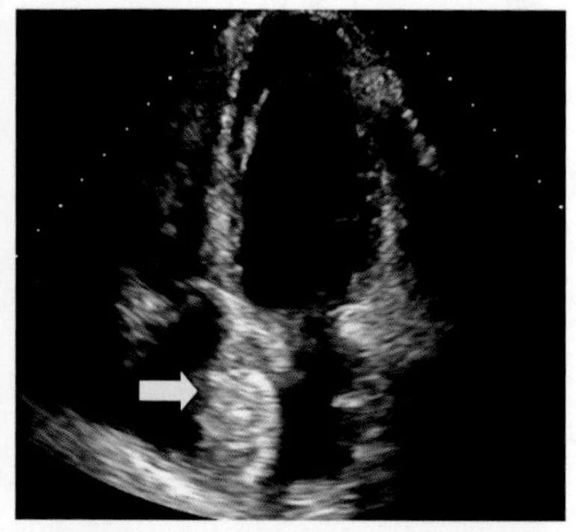

图 1-2-2 房间隔中部可见封堵器显示，位置固定（⬆）

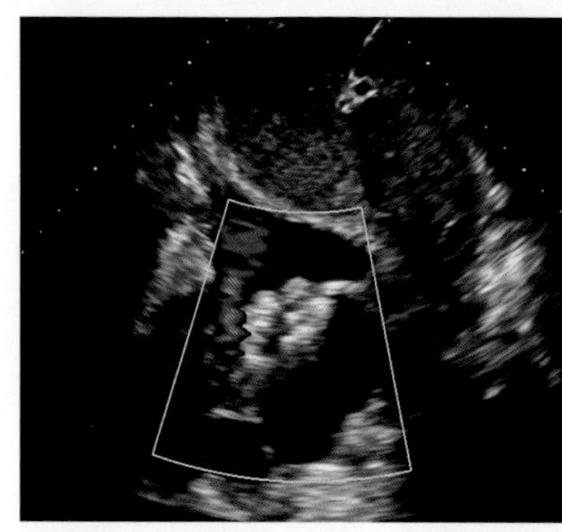
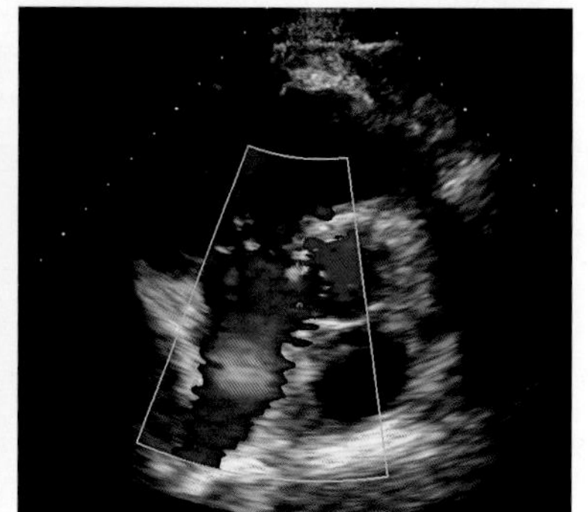

图 1-2-3 房水平无分流

病 例 2

※ 病史

患者女性，54 岁，无明显诱因出现活动后气短、乏力 1 年就诊，胸骨左缘第二、三肋间闻及Ⅲ / Ⅵ级收缩期杂音，外院超声心动图检查提示右心房、右心室扩大，原因不明。

※ 超声

超声表现 见图 1-2-4 ~ 图 1-2-7。

超声诊断 先天性心脏病：冠状静脉窦型房间隔缺损；右心房、右心室扩大；三尖瓣关闭不全（中度）；肺动脉高压（PASP ≈ 60 mmHg）。

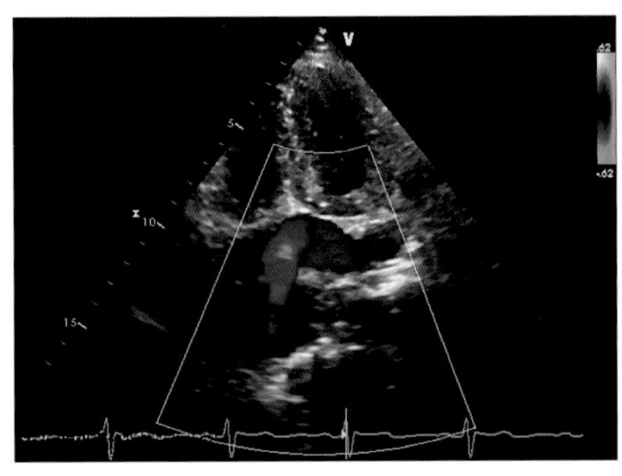

图 1-2-4 冠状静脉窦不均匀增宽，顶部近右心房开口回声中断，局部可见左心房 – 冠状静脉窦 – 右心房血流

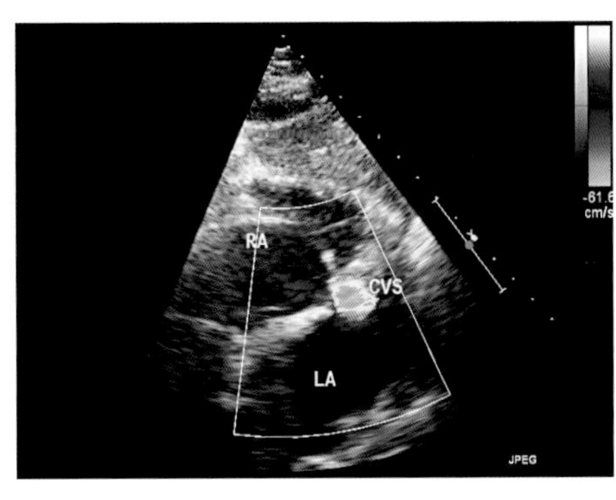

图 1-2-5 剑下切面显示冠状静脉窦顶部近右心房开口回声中断，局部可见左心房 – 冠状静脉窦 – 右心房血流

LA：左心房；RA：右心房；CVS：冠状静脉窦

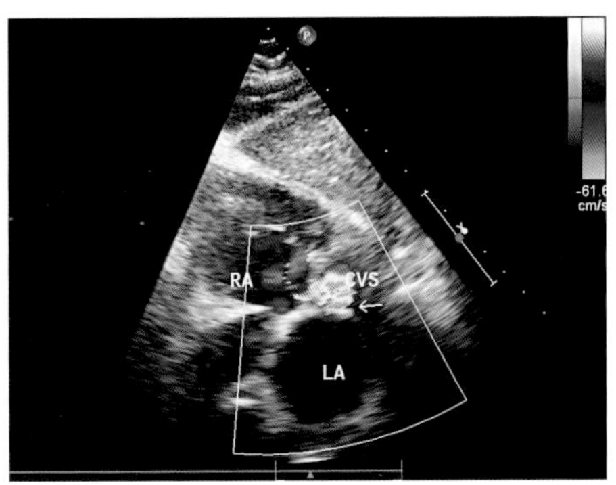

图 1-2-6 左心房血流经冠状静脉窦入右心房

LA：左心房；RA：右心房；CVS：冠状静脉窦

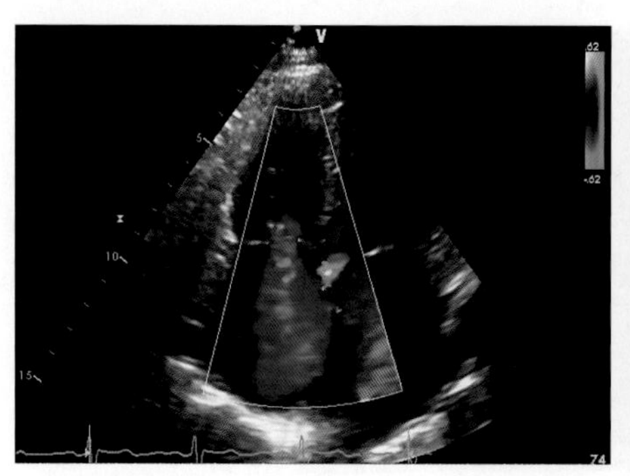

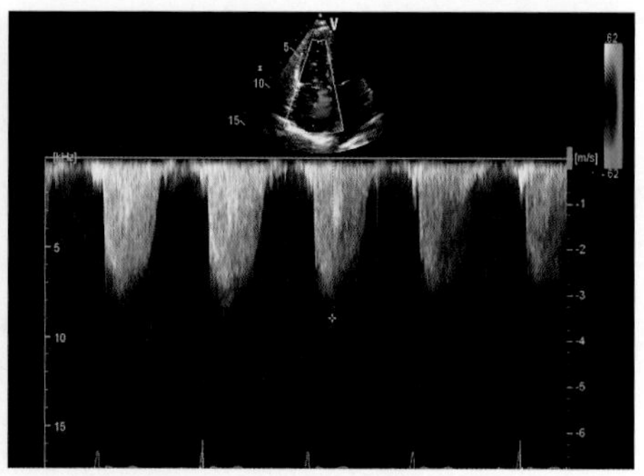

图 1-2-7　三尖瓣口中量反流

Vmax=350 cm/s，△ P=50 mmHg，估测肺动脉收缩压 PASP ≈ 60 mmHg

病 例 3

※ 病史

患者女性，29 岁，活动后气短、乏力 2 年，加重伴发绀 1 个月就诊，胸骨左缘第二、三肋间闻及Ⅱ / Ⅵ级收缩期杂音。

※ 超声

超声表现　见图 1-2-8 ~ 图 1-2-10。

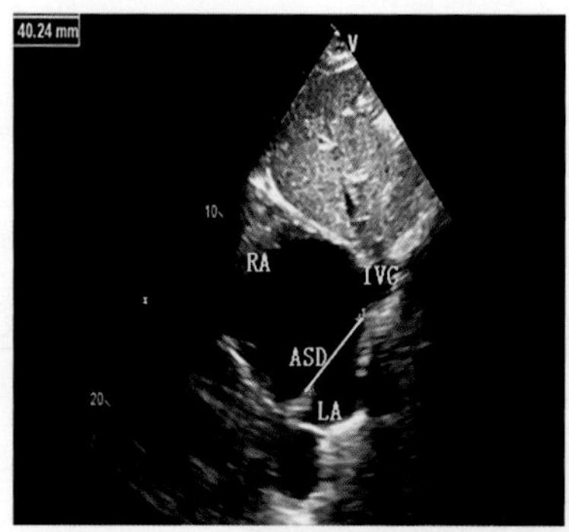

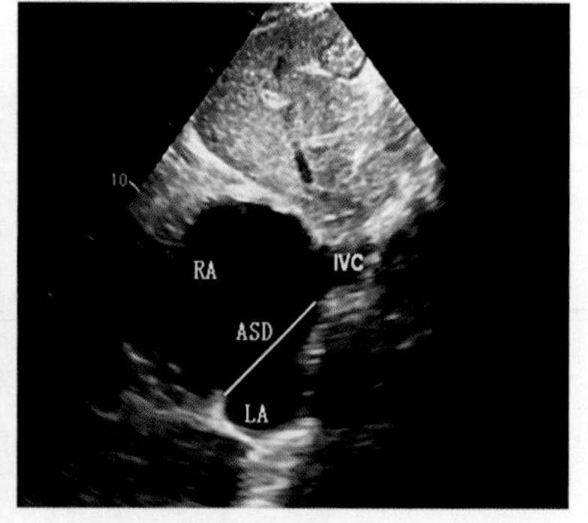

图 1-2-8　房间隔中下部回声中断，未见下腔缘，缺口宽约 4.0 cm

LA：左心房；RA：右心房；IVC：下腔静脉；ASD：房间隔缺损

超声诊断　先天性心脏病：房间隔缺损，混合型（继发孔中央 + 下腔型）；右心房、右心室扩大；三尖瓣关闭不全（中度）；肺动脉高压（PASP=106 mmHg）。

——考虑艾森曼格综合征

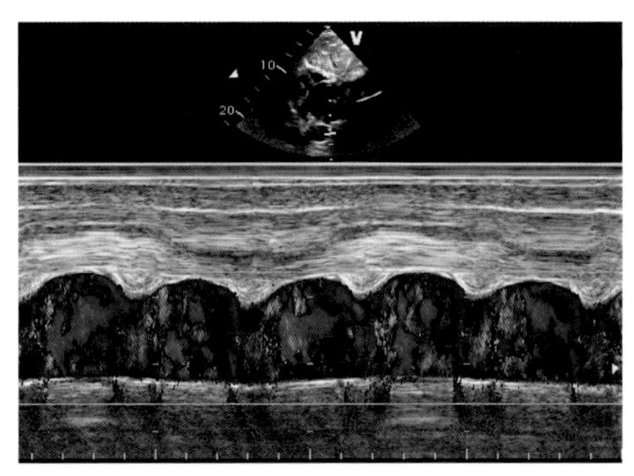

图 1-2-9　房水平可见双向分流

左向右红色，右向左蓝色

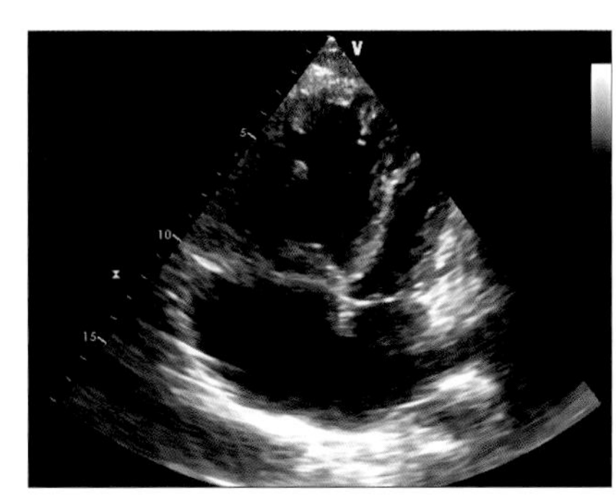

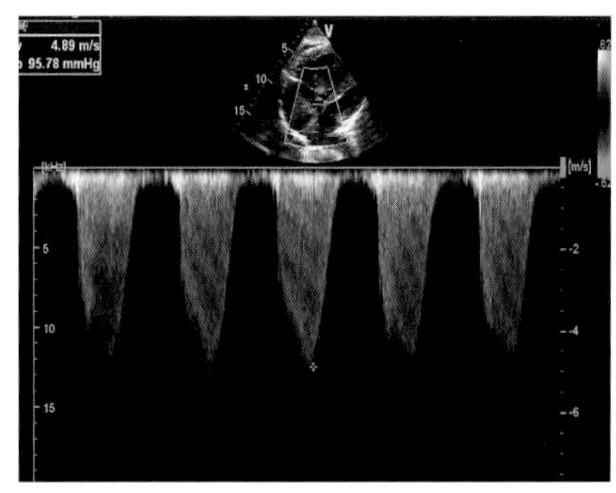

图 1-2-10　右心房、右心室扩大，左心室受压，三尖瓣口中量反流

Vmax=489 cm/s，△ P=96 mmHg，估测肺动脉收缩压 PASP ≈ 106 mmHg

病 例 4

※ 病史

患者男性，29岁，活动后气促1周就诊，胸骨左缘第二、三肋间闻及Ⅱ/Ⅵ级收缩期杂音。

※ 超声

超声表现　见图 1-2-11、图 1-2-12。

超声诊断　先天性心脏病：房间隔缺损（继发孔中央型、多孔型）。

※ 评述

疾病概述

◆ 房间隔缺损简称房缺，是最常见的先天性心脏病之一，发病率占先天性心脏病的10% ~ 18%。

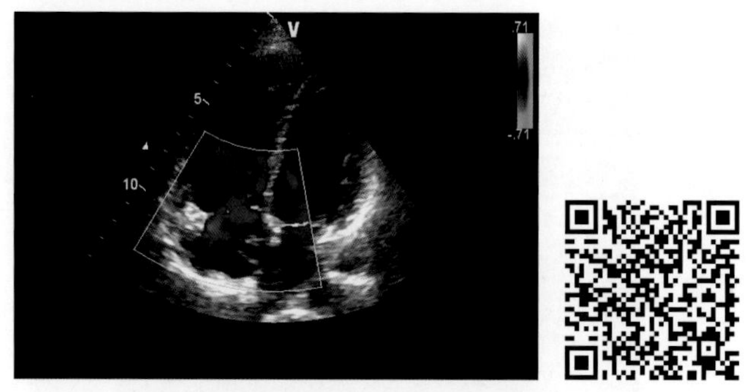

图 1-2-11　房间隔中部多处中断，房水平多束左向右分流

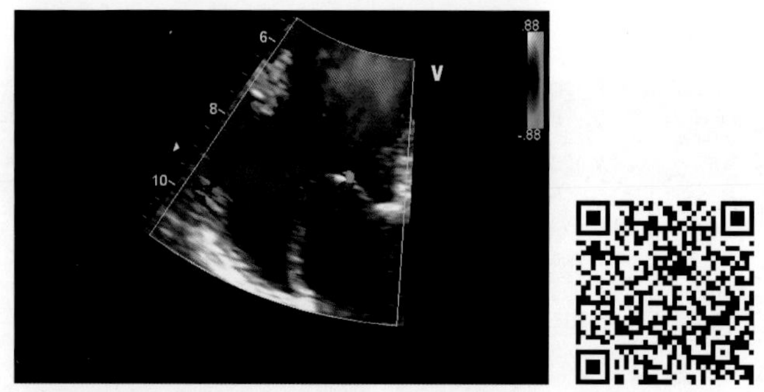

图 1-2-12　房间隔中部多处中断，房水平多束左向右分流

◆ 可单独存在，也常合并其他心血管畸形，合并较严重的肺动脉狭窄时称法洛三联症，合并二尖瓣狭窄时称鲁登巴赫综合征。

血流动力学（图 1-2-13）

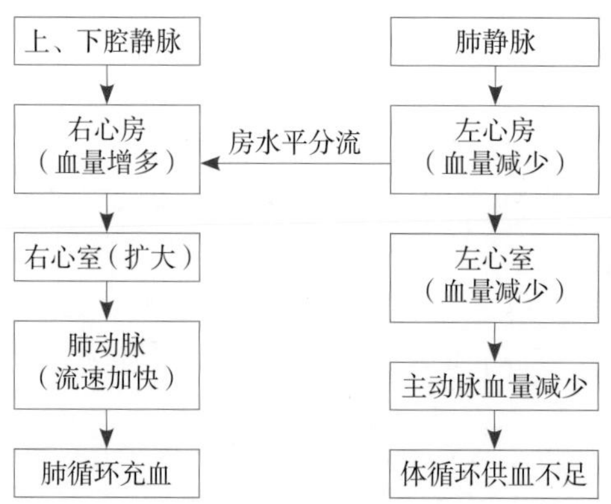

图 1-2-13　房间隔缺损血流动力学示意图

病理生理

◆ 出生后左心房压高于右心房，左向右分流；

◆ 随年龄增长，右心血流量增加，右心房、右心室增大；

◆ 肺循环血量增多，压力增高，晚期可导致肺小动脉肌层及内膜增厚，管腔狭窄，引起肺动脉高压，使左向右分流减少，甚至出现右向左分流，临床出现发绀。

分型（图 1-2-14）

◆ 冠状静脉窦型房间隔缺损约占 1%，缺损位于冠状静脉窦上端与左心房间，造成左心房血流经冠状静脉窦缺口分流入右心房。

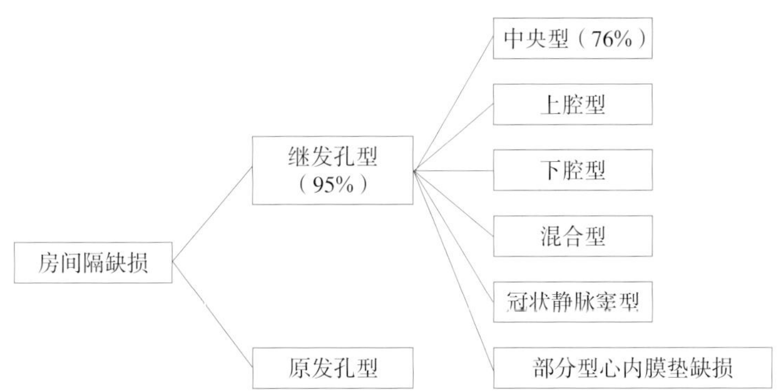

图 1-2-14　房间隔缺损分型示意图

临床表现

◆ 小缺损者，一般无临床症状。

◆ 缺损大者，婴儿期即出现体型瘦小、面色苍白、活动后气促、反复呼吸困难，严重者出现心力衰竭。

超声表现

◆ 房间隔回声中断，房水平分流。

◆ 中央型：缺损位于房间隔中部卵圆窝处；上、下腔型：缺损位于上、下腔静脉入口处；冠状静脉窦型：缺损位于冠状静脉窦顶。

◆ 右心系统扩大。

鉴别诊断

◆ 卵圆孔未闭：断端不在一条线上，分流束为两层回声间的夹层状血流信号（图 1-2-15）。

◆ 腔静脉血流：应注意鉴别，避免假阳性。

超声价值

◆ 95% 以上的房间隔缺损常规超声心动图可明确诊断。

◆ 小房缺、冠状静脉窦型及部分上、下腔型经胸检查可能漏诊，应行经食管超声心动图（transesophageal echocardiography，TEE）检查。

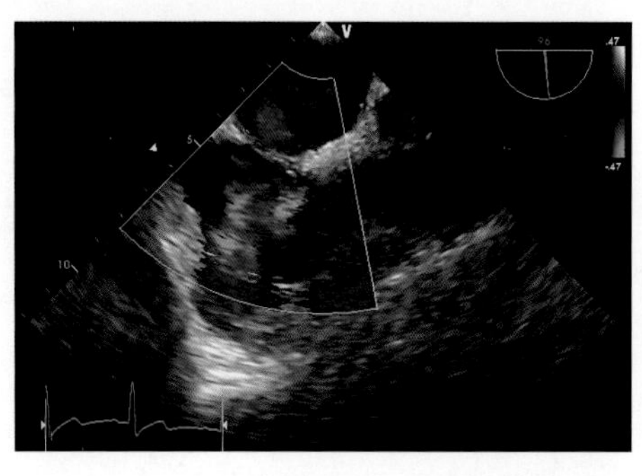

图 1-2-15　卵圆孔未闭

房水平斜形夹层状左向右分流

◆ 准确评估房缺的大小、分型及其与上下腔静脉、房室瓣、半月瓣的关系，有助于介入封堵术前病例筛选、术中引导及术后疗效评估。

诊断体会

◆ 经胸检查不能明确者，可行经食管超声心动图检查。

◆ 右心房、右心室扩大，冠状静脉窦增宽，窦内流速增快者，应想到冠状静脉窦型房缺，诊断主要依靠彩色多普勒。

◆ 剑下双心房切面检查是必要的。

◆ 二维超声 + 彩色多普勒超声，多断面检查可提高房缺的检出，避免假阳性。

◆ 多断面检查确定房缺分型。

◆ 缺损大小、病程与右心扩大程度不一致时，应排除合并其他畸形，如肺静脉异位引流等。

第三节　室间隔缺损

病例 1

※ 病史

患者女性，26 岁，既往以“先天性心脏病”就诊，胸骨左缘第三、四肋间闻及Ⅲ / Ⅵ级收缩期杂音。

※ 超声

超声表现　见图 1-3-1、图 1-3-2。

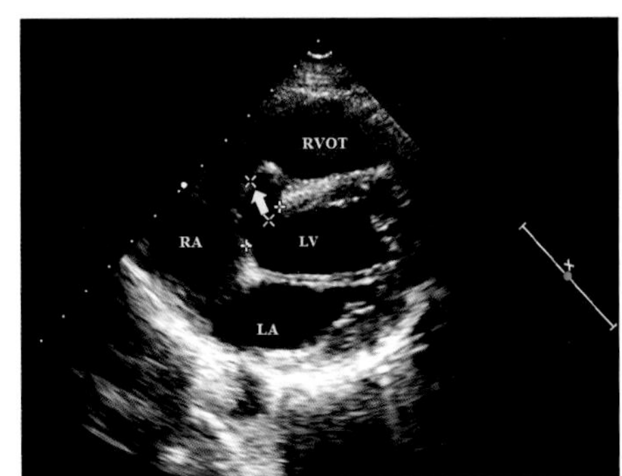

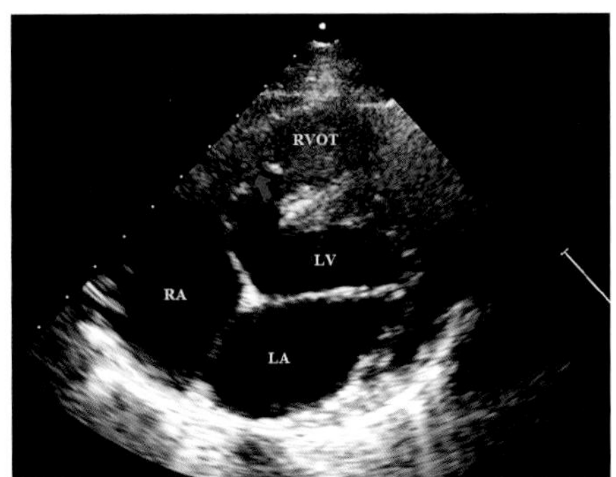

图 1-3-1　室间隔膜部呈瘤样向右心室膨出（⇧），基底宽 1.5 cm，深 1.2 cm，顶部可见一个缺口（⬆），宽约 0.4 cm

LA：左心房；LV：左心室；RA：右心房；RVOT：右心室流出道

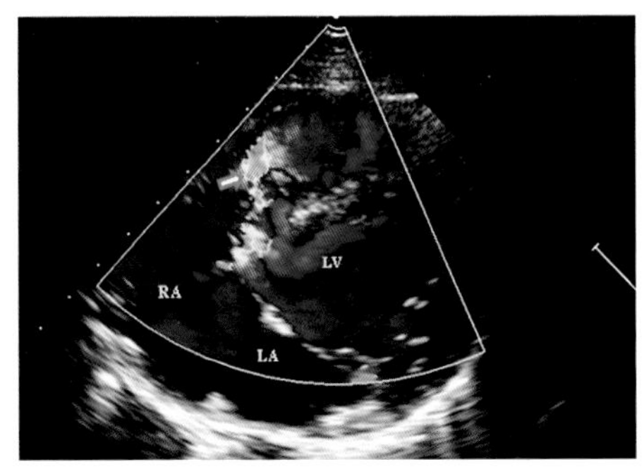

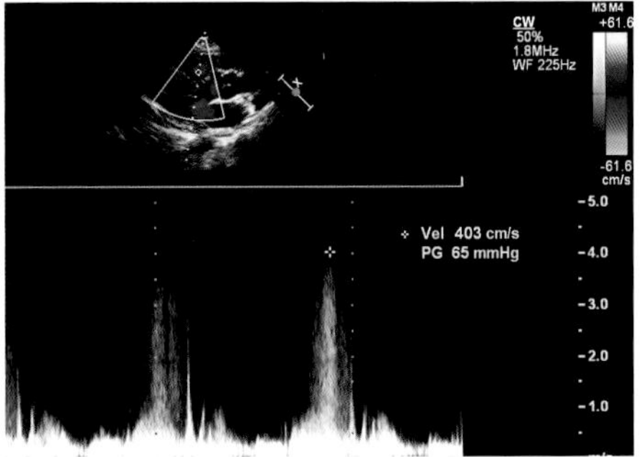

图 1-3-2　室水平左向右穿隔分流（⇧）：Vmax=403 cm/s，△ P=65 mmHg

LA：左心房；LV：左心室；RA：右心房

超声诊断　先天性心脏病：室间隔缺损（膜周部）并膜部瘤形成。

病 例 2

※ 病史

患者男性，53 岁，活动后气短、乏力 2 年，加重 1 个月就诊，胸骨左缘第三、四肋间闻及Ⅲ / Ⅵ级收缩期杂音。

※ 超声

超声表现　见图 1-3-3 ~ 图 1-3-5。

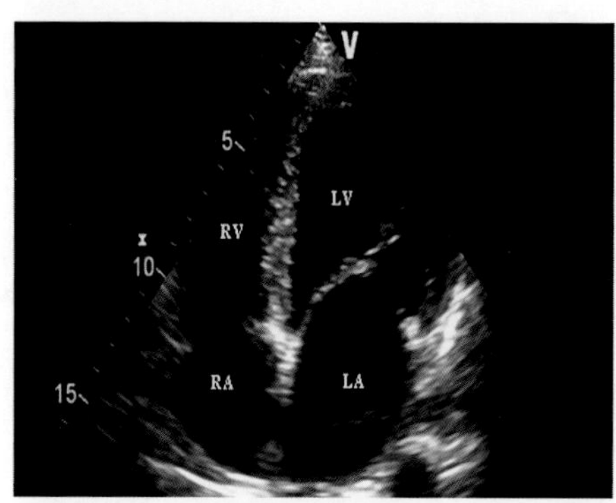

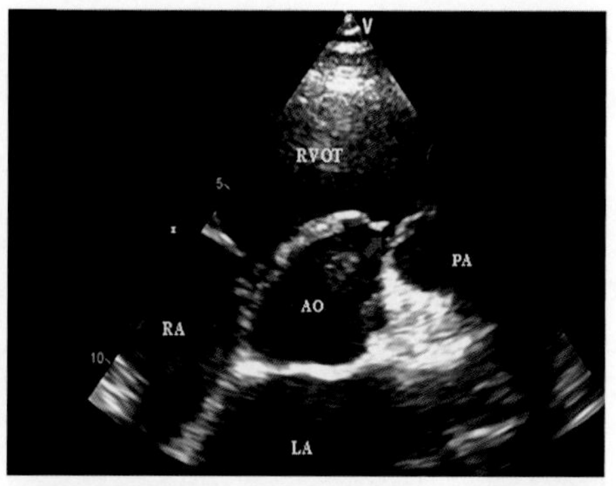

图 1-3-3　左心房、左心室扩大；室间隔肺动脉干下可见一缺口（⬆），宽为 0.4 ~ 0.5 cm

LA：左心房；LV：左心室；RA：右心房；RV：右心室；AO：主动脉；PA：肺动脉；RVOT：右心室流出道

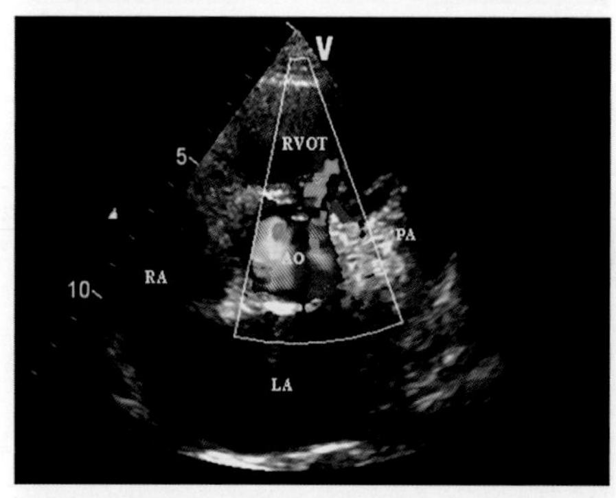

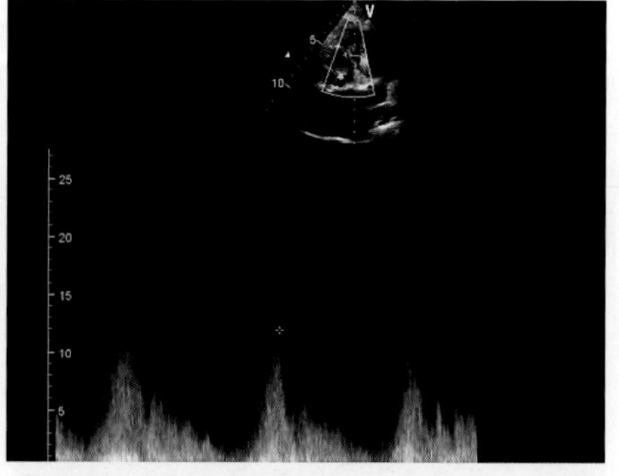

图 1-3-4　室水平左向右穿隔分流（⬆）：Vmax=464 cm/s，△ P=86 mmHg

LA：左心房；RA：右心房；AO：主动脉；PA：肺动脉；RVOT：右心室流出道

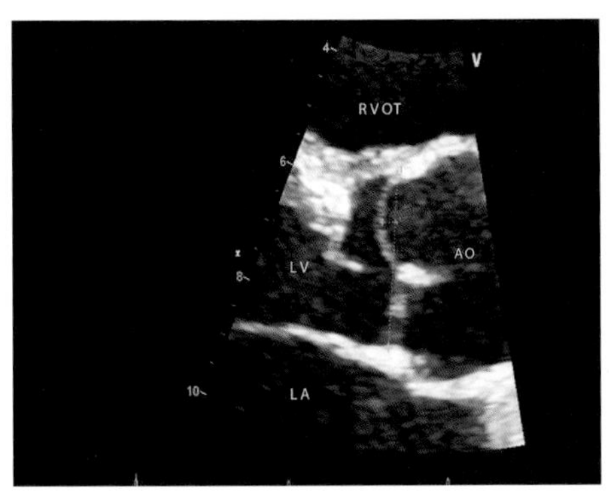

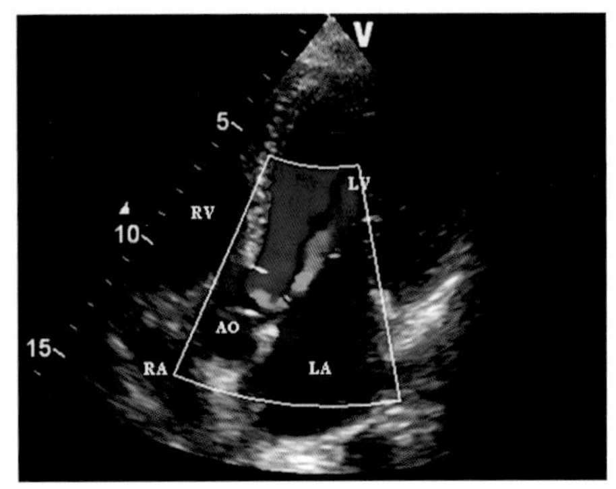

图 1-3-5 主动脉右冠瓣舒张期脱向左心室流出道，超过瓣环连线 0.3 cm，瓣口可见偏心反流

LA：左心房；LV：左心室；RA：右心房；RV：右心室；AO：主动脉；RVOT：右心室流出道

超声诊断 先天性心脏病：室间隔缺损（干下型）；右冠瓣脱垂伴主动脉瓣关闭不全（轻度）；左心房、左心室扩大。

病 例 3

※ 病史

患者女性，60 岁，活动后气短、乏力 1 年就诊，胸骨左缘第三、四肋间Ⅲ / Ⅵ级收缩期杂音。

※ 超声

超声表现 见图 1-3-6 ~ 图 1-3-8。

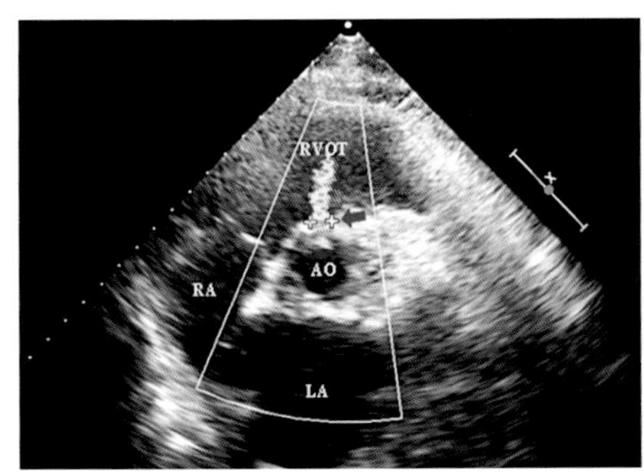

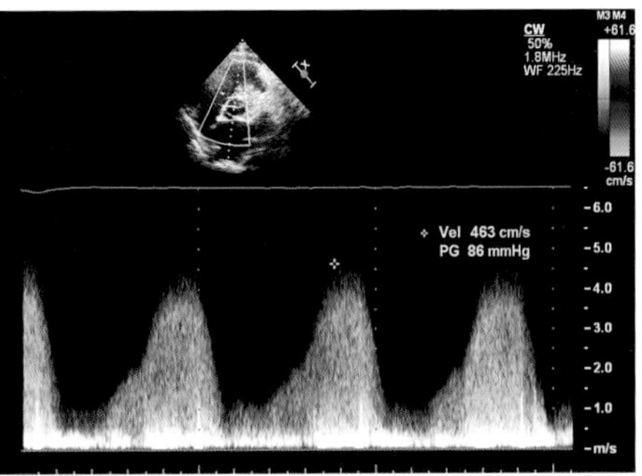

图 1-3-6 大动脉短轴 12 点处室水平左向右分流，Vmax=463 cm/s，△ P=86 mmHg

LA：左心房；RA：右心房；AO：主动脉；RVOT：右心室流出道

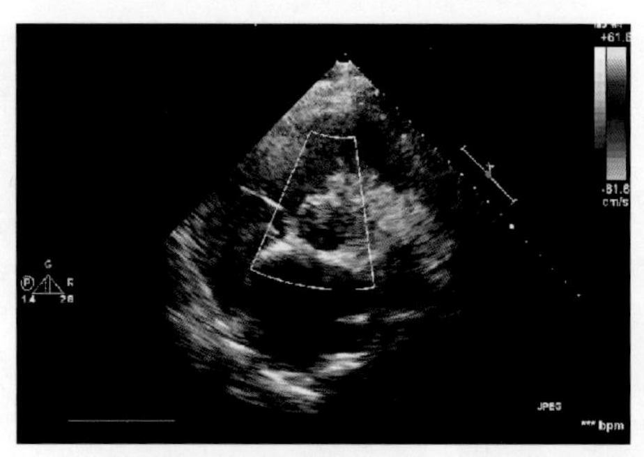

图 1-3-7　大动脉短轴 12 点处室水平左向右分流

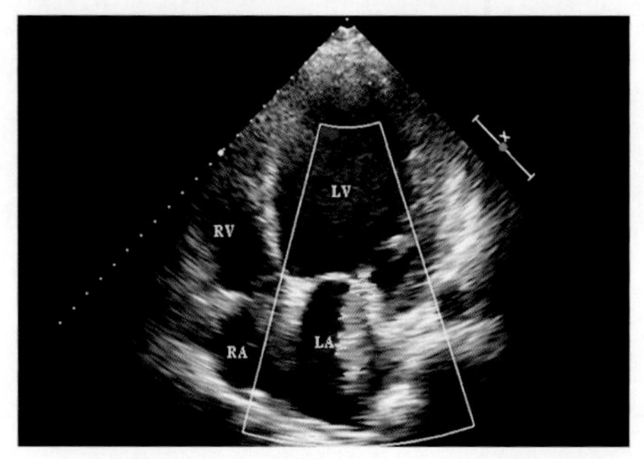

图 1-3-8　左心房、左心室扩大，二尖瓣口少量反流

LA：左心房；LV：左心室；RA：右心房；RV：右心室

超声诊断　先天性心脏病：室间隔缺损（嵴内型）；左心房、左心室扩大；二尖瓣关闭不全（轻度）。

病 例 4

※ 病史

患儿女，10 岁，体检发现心脏杂音，胸骨左缘第三、四肋间Ⅱ / Ⅵ级收缩期杂音。

※ 超声

超声表现　见图 1-3-9 ~ 图 1-3-13。

超声诊断　先天性心脏病：室间隔缺损（肌部，多束）。

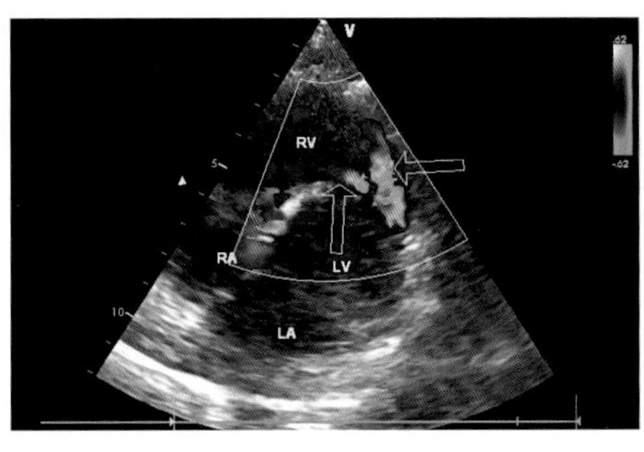

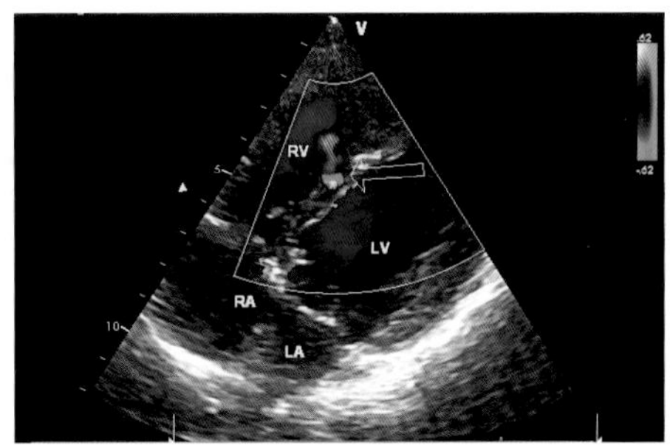

图 1-3-9　室间隔肌部三束左向右穿隔分流束（⇧），宽为 0.2 ~ 0.3 cm

LA：左心房；LV：左心室；RA：右心房；RV：右心室

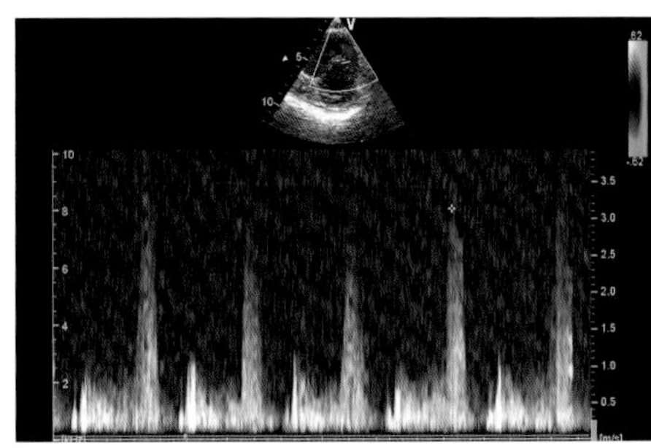

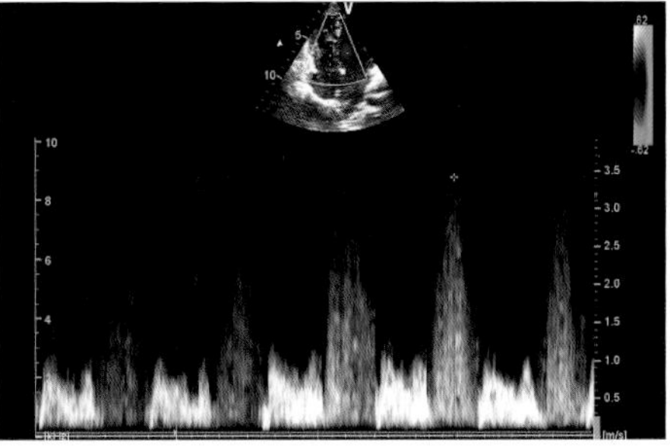

图 1-3-10　室水平左向右分流，流速 Vmax=341 cm/s，△ P=46 mmHg

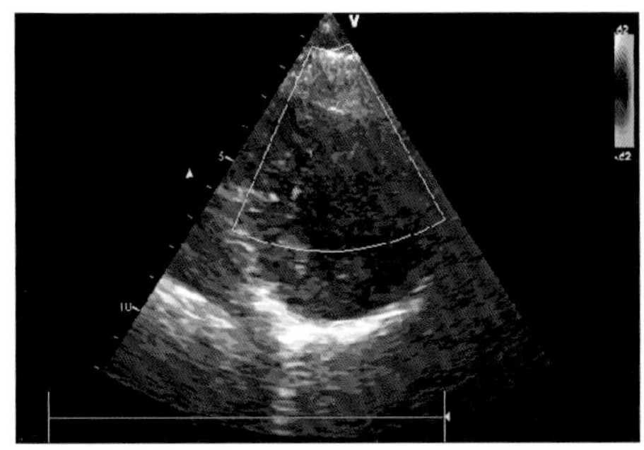

图 1-3-11　左心室短轴切面显示室间隔肌部四束左向右分流

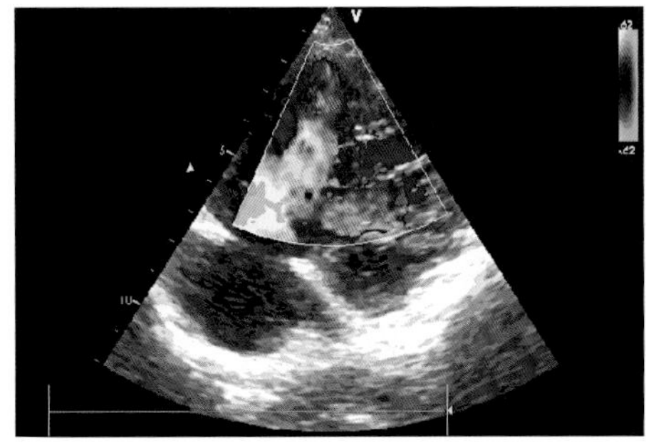

图 1-3-12　不同切面显示室间隔肌部左向右分流束

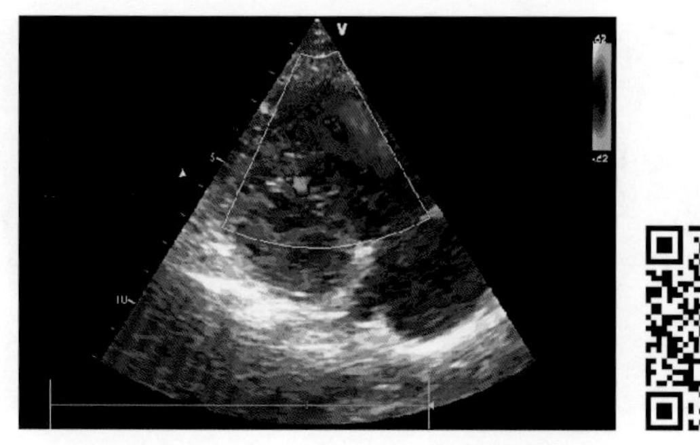

图 1-3-13　不同切面显示室间隔肌部左向右分流束

病 例 5

※ 病史

患者女性，46 岁，体检发现心脏杂音，胸骨左缘第三、四肋间Ⅱ / Ⅵ级收缩期杂音。

※ 超声

超声表现　见图 1-3-14、图 1-3-15。

超声诊断　先天性心脏病：室间隔缺损（隔瓣下型）。

※ 评述

疾病概述

◆ 室间隔缺损简称室缺，即室间隔一个或多个部分缺失，致左右心室间存在异常交通。

◆ 室间隔缺损占先天性心脏病的 20% ~ 25%，是常见先天性心脏病。

◆ 可单独存在，也可作为复杂畸形的一部分。

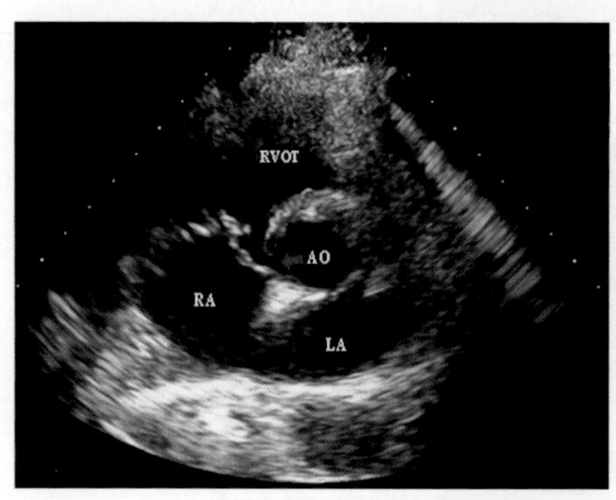

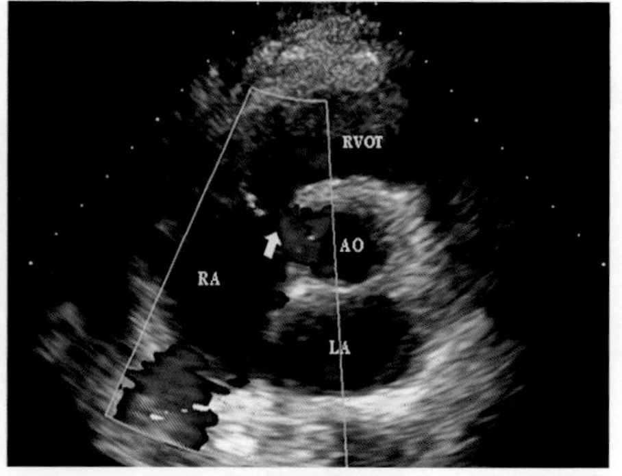

图 1-3-14　三尖瓣隔瓣下缘室间隔处可见一小缺口（⬆），宽 0.2 cm，局部可见左向右穿隔分流
LA：左心房；RA：右心房；AO：主动脉；RVOT：右心室流出道

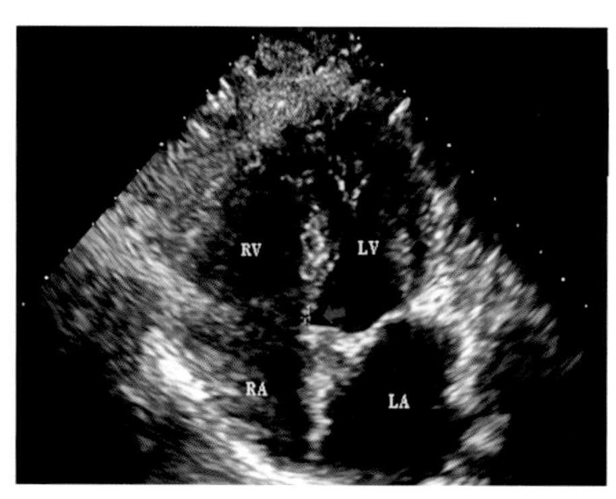

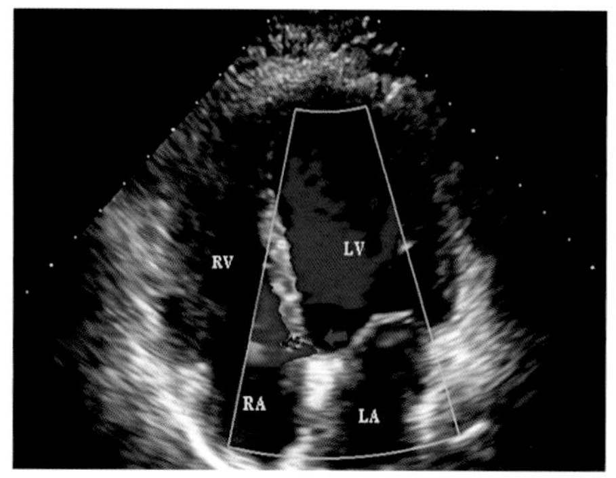

图 1-3-15　三尖瓣隔瓣下缘室间隔处可见一小缺口，宽 0.2 cm，局部可见左向右穿隔分流

LA：左心房；LV：左心室；RA：右心房；RV：右心室

血流动力学（图 1-3-16）

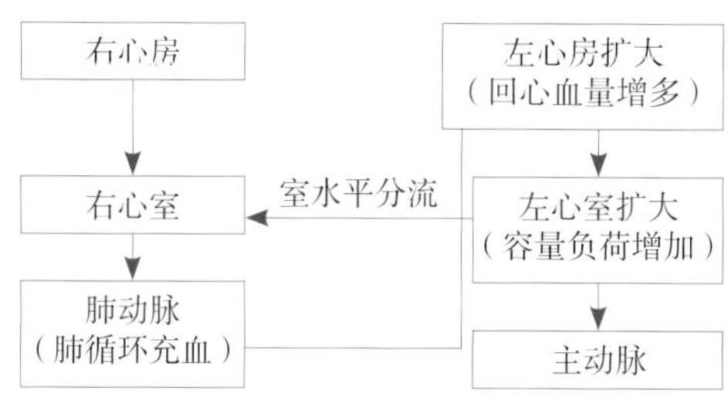

图 1-3-16　室间隔缺损血流动力学示意图

病理生理

- 轻型缺损：< 0.5 cm，左向右分流量少，肺动脉压可正常。
- 中型缺损：0.5 ~ 1.0 cm，中等量左向右分流，肺动脉压有一定程度增高。
- 大型缺损：> 1.0 cm，左向右分流量大，肺循环阻力增高，肺动脉压力明显增高。
- 巨大缺损伴显著肺动脉高压：肺动脉压等于或高于体循环压，出现双向或右向左分流，引起发绀、艾森曼格综合征。

临床表现

- 小缺损者，一般无临床症状。
- 缺损大者，婴儿期即出现体型瘦小、面色苍白、活动后气促、反复呼吸困难、严重者出现心力衰竭。
- 胸骨左缘第三、四肋间可闻及Ⅲ / Ⅵ级及以上粗糙收缩期杂音。

超声表现

- 室间隔回声连续性中断，室水平左向右穿隔分流，出现肺动脉高压时，随压力增高，左向右分流逐渐减少，甚至为右向左分流。

◆ 可合并室间隔膜部瘤形成。

◆ 左心房、左心室扩大；合并肺动脉高压时，右心扩大，右心室壁肥厚。

分型（图 1-3-17、图 1-3-18）

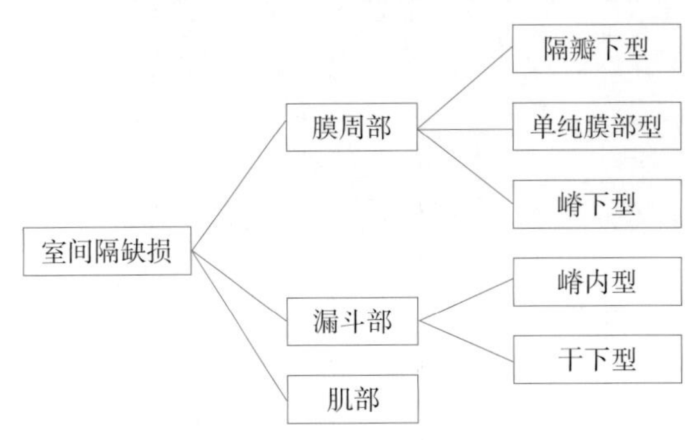

图 1-3-17　室间隔缺损分型示意图

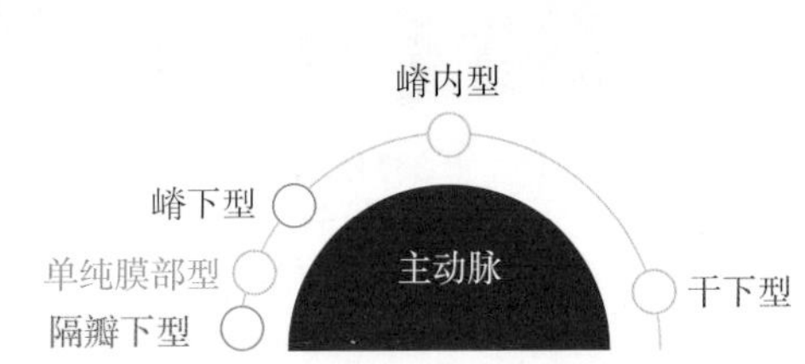

图 1-3-18　大动脉短轴室间隔缺损分型示意图

鉴别诊断

◆ 右心室流出道狭窄：观察分流起源、部位位于右心室流出道。

◆ 主动脉窦瘤破裂：急性发病、双期分流、分流位于瓣上。

超声价值

◆ 敏感性高。

◆ 可明确室缺的部位、大小、分型及残端边缘的长度及发育情况，以便临床治疗方式的选择。

◆ 评价心腔大小、血流动力学状况、心功能情况、肺动脉压。

◆ 观察有无合并其他畸形。

检查注意事项

◆ 干下型室间隔缺损可合并主动脉瓣脱垂，检查中应注意。

◆ 肌部室间隔常为多发性，需多切面扫查，防止漏诊。

◆ 仔细检查是否其他合并畸形，尤其较大的室间隔，注意观察主动脉弓，有无缩窄或离断等畸形。

◆ 室间隔大小与左心扩大程度不一致时，注意是否合并其他畸形。

第四节　动脉导管未闭

病 例 1

※ 病史

患儿男，10 岁，查体发现胸骨左缘第二、三肋间闻及杂音而就诊。

※ 超声

超声表现　见图 1-4-1 ~ 图 1-4-4。

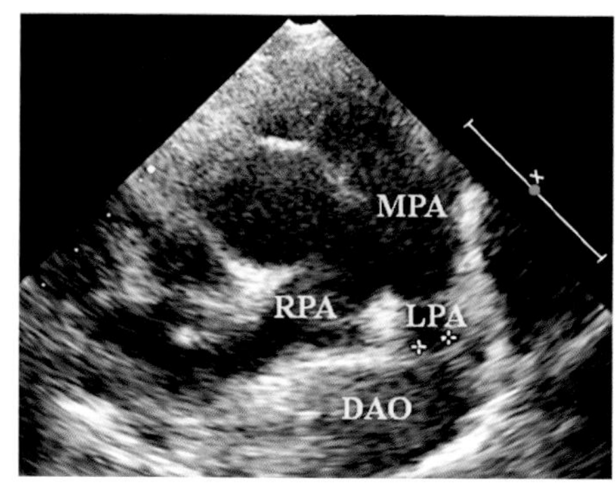

图 1-4-1　降主动脉与左肺动脉根部间可见管状回声，宽 0.6 cm

MPA：主肺动脉；RPA：右肺动脉；LPA：左肺动脉；DAO：降主动脉

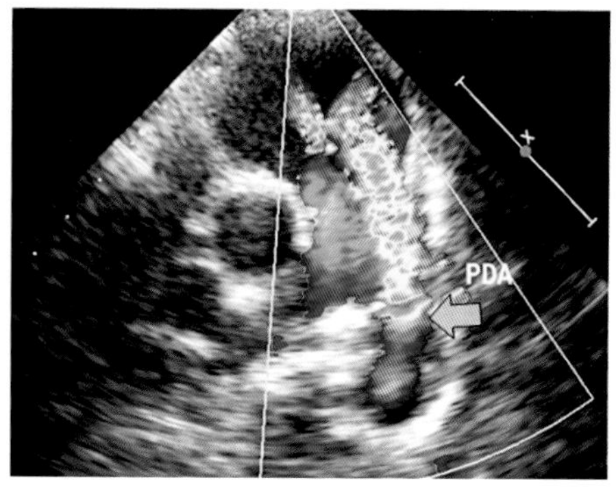

图 1-4-2　CDFI 可见起自降主动脉经未闭导管向肺动脉走行的红色血流（⇧）

PDA：动脉导管

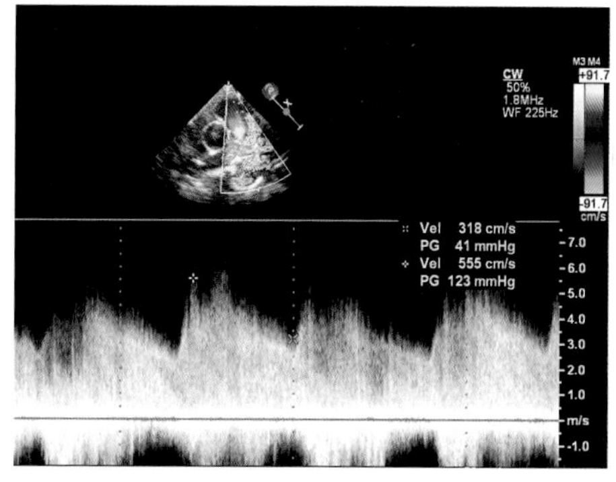

图 1-4-3　动脉导管内为大动脉水平双期左向右分流频谱

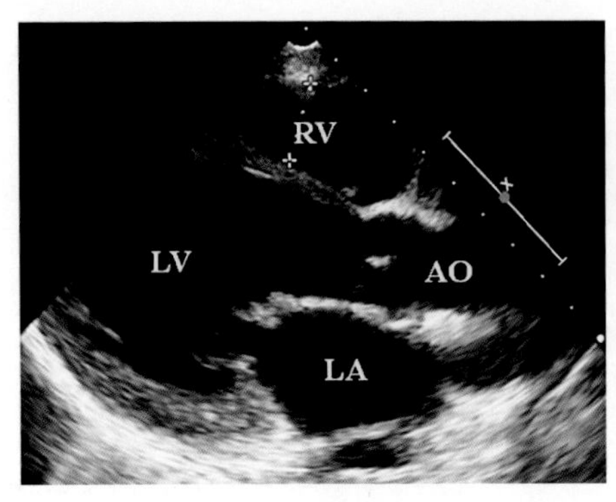

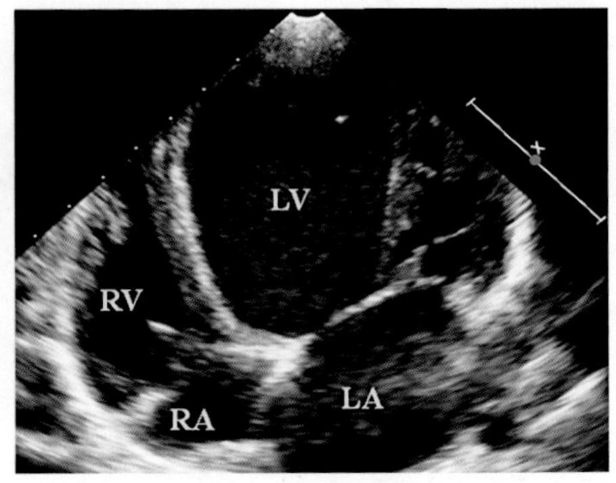

图 1-4-4　左心房、左心室扩大

LA：左心房；LV：左心室；RA：右心房；RV：右心室；AO：主动脉

超声诊断　先天性心脏病：动脉导管未闭（管型，宽 0.6 cm）；左心房、左心室扩大。

病 例 2

※ 病史

患者女性，24 岁，产后气促、发绀 12 天，加重 1 天入院，查体：胸骨左缘第二、三肋间收缩期杂音。

※ 超声

超声表现　见图 1-4-5 ～ 图 1-4-8。

超声诊断　先天性心脏病：动脉导管未闭（管型，宽 1.0 cm）；右心房、右心室扩大，右心室壁肥厚；肺动脉扩张，肺动脉高压（重度）；心包积液（中量）。

——考虑艾森曼格综合征

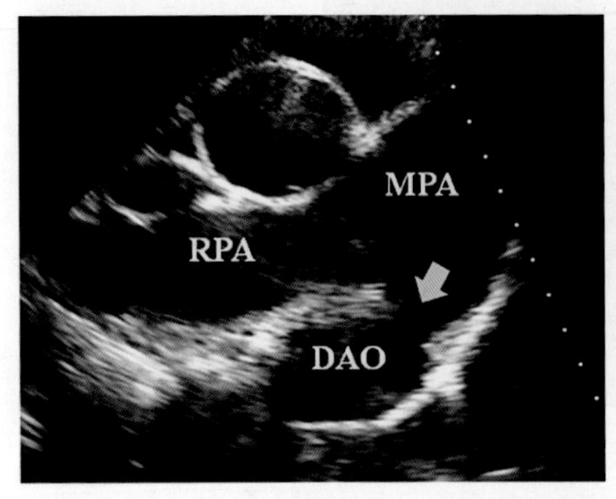

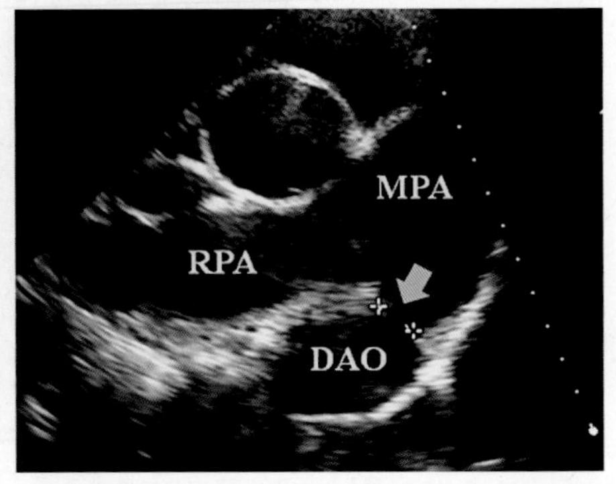

图 1-4-5　降主动脉与肺动脉间管状回声（⬆）

MPA：主肺动脉；RPA：右肺动脉；DAO：降主动脉

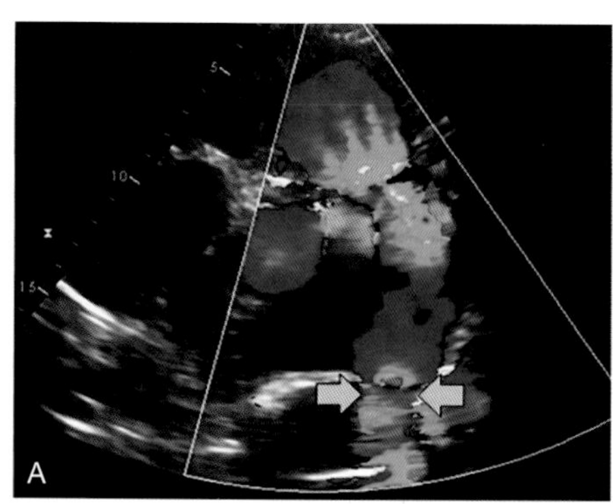

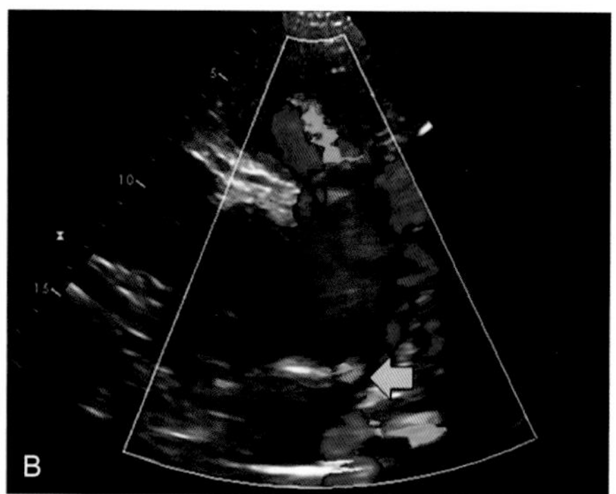

图 1-4-6　导管内可见右向左为主的双向分流（⬆）

A. 右向左蓝色分流；B. 左向右红色分流

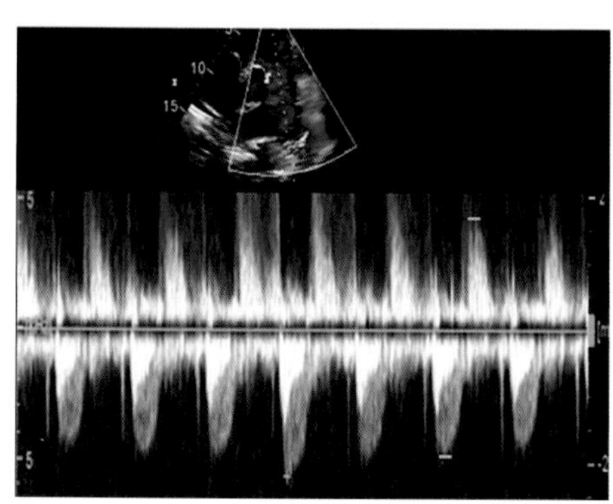

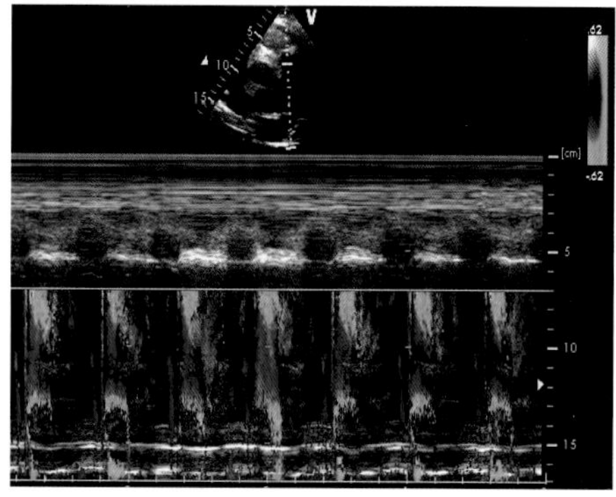

图 1-4-7　导管内为双期双向湍流频谱

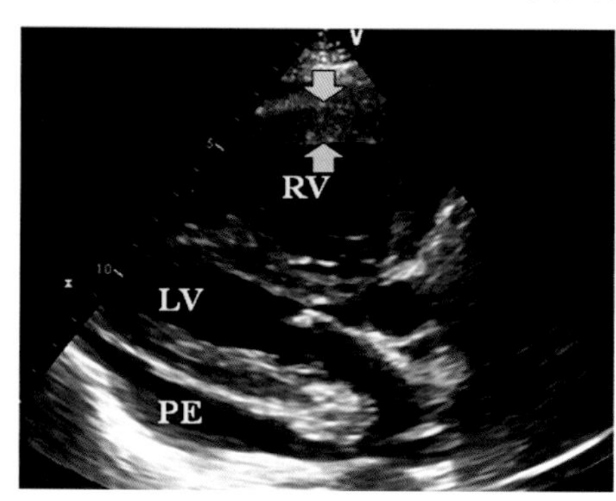

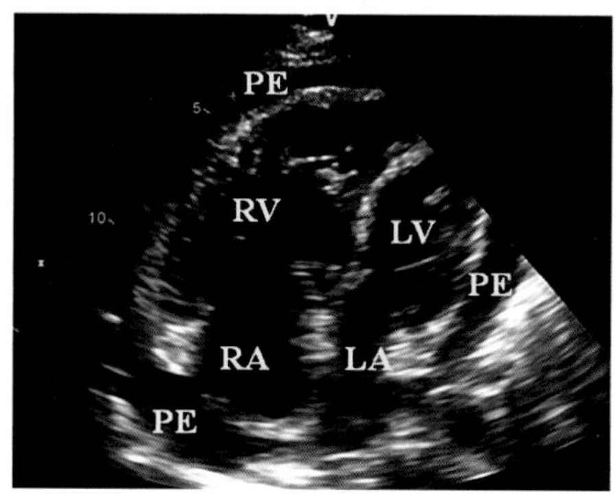

图 1-4-8　右心房、右心室扩大，右心室壁肥厚（⬆），心包积液

LA：左心房；LV：左心室；RA：右心房；RV：右心室；PE：心包积液

※ 评述

疾病概述

◆ 动脉导管未闭是指胎儿时期连接肺动脉与主动脉的动脉导管在出生后没有闭合，导致肺动脉与主动脉间出现异常血流交通的先天性心脏病。

◆ 最常见的先天性心脏病之一，仅次于房间隔缺损和室间隔缺损，发病率为10% ~ 21%，可单独发生，也可合并其他心血管畸形。

◆ 约 95% 的婴儿于出生后 1 年内闭塞（其中 80% 约 3 个月内闭塞）。如 1 年后仍未闭塞者即为动脉导管未闭。

分型

按导管形态分为 5 型（图 1-4-8）

◆ 管型：最多见，约占 80% 以上，导管管径粗细一致。

◆ 漏斗型：导管主动脉端宽，肺动脉端细。

◆ 窗型：少见，导管粗而短，主动脉与肺动脉呈窗型相通。

◆ 瘤型：导管两端细，中部呈瘤样膨大。

◆ 哑铃型：导管中部细，两端粗。

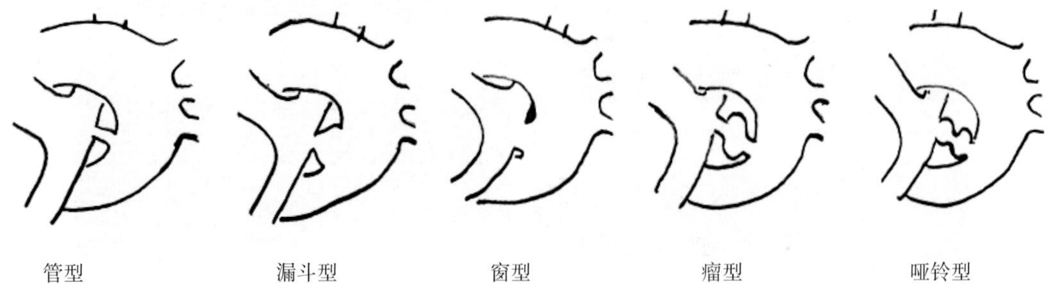

管型　　漏斗型　　窗型　　瘤型　　哑铃型

图 1-4-8　动脉导管未闭分型示意图

血流动力学

◆ 主动脉压在收缩期、舒张期均高于肺动脉压，主动脉血液经未闭导管持续流向肺动脉，肺静脉血流量增多，左心回血量增多、扩大。

◆ 长期的分流致肺血流增多，肺动脉压增高，右心室肥厚、扩大。

◆ 肺动脉压升高，左向右分流主要发生于舒张期。

◆ 肺动脉压明显升高，舒张期为左向右分流，收缩期为右向左分流，为“双期双向”分流，临床上出现发绀，称为艾森曼格综合征。

临床表现

◆ 临床症状与分流量大小有关。

◆ 包括左心功能不全，左心衰竭直至全心衰竭的相关症状。

◆ 胸骨左缘第二、三肋间有连续性粗糙杂音，随着病程进展，杂音时相会发生相应改变。

超声诊断要点

- ◆ 降主动脉与肺动脉间管状结构。
- ◆ 降主动脉与肺动脉间花色血流。
- ◆ 导管内为双期分流，肺动脉压增高时为左向右分流，主要发生于舒张期；肺动脉压明显增高时为舒张期左向右、收缩期为右向左“双期双向”分流。
- ◆ 左心房、左心室扩大。
- ◆ 肺动脉高压时，肺动脉增宽、右心房、右心室扩大，右心室壁增厚。

鉴别诊断

- ◆ 冠状动脉－肺动脉瘘：可探及粗大的冠状动脉向肺动脉方向走行，瘘口位于肺动脉内，瘘口处可探查到双期连续性左向右分流。
- ◆ 肺动脉瓣轻度狭窄：肺动脉瓣增厚，开放受限，瓣叶开放时不能贴附肺动脉壁，高速花色血流位于瓣口处；动脉导管未闭时，显示位于主肺动脉远端沿肺动脉外侧壁走行的红色为主的花色血流束。
- ◆ 主－肺动脉间隔缺损：缺损发生在主动脉根部与主肺动脉间，短轴显示，分流束为主动脉根部到肺动脉主干；而动脉导管未闭时，分流束位于主肺动脉远端，沿肺动脉外侧壁走行的红色为主的花色血流束。

检查注意事项

- ◆ 不能以二维为标准，要结合彩色多普勒，频谱是关键。
- ◆ 1 岁以内儿童动脉导管未闭时不要轻易提示为先天性心脏病，1 岁以后仍未闭塞者即为先天性心脏病动脉导管未闭。
- ◆ 重度肺动脉高压合并艾森曼格时，动脉导管未闭分流频谱失去典型形态，表现为双向或单向分流，分流不明显时，可采用经食管超声心动图观察动脉导管的形态、长度、内径及分流情况，也可借助右心声学造影，经周围静脉注入声学造影剂，于大动脉短轴、主动脉弓长轴断面观察到降主动脉内出现造影剂回声，提示存在动脉导管未闭。
- ◆ 有导管未闭时还需观察胸骨上窝主动脉弓长轴断面，查看有无主动脉弓离断、缩窄，以防漏诊。
- ◆ 儿童左心大，要注意考虑此病。

第五节　心内膜垫缺损

病 例 1

※ 病史

患儿男，8 岁，活动后心慌、气促，反复上呼吸道感染，胸骨左缘第二、四肋间Ⅳ / Ⅵ级收缩期杂音。

※ 超声

超声表现　见图 1-5-1 ～ 图 1-5-4。

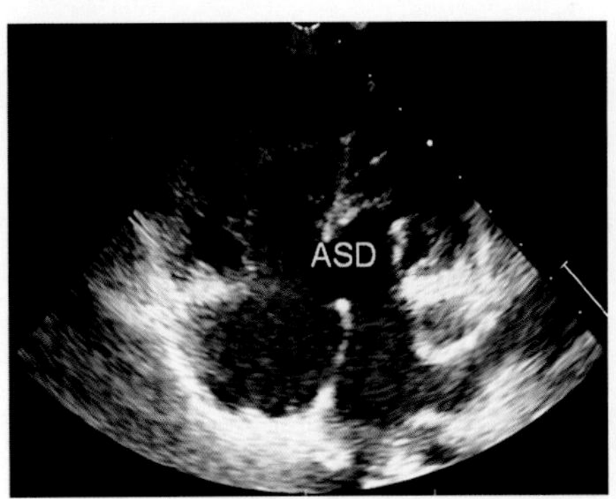

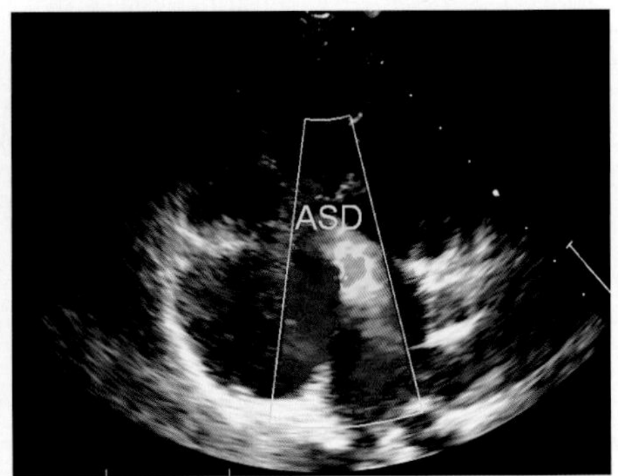

图 1-5-1　房间隔下方近十字交叉处回声中断，局部左向右分流

ASD：房间隔缺损

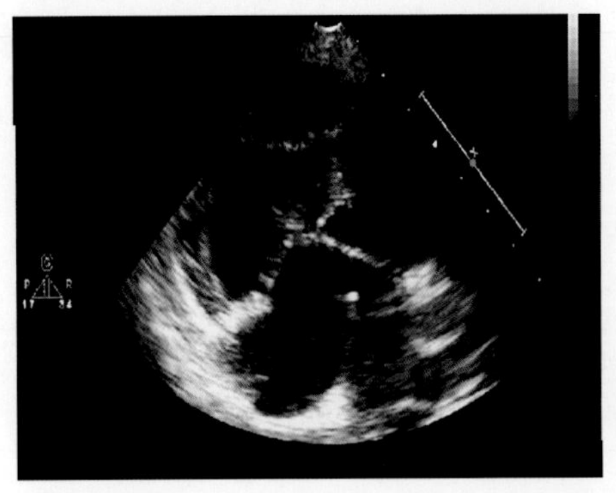

图 1-5-2　房间隔下方近十字交叉处回声中断

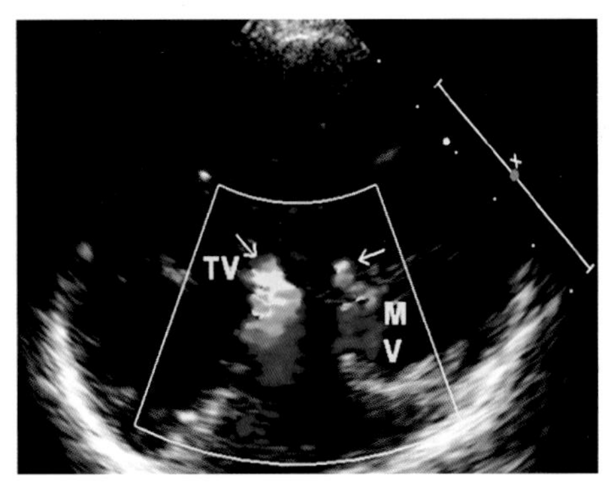

图 1-5-3 二、三尖瓣瓣叶裂

MV：二尖瓣；TV：三尖瓣

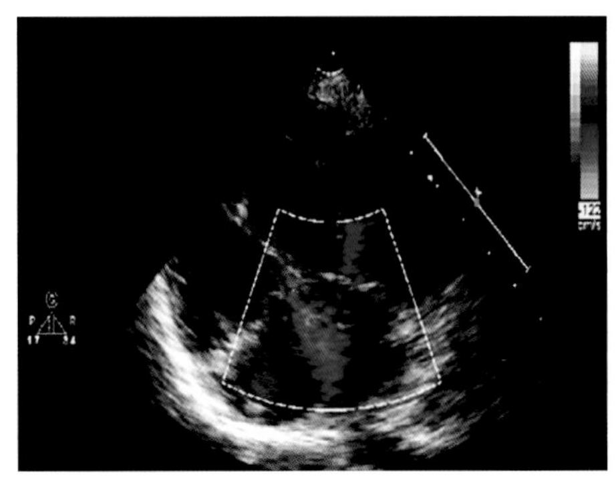

图 1-5-4 二、三尖瓣瓣叶裂

超声诊断 先天性心脏病：部分型心内膜垫缺损（原发孔房间隔缺损，二、三尖瓣瓣叶裂）。

病 例 2

※ 病史

患儿女，4 岁，反复上呼吸道感染，发育差。

※ 超声

超声表现 见图 1-5-5 ~ 图 1-5-8。

超声诊断 先天性心脏病：过渡型心内膜垫缺损。

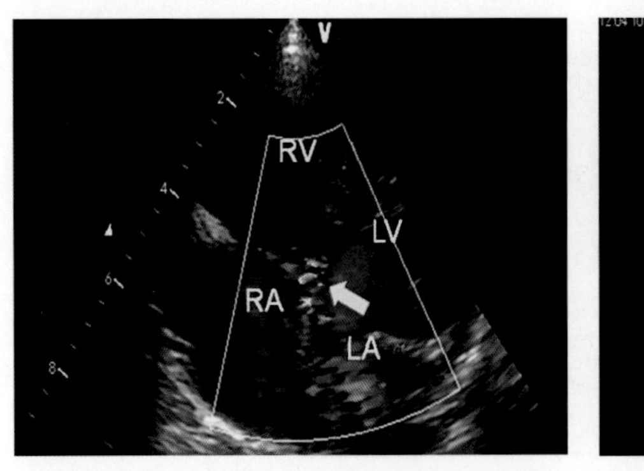

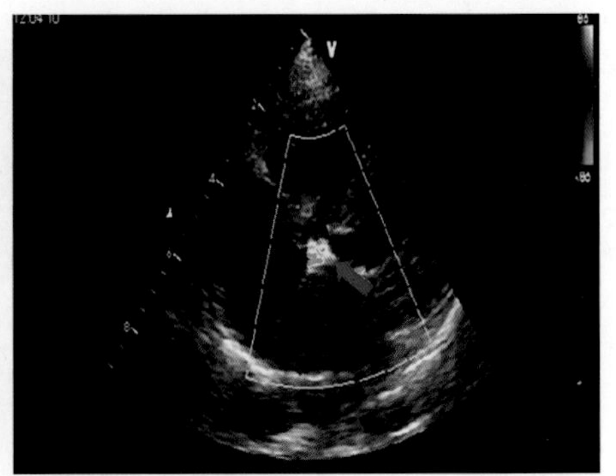

图 1-5-5　室间隔膜部缺损（⬆），原发孔型房间隔缺损（⬆）

RA：右心房；LA：左心房；RV：右心室；LV：左心室

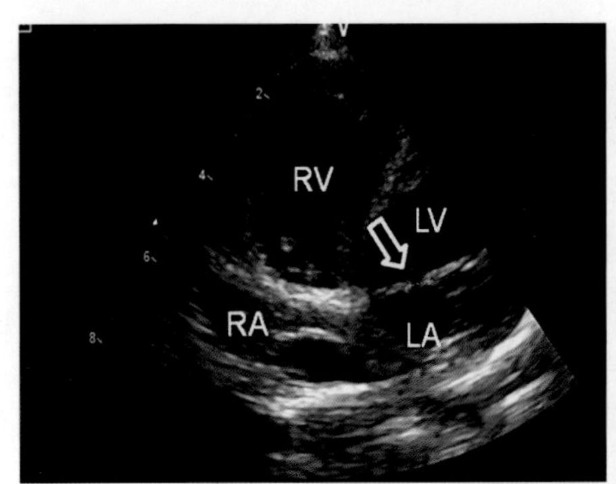

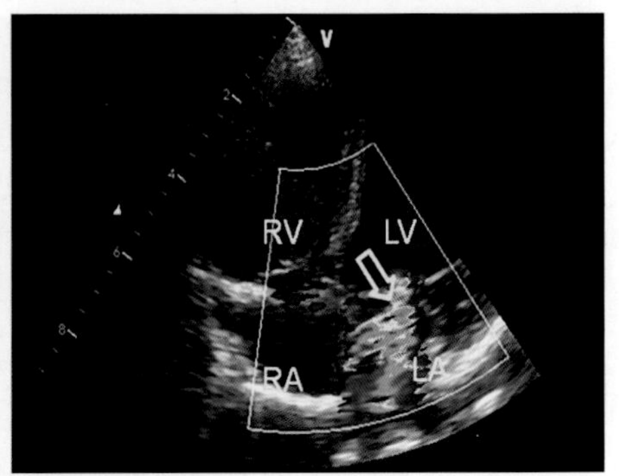

图 1-5-6　二尖瓣前叶瓣体裂，局部反流

RA：右心房；LA：左心房；RV：右心室；LV：左心室

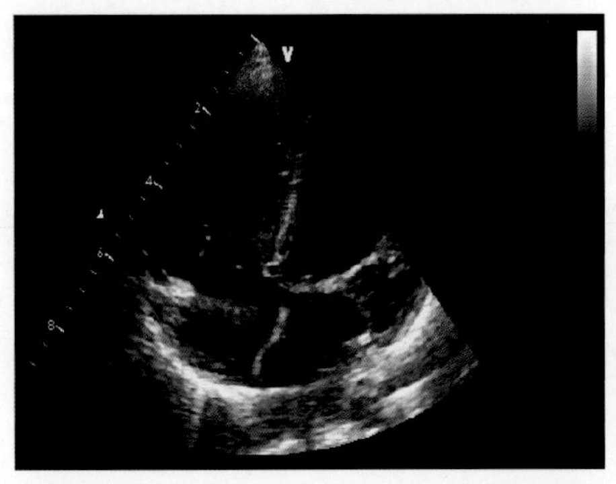

图 1-5-7　二维显示原发孔型房间隔缺损，室间隔膜部缺损

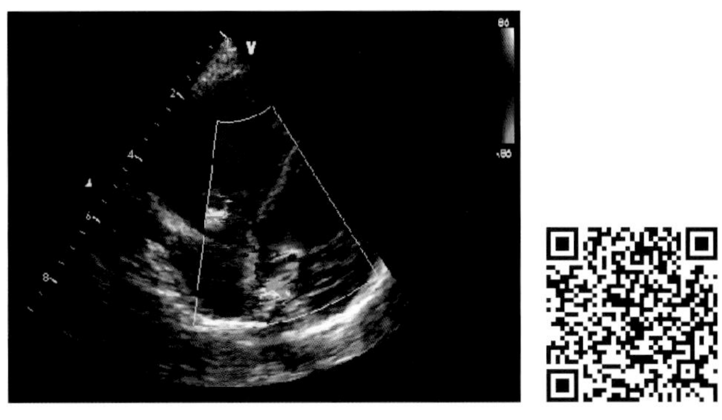

图 1-5-8　CDFI 显示原发孔型房间隔缺损，室间隔膜部缺损

病 例 3

※ 病史

患儿男，3 天龄，听诊闻及心脏杂音。

※ 超声

超声表现　见图 1-5-9。

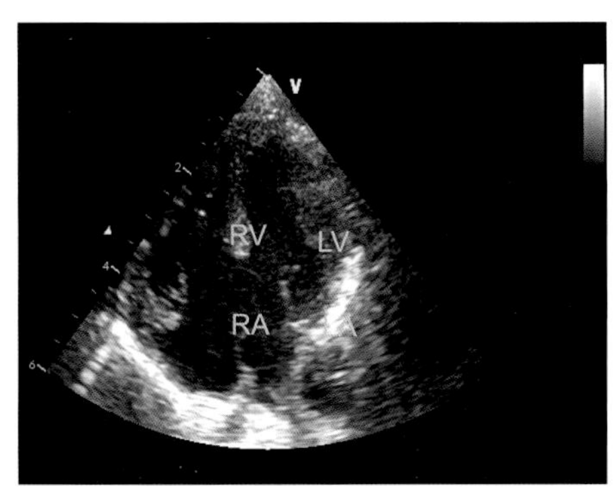

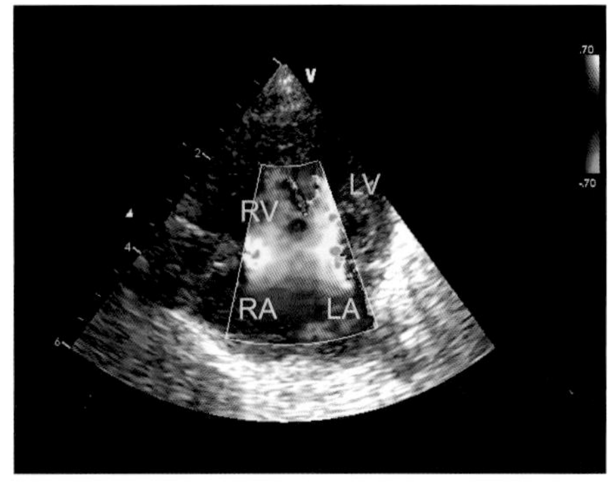

图 1-5-9　十字交叉结构消失，共同房室瓣形成，左右心房室腔相通

LA：左心房；LV：左心室；RA：右心房；RV：右心室

超声诊断　先天性心脏病：完全型心内膜垫缺损。

※ 评述

疾病概述

◆ 心内膜垫缺损指心内膜垫等组织出现不同程度和范围的发育不良。

◆ 累及房间隔下部、膜部室间隔和房室瓣等组织结构，占先天性心脏病的 2% ~ 5%。

◆ 分为部分型、完全型、过渡型（图 1-5-10）。

◆ 部分型心内膜垫缺损：具有完整的室间隔，两组独立的房室瓣，即原发孔型房间隔缺损，有或无房室瓣裂。

◆ 过渡型心内膜垫缺损：原发孔房间隔缺损和较小的 VSD，二尖瓣、三尖瓣独立存在，可合并裂，无共同房室瓣。

◆ 完全型心内膜垫缺损：十字交叉消失，共同房室瓣形成。

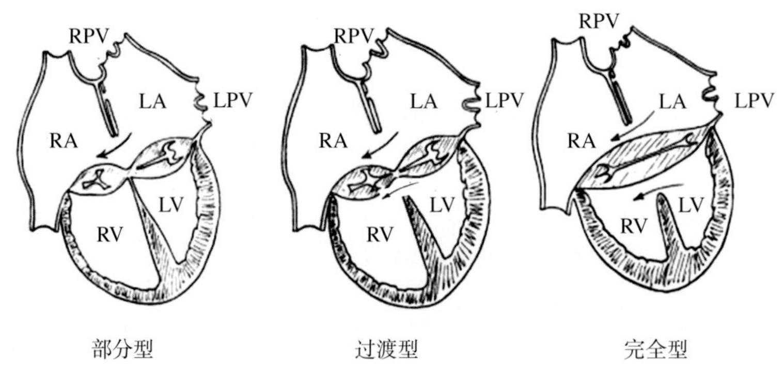

图 1-5-10　心内膜垫缺损分型示意图

LA：左心房；LV：左心室；RA：右心房；RV：右心室；RPV：肺总静脉

血流动力学

◆ 部分型心内膜垫缺损：同房间隔缺损。

◆ 过渡型心内膜垫缺损：同房间隔缺损合并小室间隔缺损。

◆ 完全型心内膜垫缺损：四个心腔血流相通，以右心容量负荷增加为主，全心扩大，肺充血、肺动脉高压等。

超声表现

◆ 部分型心内膜垫缺损：原发孔房间隔缺损，伴或不伴房室瓣裂；右心扩大。

◆ 过渡型心内膜垫缺损：部分型心内膜垫缺损 + 膜部小室缺。

◆ 完全型心内膜垫缺损：十字交叉消失；共同房室瓣形成，伴或不伴房室瓣裂；全心扩大。

第六节　左心室-右心房通道

※ 病史

患者男性，21 岁，既往检查：房间隔缺损，肺动脉高压；家属叙述 15 年前即诊断肺动脉高压，丧失手术机会；查体：口唇发绀。

※ 超声

超声表现　见图 1-6-1 ~ 图 1-6-4。

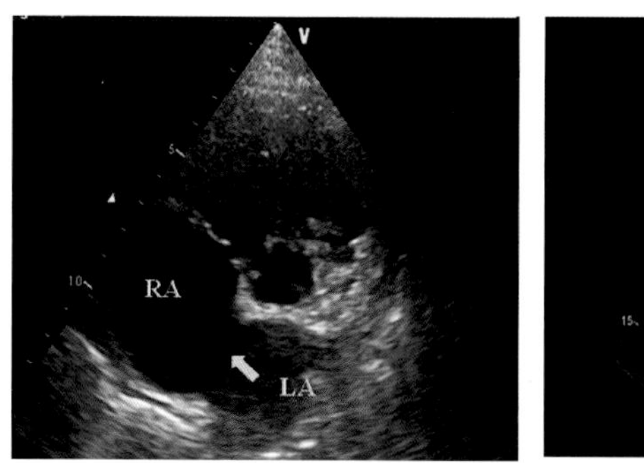

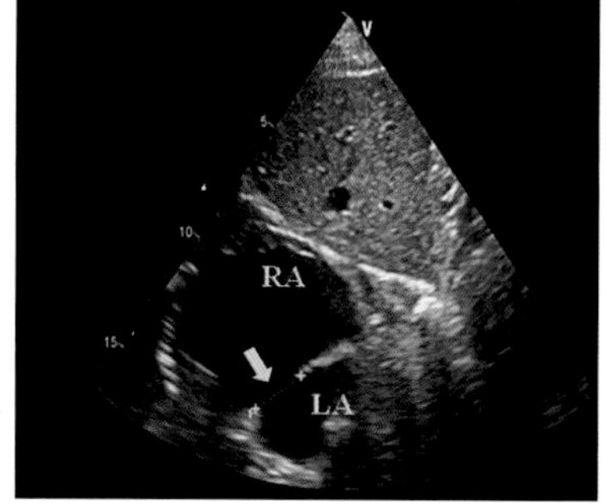

图 1-6-1　多切面显示房间隔中部连续性中断（⇧），宽约 2.2 cm

LA：左心房；RA：右心房

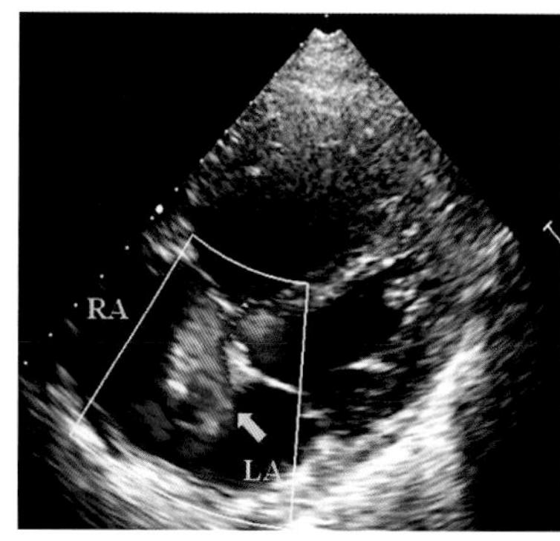

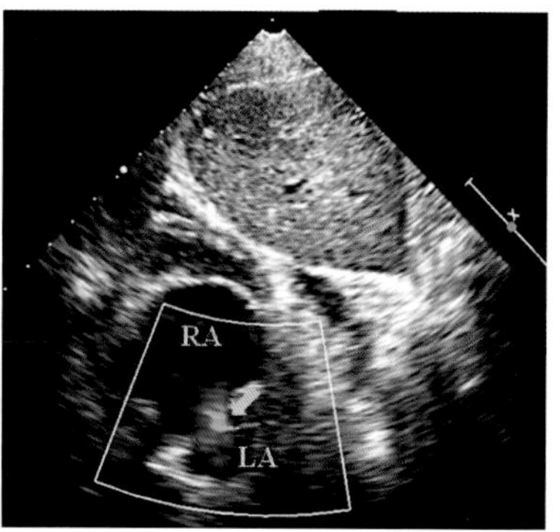

图 1-6-2　房水平双向分流（⇧），红色左向右，蓝色右向左

LA：左心房；RA：右心房

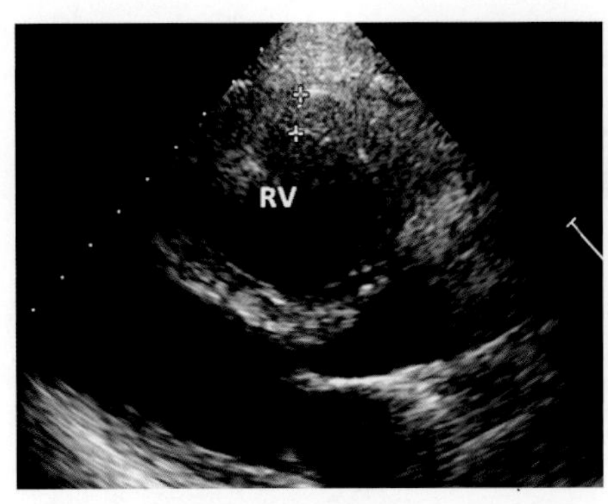

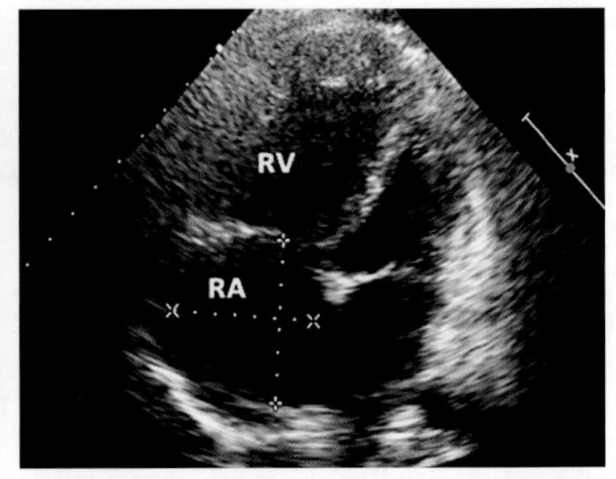

图 1-6-3　右心房、右心室扩大，右心室壁增厚（RAVD=1.0 cm）

RA：右心房；RV：右心室

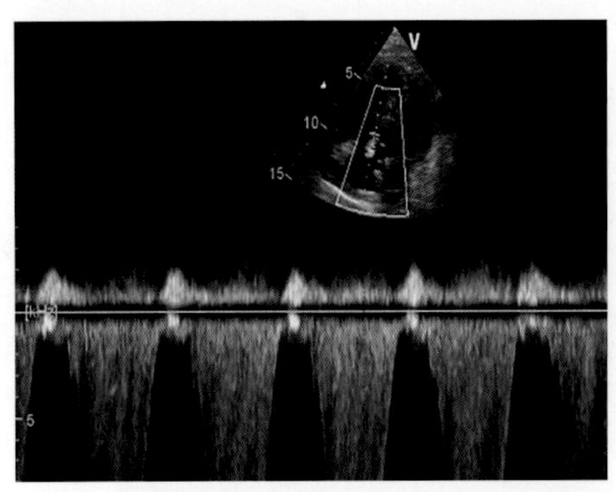

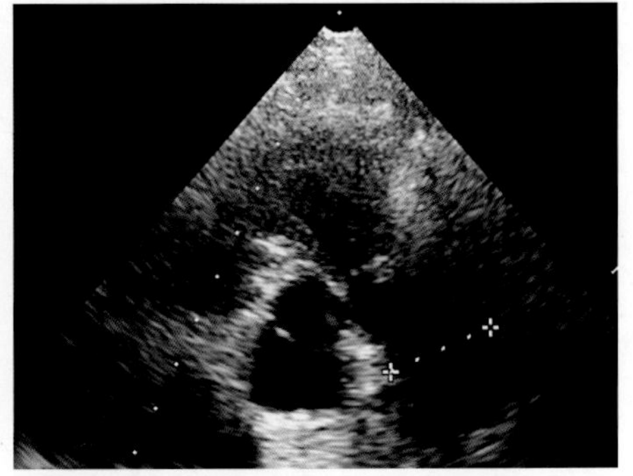

图 1-6-4　肺动脉增宽（内径 25 mm），肺动脉高压（PASP=114 mmHg）

※ 超声分析

房间隔缺损中等大小，肺动脉高压重度（PASP=114 mmHg），二者是否匹配？

肺动脉高压出现早，是否合并其他畸形？

※ 复查超声

超声表现　见图 1-6-5 ～ 图 1-6-10。

超声诊断　先天性心脏病：房间隔缺损（继发孔，中央型），左心室 - 右心房通道；肺动脉高压（PASP ≈ 77 mmHg）。

※ 评述

疾病概述

◆ 左心室 - 右心房通道比较少见，是室间隔缺损的一种特殊类型。

◆ 缺损位于室间隔膜部。

◆ 血流自左心室经膜部室间隔进入右心房，引起右心房、右心室扩大，肺动脉增宽，肺动脉高压。

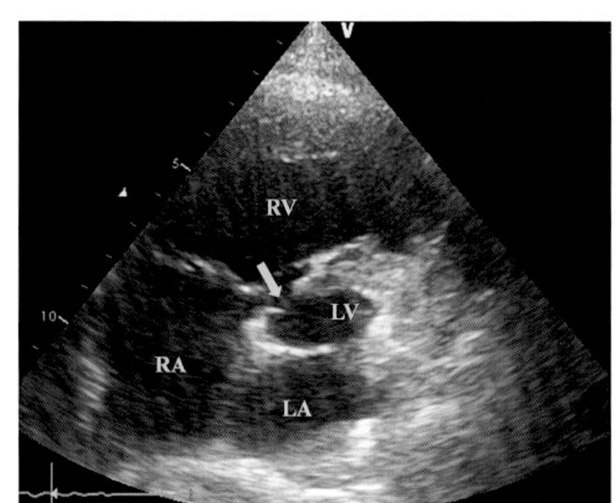

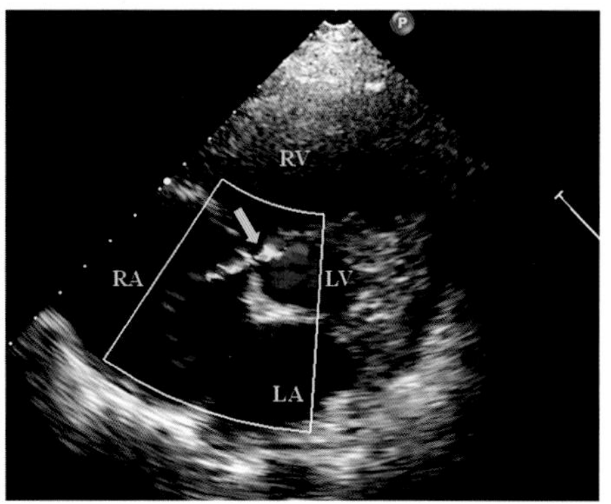

图 1-6-5 室间隔膜部缺损（⬆），左心室－右心房水平左向右分流（⬆）
LA：左心房；LV：左心室；RA：右心房；RV：右心室

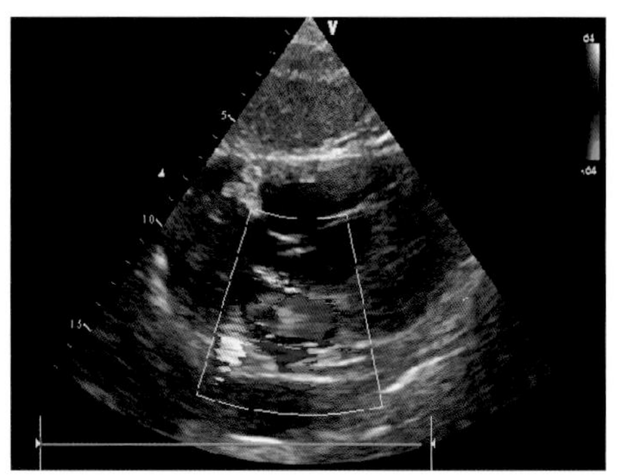

图 1-6-6 胸骨旁四腔心显示左心室－右心房水平左向右分流（蓝色为主花色血流束）

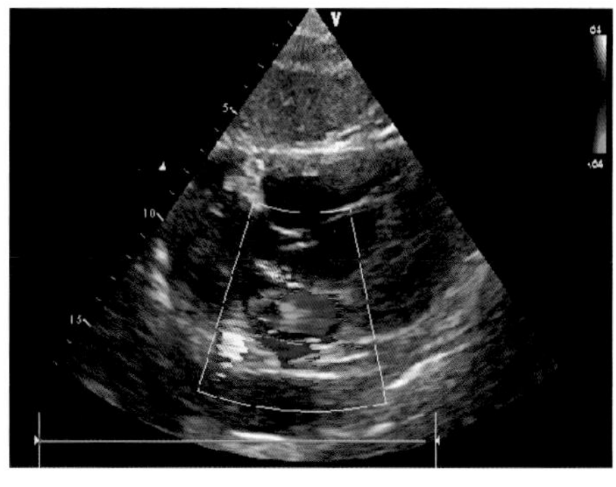

图 1-6-7 剑下四腔心显示左心室－右心房水平左向右分流（红色为主花色血流束）

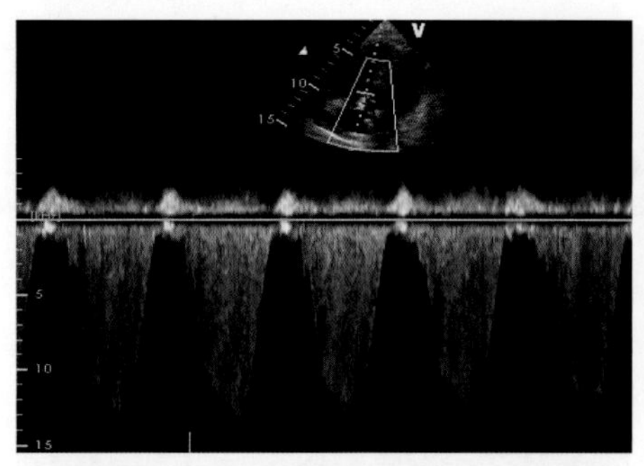

图 1-6-8　连续多普勒显示分流速度 Vmax=510 cm/s，压差△ P=104 mmHg

之前将该分流束误认为三尖瓣反流束，并估测肺动脉压

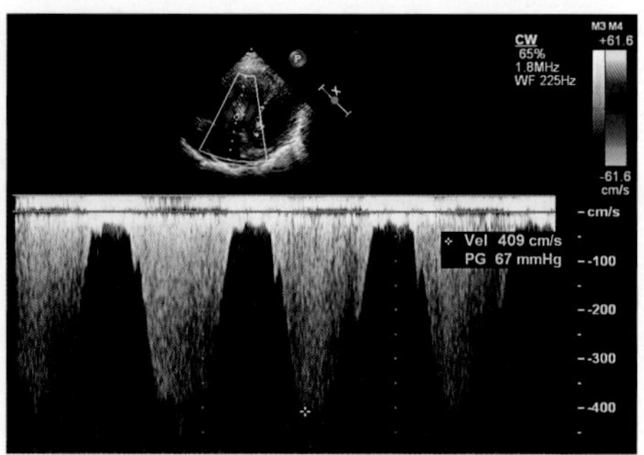

图 1-6-9　重新测量三尖瓣反流速度为 409 cm/s，压差 67 mmHg

据三尖瓣反流法估测肺动脉收缩压 PASP ≈ 77 mmHg

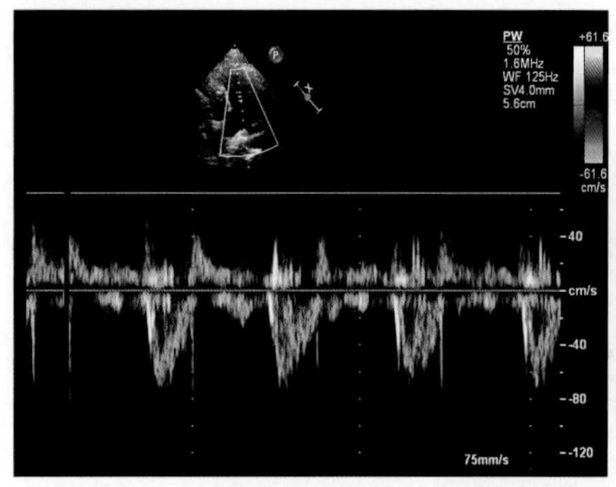

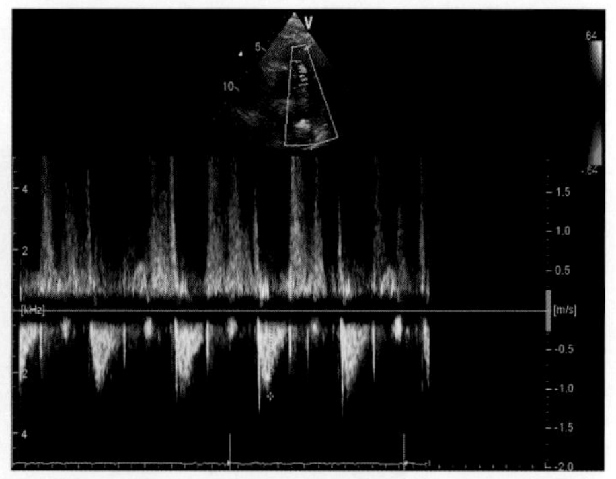

图 1-6-10　肺动脉频谱峰速前移，加速时间缩短（Time=81 ms），近似“匕首状”，提示肺高压

超声价值

- ◆ 超声无创、简便，彩色多普勒敏感性强，是首选检查方法。
- ◆ 左心室－右心房通道异常血流易误诊为三尖瓣反流，高估肺动脉压力。
- ◆ 诊断结果受主观性及经验影响。
- ◆ 先天性心脏病肺动脉压力的估测要考虑到先天性心脏病的类型、缺损的大小、患者年龄。
- ◆ 本例超声估测肺动脉收缩压 114 mmHg，与房间隔缺损大小和患者年龄不相符，应慎重考虑并排除其他畸形。

第七节　法洛四联症

病 例 1

※ 病史

患儿女，50 天龄，查体：口周发绀，哭闹时加重，听诊肺动脉瓣第二音减弱，胸骨左缘第三、四肋间较粗糙响亮的收缩期杂音。

※ 超声

超声表现　见图 1-7-1 ~ 图 1-7-8。

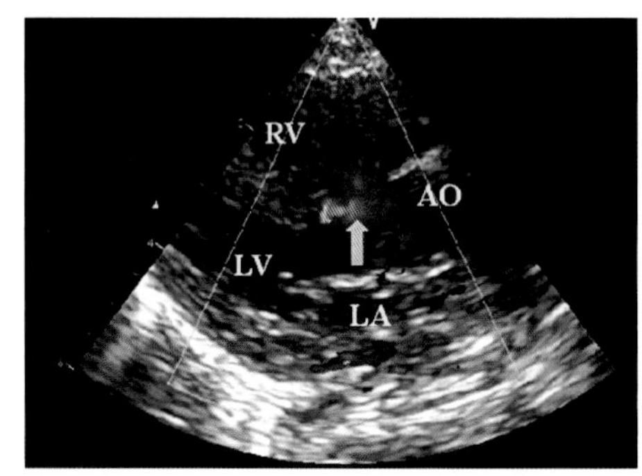

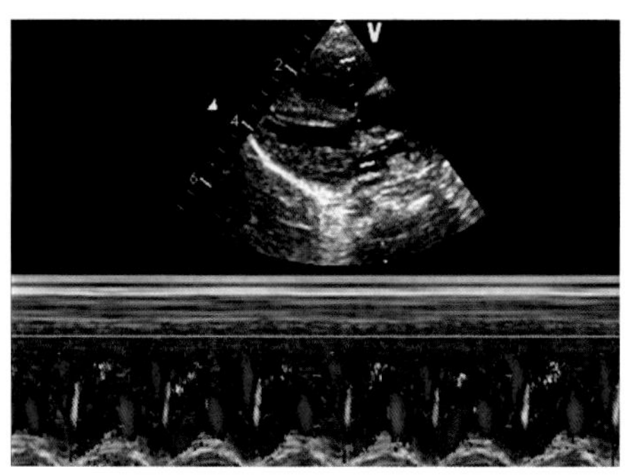

图 1-7-1　室间隔膜部回声连续性中断（↑），局部双向分流

LA：左心房；LV：左心室；RV：右心室；AO：主动脉

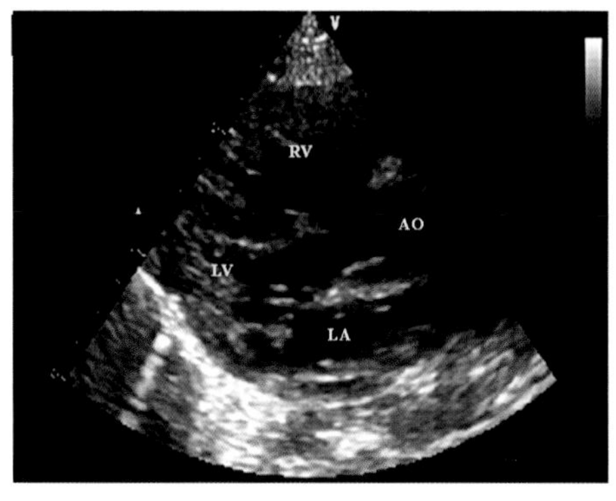

图 1-7-2　主动脉骑跨于室间隔上，骑跨率约 50%

LA：左心房；LV：左心室；RV：右心室；AO：主动脉

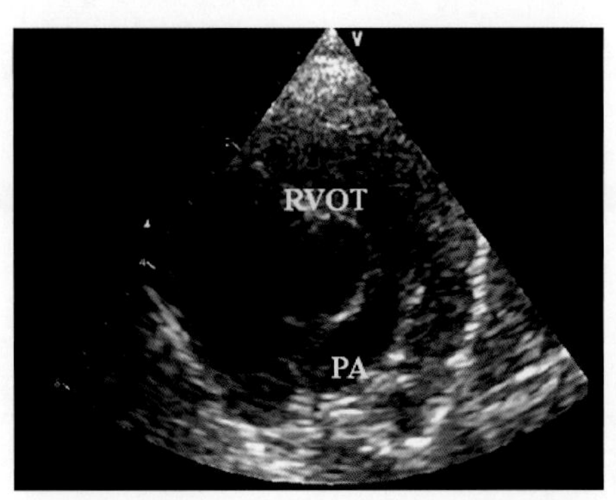

图 1-7-3　肺动脉瓣膜增厚，开放受限

RVOT：右心室流出道；PA：肺动脉

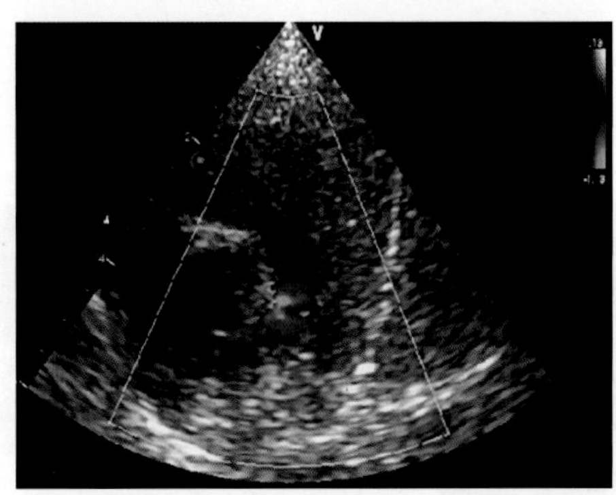

图 1-7-4　肺动脉过瓣为五彩花色高速血流

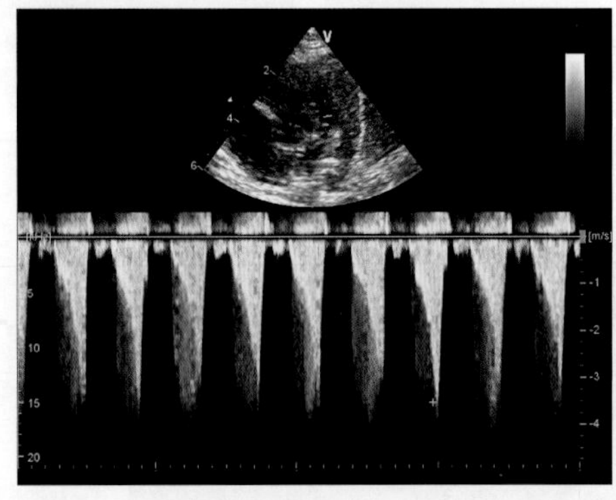

图 1-7-5　肺动脉过瓣流速加快，Vmax 约 400 cm/s

超声诊断　先天性心脏病：法洛四联症（室间隔缺损、肺动脉瓣狭窄、主动脉骑跨、右心室壁肥厚）；卵圆孔未闭。

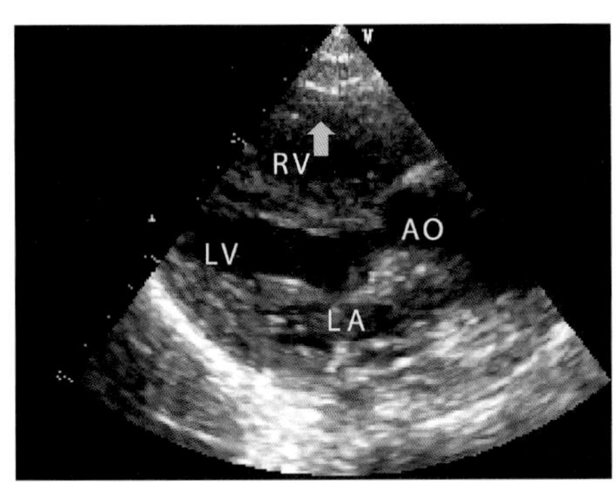

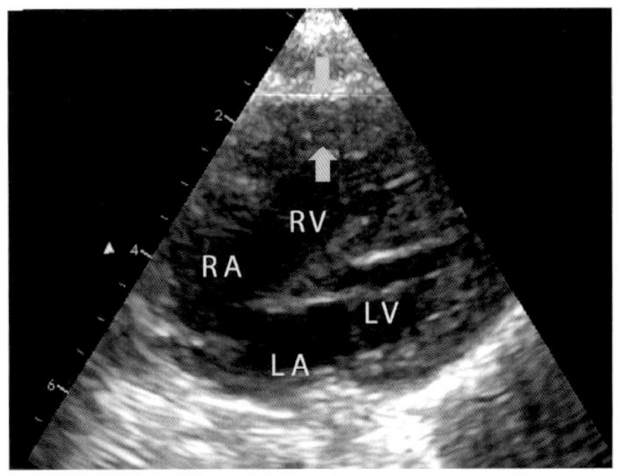

图 1-7-6　右心室壁肥厚（↑）

LA：左心房；LV：左心室；RA：右心房；RV：右心室；AO：主动脉

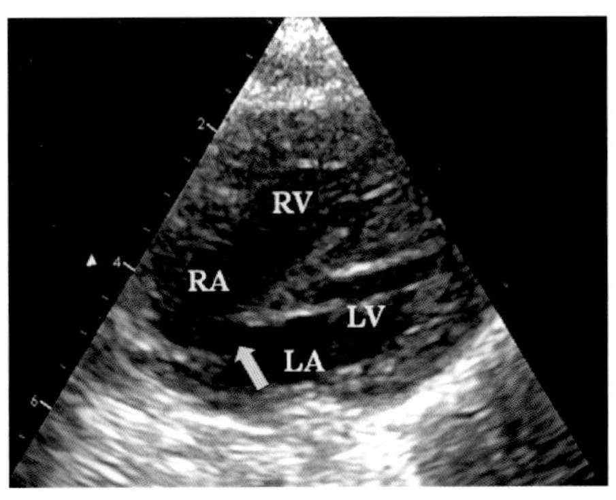

图 1-7-7　卵圆窝处房间隔呈活瓣，随心动周期摆动（↑）

LA：左心房；LV：左心室；RA：右心房；RV：右心室

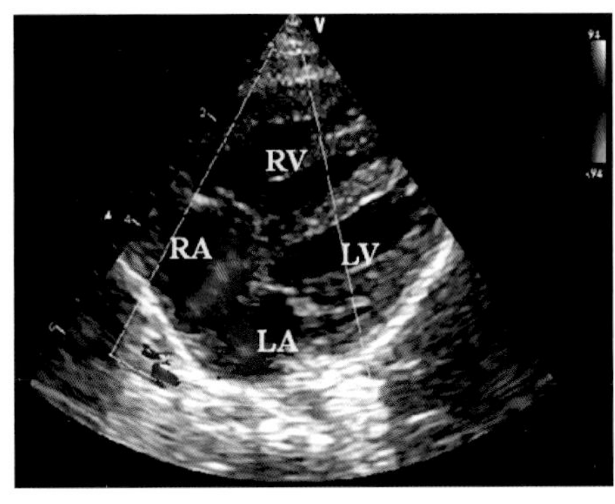

图 1-7-8　房间隔卵圆窝处斜形左向右穿隔分流（↑）

LA：左心房；LV：左心室；RA：右心房；RV：右心室

病 例 2

※ 病史

患儿男，2个月龄，查体：口周发绀，经皮测氧饱和度80%，心率130次/分，心前区Ⅳ/Ⅵ级杂音。

※ 超声

超声表现 见图1-7-9 ~ 图1-7-12。

超声诊断 先天性心脏病：法洛四联症（膜周部室间隔缺损，肺动脉狭窄、肺动脉发育不良、右心室流出道狭窄，主动脉骑跨，右心室壁肥厚）；卵圆孔未闭。

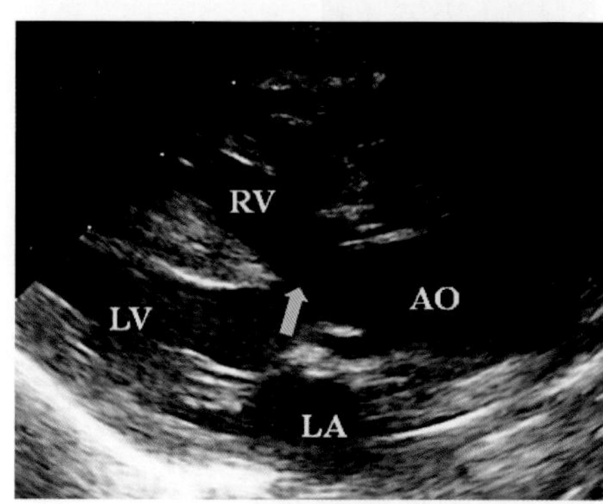

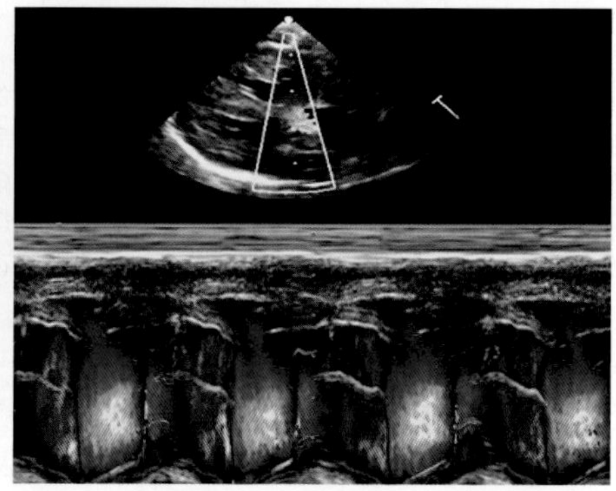

图1-7-9 室间隔膜周部回声连续性中断（↑），缺口宽约0.7 cm，局部双向分流

LA：左心房；LV：左心室；RV：右心室；AO：主动脉

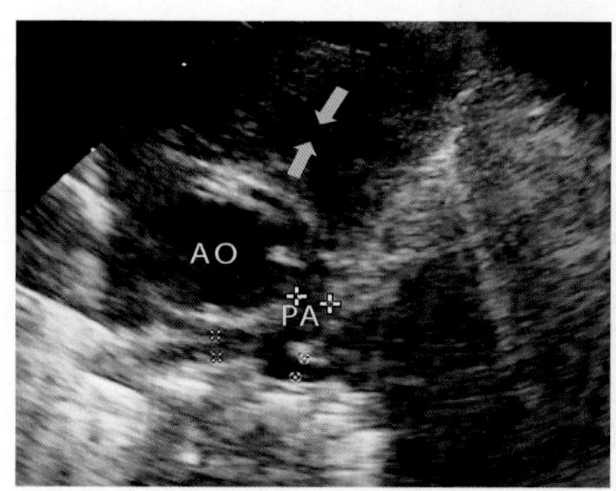

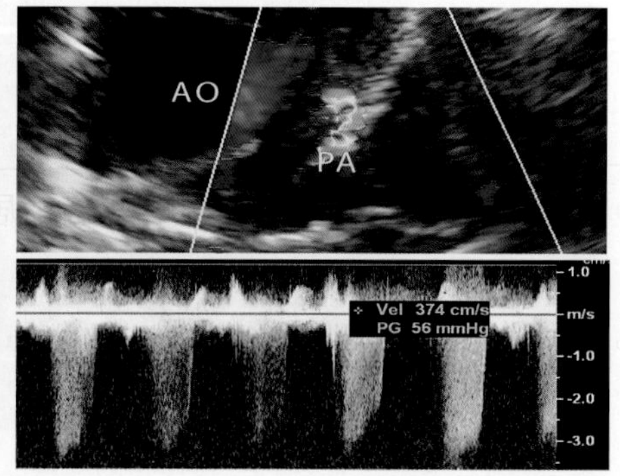

图1-7-10 右心室流出道（↑）、肺动脉主干及分支狭窄，主干宽约2.3 mm，肺动脉血流呈五彩镶嵌花色血流信号，Vmax约374 cm/s

AO：主动脉；PA：肺动脉

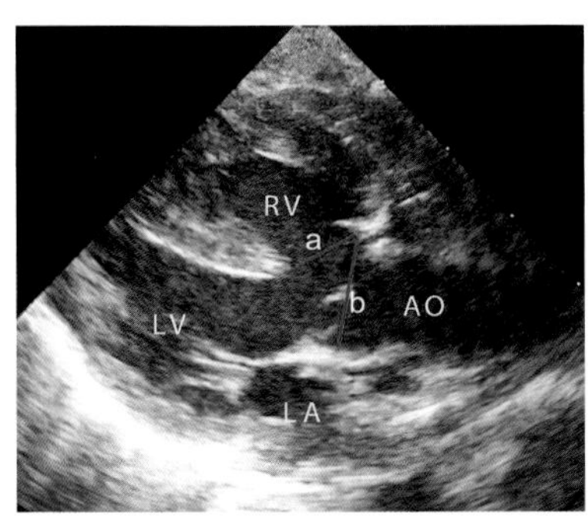

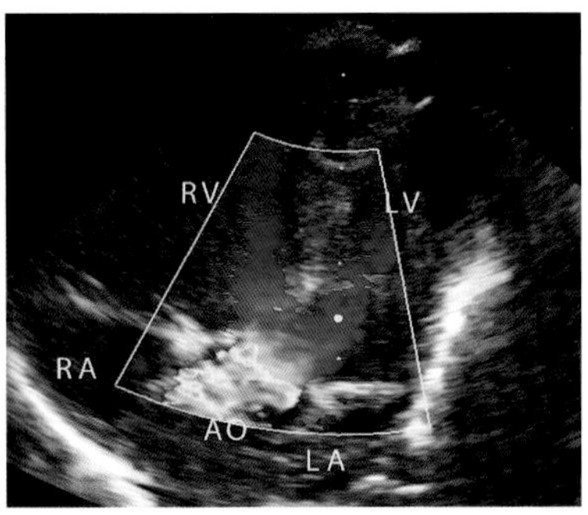

图 1-7-11　主动脉骑跨于室间隔上，骑跨率约 50%

LA：左心房；LV：左心室；RA：右心房；RV：右心室；AO：主动脉

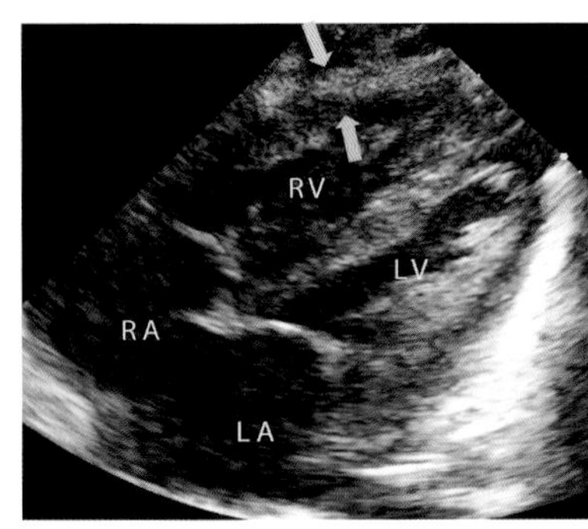

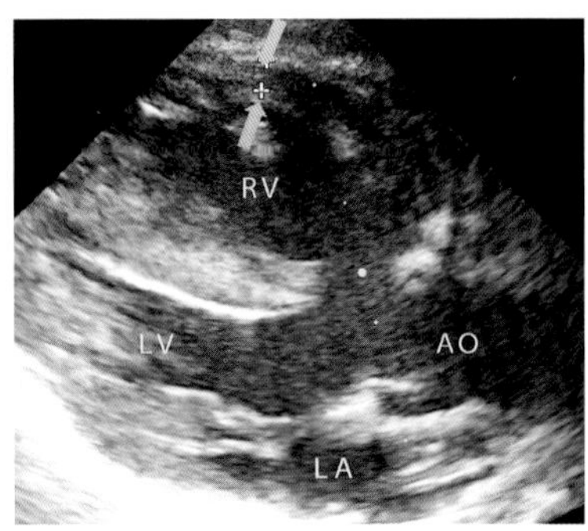

图 1-7-12　右心室壁肥厚（⬆）

LA：左心房；LV：左心室；RA：右心房；RV：右心室；AO：主动脉

※ 评述

疾病概述

◆ 法洛四联症是最常见的发绀型先天性心脏病，包括室间隔缺损、肺动脉狭窄、主动脉骑跨及继发性右心室壁肥厚。

◆ 法洛四联症在小儿先天性心脏病中居第四位，仅次于房间隔缺损、室间隔缺损、动脉导管未闭。

◆ 法洛四联症在形态学上有许多变异，目前认为最主要的两个要素为：①右心室流出途径梗阻；②较大的室间隔缺损。

◆ 治疗：手术。

◆ 室间隔缺损多为膜周部。

◆ 肺动脉狭窄包括右心室流出道、肺动脉瓣、肺动脉主干及分支狭窄。

◆ 主动脉骑跨：骑跨率 = 主动脉前壁与室间隔的距离 / 主动脉根部前后径 ×100%。

◆ 右心室壁肥厚为继发性改变。

◆ 合并畸形：常合并房间隔缺损、卵圆孔未闭（法洛五联症），冠状动脉解剖可能有异常，常为左前降支起源于右冠状动脉，其他还有心内膜垫缺损、肺静脉异位引流、永存左上腔等。

超声检查要点

◆ 肺动脉狭窄的部位及程度；

◆ 主动脉骑跨程度；

◆ 室间隔缺损；

◆ 有无合并其他畸形。

鉴别诊断

右心室双出口（合并肺动脉狭窄）：

◆ 主动脉骑跨率＞75%；

◆ 主动脉、肺动脉平行走行；

◆ VSD 与 DORV 的关系常不确定；

◆ 法洛四联症时，VSD 位于主动脉瓣下。

第八节 法洛三联症

※ 病史

患者女性，23 岁，查体：发绀，杵状指，肺动脉瓣听诊区闻及Ⅲ / Ⅵ级收缩期杂音。

※ 超声

超声表现 见图 1-8-1 ~ 图 1-8-6。

超声诊断 先天性心脏病：法洛三联症（肺动脉瓣狭窄、卵圆孔未闭、右心室壁肥厚）；右心房、右心室扩大。

术中诊断 法洛三联症。

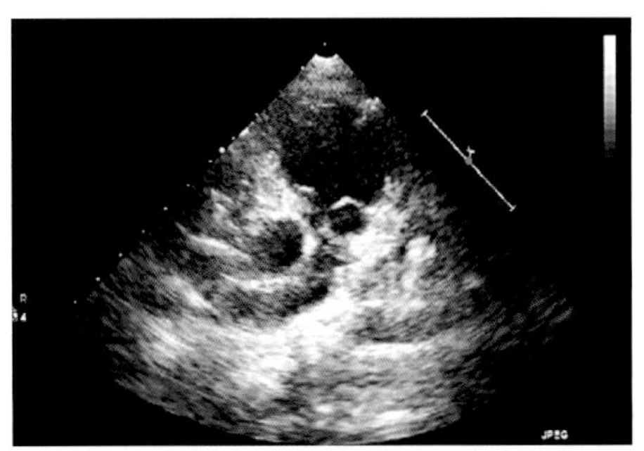

图 1-8-1 肺动脉瓣增厚、回声增高，开放受限

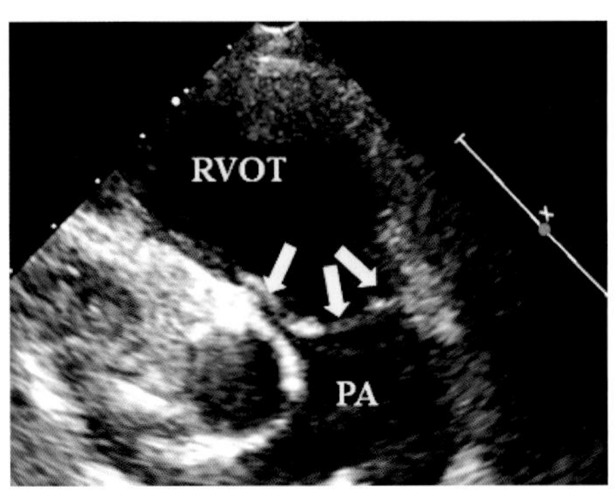

图 1-8-2 肺动脉瓣增厚、回声增高，开放受限，开放形态呈圆拱形（⇧）

RVOT：右心室流出道；PA：肺动脉

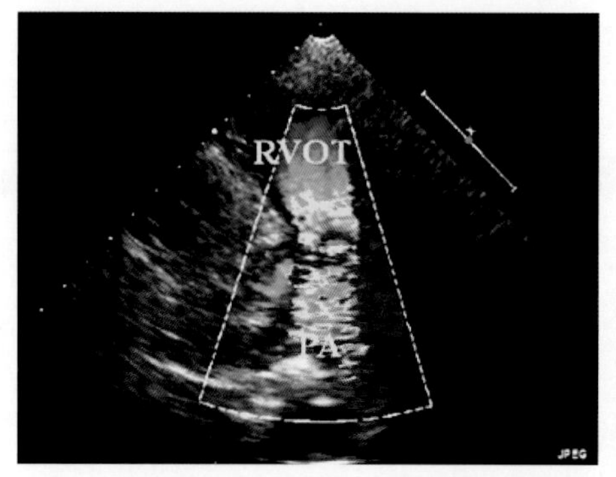

图 1-8-3　肺动脉过瓣血流速度加快，为五彩镶嵌花色血流

RVOT：右心室流出道

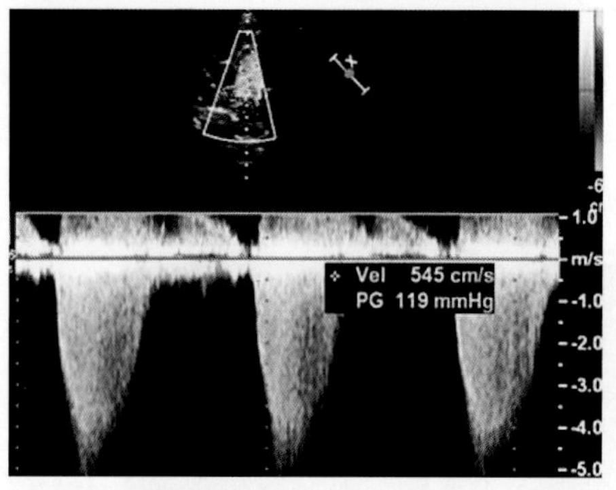

图 1-8-4　肺动脉过瓣血流速度明显加快，Vmax 约 545 cm/s

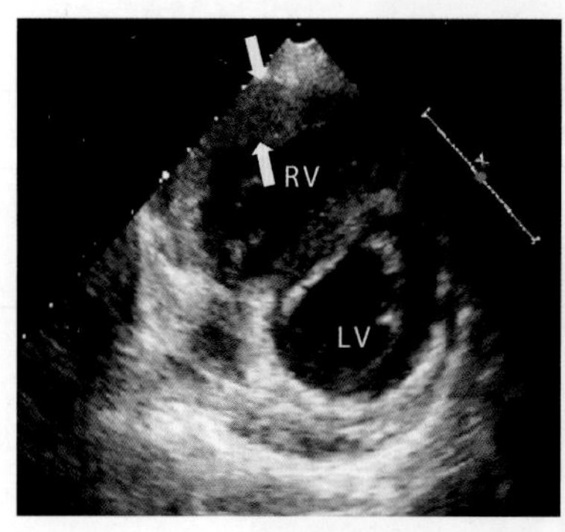

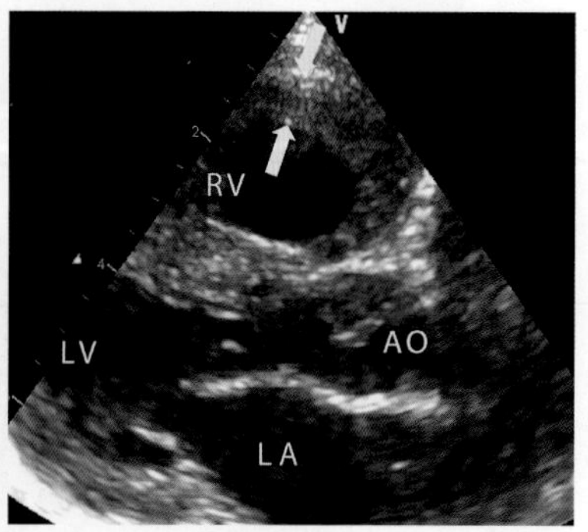

图 1-8-5　右心室壁肥厚（⇧）

LA：左心房；LV：左心室；RV：右心室；AO：主动脉

※ 评述

疾病概述

◆ 法洛三联症指先天性肺动脉狭窄，伴卵圆孔未闭或继发孔型房缺，继发右心室壁

肥厚的综合征；以伴卵圆孔未闭者居多。

◆ 诊断本病的必要条件：肺动脉口和 / 或右心室流出道狭窄、继发孔型房缺或卵圆孔未闭、右心室壁肥厚。

◆ 法洛三联症肺动脉狭窄通常较严重，房间隔缺损一般较小。

◆ 临床表现：多有发绀，但出现较晚，多在儿童期之后，甚至成人时期出现，常伴呼吸困难。

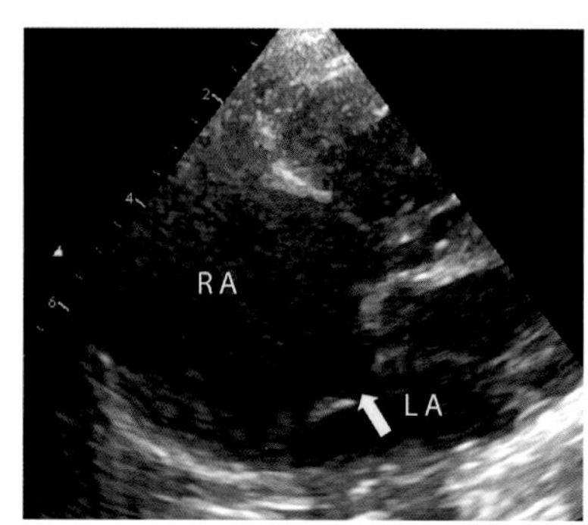

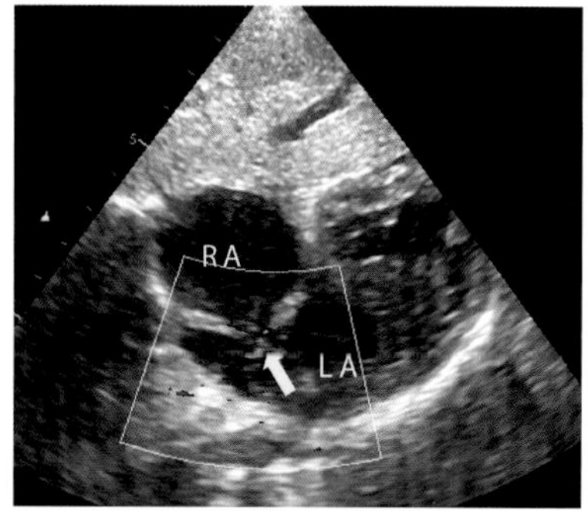

图 1-8-6　房间隔卵圆窝处斜形右向左穿隔分流（⇧）

RA：右心房；LA：左心房

血流动力学（图 1-8-7）

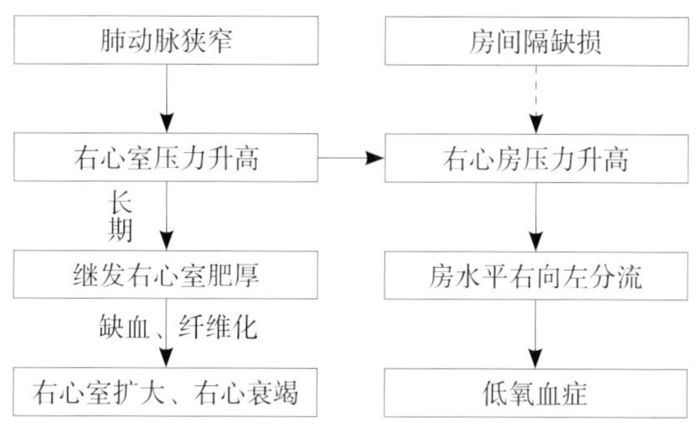

图 1-8-7　法洛三联症血流动力学示意图

超声检查要点

◆ 肺动脉狭窄部位、程度、类型。

◆ 房间隔缺损或卵圆孔未闭，房水平分流的部位、方向、分流量。

◆ 右心室壁肥厚及右心房、右心室扩大程度。

◆ 是否合并其他畸形。

◆ 法洛三联症由于房间隔缺损小，房水平分流速度缓慢，易误诊为单纯肺动脉狭窄，声学造影有助于诊断。

鉴别诊断

◆ 须与房间隔缺损合并肺动脉狭窄相鉴别：两者病理解剖相似，血流动力学差异较大，房间隔缺损合并肺动脉狭窄的血流动力学改变以房间隔缺损为主，肺动脉狭窄程度轻，无右心室壁肥厚，右心房压升高不明显，房水平呈左向右分流。

另附病例

※ 病史

患者男性，23 岁，查体：活动后心悸、气短、疲乏，无明显发绀，心前区Ⅲ / Ⅵ级杂音。

※ 超声

超声表现 见图 1-8-8 ~ 图 1-8-11。

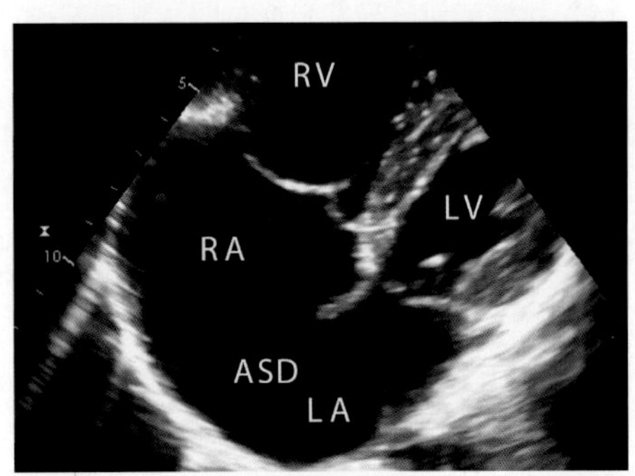

图 1-8-8 房间隔中部回声连续性中断，宽约 2.8 cm

LA：左心房；LV：左心室；RA：右心房；RV：右心室；ASD：房间隔缺损

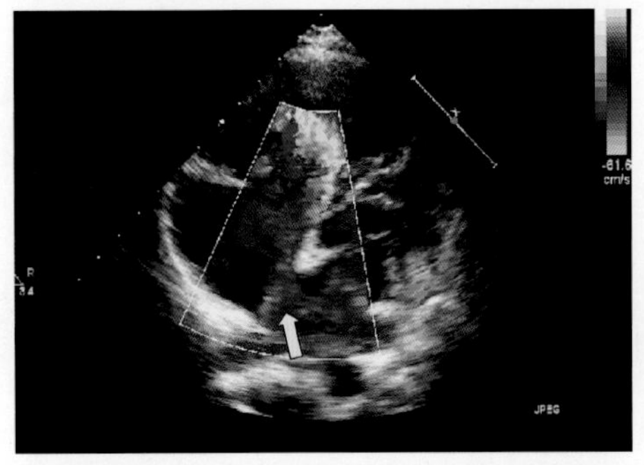

图 1-8-9 房间隔中部回声中断，宽约 2.8 cm，房水平左向右穿隔分流（⇧）

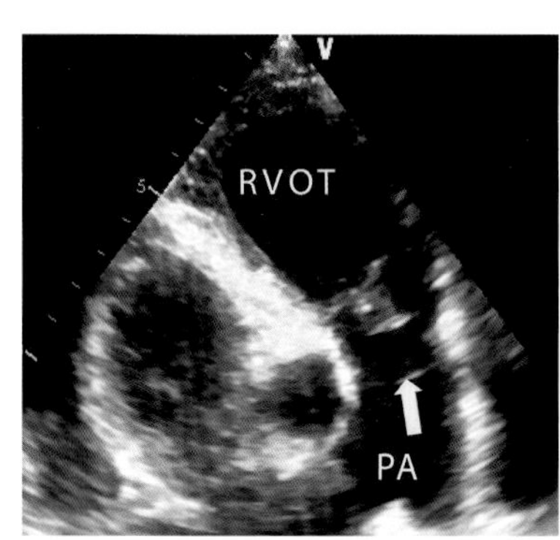

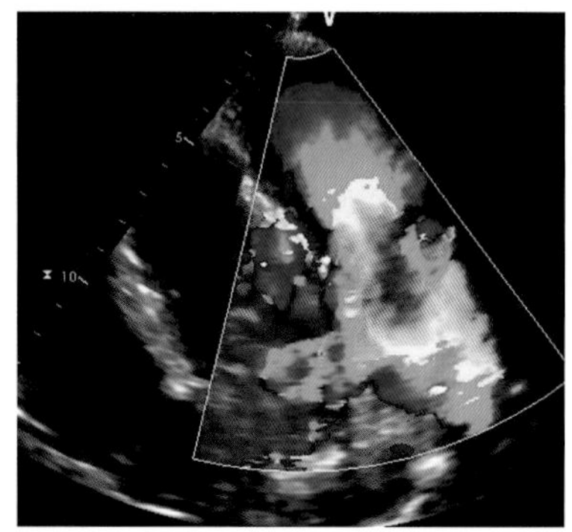

图 1-8-10　肺动脉瓣增厚，开放尚可，瓣上探及一高回声隔膜（ ↑ ），局部血流速度加快，呈明亮花色血流信号

RVOT：右心室流出道；PA：肺动脉

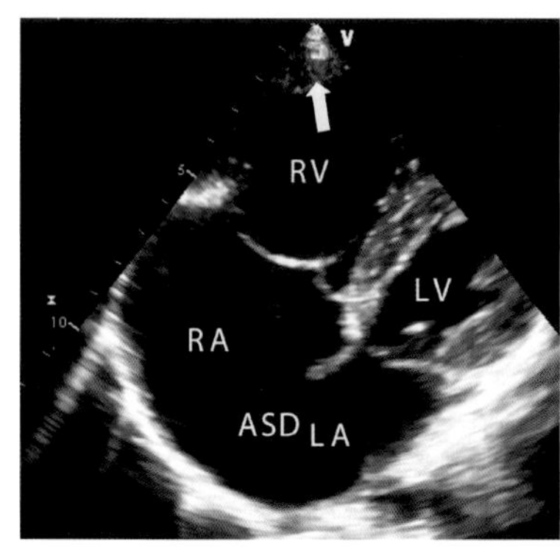

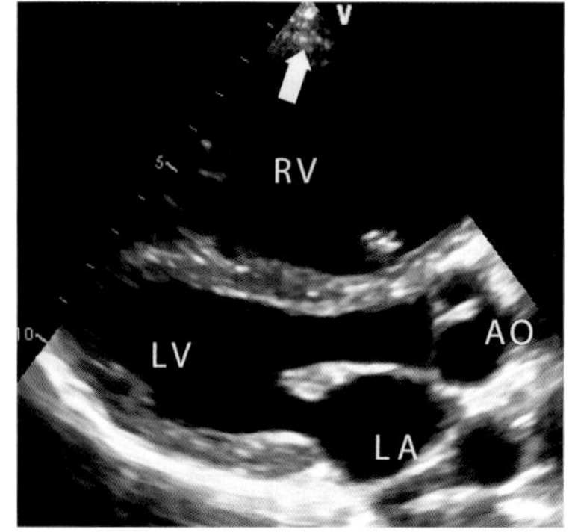

图 1-8-11　右心房、右心室扩大，右心室壁（ ↑ ）未见明显增厚

LA：左心房；LV：左心室；RA：右心房；RV：右心室；ASD：房间隔缺损；AO：主动脉

超声诊断　先天性心脏病：房间隔缺损（继发孔中央型），肺动脉狭窄（瓣上隔膜型）；右心房、右心室扩大。

第九节 大动脉转位

病例 1

※ 病史

患儿女，13 岁，活动后气促 1 年，加重 10 天，胸骨左缘收缩期Ⅳ / Ⅵ级杂音。

※ 超声

超声表现 见图 1-9-1、图 1-9-2。

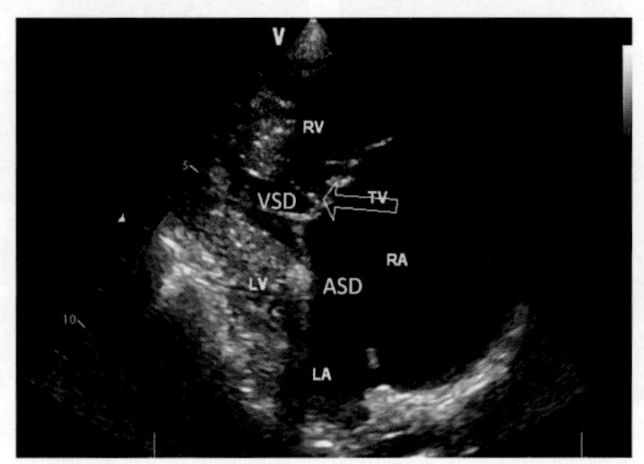

图 1-9-1 心房正位（左心房位于左侧，右心房位于右侧），心室右袢（左心室位于左侧，右心室位于右侧），心房－心室连接协调；原发孔型房间隔缺损，膜周部室间隔缺损（⇧）

LA：左心房；LV：左心室；RA：右心房；RV：右心室；ASD：房间隔缺损；VSD：室间隔缺损；TV：三尖瓣

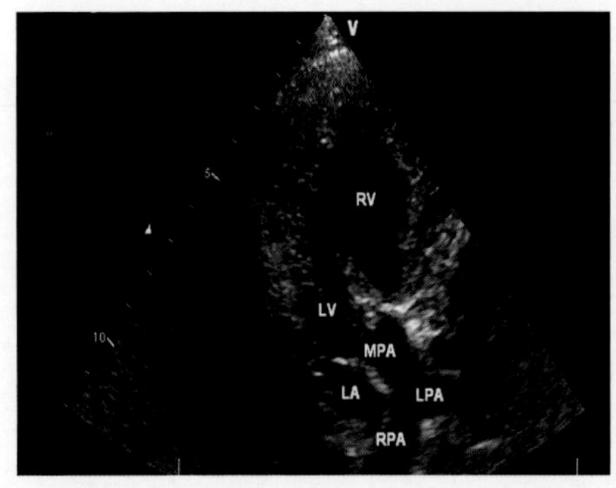

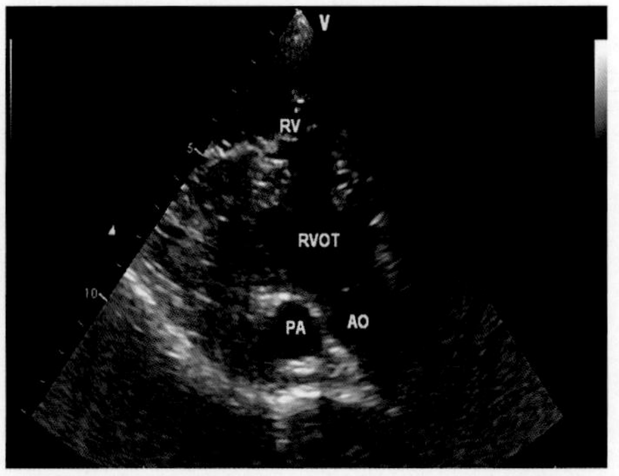

图 1-9-2 心室－大动脉连接不协调：左心室－肺动脉连接，右心室－主动脉连接

LA：左心房；LV：左心室；RV：右心室；AO：主动脉；PA：肺动脉；RVOT：右心室流出道；MPA：主肺动脉；LPA：左肺动脉；RPA：右肺动脉

超声诊断 先天性心脏病：完全型大动脉转位，原发孔型房间隔缺损，膜周部室间隔缺损。

病 例 2

※ 病史

患者女性，26 岁，既往诊断为“先天性心脏病”，具体不详，胸骨左缘全收缩期喷射性杂音。

※ 超声

超声表现 见图 1-9-3 ~ 图 1-9-6。

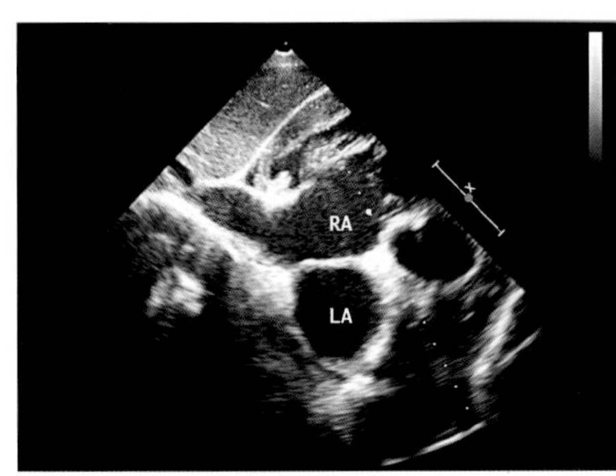

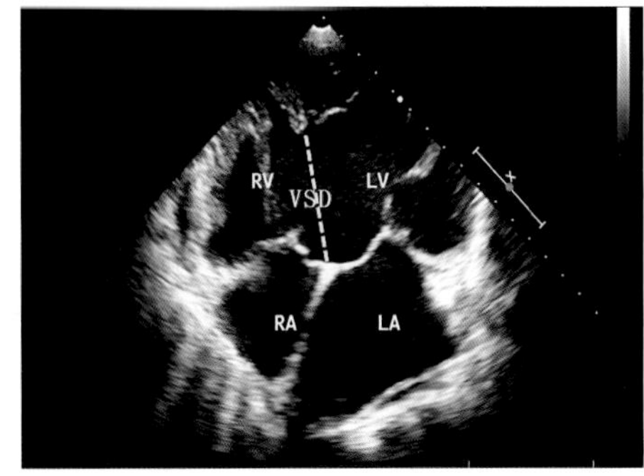

图 1-9-3 心房正位（左心房位于左侧，右心房位于右侧），心室右袢（左心室位于左侧，右心室位于右侧），心房 – 心室连接协调，室间隔大缺损（缺口 5.7 cm，功能单心室）

LA：左心房；LV：左心室；RA：右心房；RV：右心室；VSD：室间隔缺损

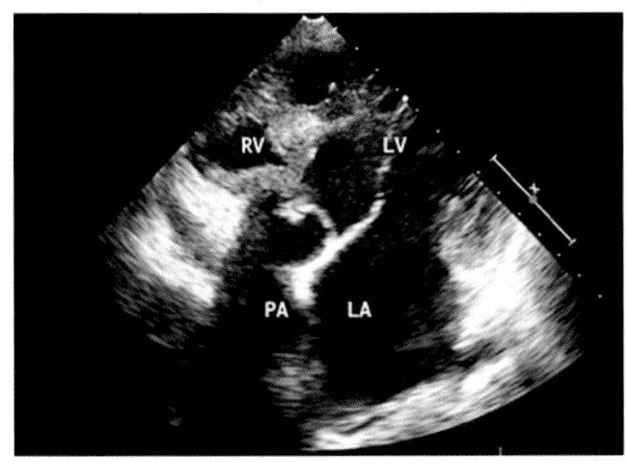

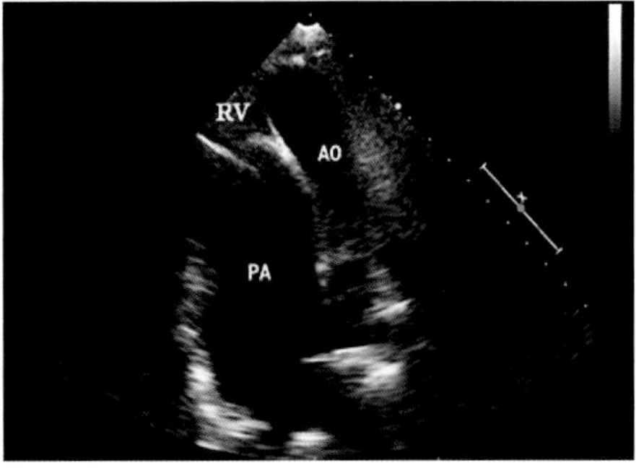

图 1-9-4 心室 – 大动脉连接不协调：左心室 – 肺动脉连接，右心室 – 主动脉连接大动脉转位；主动脉位于肺动脉右前方，呈平行走行

LA：左心房；LV：左心室；RV：右心室；AO：主动脉；PA：肺动脉

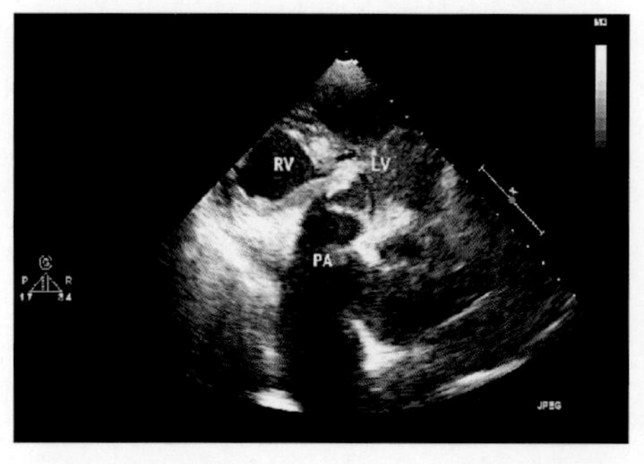

图 1-9-5　心室－大动脉连接不协调：左心室－肺动脉连接，肺动脉瓣开放受限

LV：左心室；RV：右心室；PA：肺动脉

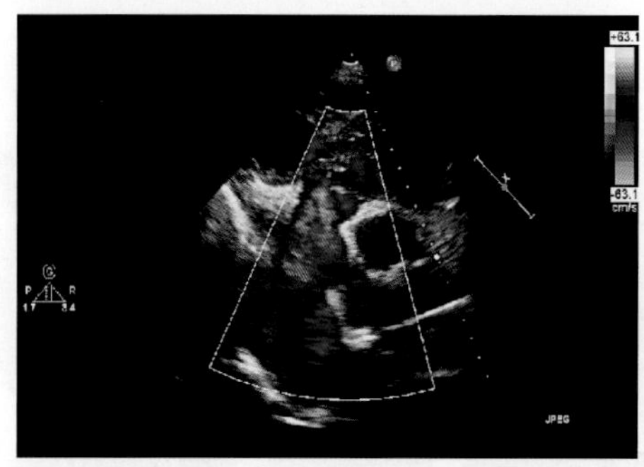

图 1-9-6　肺动脉瓣过瓣为高速五彩血流

超声诊断　先天性心脏病：完全型大动脉转位，室间隔大缺损（缺口宽约 5.7 cm，功能单心室）；肺动脉瓣狭窄（ΔP=66 mmHg）。

病 例 3

※ 病史

患儿男，2 岁，哭闹及活动后嘴唇发绀，胸骨旁第三、四肋间Ⅲ / Ⅳ级收缩期杂音。

※ 超声

超声表现　见图 1-9-7 ~ 图 1-9-10。

超声诊断　先天性心脏病：矫正型大动脉转位，室间隔缺损。

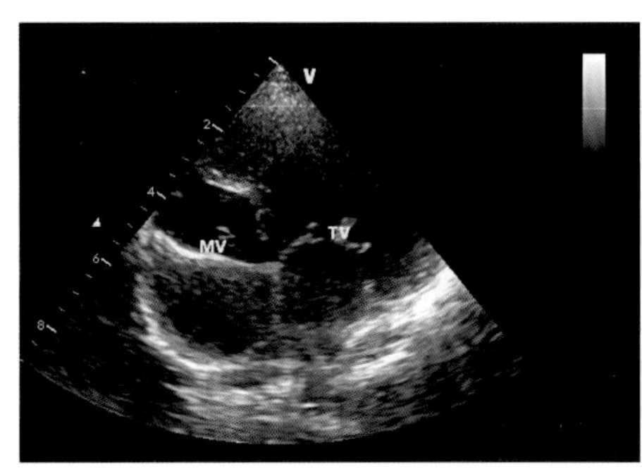

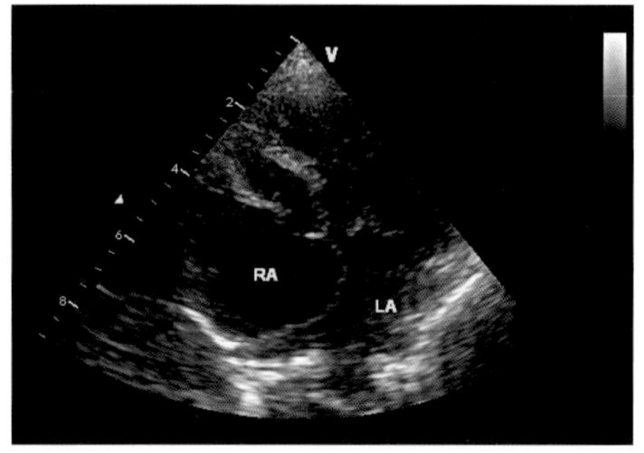

图 1-9-7　心房正位（左心房位于左侧，右心房位于右侧），三尖瓣（位置较低）位于左侧，二尖瓣（位置较高）位于右侧

LA：左心房；RA：右心房；MV：二尖瓣 TV：三尖瓣

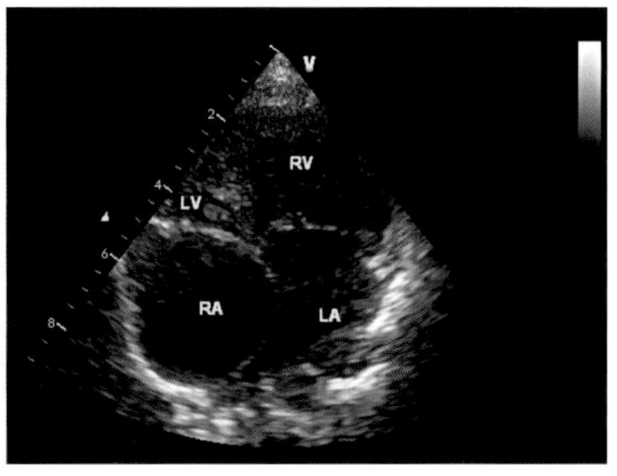

图 1-9-8　心室左袢（左心室位于右侧，右心室位于左侧），心房－心室连接不协调：左心房－右心室连接、右心房－左心室连接

LA：左心房；LV：左心室；RA：右心房；RV：右心室

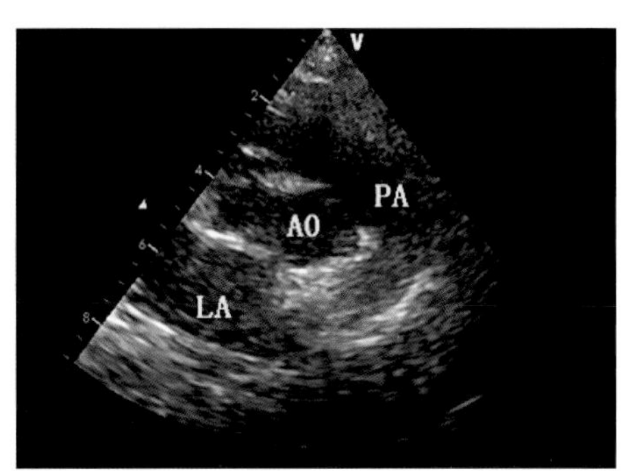

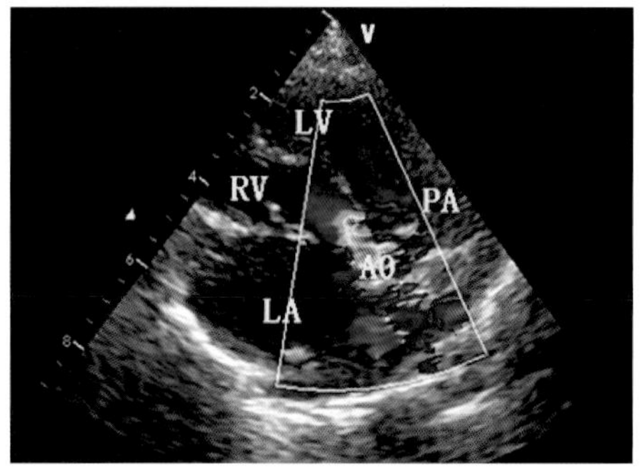

图 1-9-9　心室－大动脉连接不协调：右心室－主动脉连接，左心室－肺动脉连接

LA：左心房；LV：左心室；RV：右心室；AO：主动脉；PA：肺动脉

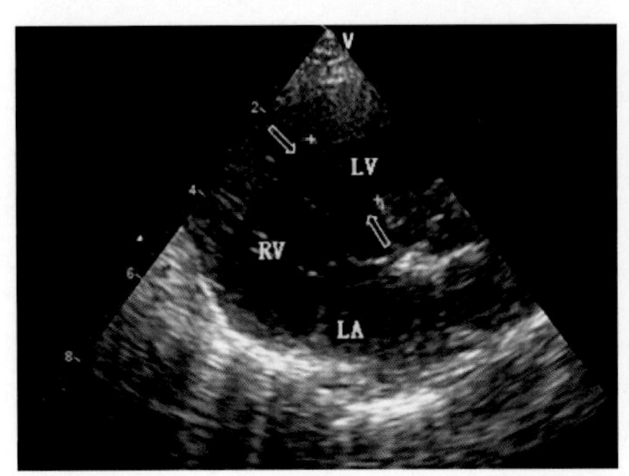

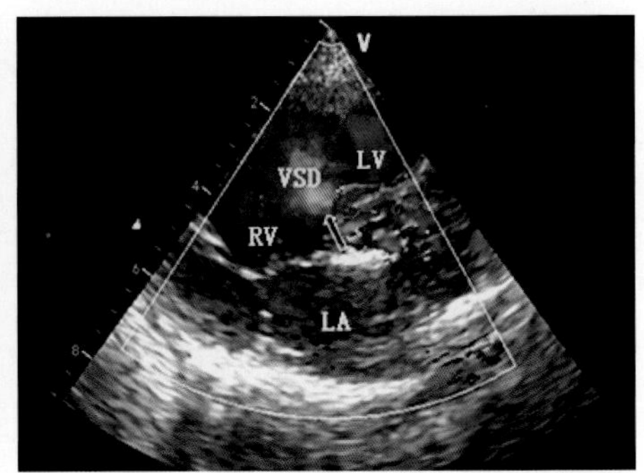

图 1-9-10　室间隔缺损，局部左向右分流（⇧）

LA：左心房；LV：左心室；RV：右心室；VSD：室间隔缺损

病 例 4

※ 病史

患者男性，27 岁，自述体检发现时“先天性心脏病”，未闻及心脏杂音。

※ 超声

超声表现　见图 1-9-11、图 1-9-12。

超声诊断　先天性心脏病：矫正型大动脉转位。

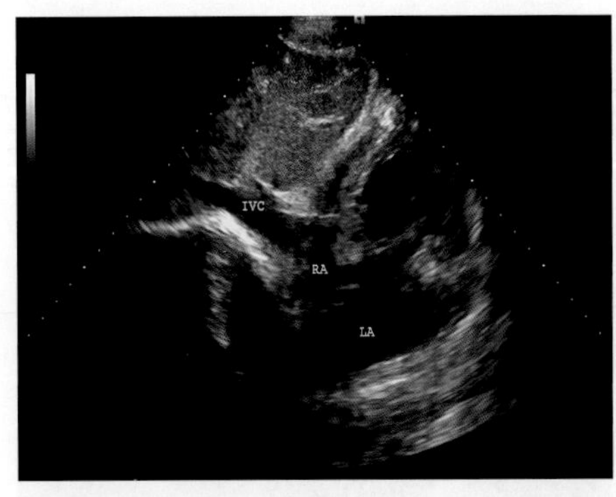

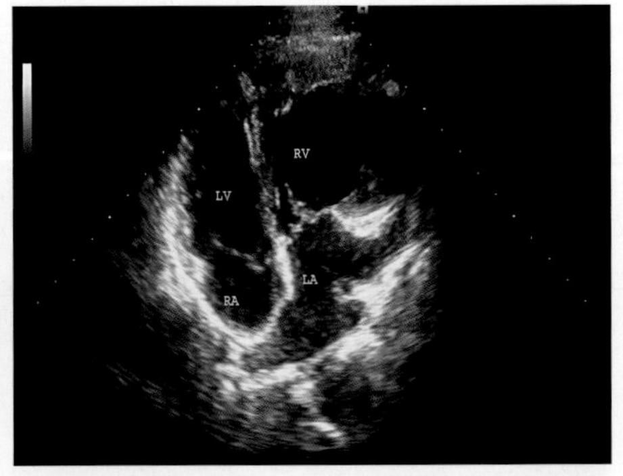

图 1-9-11　心房正位（右心房位于右侧，左心房位于左侧），心室左袢（左心室位于右侧，右心室位于左侧）；心房 – 心室连接不协调：右心房 – 左心室连接，左心房 – 右心室连接

LA：左心房；LV：左心室；RA：右心房；RV：右心室；IVC：下腔静脉

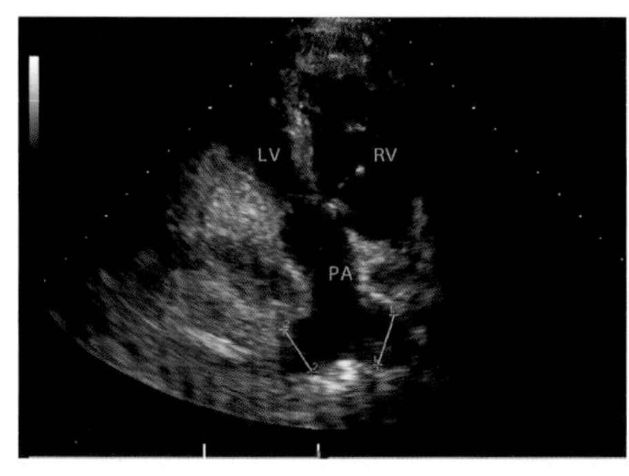

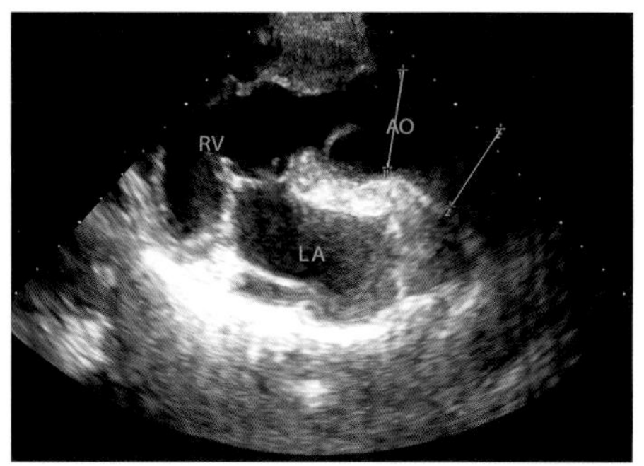

图 1-9-12　心室 – 大动脉连接不协调：左心室 – 肺动脉连接，右心室 – 主动脉连接
LA：左心房；LV：左心室；RV：右心室；AO：主动脉；PA：肺动脉

病 例 5

※ 病史

患者男性，23 岁，体检发现心脏杂音，胸骨左缘第二肋间Ⅳ / Ⅳ级收缩期杂音。

※ 超声

超声表现　见图 1-9-13 ~ 图 1-9-15。

超声诊断　先天性心脏病：矫正型大动脉转位，肺动脉瓣狭窄（ΔP=99 mmHg）。

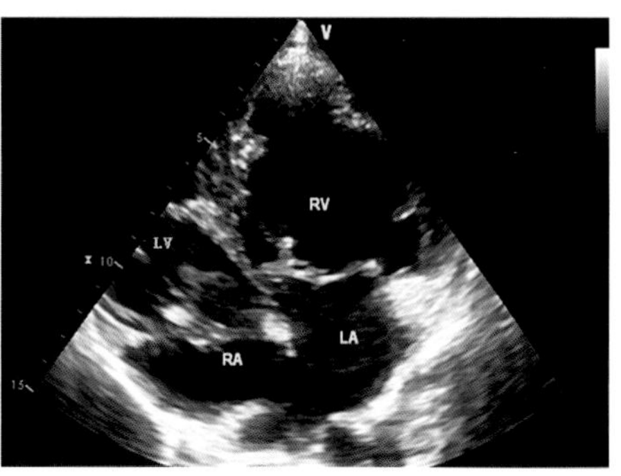

图 1-9-13　心房正位（右心房位于右侧，左心房位于左侧），心室左袢（左心室位于右侧，右心室位于左侧），心房 – 心室连接不协调：右心房 – 左心室连接，左心房 – 右心室连接
LA：左心房；LV：左心室；RA：右心房；RV：右心室

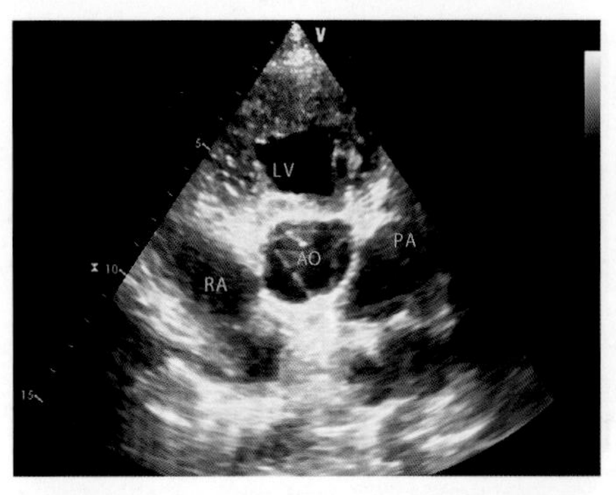

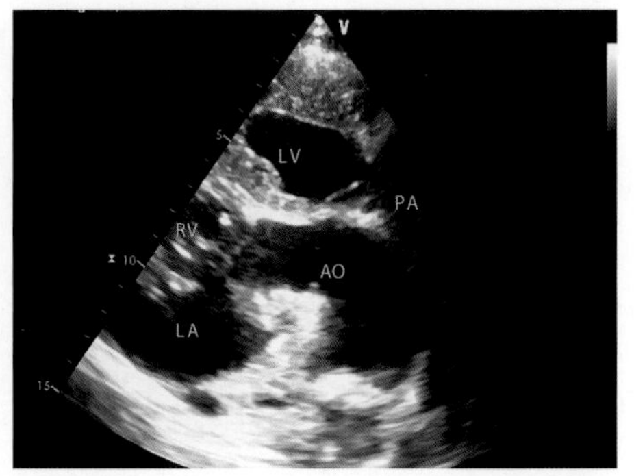

图 1-9-14　心室 – 大动脉连接不协调：左心室 – 肺动脉连接，右心室 – 主动脉连接

LA：左心房；LV：左心室；RA：右心房；RV：右心室；AO：主动脉；PA：肺动脉

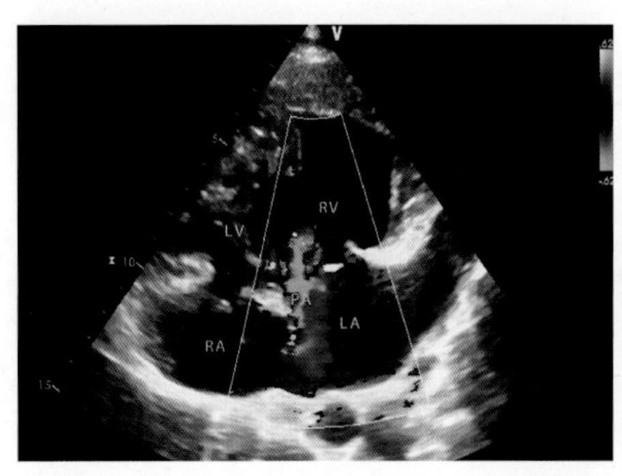

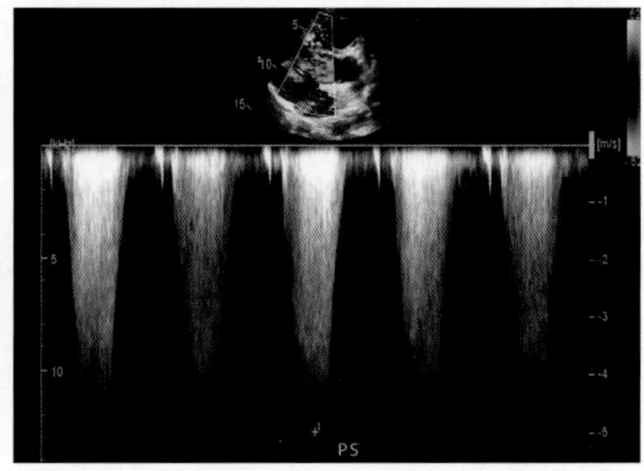

图 1-9-15　肺动脉瓣口为五彩高速血流，Vmax=498 cm/s，ΔP=99 mmHg

LA：左心房；LV：左心室；RA：右心房；RV：右心室；PA：肺动脉

※ 评述

疾病概述

- 大动脉转位指大动脉相互位置关系异常，与形态学心室连接关系不一致的一组复杂先天性心脏病，主动脉与形态学右心室相连接，肺动脉与形态学左心室相连接。
- 心房 – 心室连接协调，心室 – 大动脉连接不协调者，称完全型大动脉转位（图 1-19-16）。
- 心房正位，心室左袢，大动脉连接方向正常，心房 – 心室连接及心室 – 大动脉连接均不协调，实际为心室反位，仍能完成心脏正常的生理功能，称矫正型大动脉转位。

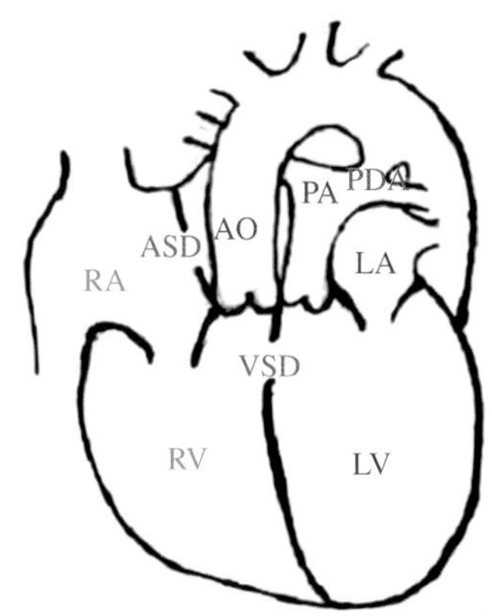

图 1-9-16　完全型大动脉转位示意图

LA：左心房；LV：左心室；RA：右心房；RV：右心室；AO：主动脉；PA：肺动脉；ASD：房间隔缺损；VSD：室间隔缺损；PDA：动脉导管未闭

血流动力学（图 1-9-17 ~ 图 1-9-19）

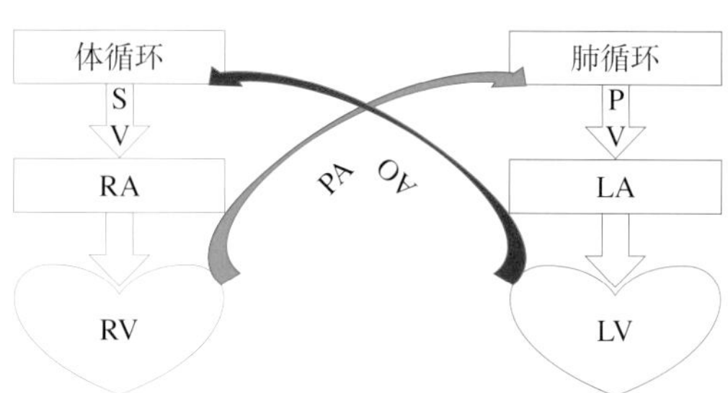

图 1-9-17　正常人血液循环示意图

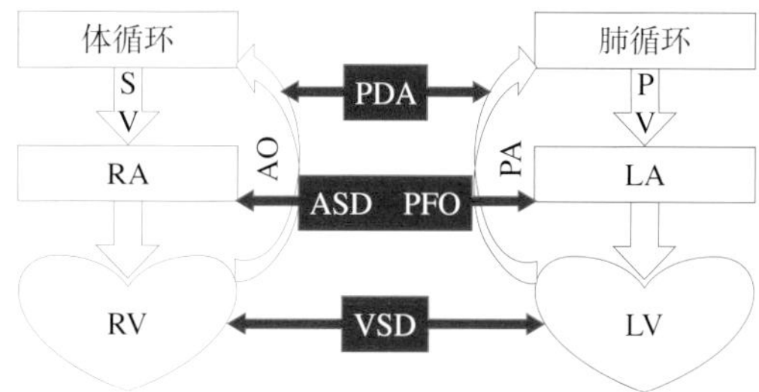

图 1-9-18　完全型大动脉转位血液循环示意图

体循环与肺循环系统完全隔离，必须有一种或多种红色方框内分流、血液氧和才能存活

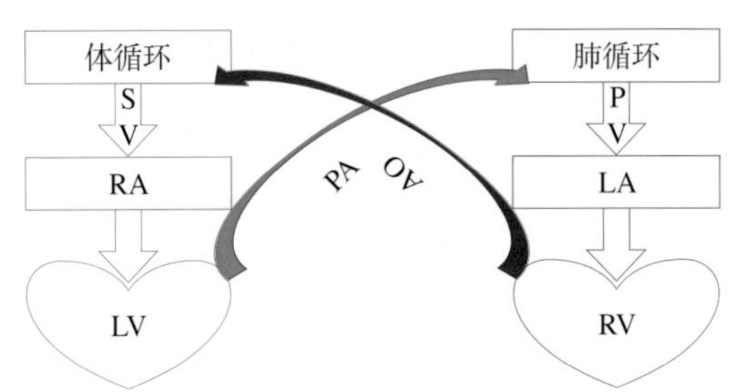

图 1-9-19　矫正型大动脉转位血液循环示意图

临床表现

完全型大动脉转位临床表现

- ◆ 程度不等的呼吸困难和发绀，进行性缺氧和心力衰竭。
- ◆ 合并大的室缺和动脉导管未闭者，在出生后初期，呼吸困难和发绀多数较轻，随后可出现心力衰竭，并进行性加重。
- ◆ 一般为胸骨左缘收缩期喷射性杂音。
- ◆ 合并其他畸形有相应的症状体征。

矫正型大动脉转位临床表现

- ◆ 差别很大，主要取决于所合并的其他心血管畸形。
- ◆ 单纯矫正型大动脉转位，一般无异常表现，功能左心室（解剖右心室）室壁薄，后负荷大，所以随年龄增长可出现心功能不全、心力衰竭等。

超声表现

完全型大动脉转位超声表现

- ◆ 心房正位，心室右袢，心房 – 心室连接协调。
- ◆ 大动脉呈平行关系，主动脉位于右前方，与右心室连接，少数位于正前方、左前方；肺动脉位于左后方，与左心室连接。
- ◆ 常合并室间隔缺损和 / 或房间隔缺损（或卵圆孔未闭），动脉导管未闭，左心室流出道狭窄，肺动脉瓣狭窄。

矫正型大动脉转位超声表现

- ◆ 心房正位，心室左袢，大动脉呈平行关系。
- ◆ 左心房 – 右心室 – 主动脉连接，右心房 – 左心室 – 肺动脉连接。
- ◆ 不合并其他畸形者，保持正常血流循环。

鉴别诊断

- ◆ 肺动脉闭锁合并室缺：肺动脉闭锁时超声不能确定肺动脉 – 心室连接关系，不能确定有无大动脉转位需鉴别，前者主动脉起源于左心室，大动脉转位合并肺动脉闭锁时，主动脉起源于右心室。

- ◆ 右心室双出口：肺动脉向左心室移位，骑跨于室间隔，当骑跨率＞75% 为大动脉转位，＜75% 为右心室双出口（Taussig-Bing 畸形）。

检查注意事项

- ◆ 按照三节段分析法，正确区分心房、心室及大动脉的连接关系。
- ◆ 注意观察是否合并其他心脏畸形，避免漏诊。
- ◆ 在检查时，需要多个非标准切面。
- ◆ 重点观察大动脉短轴切面，明确大血管空间关系。

第十节　右心室双出口

※ 病史

患者男性，24 岁，咳嗽、气促、乏力 1 个月入院，胸骨左缘第三、四肋间收缩期Ⅲ / Ⅳ级杂音。

※ 超声

超声表现　见图 1-10-1 ～ 图 1-10-5。

超声诊断　先天性心脏病：右心室双出口，室间隔缺损（主动脉瓣下型），肺动脉瓣狭窄。

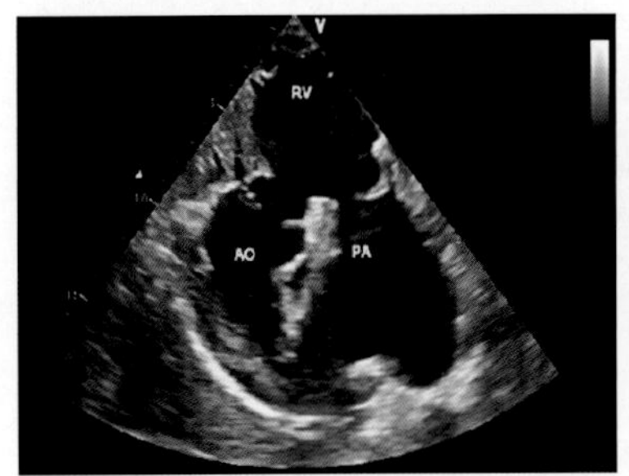

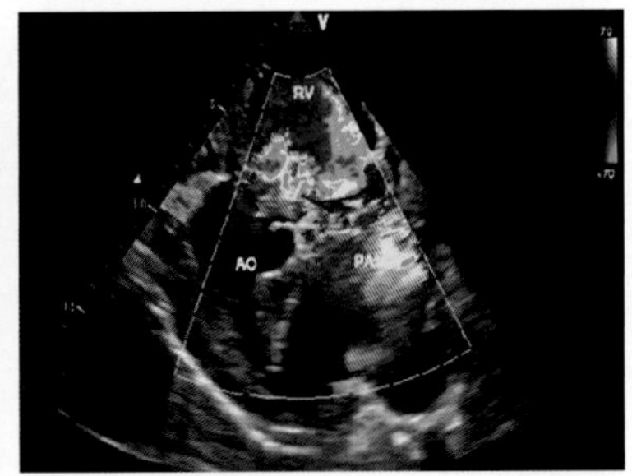

图 1-10-1　主动脉及肺动脉均起源于右心室

RV：右心室；AO：主动脉；PA：肺动脉

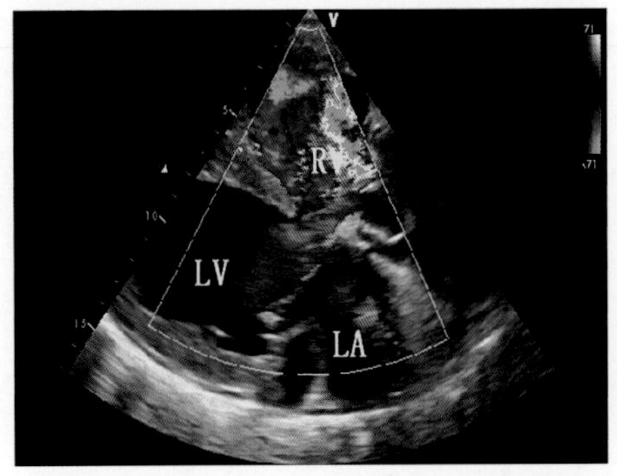

图 1-10-2　室间隔缺损，室水平双向分流

LA：左心房；LV：左心室；RV：右心室

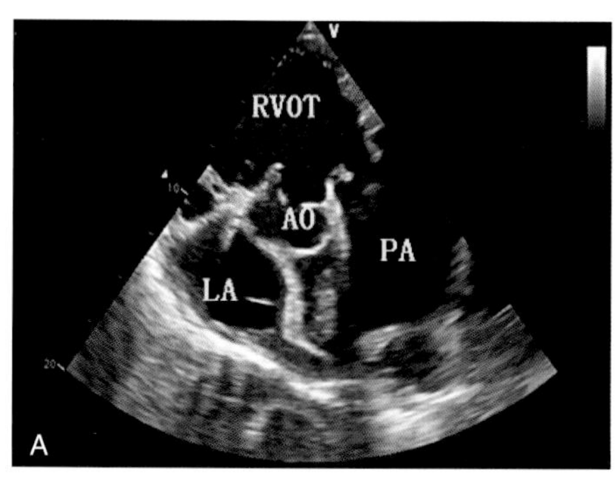

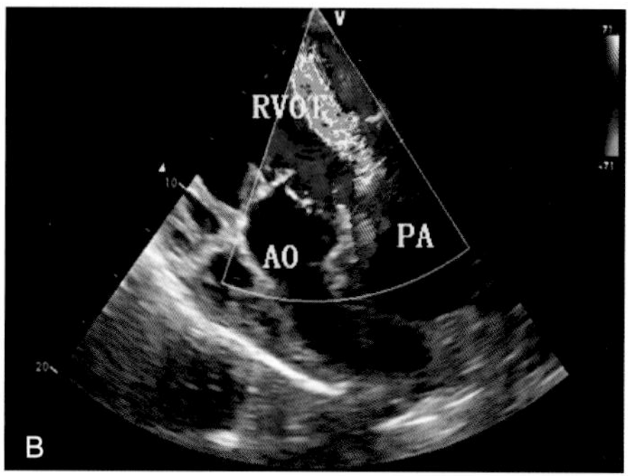

图 1-10-3　室缺位于主动脉瓣下（图 A）；主动脉、肺动脉为平行走行（图 B）

LA：左心房；AO：主动脉；PA：肺动脉；RVOT：右心室流出道

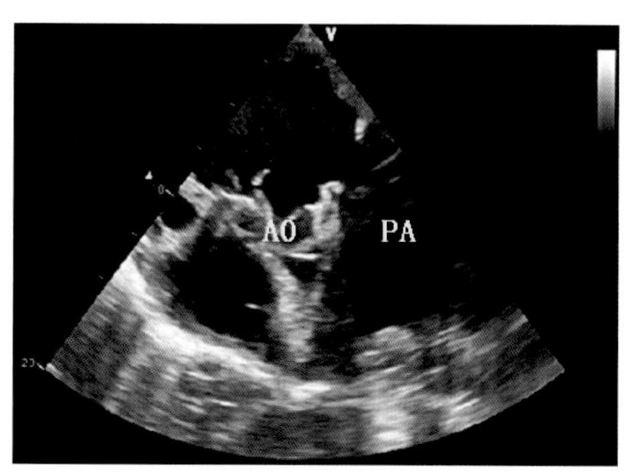

图 1-10-4　肺动脉瓣增厚，开放受限

AO：主动脉；PA：肺动脉

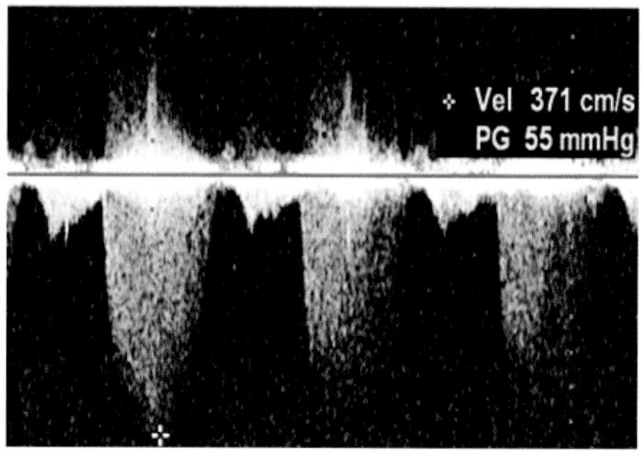

图 1-10-5　肺动脉瓣增厚，开放受限，最大过瓣流速为 371 cm/s

※ 评述

疾病概述

- ◆ 少见发绀型先天性心脏病。
- ◆ 指两根大动脉全部或一根大动脉的全部与另一根大动脉的大部分起自右心室（图 1-10-6）。

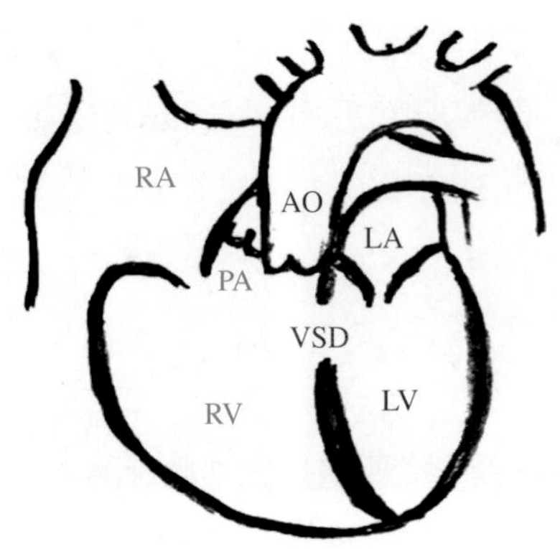

图 1-10-6 右心室双出口示意图

LA：左心房；LV：左心室；RA：右心房；RV：右心室；AO：主动脉；PA：肺动脉；VSD：室间隔缺损

◆ 主动脉骑跨者（主动脉骑跨率＞75%）类似法洛四联症；肺动脉骑跨者（肺动脉骑跨率＜75%），又称 Taussig-Bing 畸形，二者均属于右心室双出口。

◆ 常见的合并畸形有动脉导管未闭、房间隔缺损、主动脉缩窄、二尖瓣闭锁。

分型

根据室间隔缺损的位置分为：

◆ Ⅰ型：主动脉瓣下型；

◆ Ⅱ型：肺动脉瓣下型；

◆ Ⅲ型：两大动脉双参与型；

◆ Ⅳ型：两大动脉非参与型。

根据是否伴有肺动脉狭窄分为：

◆ A 组，不伴肺动脉狭窄；

◆ B 组，伴有肺动脉狭窄。

超声检查要点

◆ 右心室与主动脉、肺动脉的连接关系；

◆ 大动脉的相互关系：有无转位；

◆ 室间隔缺损的位置：主动脉瓣下、肺动脉瓣下、与两大动脉相关或远离；

◆ 肺动脉有无狭窄；

◆ 合并其他畸形。

超声诊断要点

◆ 两根大动脉全部或一根大动脉的全部与另一根大动脉的大部分起自右心室。

◆ 较大的室间隔缺损，室水平双向分流。

- ◆ 肺动脉瓣 / 主干狭窄。
- ◆ 右心房、右心室扩大，右心室壁肥厚，左心房和左心室多无明显改变。

鉴别诊断

- ◆ 室间隔缺损合并艾森曼格综合征：两者均有发绀，当室缺较大、肺动脉高压，室间隔移位形成主动脉假性骑跨，须鉴别；室缺者大动脉走行正常，无肺动脉狭窄，骑跨为假性。
- ◆ 法洛四联症：鉴别点在于法洛四联症主动脉骑跨率＜ 75%，大动脉走行正常。
- ◆ 大动脉转位：肺动脉向左心室移位，骑跨于室间隔，当骑跨率＞ 75% 为大动脉转位，＜ 75% 为右心室双出口（Taussig-Bing 畸形）。

第十一节 肺静脉异位引流

※ 病史

患儿男，60 天龄，上呼吸道感染 3 天，发育差。

※ 超声

超声表现 见图 1-11-1 ~ 图 1-11-4。

超声诊断 先天性心脏病：完全型肺静脉异位引流（心上型），房间隔缺损（继发孔中央型）；右心房、右心室扩大，左心房、左心室小；右心室壁肥厚；三尖瓣关闭不全（中度）；肺动脉高压（PASP=85 mmHg）。

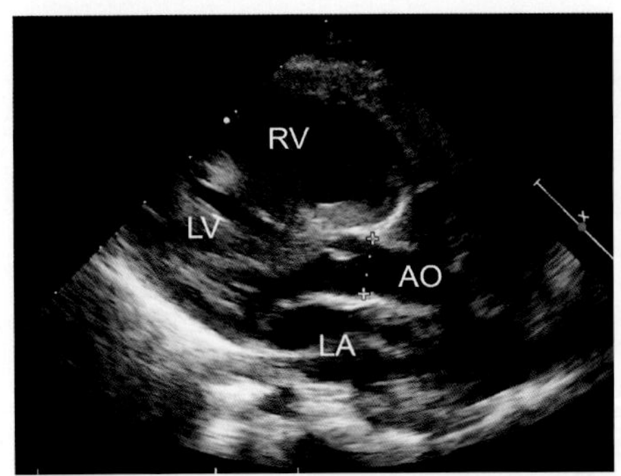

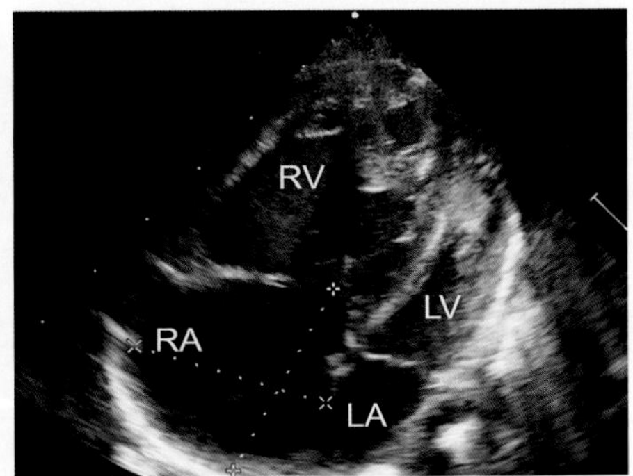

图 1-11-1 右心房、右心室扩大，右心室壁肥厚，左心房、左心室腔明显缩小

LA：左心房；LV：左心室；RA：右心房；RV：右心室；AO：主动脉

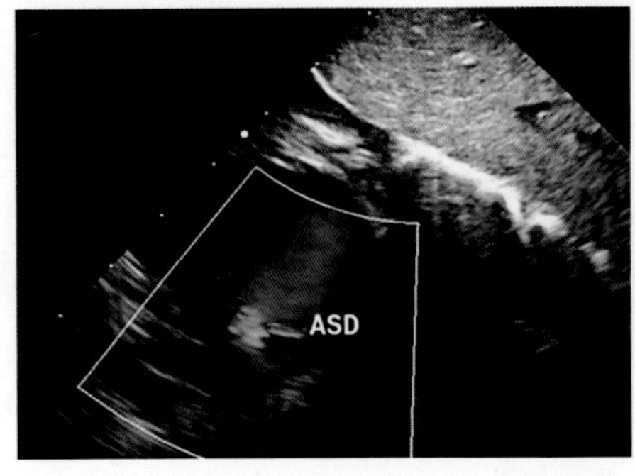

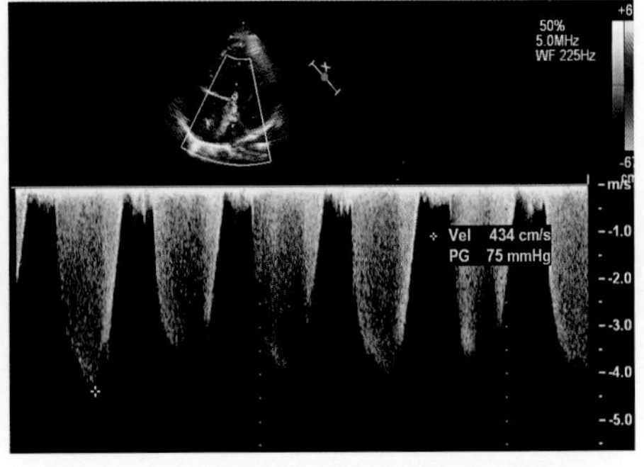

图 1-11-2 房间隔中部右向左穿隔分流，分流束宽 0.4 cm；三尖瓣反流估测肺动脉收缩压约 85 mmHg

ASD：房间隔缺损

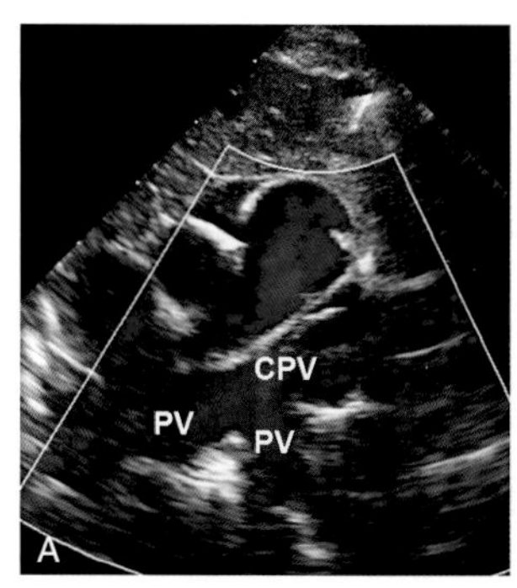

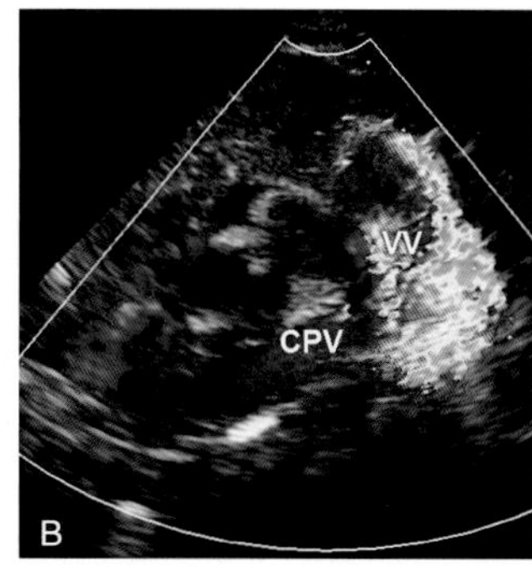

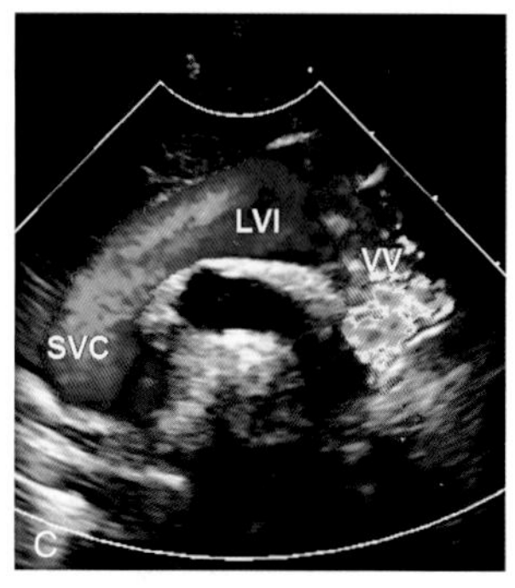

图 1-11-3　胸骨上窝切面显示四支肺静脉汇合成共同肺静脉

PV：肺静脉；CPV：共同肺静脉；VV：垂直静脉；LVI：左无名指静脉；SVC：上腔静脉。A. 两支肺静脉汇合处；B. 共同肺静脉向上与垂直静脉相连；C. 垂直静脉与左无名静脉相连，汇入上腔静脉

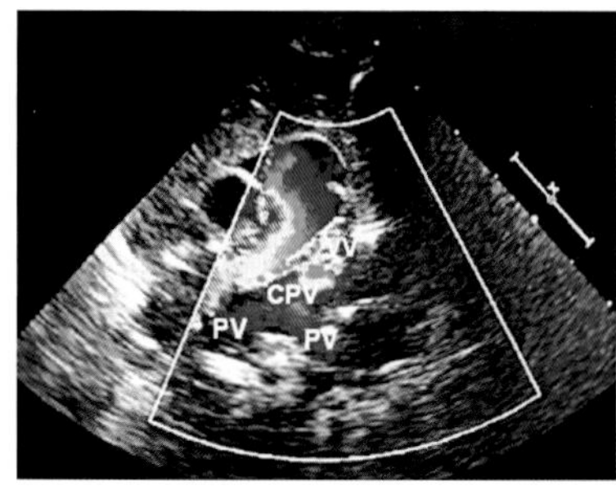

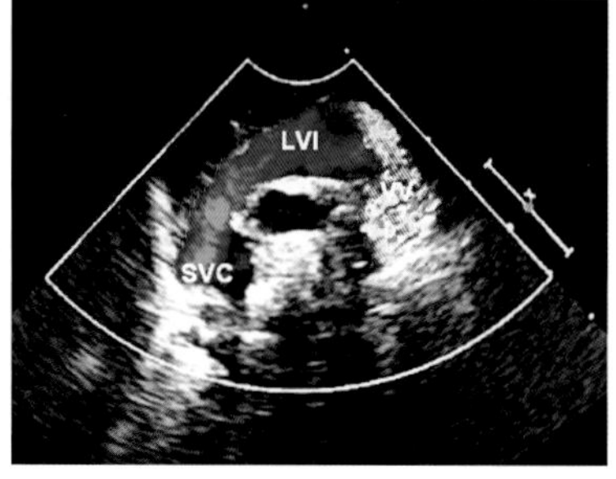

图 1-11-4　四支肺静脉回流入上腔静脉路径：肺静脉 – 共同肺静脉 – 垂直静脉 – 左无名静脉 – 上腔静脉

PV：肺静脉，CPV：共同肺静脉，W：垂直静脉，LVI：左无名静脉，SVC：上腔静脉

术中诊断　完全型肺静脉异位引流（心上型）。

※ 术后 6 个月复查超声

超声表现　见图 1-11-5。

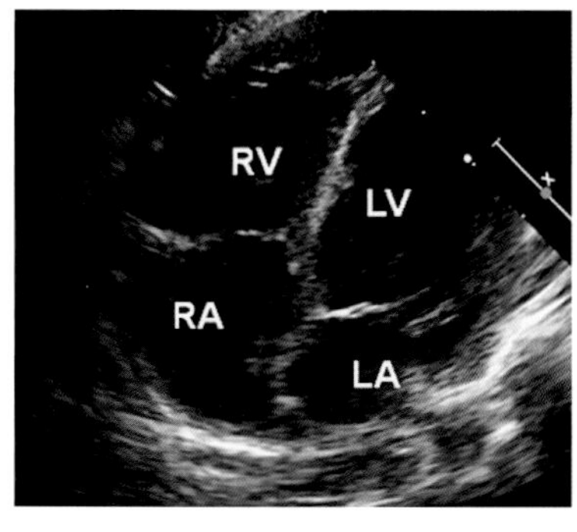

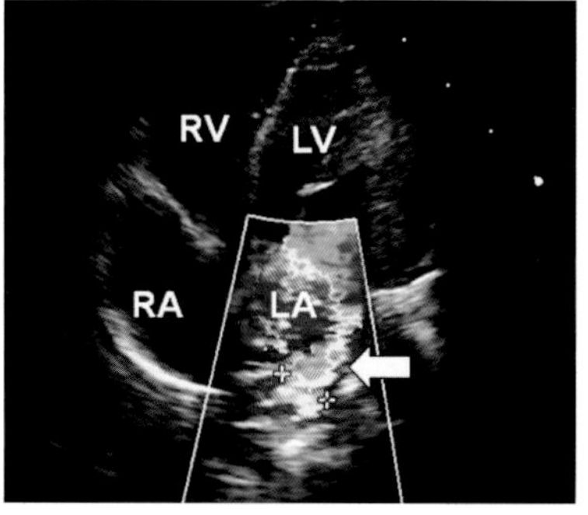

图 1-11-5　完全型肺静脉异位引流矫正术后，可见一支血流（⇧）引流入左心房，血流束宽 0.8 cm，血流通畅；左心房、左心室心腔较术前明显增大；右心房、右心室饱满，较术前明显减小，肺动脉压属正常范围

LA：左心房；LV：左心室；RA：右心房；RV：右心室

※ 术后 10 个月复查超声

超声表现 见图 1-11-6。

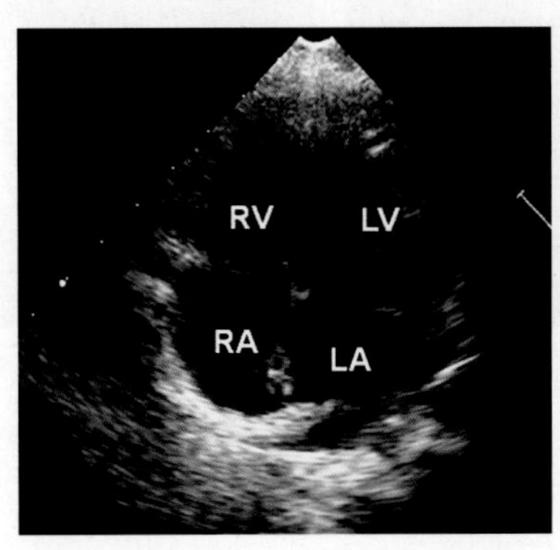

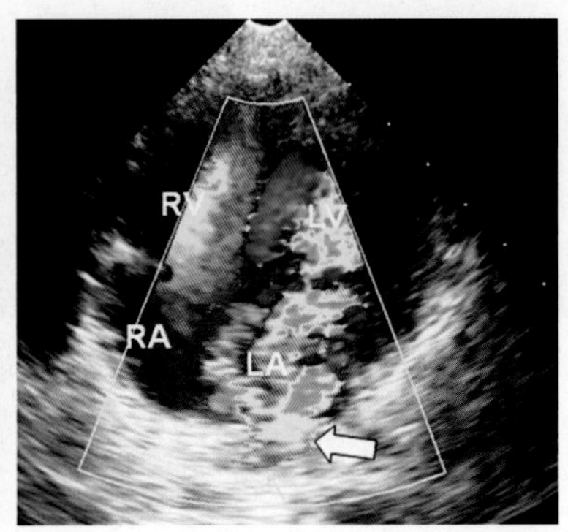

图 1-11-6 肺静脉引流入左心房（⇧），血流束宽 0.8 cm，血流通畅；左心房、左心室心腔较术前明显增大，右心房、右心室心腔较术前明显减小，左、右心比例恢复正常，肺动脉压属正常范围

LA：左心房；LV：左心室；RA：右心房；RV：右心室

※ 评述

疾病概述

◆ 肺静脉异位引流即肺静脉异位连接，是指一支或多支肺静脉未与左心房连接，直接或借道体静脉与右心房连接。

◆ 根据肺静脉部分或完全与左心房无连接分为部分型和完全型肺静脉异位引流。

◆ 完全型肺静脉异位引流较少见，占所有肺静脉异位引流的 30% ~ 40%。

◆ 完全型肺静脉异位引流对血流动力学影响大，预后差，PAPVC 对血流动力学影响小，预后相对较好。

完全型肺静脉异位引流疾病概述

◆ 四条肺静脉均与左心房没有连接，直接或借道体静脉接入右心房。

◆ 绝大多数合并房缺，右向左分流（生存通道）。

◆ 无房缺者通过动脉导管 或室间隔缺损给左心供血。

◆ 接受异位引流常见部位：右心房、冠状静脉窦、上 / 下腔静脉、肝静脉、门静脉。

◆ 临床表现：发绀、呼吸急促、心力衰竭。

完全型肺静脉异位引流分型

根据肺静脉引流的部位分型：

◆ 心上型：占 47% ~ 50%，共同肺静脉 – 垂直静脉 – 无名静脉 – 上腔静脉 – 右心房或共同肺静脉 – 上腔静脉 – 右心房（图 1-11-7）。

◆ 心内型：占 30%，共同肺静脉 – 冠状静脉窦 – 右心房或共同肺静脉 – 右心房（图 1-11-8）。

◆ 心下型：占 18%，共同肺静脉 – 垂直静脉 – 下腔静脉（门静脉 / 肝静脉）– 右心房（图 1-11-9）。

◆ 混合型：5% ~ 8%，同时存在上述两种或以上类型（图 1-11-10）。

完全型肺静脉异位引流血流动力学

◆ 体循环和肺循环血流在右心房汇合，自右心房分两路：一路入右心室，一路通过 ASD/ 卵圆孔入左心房。

◆ 右心容量负荷增大，右心扩大，肺血增多，肺动脉高压。

◆ 左心容量负荷减小，左心腔小。

◆ 右向左分流，体循环缺氧，发绀。

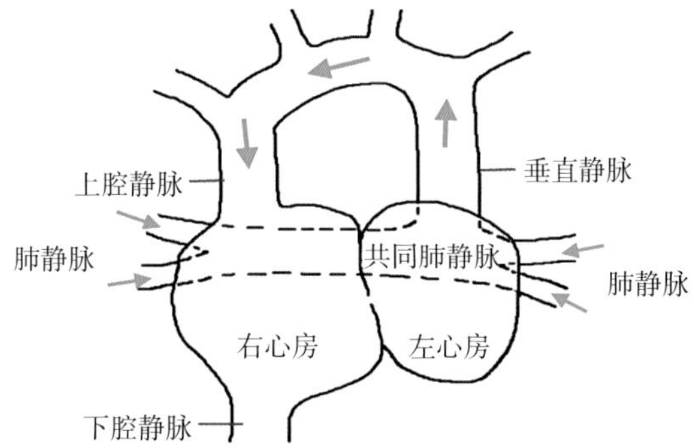

图 1-11-7 心上型完全型肺静脉异位引流示意图

共同肺静脉 – 垂直静脉 – 无名静脉 – 上腔静脉 – 右心房或共同肺静脉 – 上腔静脉 – 右心房

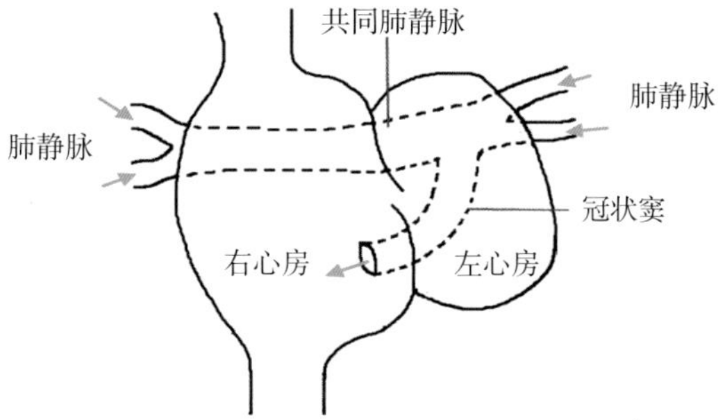

图 1-11-8 心内型完全型肺静脉异位引流示意图

共同肺静脉 – 冠状静脉窦 – 右心房或共同肺静脉 – 右心房

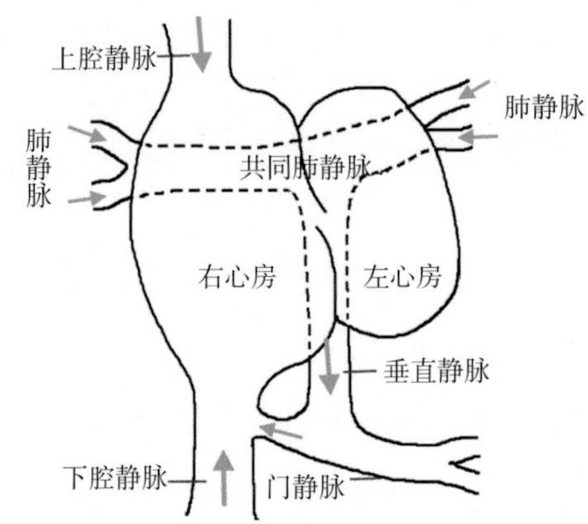

图 1-11-9　心下型完全型肺静脉异位引流示意图

共同肺静脉 − 垂直静脉 − 下腔静脉（门静脉 / 肝静脉）− 右心房

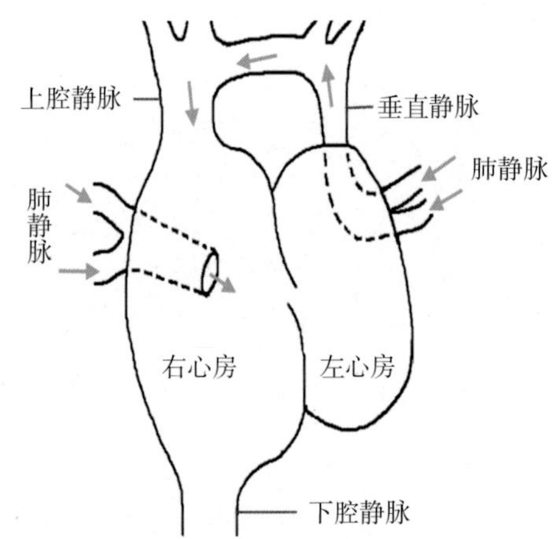

图 1-11-10　混合型完全型肺静脉异位引流示意图

同时存在上述两种或以上类型

完全型肺静脉异位引流超声诊断要点

- ◆ 右心腔大，左心腔小。
- ◆ 四条肺静脉均未回流至左心房，形成共同肺静脉。
- ◆ 共同肺静脉通过不同途径回流入右心房。
- ◆ 合并房 / 室 / 大动脉水平的右向左分流。
- ◆ 肺动脉高压。

部分型肺静脉异位引流疾病概述

- ◆ 4 条肺静脉中 1 ~ 3 条未与左心房连接，而直接或借道体静脉与右心房连接。
- ◆ 接受异位引流部位：上腔静脉、冠状静脉窦、右心房、下腔静脉、门静脉、肝静脉等。
- ◆ 多合并房缺或卵圆孔未闭。

◆ 临床表现：儿童多不明显，成年人与房室间隔缺损相似。

◆ 根据肺静脉引流部位分型：心上型、心内型、心下型、混合型。

◆ 临床症状主要取决于异位肺静脉数目、部位及合并畸形：异位引流量＜ 50% 影响小，＞ 50% 则似完全型肺静脉异位引流。

◆ 伴房缺者，房室间隔缺损大小与右心扩大程度、肺动脉高压出现的早晚及程度不匹配。

部分型肺静脉异位引流超声诊断要点

◆ 右心大，左心偏小。

◆ 部分肺静脉回流至右心房。

◆ 常见回流部位：右心房、冠状静脉窦、上 / 下腔静脉、门静脉、肝静脉。

◆ 肺动脉高压。

鉴别诊断

◆ 单纯房室间隔缺损：肺静脉均回流至左心房，左心房大小正常或增大，房缺大小与右心系统改变匹配。

◆ 永存左上腔：与心上型肺静脉异位引流的垂直静脉位置相同，但血流方向相反；多伴冠状静脉窦增宽；左心房大小正常。

◆ 左心房三房心：左心房后形成共同肺静脉时，须与三房心鉴别，但后者左心房内可见高回声隔膜，隔膜上多可见交通口。

◆ 部分型与完全型鉴别：部分型至少一支肺静脉连于左心房。

第十二节　二尖瓣下移畸形

病 例 1

※ 病史

患者女性，39 岁，间断气短半年，加重 3 天。

※ 超声

超声表现　见图 1-12-1 ~ 图 1-12-4。

超声诊断　先天性心脏病：三尖瓣下移畸形伴关闭不全（中度），房间隔缺损（继发孔，中央型）。

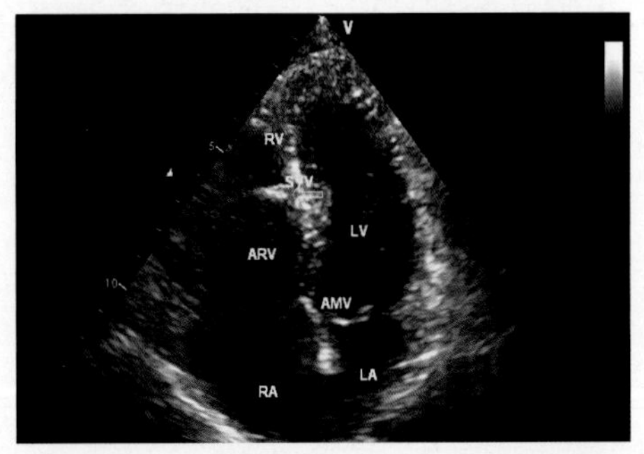

图 1-12-1　三尖瓣隔瓣位置下移，距二尖瓣前瓣 37 mm

LA：左心房；LV：左心室；RA：右心房；RV：右心室；ARV：房化右心室；STV：三尖瓣隔瓣；AMV：二尖瓣前瓣

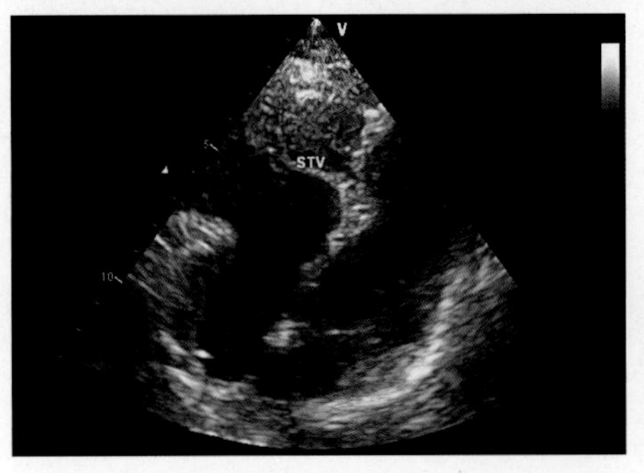

图 1-12-2　三尖瓣隔瓣（STV）下移

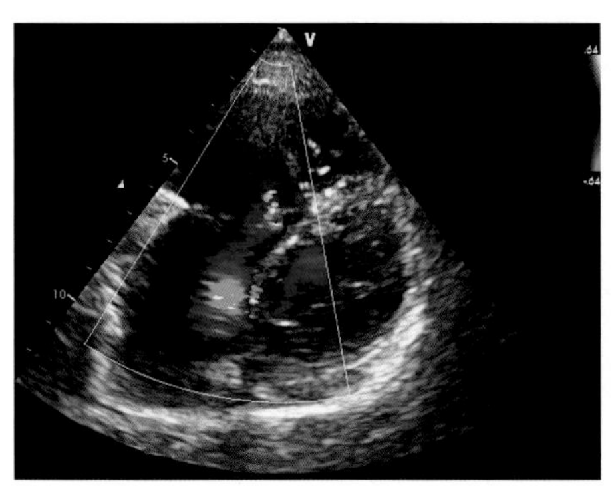

图 1-12-3 三尖瓣隔瓣下移，三尖瓣口中量反流

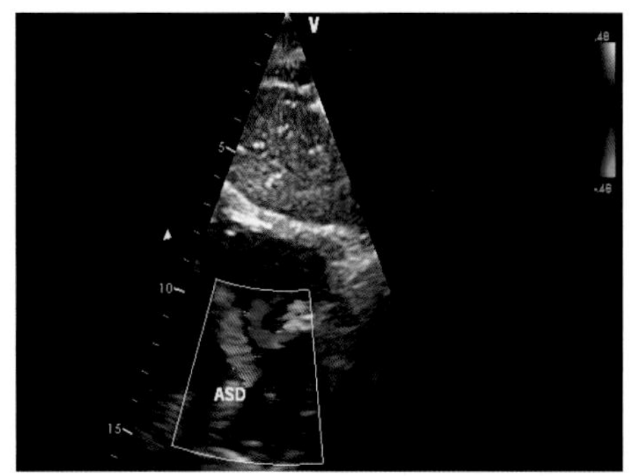

图 1-12-4 剑下双房心切面显示房间隔中部左向右分流

ASD：房间隔缺损

术中诊断 房间隔缺损，三尖瓣下移畸形。

※ 术后复查超声

超声表现 见图 1-12-5、图 1-12-6。

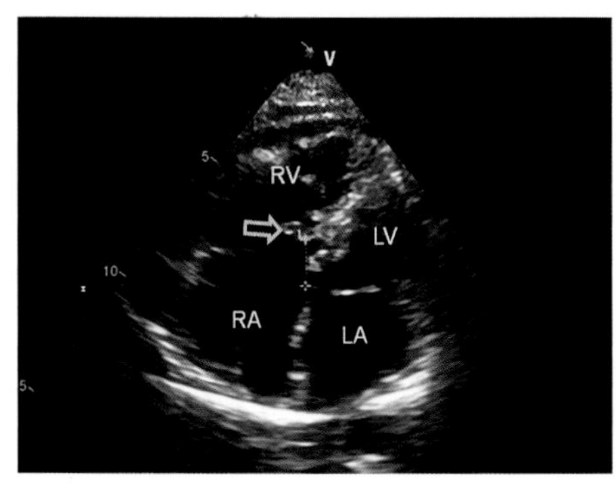

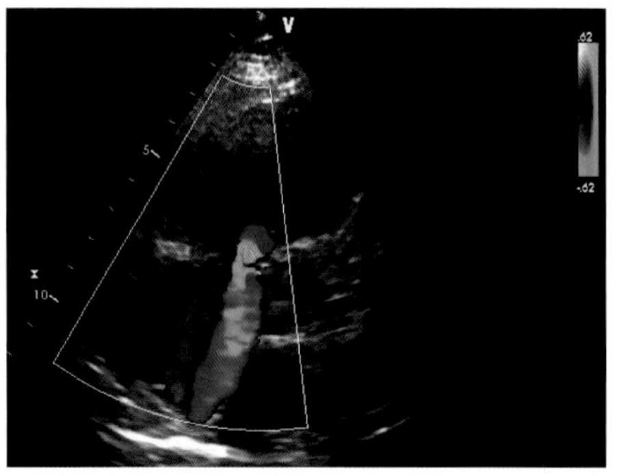

图 1-12-5 三尖瓣隔瓣位置明显上移（⇧），瓣口反流减少

LA：左心房；LV：左心室；RA：右心房；RV：右心室

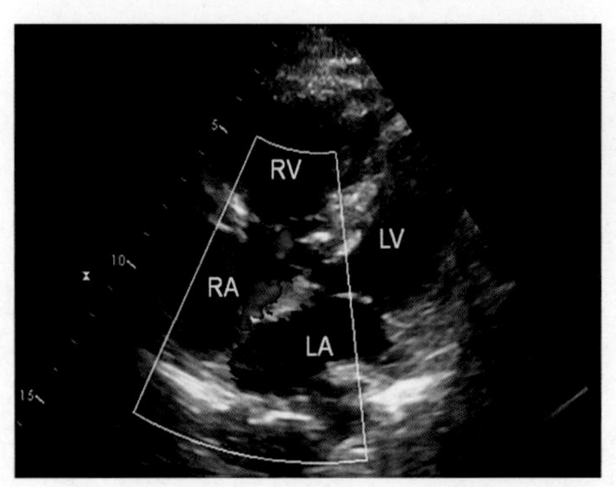

图 1-12-6　房水平未见分流

LA：左心房；LV：左心室；RA：右心房；RV：右心室

病 例 2

※ 病史

患儿女，8 岁，体型消瘦，发育欠佳，活动后呼吸困难，心慌、乏力，头晕。

※ 超声

超声表现　见图 1-12-7 ~ 图 1-12-10。

超声诊断　先天性心脏病：三尖瓣下移畸形伴关闭不全（重度），房间隔缺损（继发孔，中央型）。

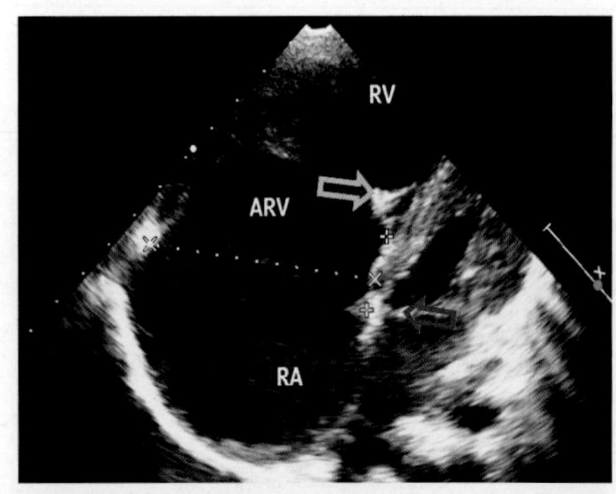

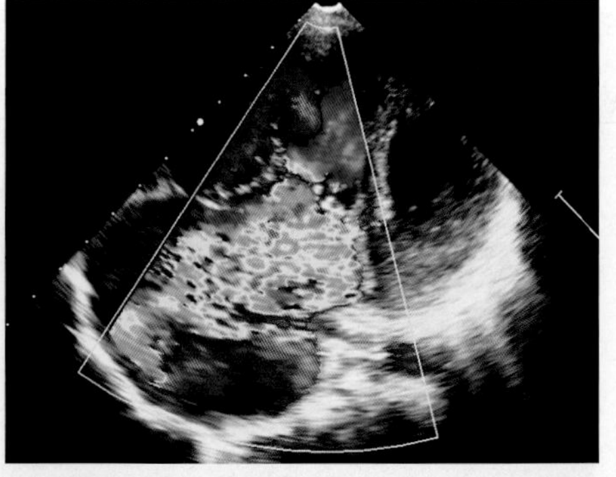

图 1-12-7　三尖瓣前瓣冗长，隔瓣（⇧）与二尖瓣前瓣附着点（⇧）距离 19mm，三尖瓣口大量反流

RA：右心房；RV：右心室；ARV：房化右心室

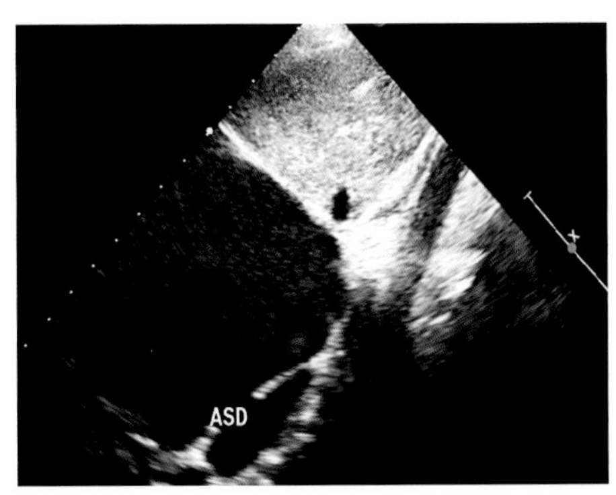

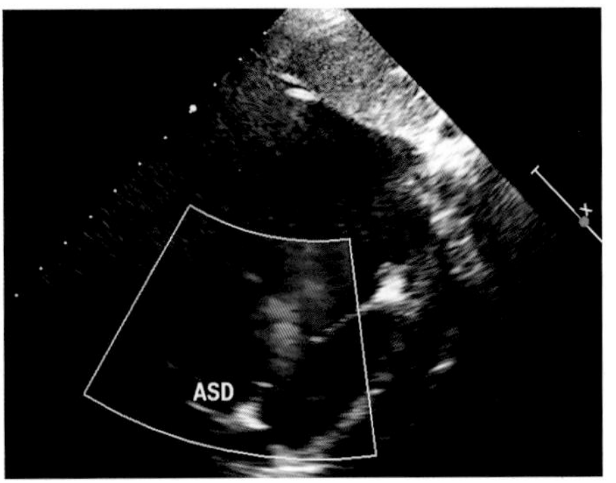

图 1-12-8　房间隔中部回声连续性中断，可见左向右穿隔分流

ASD：房间隔缺损

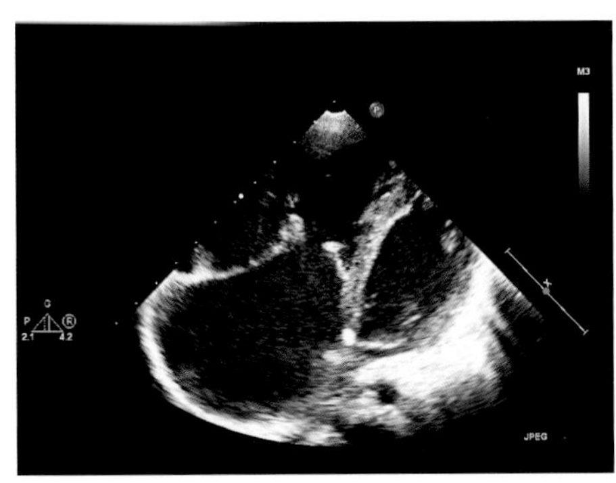

图 1-12-9　三尖瓣前瓣冗长，隔瓣位置下移，距二尖瓣前瓣附着点 19 mm

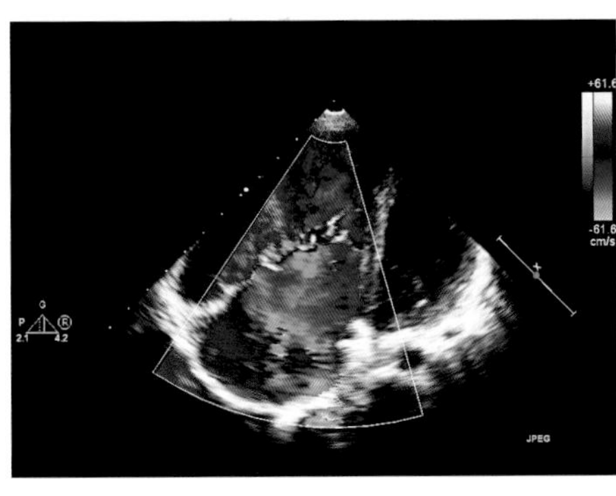

图 1-12-10　三尖瓣口大量反流

※ 评述

疾病概述

◆ 三尖瓣下移畸形又名 Ebstein 畸形，为三尖瓣发育异常，多表现为后瓣及隔瓣位置下移，下移的瓣叶短小或缺如，前瓣位置正常，多宽大冗长。

◆ 85%～90% 合并房间隔缺损或卵圆孔未闭，少数合并动脉导管未闭、室间隔缺损、肺动脉瓣狭窄和闭锁等。

◆ 心尖四腔心切面：正常时三尖瓣隔瓣位置略低于二尖瓣前瓣，相距不超过 10 mm。

临床表现

◆ 与三尖瓣下移畸形程度和所合并的其他心血管畸形有关；

◆ 轻型者，三尖瓣反流量少，基本无症状；

◆ 严重者，右心室功能不全，三尖瓣大量反流，房水平右向左分流，出现发绀，临床症状明显，甚至早期夭折。

超声表现

◆ 三尖瓣隔瓣和后瓣下移至右心室腔内，三尖瓣隔瓣附着点和二尖瓣前瓣附着点距离加大：成年人＞ 15 mm，儿童下移指数＞ 8 mm/m^2（下移指数 = 隔瓣与二尖瓣附着点距离 / 体表面积）。

◆ 下移的瓣叶发育不良，短小、粘连、融合或部分缺如；前瓣冗长，呈帆样。

◆ 右心室房化，房化室壁菲薄，收缩功能减低，右心房显著扩大。

◆ 功能右心室缩小，顺应性减低。

◆ 三尖瓣中、重度反流。

小结及体会

◆ 多数学者认为三尖瓣隔瓣低于二尖瓣前瓣，但二者相距一般＜ 10 mm。

◆ 成年人一般认为＞ 15 mm 可诊断下移畸形。

◆ 儿童因年龄、体型、体表面积不同，诊断需综合考虑（瓣间距离、瓣口反流程度、瓣叶发育情况、瓣叶下移指数）。

◆ 心尖四腔切面是诊断本病的最常用切面。

第十三节　三尖瓣闭锁

※ 病史

患者男性，20 岁，发现先天性心脏病 20 年，发绀，呼吸困难。

※ 超声

超声表现　见图 1-13-1 ～ 图 1-13-3。

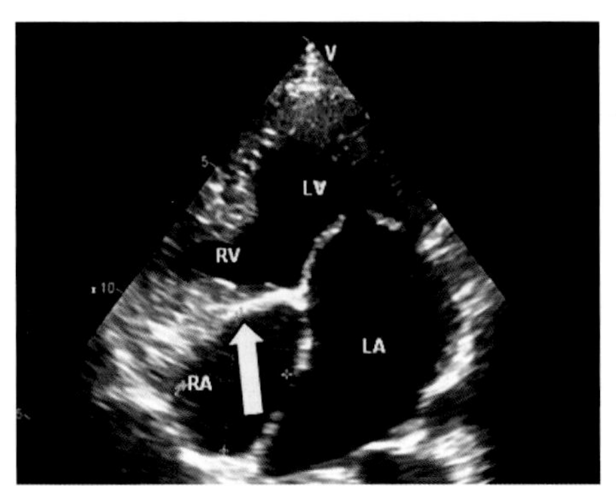

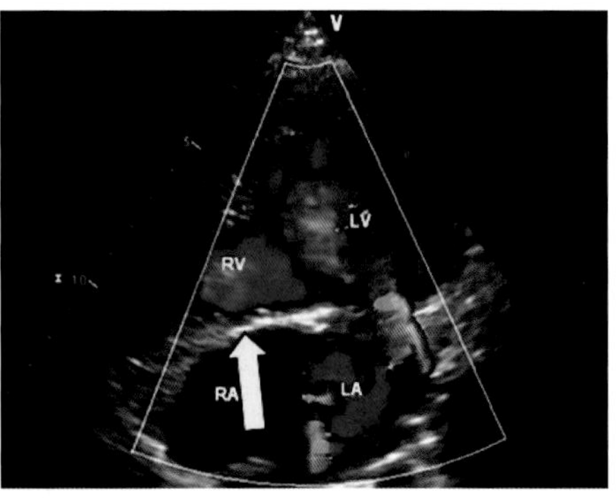

图 1-13-1　心房正位，心室右襻，右侧房室瓣口可见膜性高回声（⬆），未见瓣叶开闭，无血流穿过，左心房、左心室扩大，右心室腔明显小，右心室壁肥厚

LA：左心房；LV：左心室；RA：右心房；RV：右心室

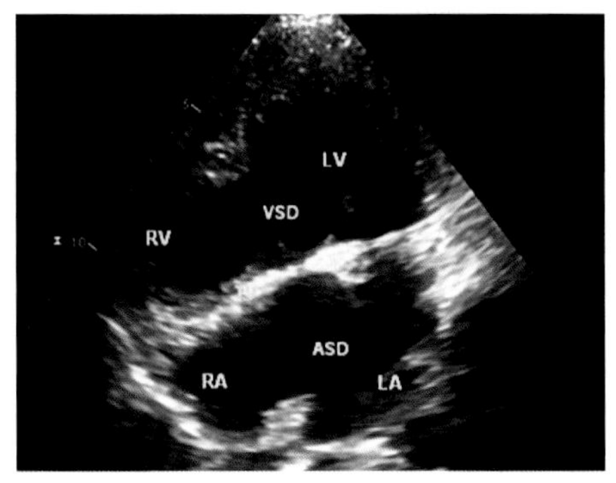

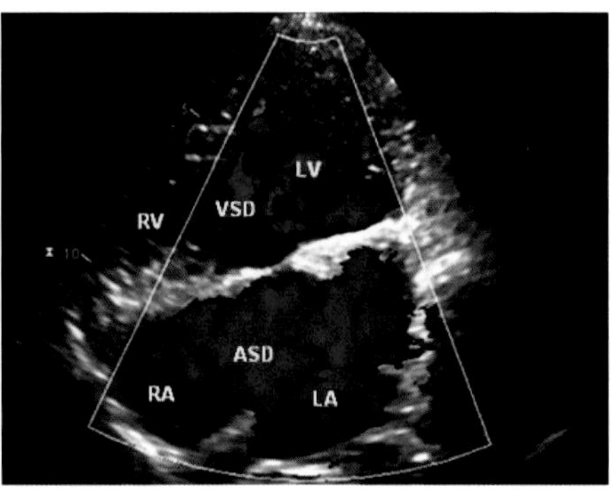

图 1-13-2　房间隔中部回声中断，局部右向左分流；室间隔膜周部及部分肌部回声中断，局部双向分流

LA：左心房；LV：左心室；RA：右心房；RV：右心室；ASD：房间隔缺损；VSD：室间隔缺损

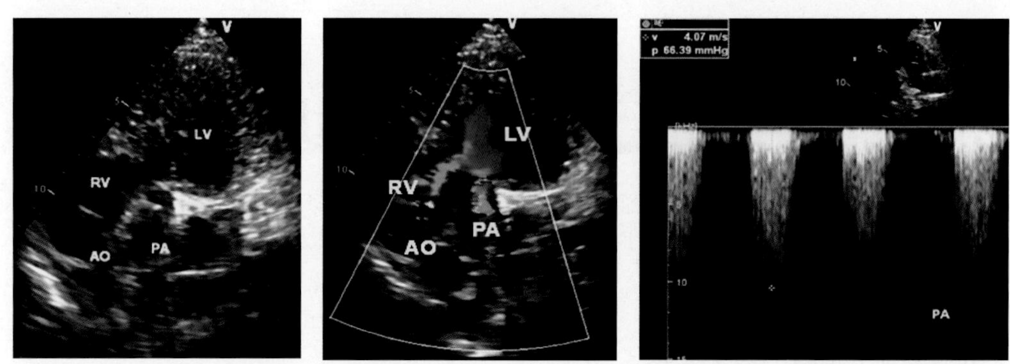

图 1-13-3 大动脉转位，肺动脉位于左后，主动脉位于右前，两者平行走行，肺动脉与左心室连接，主动脉与右心室连接；肺动脉瓣口过瓣血流加快，Vmax=407 cm/s，△ P=66 mmHg

LV：左心室；RV：右心室；AO：主动脉；PA：肺动脉

超声诊断 先天性心脏病：三尖瓣闭锁，大动脉转位，肺动脉瓣狭窄，室间隔缺损，房间隔缺损。

术中诊断 与术前超声诊断相符，临床行全腔－肺动脉吻合术，上腔静脉－右肺动脉吻合、下腔静脉－外管道－肺动脉吻合。

血流动力学

◆ 本例术前血流动力学分析（图 1-13-4）。

◆ 本例术后血流动力学分析（图 1-13-5）。

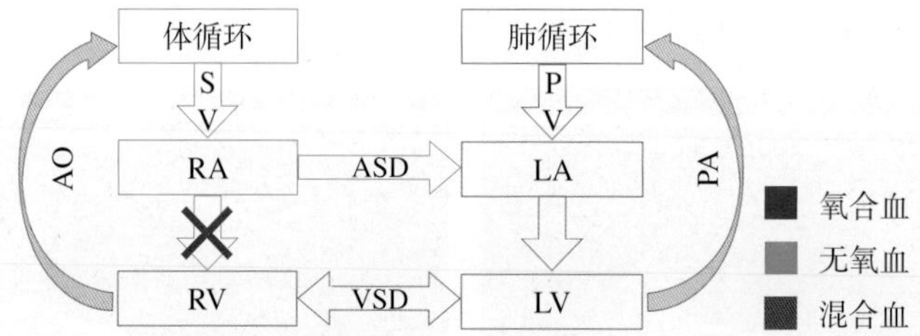

图 1-13-4 左三尖瓣闭锁，房缺为右心房血唯一出口，成为患者生存通道；左、右心血均流经左心，左心血流量增大，左心房、左心室扩大

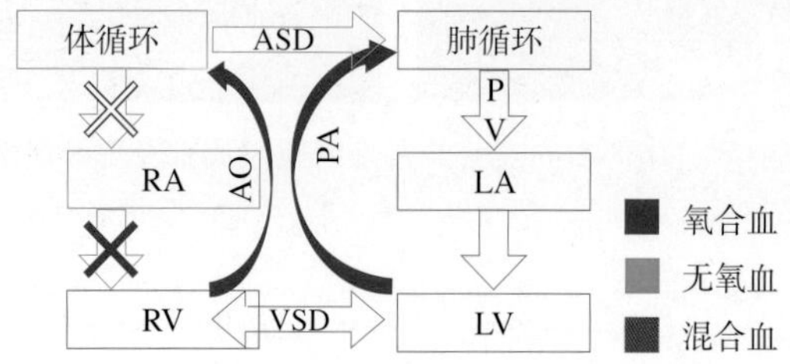

图 1-13-5 全腔－肺动脉吻合术后，右心房旷置；体循环无氧血经腔静脉直接进入肺动脉，经肺循环氧合

※ 评述

疾病概述

◆ 三尖瓣闭锁是少见的发绀型复杂先天性心脏病，主要病变为三尖瓣闭锁或缺如，右心房室间无直接交通（图 1-13-6）。

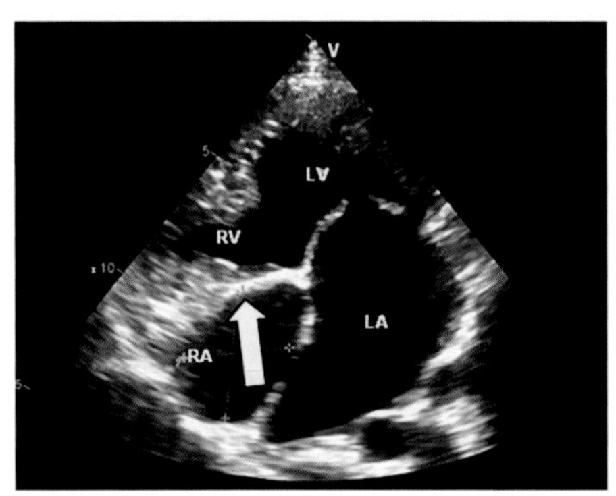

图 1-13-6　三尖瓣闭锁（⬆）

LA：左心房；LV：左心室；RA：右心房；RV：右心室

◆ 病因不明，须合并其他畸形才能生存。

◆ 占发绀型先天性心脏病第三位，仅次于法洛四联症和大动脉转位。

◆ 占先天性心脏病的 1.1% ~ 2.4%，男女发病率无明显差异，预后差。

◆ 临床表现：发绀，气促，发育迟缓等。

分型

根据闭锁的解剖形态分型（图 1-13-7）

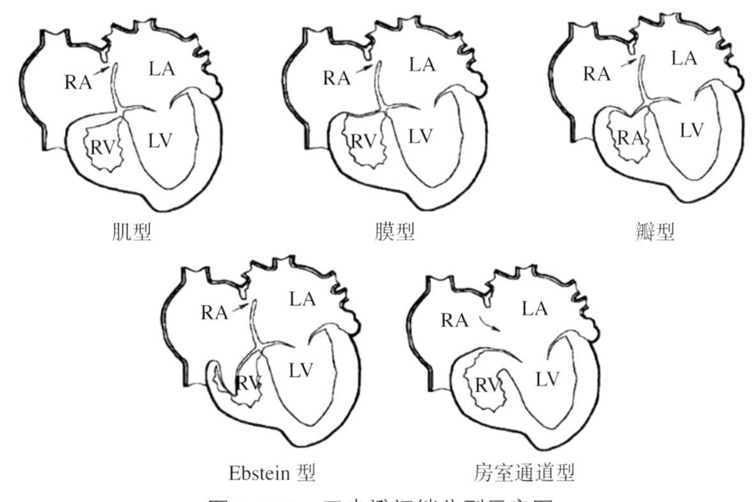

图 1-13-7　三尖瓣闭锁分型示意图

LA：左心房；LV：左心室；RA：右心房；RV：右心室

◆ 肌型：最常见，占 76% ~ 84%，右心房室间为一肌型、纤维性组织。

◆ 膜型：8% ~ 12%，右心房室间为膜性纤维性组织。

◆ 瓣型：6%，右心房室间为薄膜状组织或囊袋状结构，可有腱索，多合并室缺，伴肺动脉闭锁。

◆ Ebstein 型：三尖瓣下移，瓣叶完全融合呈膜状。

◆ 房室通道型：2%，合并房室通达畸形，有共同房室瓣瓣叶将右侧房室瓣口封闭。

根据大动脉关系和肺动脉口状况分型（表 1-13-1）

◆ 先根据大动脉关系分为Ⅰ型、Ⅱ型、Ⅲ型，再根据有无肺动脉口狭窄或闭锁分出 8 个亚型：Ⅰa、Ⅰb、Ⅰc、Ⅱa、Ⅱb、Ⅱc、Ⅲa、Ⅲb。

表 1-13-1　三尖瓣闭锁分型

分型	a	b	c
Ⅰ型（60%~70%） （位置关系正常）	肺动脉闭锁 室间隔完整	肺动脉狭窄 室缺	肺动脉正常 室缺
Ⅱ型（25%） （右位型大动脉转位）	肺动脉闭锁 室缺	肺动脉狭窄 室缺	肺动脉正常 室缺
Ⅲ型（3%~7%） （左位型大动脉转位）	肺动脉狭窄 室缺	主动脉狭窄 室缺、心室转位	

血流动力学（图 1-13-8、图 1-13-9）

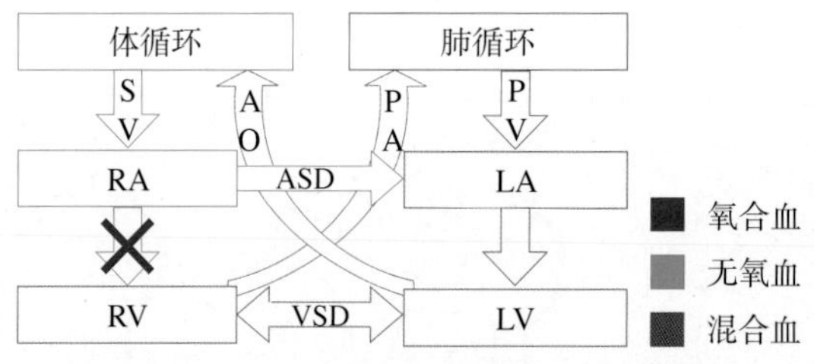

图 1-13-8　三尖瓣闭锁伴室缺血流动力学

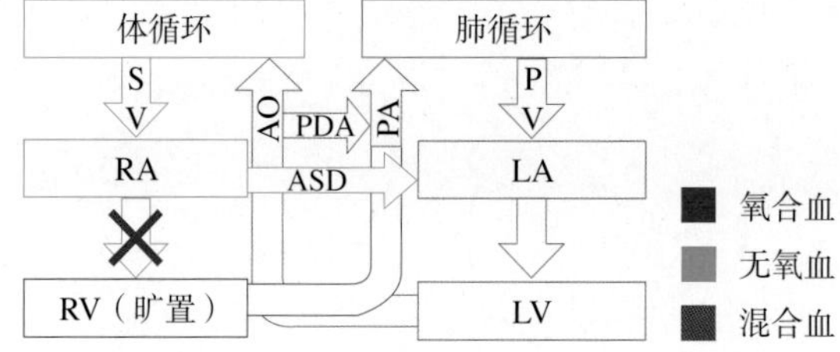

图 1-13-9　三尖瓣闭锁不伴室缺血流动力学

超声诊断要点

◆ 三尖瓣口未见正常瓣叶开闭，可见隔膜样高回声，无血流穿过。

◆ 房缺 / 卵圆孔未闭，右向左分流。

◆ 室间隔缺损，左向右或双向分流（无室缺者有动脉导管）。

◆ 造影显影顺序：右心房 - 左心房 - 左心室 - 主动脉和右心室 - 肺动脉。

鉴别诊断

◆ 左心室型单心室：两组房室瓣，左心室大、残存右心室小。

◆ 重度三尖瓣狭窄：右心房室瓣有启闭，有血流通过，须仔细检查辨认。

第十四节 肺动脉闭锁

※ 病史

患儿女，2 天龄，早产儿，哭闹时口周发绀，余查体无异常。

※ 超声

超声表现 见图 1-14-1 ～ 图 1-14-5。

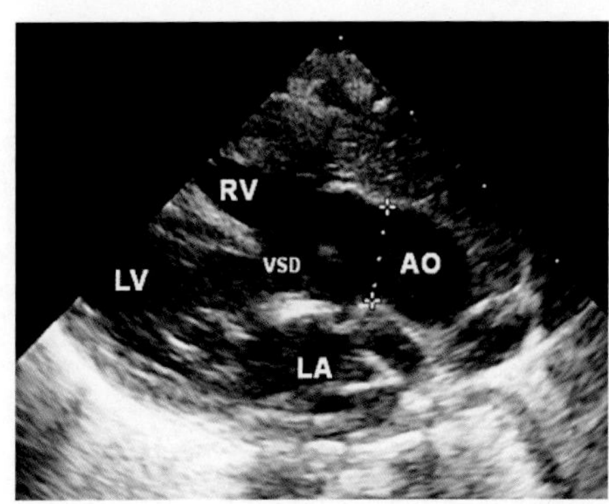

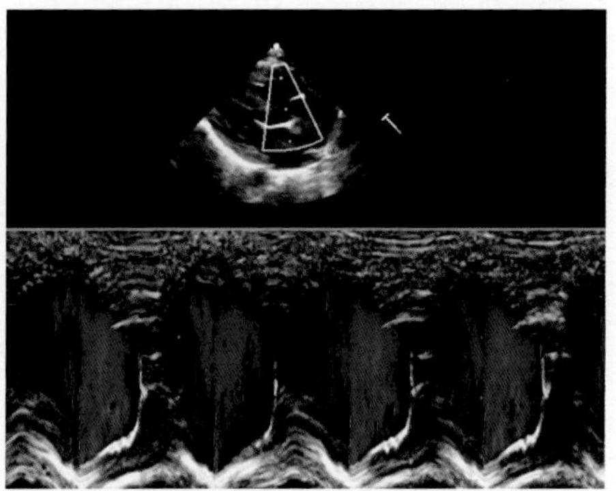

图 1-14-1 室间隔膜周部连续性中断，主动脉增宽、假性骑跨，室水平右向左为主双向分流（蓝色右向左，红色左向右），右心室壁肥厚

LA：左心房；LV：左心室；RV：右心室；AO：主动脉；VSD：室间隔缺损

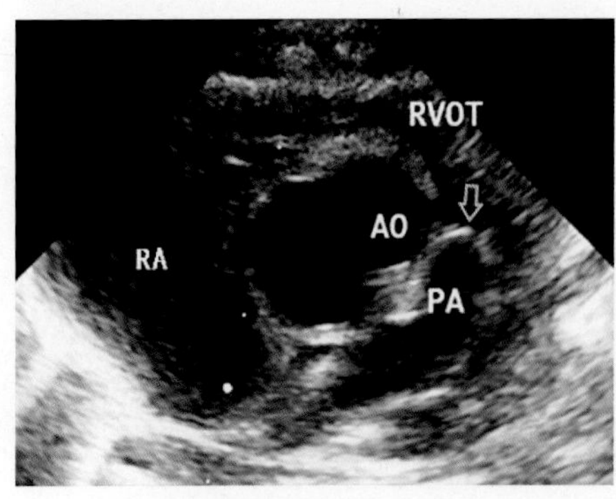

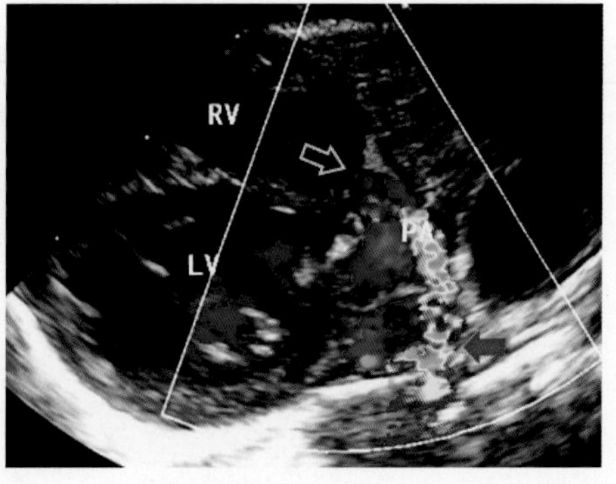

图 1-14-2 肺动脉瓣处无正常瓣膜回声，可见一膜样结构（⇧），局部无血流通过，降主动脉与肺动脉间可及左向右导管花色分流束（⬆）

RA：右心房；PA：肺动脉；AO：主动脉；LV：左心室；RVOT：右心室流出道

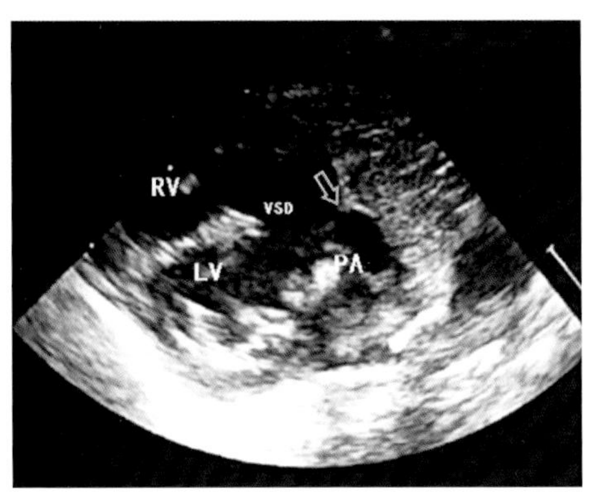

图 1-14-3　肺动脉瓣处无正常瓣膜回声，可见一膜样结构（⇧），室间隔缺损（VSD）
LV：左心室；RV：右心室；PA：肺动脉；VSD：室间隔缺损

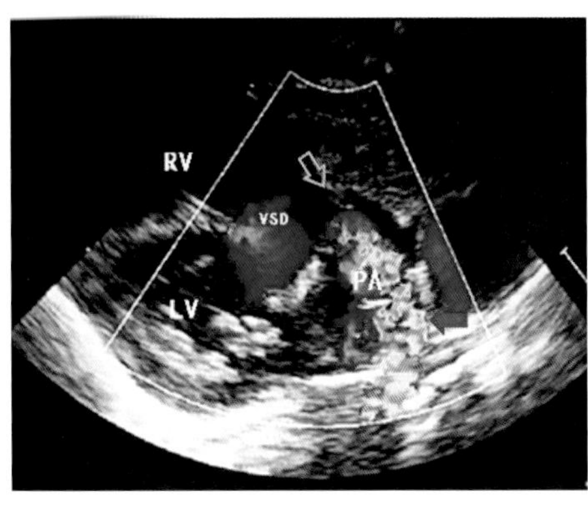

图 1-14-4　肺动脉瓣处无血流通过，室水平右向左为主双向分流，降主动脉与肺动脉间可及左向右导管花色分流束（⬆）
LV：左心室；RV：右心室；PA：肺动脉；VSD：室间隔缺损

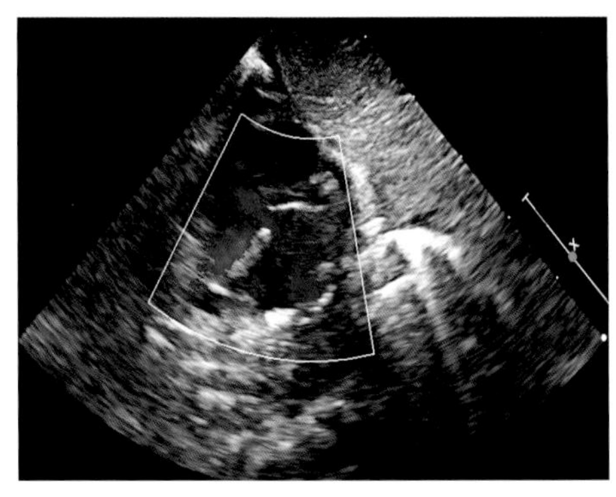

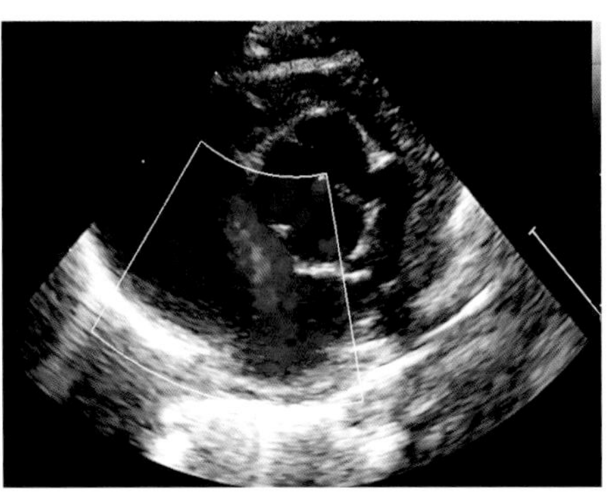

图 1-14-5　房水平斜行左向右穿隔分流

超声诊断　先天性心脏病：肺动脉瓣闭锁，室间隔缺损（膜周部），动脉导管未闭；卵圆孔未闭。

※ 评述

疾病概述

- ◆ 肺动脉闭锁是指右心室与肺动脉之间血流不交通的先天畸形。
- ◆ 闭锁可以发生在右心室流出道至左右肺动脉的任意位置（图 1-14-6）。
- ◆ 分为局限性和节段性闭锁，肺动脉瓣膜闭锁最常见（90%）。
- ◆ 据室间隔是否缺损分为伴室间隔缺损和室间隔完整两类。
- ◆ 房、室水平右向左分流及大动脉水平左向右分流为生存通道。
- ◆ 少见，占先天性心脏病的 2%，预后差。

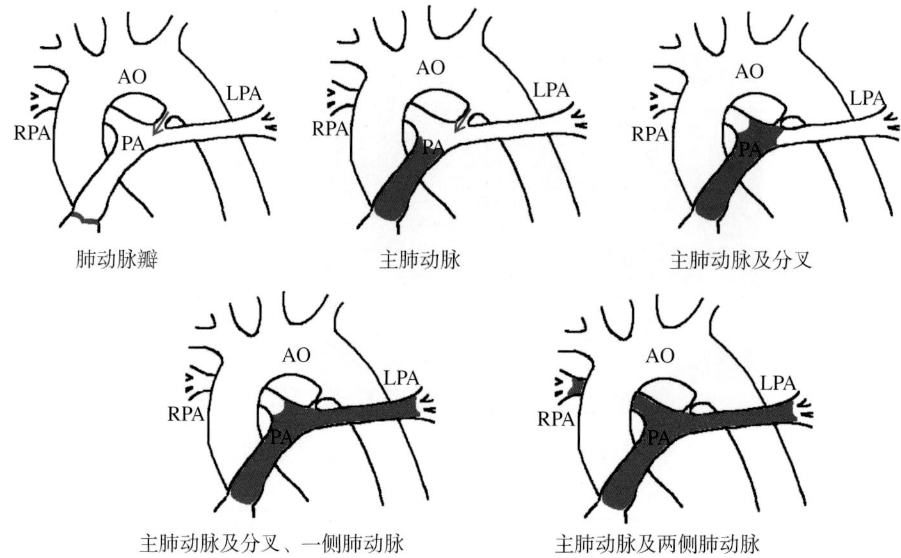

图 1-14-6　肺动脉闭锁部位示意图

肺部血供来源，以下一种或几种：

- ◆ 动脉导管：降主动脉 – 肺动脉；
- ◆ 降主动脉侧支 – 肺动脉；
- ◆ 头臂干侧支 – 肺动脉。

血流动力学

肺动脉闭锁伴室间隔缺损（图 1-14-7）

- ◆ 肺动脉闭锁，室间隔缺损。
- ◆ 室水平右向左分流，体循环缺氧、发绀。
- ◆ 肺动脉由动脉导管和 / 或侧支供血。

◆ 多右心大，右心室壁厚。

◆ 可伴大动脉转位。

肺动脉闭锁不伴室间隔缺损（图 1-14-8）

◆ 肺动脉闭锁，室间隔完整，房间隔缺损或卵圆孔未闭。

◆ 房水平右向左分流，体循环缺氧、发绀。

◆ 肺动脉由 PDA 和 / 或侧支供血。

◆ 左心血容量增加，左心房、左心室扩大。

◆ 右心室为盲腔，多发育不良；三尖瓣关闭不全，右心房大。

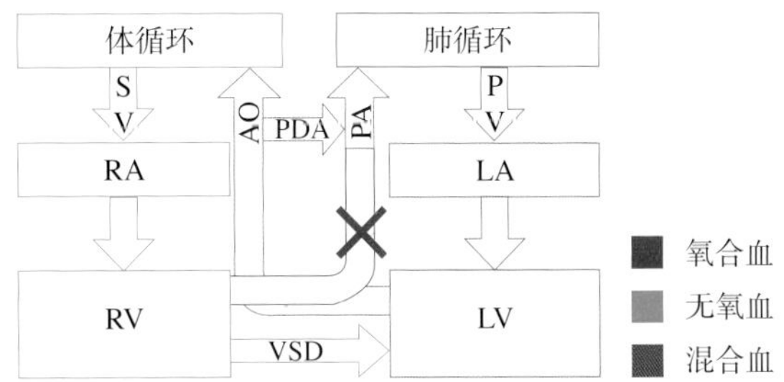

图 1-14-7　肺动脉闭锁伴室间隔缺损血流动力学示意图

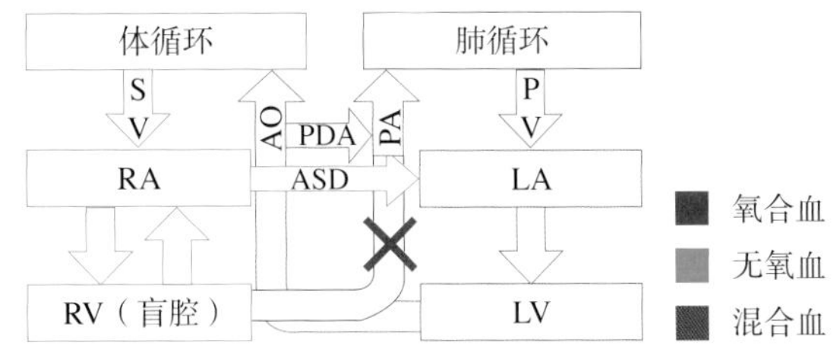

图 1-14-8　肺动脉闭锁不伴室间隔缺损血流动力学示意图

超声诊断要点

◆ 正常位置可见肺动脉解剖结构，但肺动脉闭锁（瓣、干或左右肺动脉），局部无血流通过。

◆ 生存通道（室间隔缺损 / 房间隔缺损 + 动脉导管 / 侧支）。

◆ 可合并其他畸形。

鉴别诊断

◆ 伴室缺时须与重症法洛四联症相鉴别：重症法洛四联症肺动脉重度狭窄时，应仔细分辨肺动脉有无血流通过，必要时超声造影可帮助鉴别。

第十五节　三房心

病 例 1

※ 病史

患者女性，39 岁，发作性气短 14 年，加重 2 天入院。

※ 超声

超声表现　见图 1-15-1、图 1-15-2。

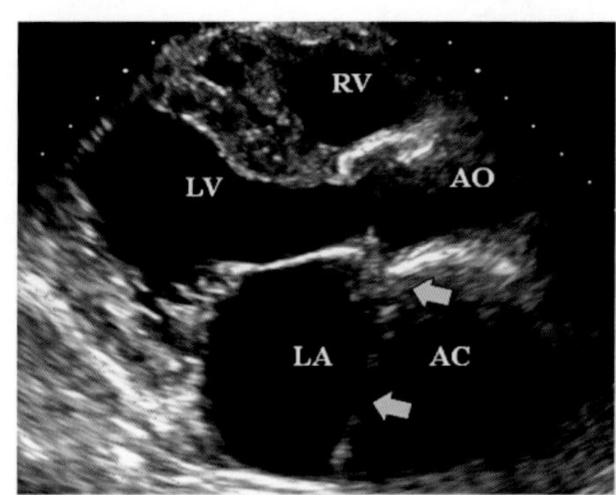

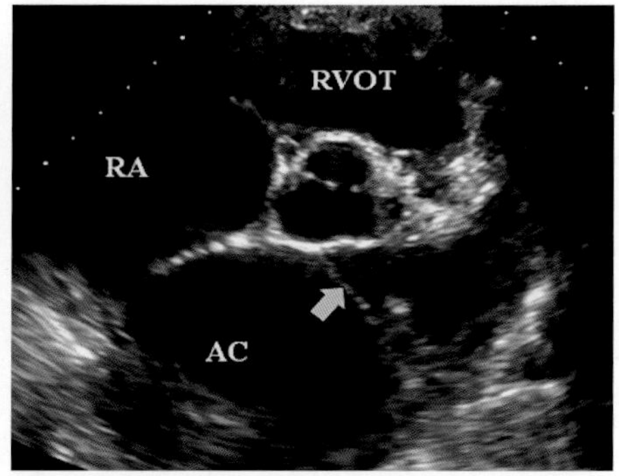

图 1-15-1　左心房内异常隔膜（⬆），将左心房分为副房与真房

LA：左心房；LV：左心室；RA：右心房；RV：右心室；AO：主动脉；AC：副房；RVOT：右心室流出道

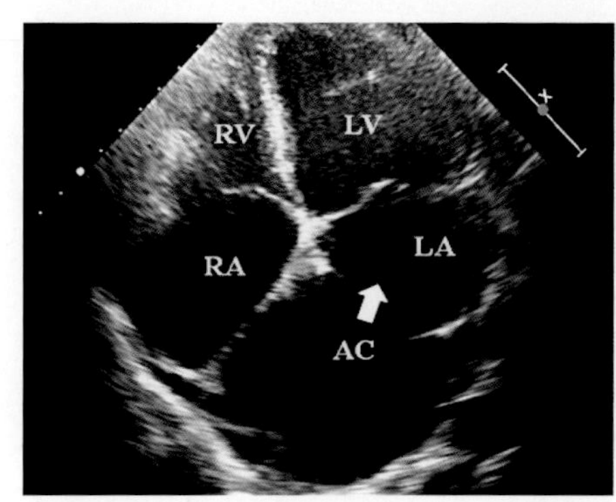

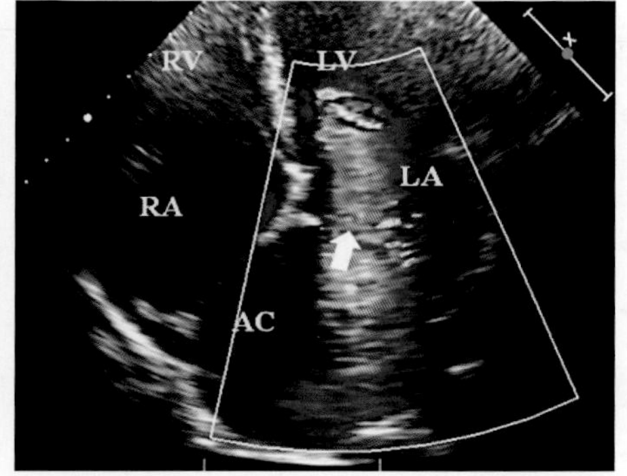

图 1-15-2　房间隔完整，肺静脉均位于副房，隔膜中央可见交通口，肺静脉血流通过副房进入真房（⇧）

LA：左心房；LV：左心室；RA：右心房；RV：右心室；AC：副房

超声诊断 先天性心脏病：左侧三房心（完全型）。

病 例 2

※ 病史

患者男性，51 岁，心前区不适就诊。

※ 超声

超声表现 见图 1-15-3。

超声诊断 先天性心脏病：左侧三房心。

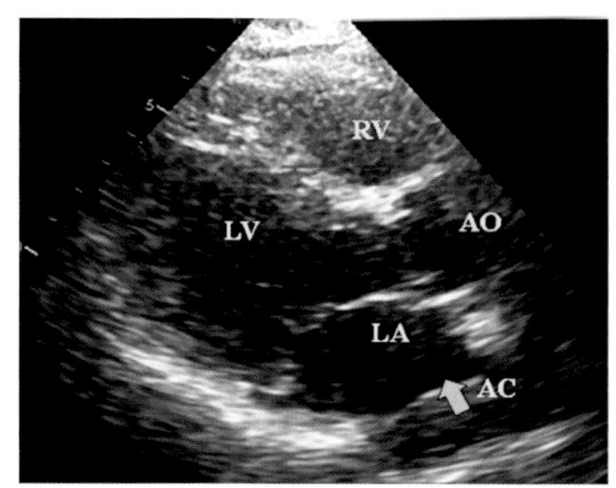

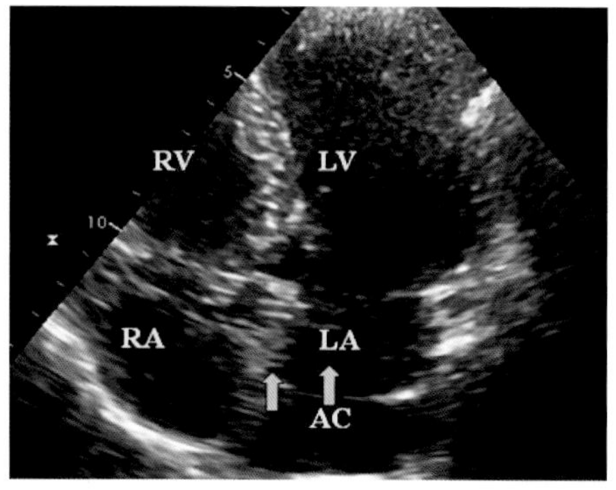

图 1-15-3 左心房内异常隔膜（⬆），将左心房分为副房与真房

LA：左心房；LV：左心室；RA：右心房；RV：右心室；AC：副房；AO：主动脉

病 例 3

※ 病史

患儿男，9 岁，反复上呼吸道感染就诊。

※ 超声

超声表现 见图 1-15-4、图 1-15-5。

超声诊断 先天性心脏病：右侧三房心，房间隔缺损（继发孔中央型）。

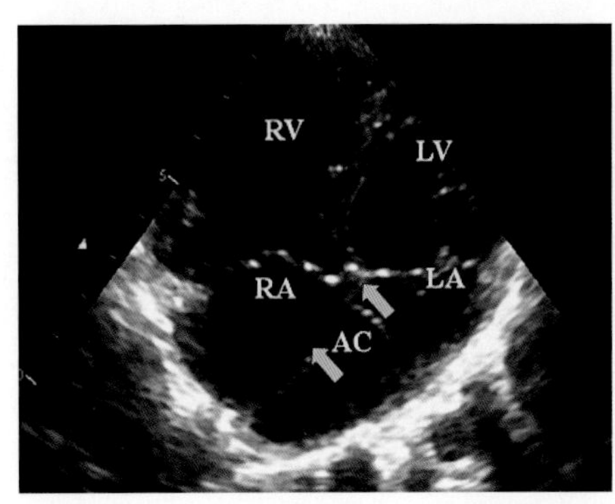

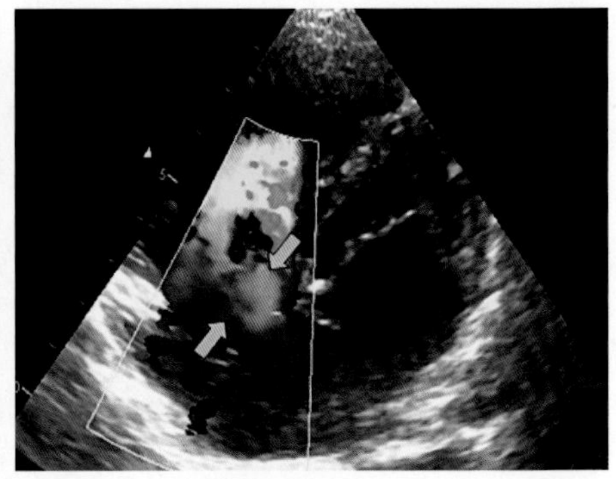

图 1-15-4　右心房内异常隔膜（⬆），隔膜连于下腔静脉缘与房间隔下部，紧靠三尖瓣环处，将右心房分为两部分，血流通过交通口从副房进入真房（⬆）

LA：左心房；LV：左心室；RA：右心房；RV：右心室；AC：副房

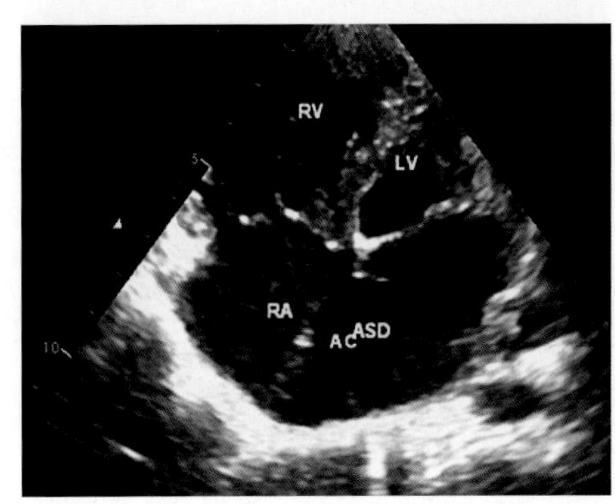

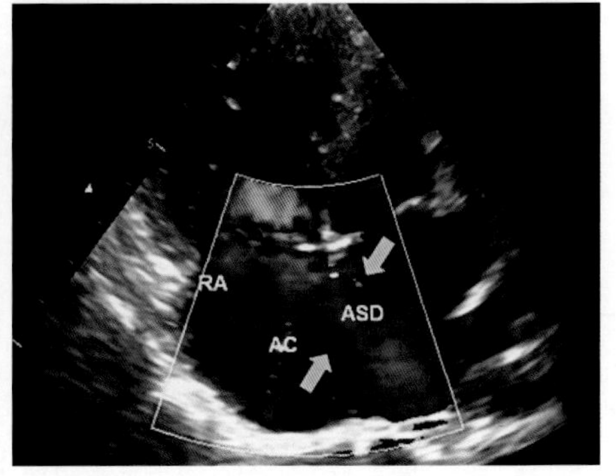

图 1-15-5　房间隔中部回声中断，可见左向右穿隔分流（⬆）

LA：左心房；RA：右心房；RV：右心室；AC：副房；ASD：室间隔缺损

病　例 4

※ 病史

患者男性，32 岁，胸骨左缘第二、三肋间闻及Ⅲ / Ⅳ级收缩期杂音。

※ 超声

超声表现　见图 1-15-6 ~ 图 1-15-12。

超声诊断　先天性心脏病：右侧三房心，房间隔缺损（继发孔中央型，宽 1.0 cm），部分型肺静脉异位引流；右心房、右心室扩大，右心室壁肥厚；肺动脉增宽、肺动脉高压。

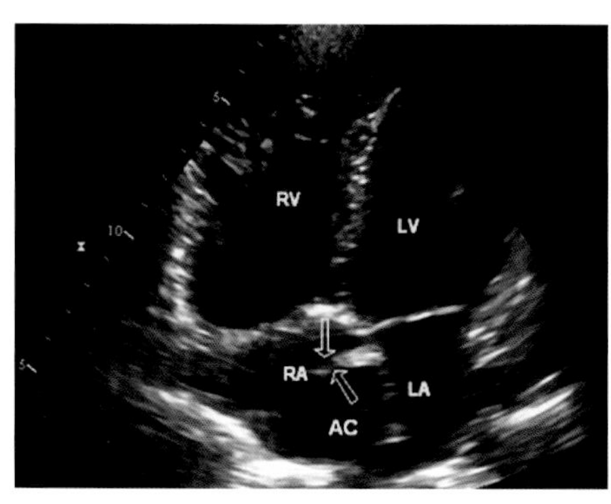

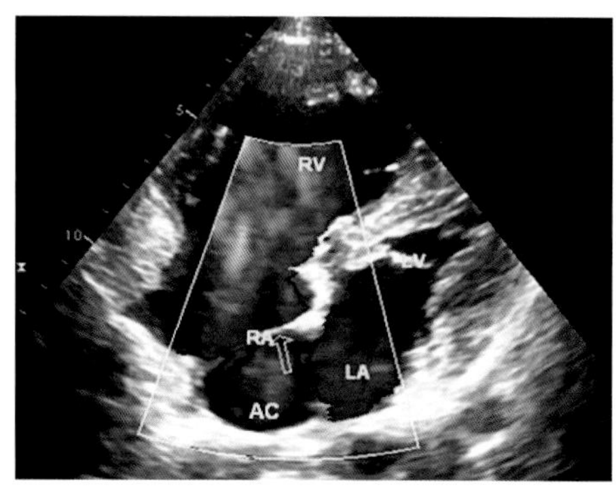

图 1-15-6　右心房内异常隔膜（⇧），隔膜连于下腔静脉缘与房间隔下部，近三尖瓣环处，将右心房分为两部分，血流通过交通口从副房进入真房（⇧）

LA：左心房；LV：左心室；RA：右心房；RV：右心室；AC：副房

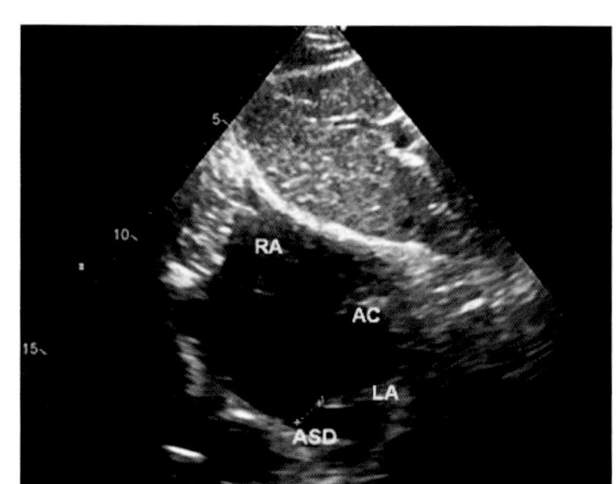

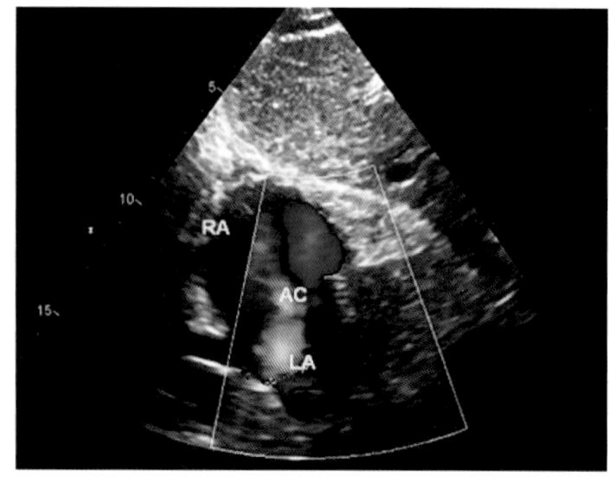

图 1-15-7　剑突下两腔显示房间隔中部回声中断，左向右穿隔分流

LA：左心房；RA：右心房；AC：副房；ASD：室间隔缺损

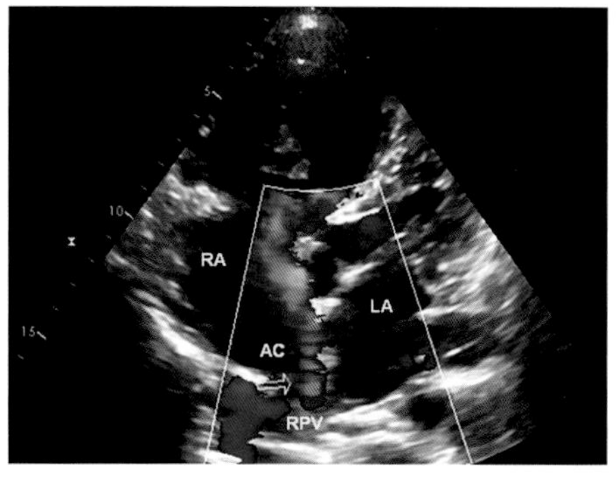

图 1-15-8　右上肺静脉异位引流入副房（⇧）

LA：左心房；RA：右心房；AC：副房；RPV：右肺静脉

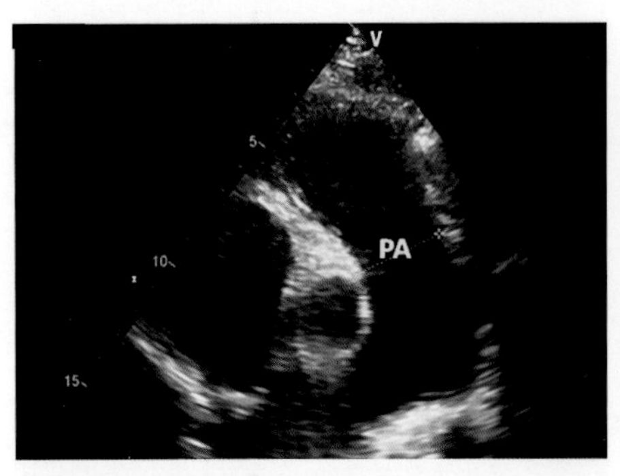

图 1-15-9　肺动脉增宽

PA：肺动脉

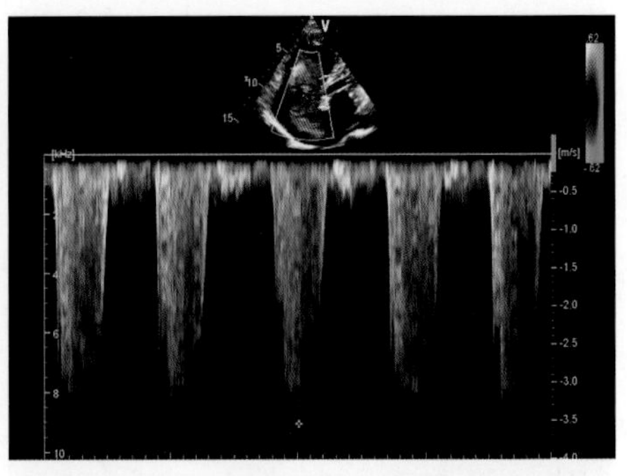

图 1-15-10　三尖瓣反流压差为 52 mmHg，估测肺动脉收缩压为 62 mmHg

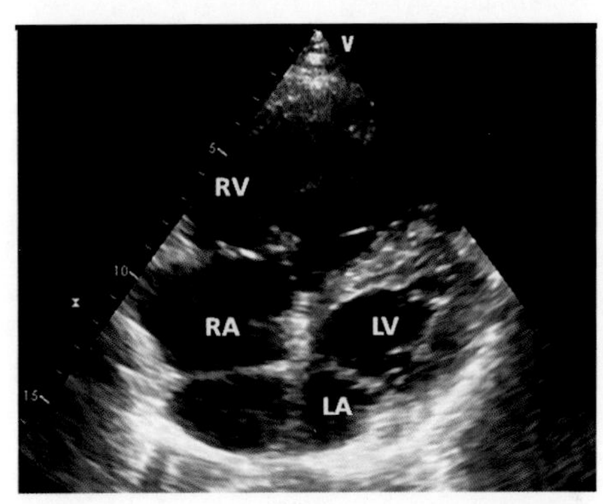

图 1-15-11　右心房、右心室扩大

LA：左心房；LV：左心室；RA：右心房；RV：右心室

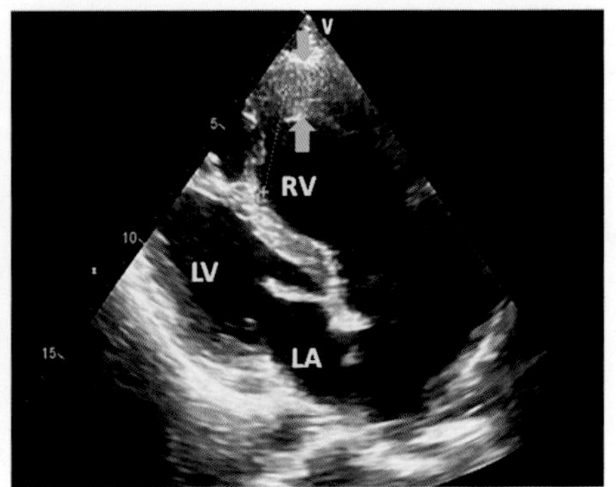

图 1-15-12　右心室壁肥厚（⬆）

LA：左心房；LV：左心室；RV：右心室

※ 评述

疾病概述

- ◆ 三房心是指左心房或右心房内存在一纤维肌性隔膜，将心房分为两个房腔：固有心房（真房）和副房，可分为左侧三房心和右侧三房心，多为左侧三房心，右侧三房心仅占三房心患者总数的 8% 左右。
- ◆ 一种少见的先天性心脏病，仅占先天性心脏病的 0.1% ~ 0.4%。
- ◆ 男性略多于女性，可合并其他心血管畸形，最多见为房间隔缺损，其次为肺静脉异位引流、动脉导管未闭等。
- ◆ 临床表现主要取决于隔膜交通口的大小和并存畸形的复杂程度。多数患者在出生后没有明显的临床表现，但长期肺静脉或腔静脉回流受阻，可出现相应症状，如心悸、气短等。

分型

根据肺静脉回流情况将三房心分为完全型和部分型

- ◆ 完全型：多见，副房接受全部肺静脉回流。
- ◆ 部分型：极为少见，副房接受部分肺静脉回流。

根据房间隔有无分流及分流方向分为以下三型

- ◆ 无分流型：房间隔完整，真房与副房经隔膜上交通孔相通。
- ◆ 左向右分流型：副房侧有房间隔缺损，隔膜上交通孔较小，副房为相对高压腔，血流为左向右分流，患者无发绀。
- ◆ 发绀型：相对少见，此型隔膜完全封闭同时合并存在两个房缺。副房血流经副房侧的房缺进入右心房，再经真房侧房缺进入真房，患者有明显发绀。

超声表现

左侧三房心

- ◆ 左心房内异常隔膜回声，将左心房分为固有心房与副房，多为副房接收全部肺静脉，极少数或部分肺静脉回流入副房。
- ◆ 心房扩大，一般副房大于真房。
- ◆ 合并房间隔缺损时，右心房、右心室扩大。

右侧三房心

- ◆ 右心房内异常隔膜，隔膜连于下腔静脉缘与房间隔下部、近三尖瓣环处，将右心房分为副房和真房。
- ◆ 右侧三房心多数合并房间隔缺损或卵圆孔未闭，使副房与左心房相通，产生心房水平分流。

检查要点

- ◆ 心房内有无隔膜。
- ◆ 观察肺静脉回流，以明确完全型抑或部分型；明确副房与真房之间有无交通。
- ◆ 明确有无房间隔缺损。

鉴别诊断

- ◆ 二尖瓣瓣上隔膜位于二尖瓣瓣环部位，未将心房分为两个腔室，而三房心的隔膜将心房分为两个明确的腔，是与二尖瓣瓣上隔膜的主要鉴别点。
- ◆ 完全型肺静脉异位引流左心房后方共同静脉干需与左侧三房心鉴别。

第十六节　主动脉瓣二瓣化畸形

病 例 1

※ 病史

患儿男，6 岁，胸骨左缘收缩期Ⅲ / Ⅳ级杂音。

※ 超声

超声表现　见图 1-16-1、图 1-16-2。

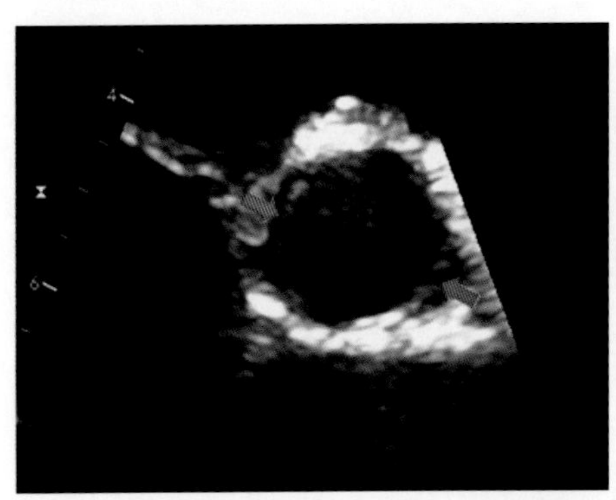

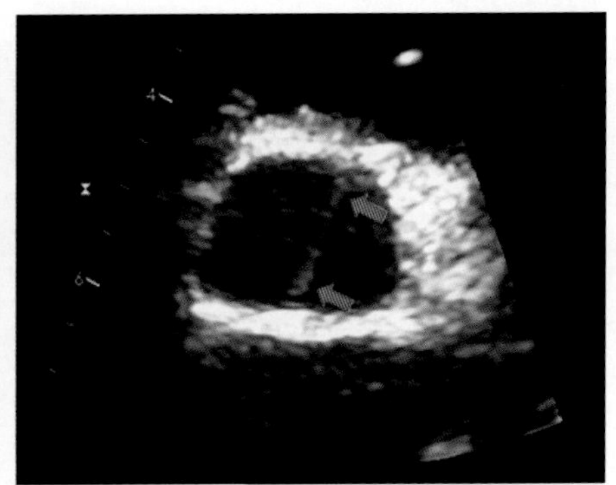

图 1-16-1　主动脉瓣为两瓣、两窦，基本对称，呈左右排列，关闭时呈倾斜的“一”字形（⬆）

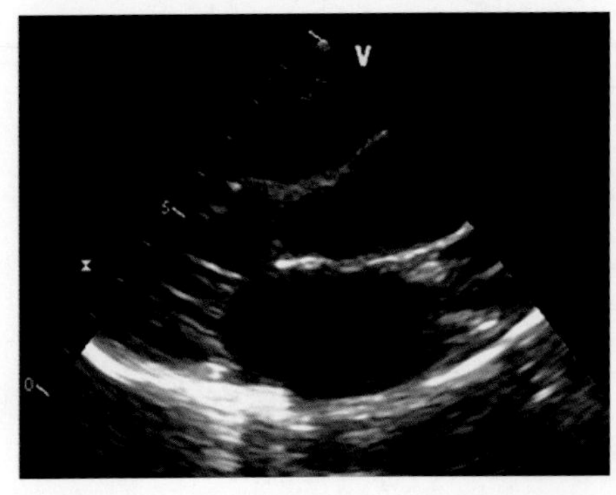

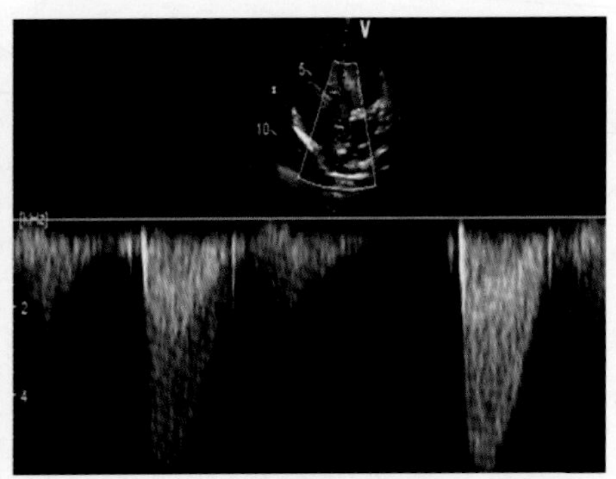

图 1-16-2　升主动脉扩张，主动脉过瓣血流速度加快

超声诊断 主动脉瓣二瓣化畸形伴狭窄（轻度）。

病 例 2

※ 病史

患者女性，37 岁，胸骨左缘收缩期Ⅲ / Ⅳ级杂音。

※ 超声

超声表现 见图 1-16-3、图 1-16-4。

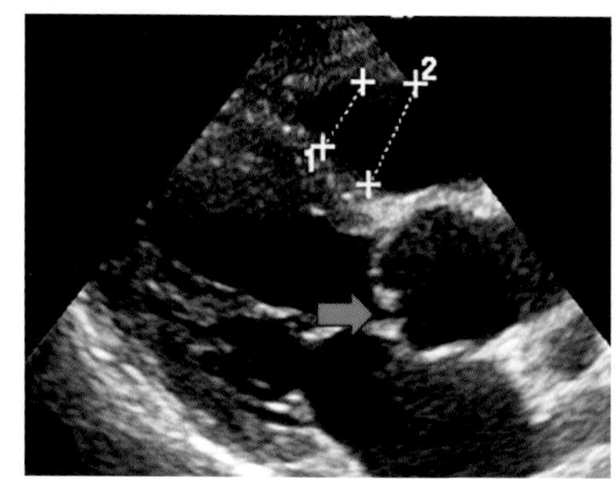

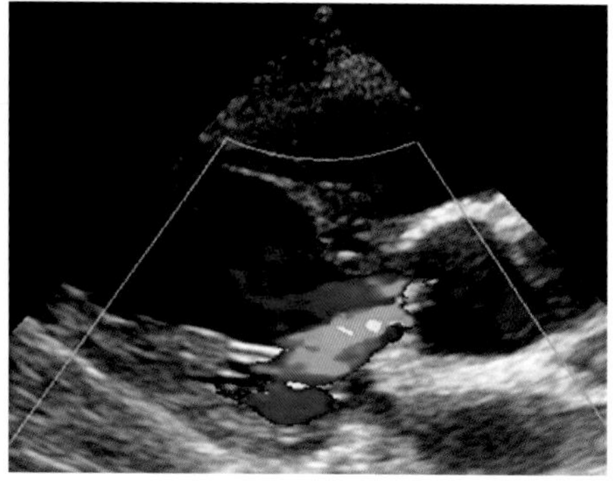

图 1-16-3 左心室长轴切面主动脉瓣关闭线偏移（↑），舒张期穹隆样改变，少量偏心性反流

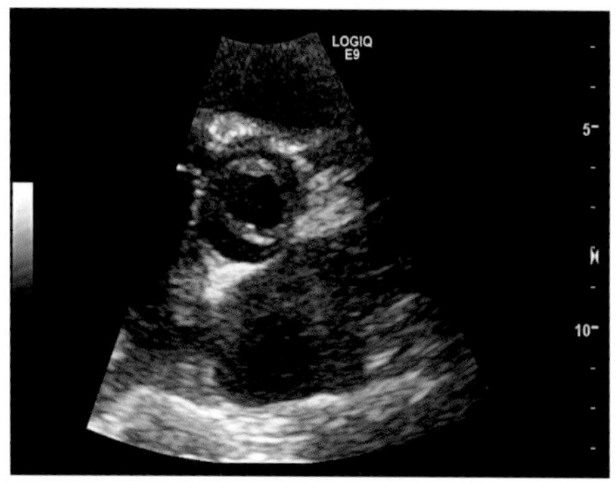

图 1-16-4 主动脉瓣为两瓣、两窦，基本对称，前后排列，开口呈“鱼嘴状”，瓣叶增厚

超声诊断 主动脉瓣二瓣化畸形伴关闭不全（轻度）。

病 例 3

※ 病史

患儿男，13 岁，胸骨左缘舒张期Ⅲ / Ⅳ级杂音。

※ 超声

超声表现 见图 1-16-5 ~ 图 1-16-7。

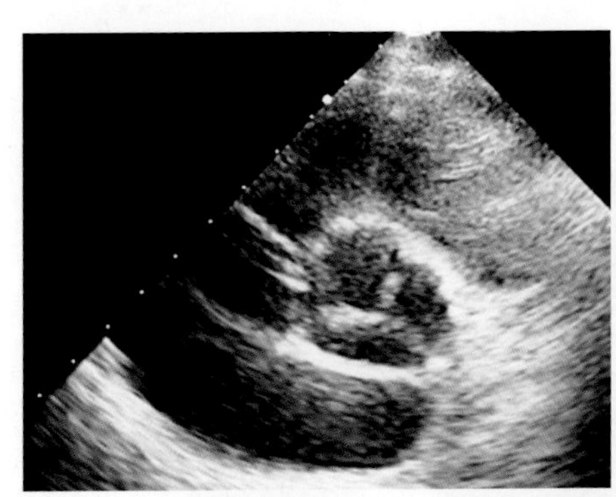
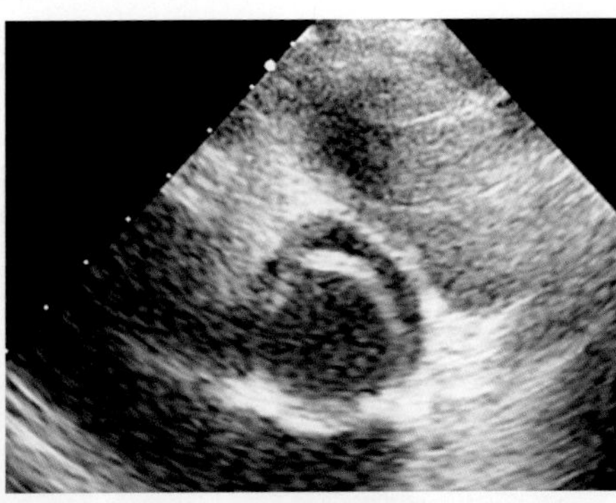

图 1-16-5 主动脉瓣增厚，大小不对称，大瓣有融合，形成“嵴”，关闭呈“Y”字形，开放近似“鱼口状”

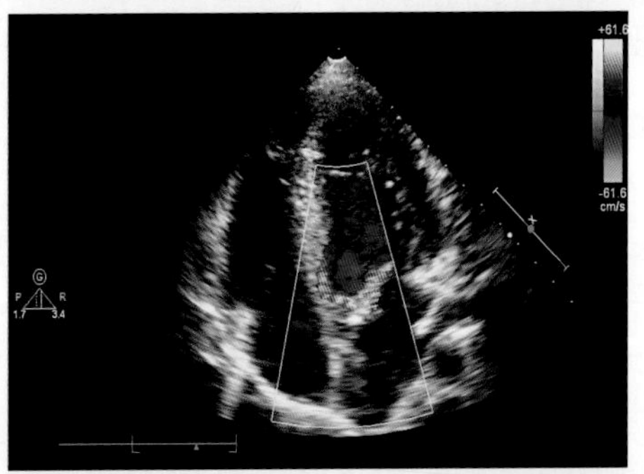

图 1-16-6 主动脉瓣口少量偏心反流

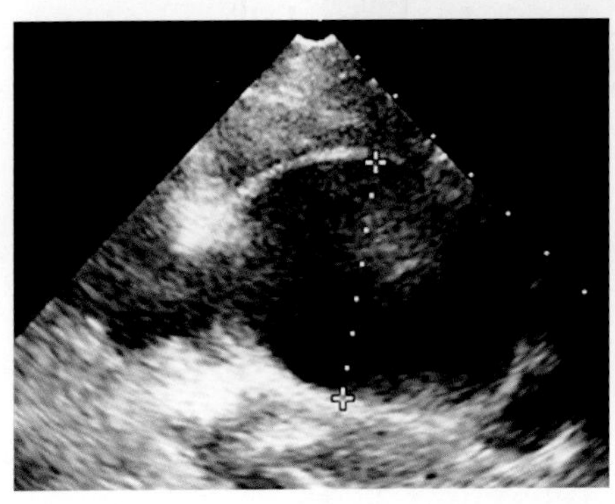
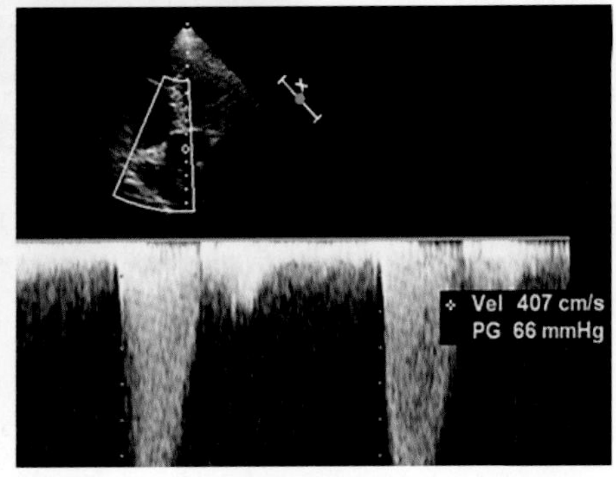

图 1-16-7 主动脉过瓣血流速度加快，升主动脉瘤样扩张

超声诊断 主动脉瓣二瓣化畸形伴狭窄（中度）、关闭不全（轻度）；升主动脉瘤样扩张。

病 例 4

※ 病史

患者男性，23 岁，胸骨左缘收缩期杂音Ⅱ/Ⅳ级。

※ 超声

超声表现 见图 1-16-8 ~ 图 1-16-10。

超声诊断 主动脉瓣四瓣畸形伴关闭不全（轻－中度），左心室扩大。

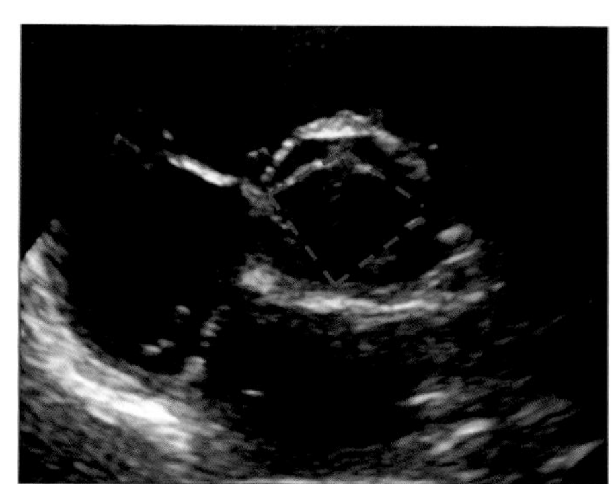

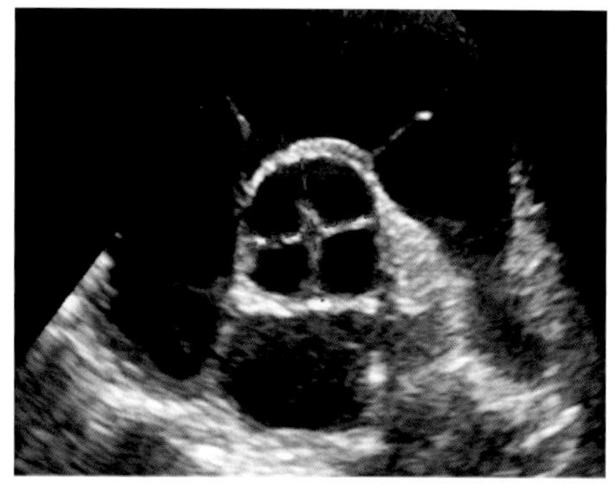

图 1-16-8 胸骨旁大动脉短轴显示主动脉瓣为四瓣，有四处附着点，瓣叶增厚

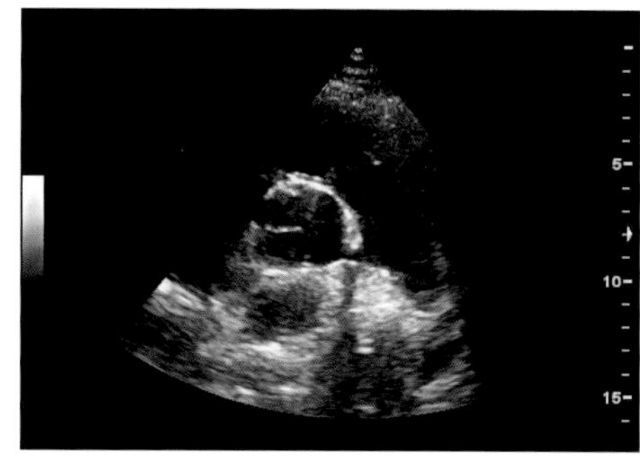

图 1-16-9 胸骨旁大动脉短轴显示主动脉瓣为四瓣，开放时形似方形，关闭时呈“十”字形

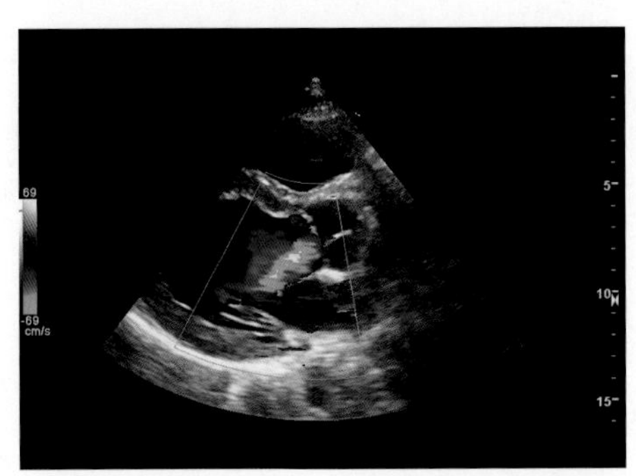

图 1-16-10　左心室扩大，主动脉瓣口少 – 中量反流

※ 评述

疾病概述

◆ 主动脉瓣畸形多系胚胎期瓣膜发育障碍所致，可出现瓣叶数量异常、瓣叶增厚、交界粘连、瓣环发育不良等病变。

◆ 根据主动脉瓣瓣叶数量，可分为单瓣化、二瓣化、三瓣、四瓣及以上畸形，其中以二瓣化畸形最多见。

病理解剖

◆ 二瓣化畸形最常见，占先天性主动脉瓣狭窄的 50% ~ 70%，主动脉瓣有两个瓣叶，两个窦，瓣叶大小相等或不等；瓣叶不等者较大的瓣叶可有可无瓣叶融合；瓣叶相等或不等无瓣叶融合者闭合呈不同方向的“一”字形（图 1-16-11），瓣叶不等有融合者形成“嵴”，关闭近似“Y”字形，开口近似“鱼口”形（图 1-16-12）；二瓣化畸形在青年或成年后易发生钙化，出现狭窄和关闭不全。

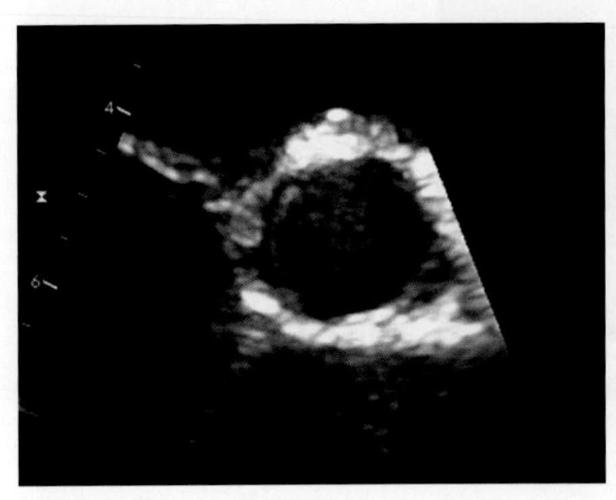

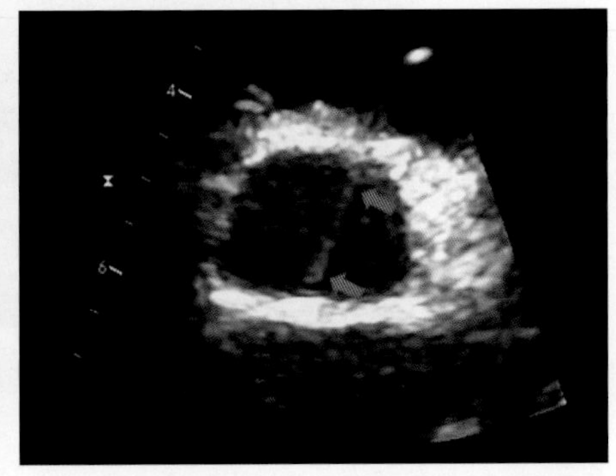

图 1-16-11　二瓣化畸形表现：瓣叶基本对称，开放呈“鱼嘴”状，闭合呈斜“一”字形

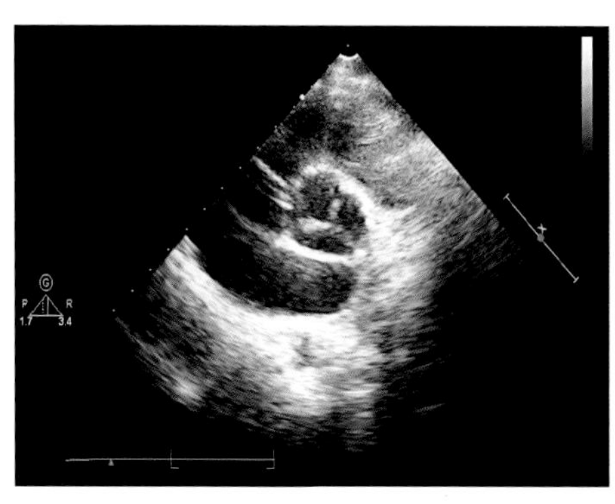
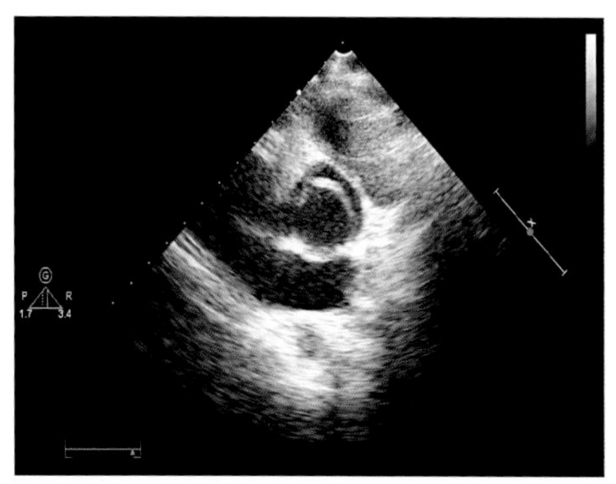

图 1-16-12 二瓣化畸形表现：瓣叶大小不对称，较大者瓣叶为两个瓣叶融合，形成嵴，关闭近似“Y”字形，开放呈“鱼嘴状”，该型二瓣化畸形易误诊为三叶瓣畸形，需仔细观察开放状态、瓣融合、嵴、窦

- ◆ 单瓣化畸形较少见，整个主动脉瓣为一有孔的隔膜，瓣口狭小，血流动力学影响明显，三瓣畸形占先天性主动脉瓣狭窄的30%左右，主动脉瓣由三个瓣叶组成，瓣叶不等大，瓣交界处粘连，瓣叶增厚，活动受限。
- ◆ 四瓣畸形极为少见，主动脉瓣由四个瓣叶构成。

超声表现及诊断要点

- ◆ 二维超声能直观显示主动脉瓣数目、形态及开闭情况。主动脉瓣畸形常导致主动脉瓣狭窄和关闭不全，易合并左心室壁肥厚，升主动脉狭窄后扩张。
- ◆ 单瓣化畸形：主动脉瓣开放时呈偏心圆状，其形态似两个重叠的环形，小环为主动脉瓣口，大环为主动脉壁。
- ◆ 二瓣化畸形：两瓣、两窦，关闭“一”字形或近似“Y”字形，开放近似“鱼嘴”状。
- ◆ 三瓣畸形：三瓣、三窦，瓣叶大小不一致，瓣叶增厚，开放受限，关闭呈“Y”字形，开放呈三角形。
- ◆ 四瓣畸形：瓣叶大小可不等，开放时似方形，关闭时呈“十”字形。

血流动力学改变

- ◆ 主要取决于主动脉瓣畸形合并的狭窄和/或关闭不全程度。
- ◆ 血流动力学改变符合主动脉瓣狭窄和/或关闭不全。

检查要点

- ◆ 胸骨旁大动脉短轴是评价主动脉瓣叶数目、形态结构的最佳切面。
- ◆ 主动脉瓣畸形合并狭窄时常伴升主动脉狭窄后扩张，注意观察升主动脉。
- ◆ 明确狭窄和和/或关闭不全程度，评价左心室收缩及舒张功能。
- ◆ 除外其他合并的心内畸形。

鉴别诊断

先天性病变

- ◆ 主动脉瓣上狭窄：主动脉瓣上局限性狭窄，可呈隔膜型或肌性，狭窄位于过瓣后。
- ◆ 主动脉瓣下狭窄：主动脉瓣下隔膜样或肌性狭窄；狭窄位于流出道。

上述二者瓣叶的数目、大小及附着点均正常，仔细观察不难分辨。

后天性病变

- ◆ 主动脉瓣退行性改变：多为老年人，钙化多在瓣根和瓣环处，而主动脉瓣畸形钙化以瓣尖、瓣体为主。
- ◆ 风湿性瓣膜病：风湿性病变的主动脉瓣数目和大小正常，多合并二尖瓣病变。

诊断体会

- ◆ 胸骨旁左心室长轴切面主动脉瓣关闭线出现偏移，舒张期呈穹隆样改变时，提示可能存在主动脉瓣畸形。
- ◆ 看到升主动脉扩张，左心室壁肥厚，要想到是否主动脉瓣畸形，仔细观察瓣叶数目、有无狭窄、狭窄程度、狭窄病因。
- ◆ 当主动脉瓣增厚钙化程度较同年龄段明显加重，瓣叶数目显示不清时，排除风湿性心脏病，要警惕主动脉瓣畸形的存在。
- ◆ 若合并其他心内畸形，勿忽视了对瓣膜的观察。

第十七节　先天性双孔二尖瓣畸形

※ 病史

患者男性，41 岁，持续高热 10 天就诊，心尖区闻及粗糙收缩期杂音Ⅲ / Ⅳ级，未闻及心包摩擦音。

※ 超声

超声表现　见图 1-17-1 ～ 图 1-17-6。

超声诊断　先天性双孔二尖瓣畸形伴赘生物形成；二尖瓣关闭不全（中－重度）。

治疗方案　抗感染治疗。

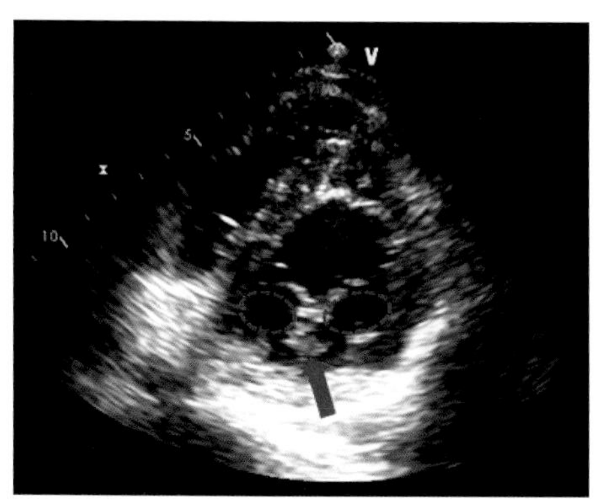

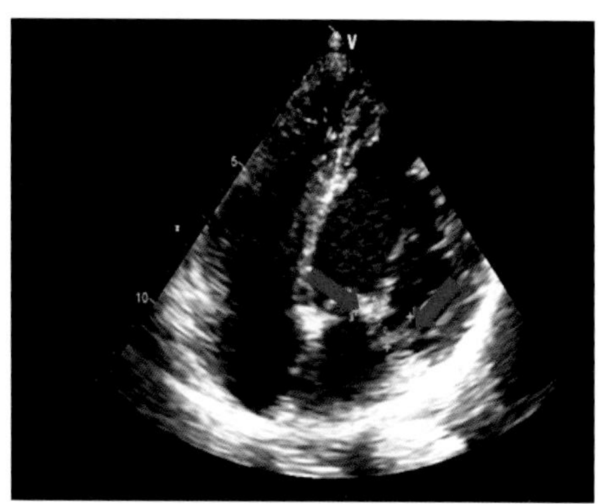

图 1-17-1　二尖瓣短轴切面呈横“8”字形，瓣尖增厚，二尖瓣左心房侧多个等高回声团（⬆），较大者 1.2 cm × 0.8 cm

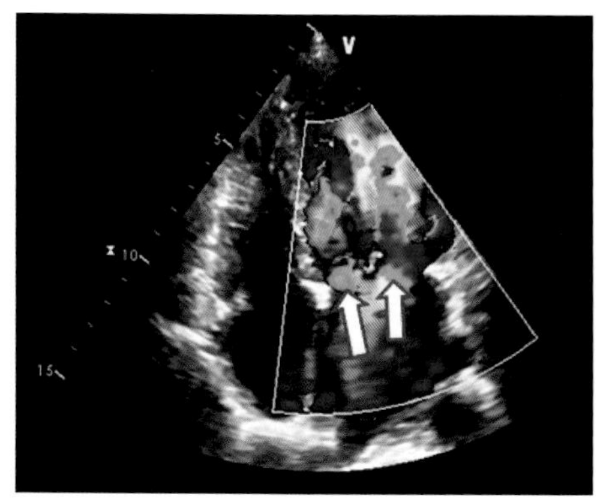

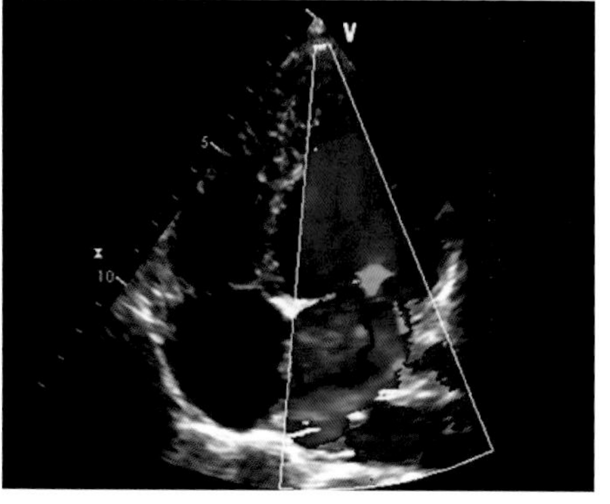

图 1-17-2　舒张期过瓣为两束血流（⇧），瓣口无狭窄 Vmax=140 cm/s，收缩期二尖瓣口中－大量反流

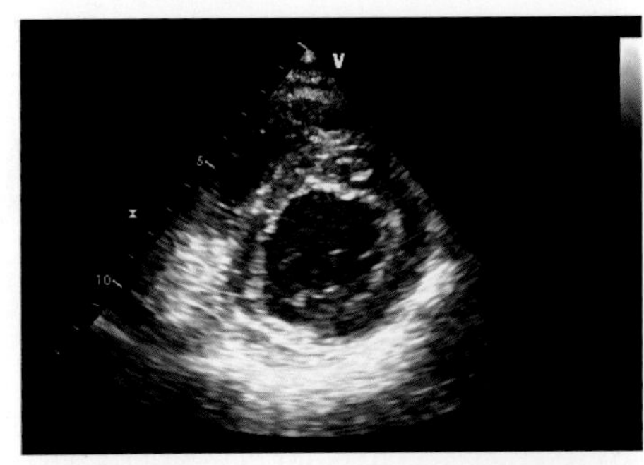

图 1-17-3　二尖瓣短轴切面呈横“8”字形，瓣尖增厚

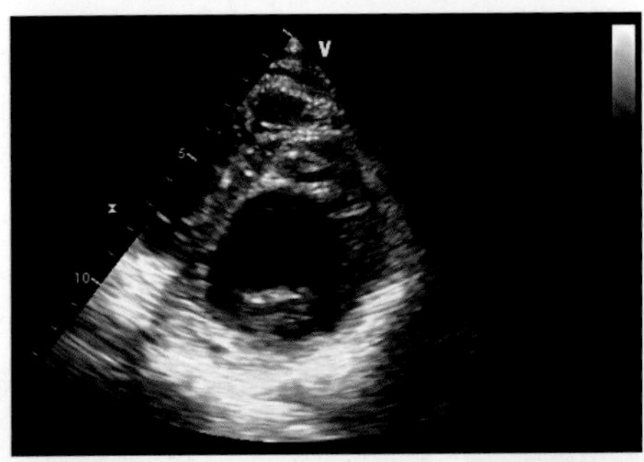

图 1-17-4　二尖瓣瓣缘多个等高回声团，随心脏搏动摆动

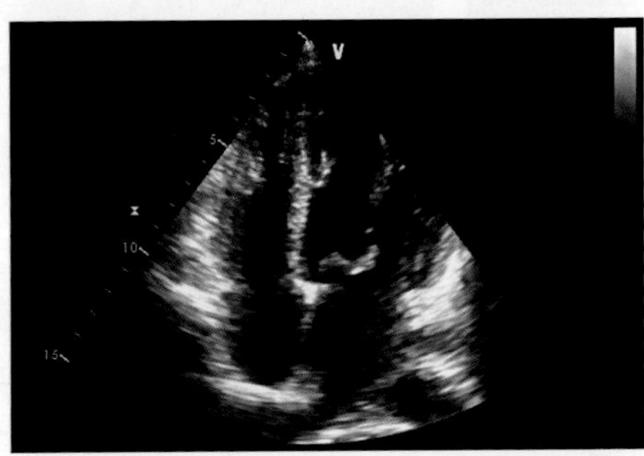

图 1-17-5　心尖四腔显示二尖瓣左房侧多个等高回声团，随心脏搏动摆动

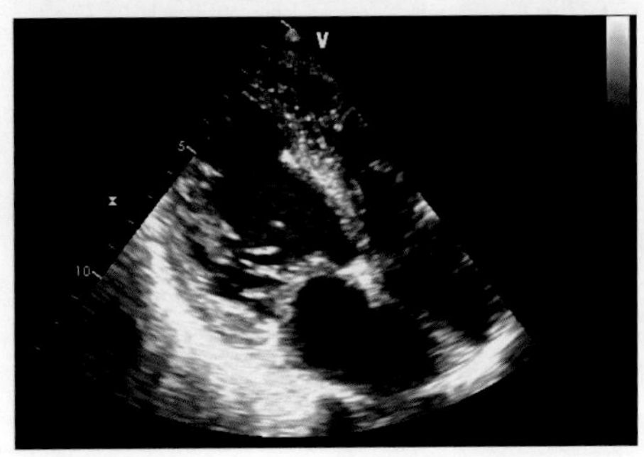

图 1-17-6　不规则心尖长轴显示二尖瓣左房侧多个等高回声团，随心脏搏动摆动

※ 抗感染治疗 1 周后复查超声

超声表现 见图 1-17-7。

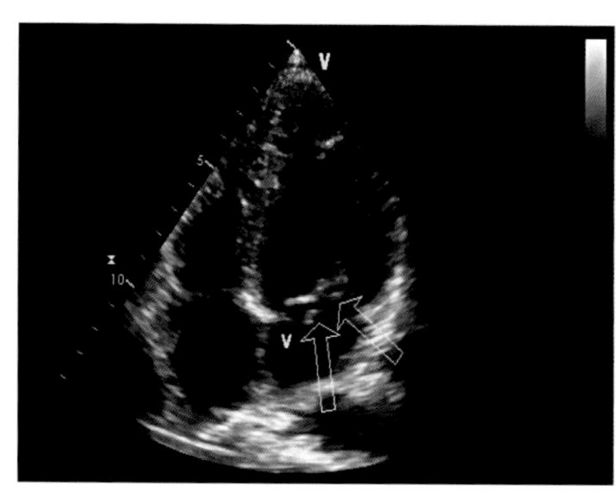

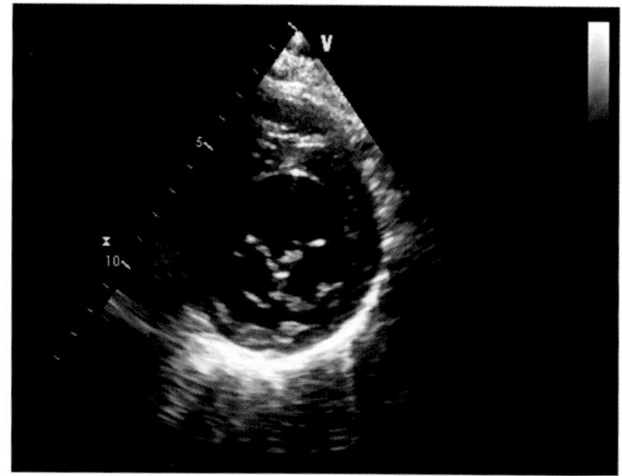

图 1-17-7 双孔二尖瓣畸形伴赘生物形成治疗后复查，赘生物较治疗前体积变小

赘生物治疗前体积为 1.2 cm×0.8 cm，治疗后体积为 1.1 cm×0.5 cm

※ 抗感染治疗 1 个月后复查超声

超声表现 见图 1-17-8。

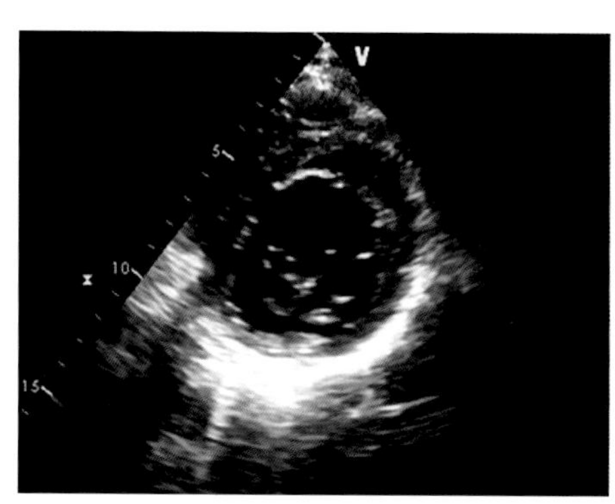

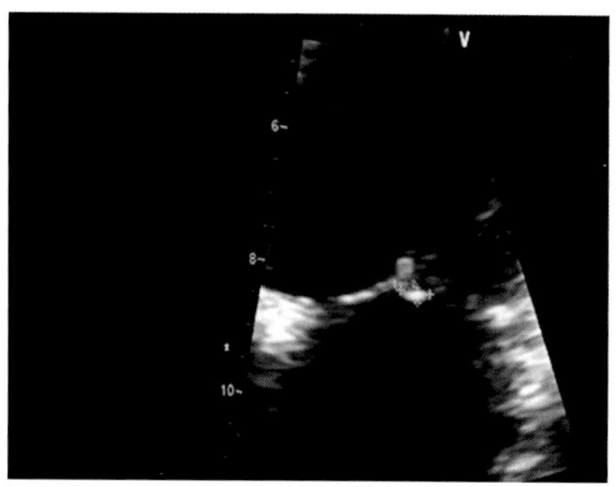

图 1-17-8 双孔二尖瓣畸形伴赘生物形成治疗后复查，赘生物较前次复查体积变小

赘生物前次复查体积为 1.1 cm×0.5 cm，治疗后体积 0.5 cm×0.2 cm

※ 手术治疗

因长期抗感染治疗赘生物未完全消失，二尖瓣反流为中－大量，行二尖瓣赘生物切除术＋二尖瓣膜置换术；术中所见二尖瓣呈双孔，左右排列，重度关闭不全，瓣膜赘生物形成。

※ 术后复查

超声表现 见图 1-17-9。

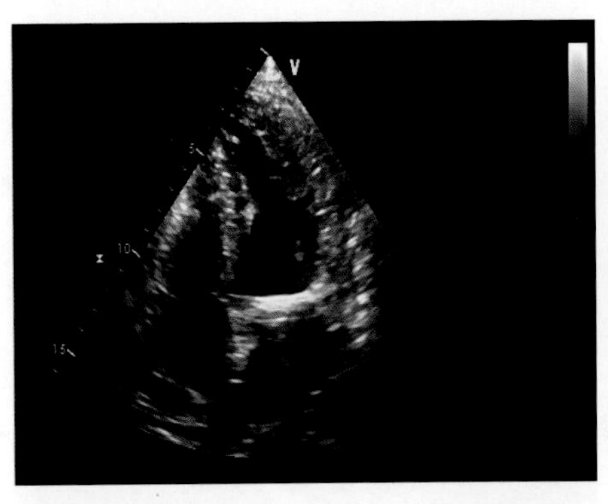

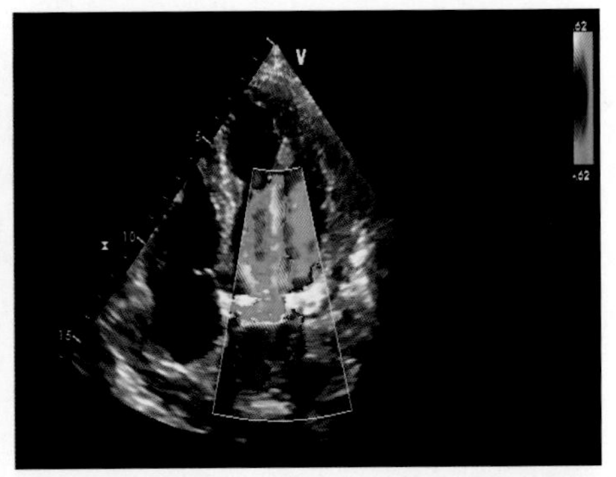

图 1-17-9　二尖瓣置换术后，人工瓣位置固定，过瓣流速正常，瓣口及瓣周未见反流

※ 评述

疾病概述

◆ 双孔二尖瓣是一种罕见的先天性二尖瓣畸形，是指二尖瓣瓣膜多余组织吸收不良，前后瓣叶间有带状组织桥，形成双孔，两个瓣孔均有前后瓣叶，各瓣叶均有腱索与乳头肌相连。

◆ 双孔二尖瓣可以单发，也可合并其他畸形。

◆ 大多数病例不引起血流动力学异常，一般不需手术；合并其他畸形、感染等出现严重的二尖瓣反流，应行二尖瓣膜置换术。

超声表现

◆ 二尖瓣口短轴切面见两个分离的圆形或椭圆形口，可左右、前后、斜行排列，左右排列者呈横“8”字形，心尖切面呈双开口征，两个瓣口同时开放或关闭。

◆ 舒张期左心房至左心室可见两束前向血流，两个瓣口过瓣流速基本相同，一般正常。

◆ 可合并二尖瓣反流。

超声价值及鉴别

◆ 超声心动图可以明确诊断双孔二尖瓣畸形，并定性与半定量瓣口血流状态，检出合并畸形及其他，为临床提供直接的形态学证据及临床决策依据。

◆ 需提高对本病的认识，注意检查手法的灵活性，以减少漏诊。

◆ 须注意与二尖瓣瓣叶裂、狭窄、脱垂相鉴别。

第十八节 鲁登巴赫综合征

※ 病史

患者女性，51 岁，劳累后胸闷、气短 1 个月。

※ 超声

超声表现 见图 1-18-1 ～ 图 1-18-5。

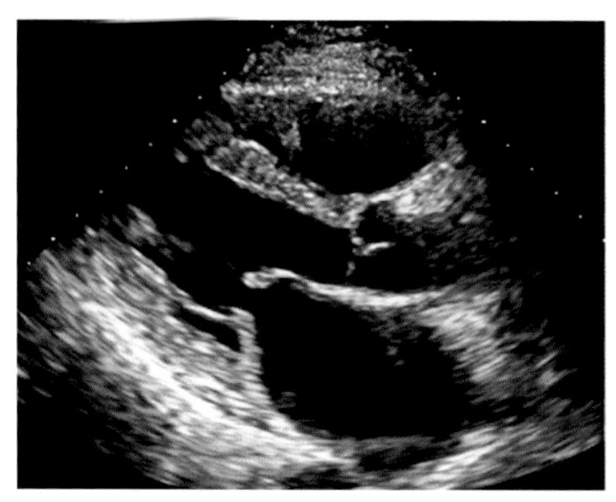

图 1-18-1 胸骨旁左心室长轴切面显示左心房扩大，二尖瓣瓣尖增厚，开放受限

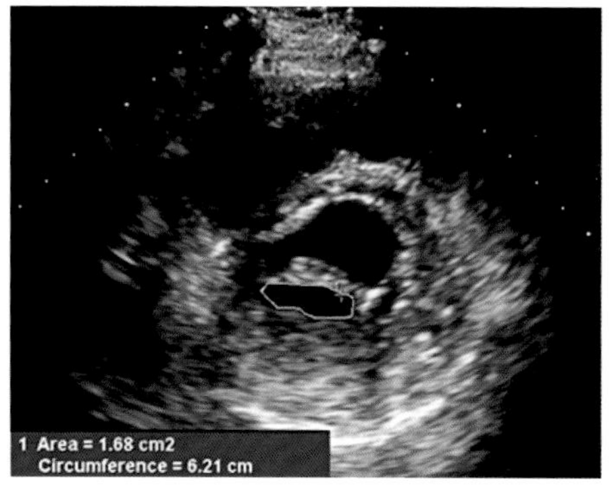

图 1-18-2 心室二尖瓣水平短轴切面显示轨迹法测二尖瓣口面积约 1.6 cm^2

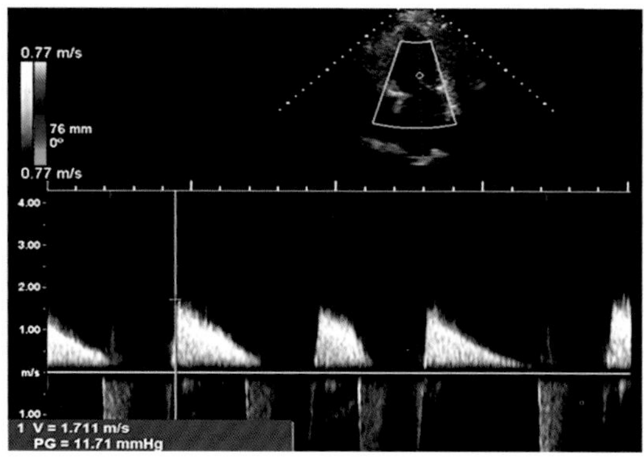

图 1-18-3 舒张期二尖瓣口血流频谱：单峰高速，Vmax=171 cm/s

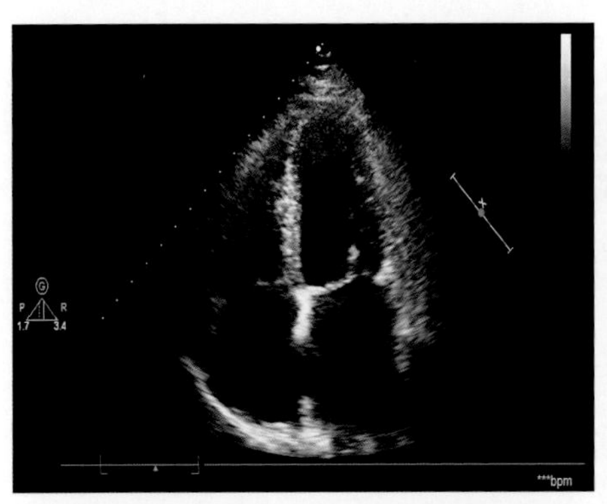

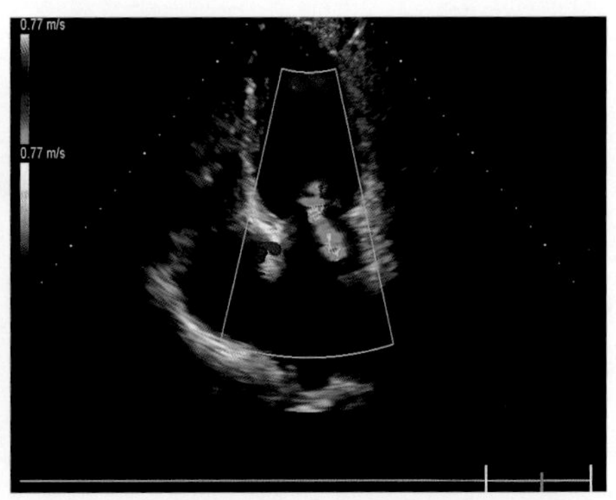

图 1-18-4　心尖四腔心切面显示双房轻度扩大，二尖瓣口收缩期少量反流

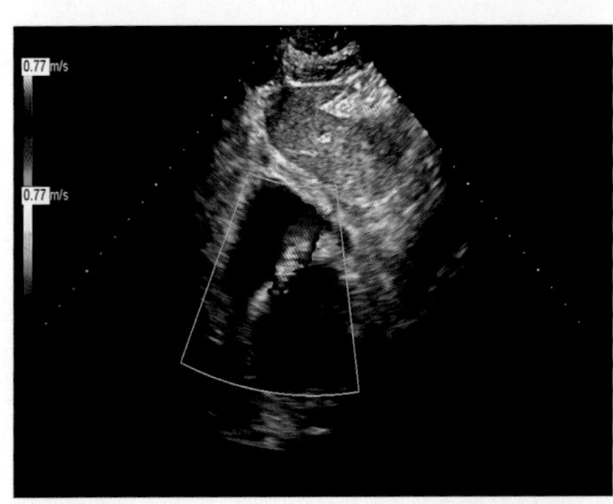

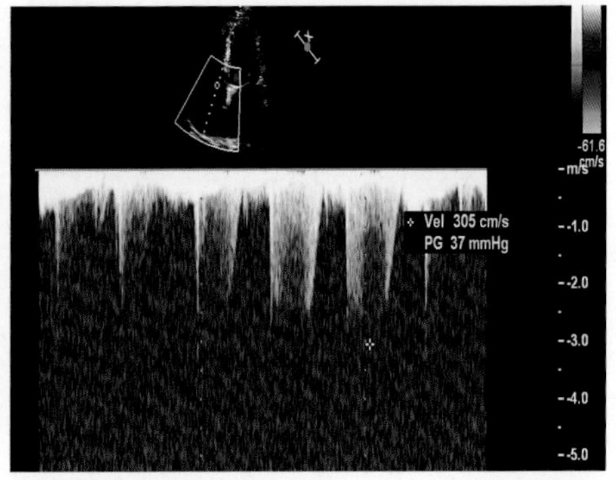

图 1-18-5　剑下双房切面显示房间隔中部左向右穿隔分流，宽约 0.5 cm；三尖瓣关闭不全 Vmax=305 cm/s，PG=37 mmHg

超声诊断　先天性心脏病：房间隔缺损（继发孔中央型，缺口宽约 0.5 cm），二尖瓣狭窄（轻度）伴关闭不全（轻度）；左心房、右心房扩大；三尖瓣关闭不全（轻度），肺动脉高压（PASP=47 mmHg）。

——符合鲁登巴赫综合征

※ 评述

疾病概述

- ◆ 鲁登巴赫综合征较少见，发生率占房间隔缺损的 0.6% ~ 4%，占二尖瓣狭窄的 0.6% ~ 0.9%，女性多见。
- ◆ 定义：以往认为继发孔型房间隔缺损合并先天性二尖瓣狭窄为鲁登巴赫综合征；现在扩展为除原发孔房缺外的房水平左向右分流合并二尖瓣狭窄或关闭不全（二尖瓣狭窄的病因可为风湿性、先天性或黏液性变）。

血流动力学（图 1-18-6）

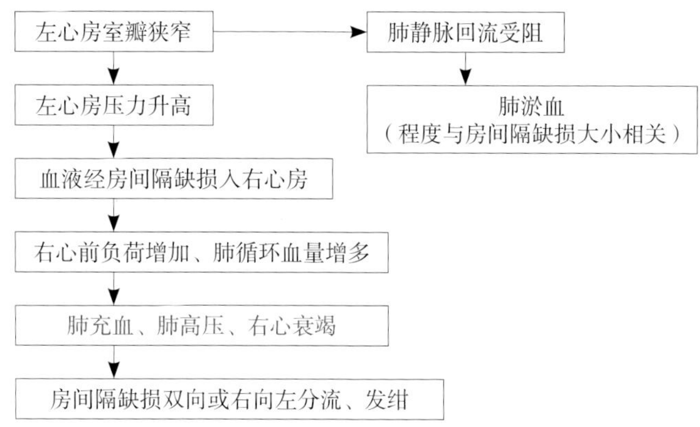

图 1-18-6　鲁登巴赫综合征血流动力学示意图

超声价值

- ◆ 术前对房间隔缺损的大小、部位、二尖瓣病变及瓣口面积和肺动脉高压程度做出诊断。
- ◆ 术中、术后判断疗效和随访观察。
- ◆ 超声心动图检查可为本病的首选诊断方法。

第十九节　主–肺动脉窗

※ 病史

患者男性，34 岁，咳嗽、气促 1 个月入院，胸骨左缘第三、四肋间粗糙杂音，向左侧胸部传导，伴震颤。

※ 超声

超声表现　见图 1-19-1 ～ 图 1-19-5。

超声诊断　先天性心脏病：主 – 肺动脉窗（Ⅱ型）。

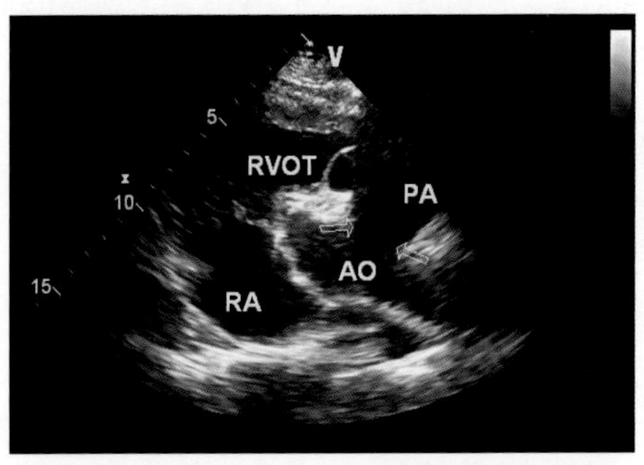

图 1-19-1　非标准短轴切面：主动脉根部与肺动脉相通（⇧）

RA：右心房；AO：主动脉；PA：肺动脉；RVOT：右心室流出道

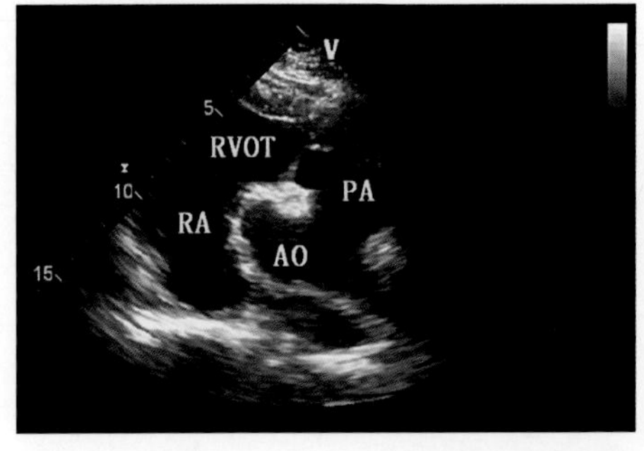

图 1-19-2　主 – 肺动脉间隔连续性中断

RA：右心房；AO：主动脉；PA：肺动脉；RVOT：右心室流出道

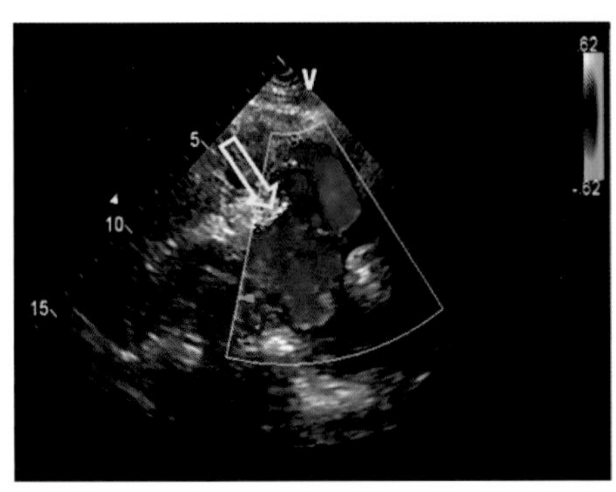

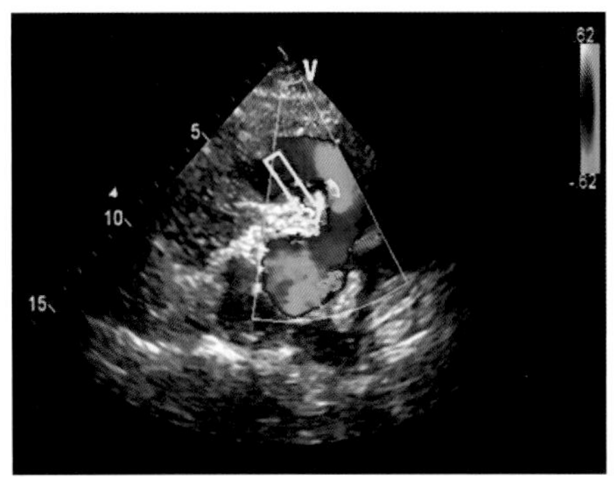

图 1-19-3　大动脉水平为双向分流（⇧）

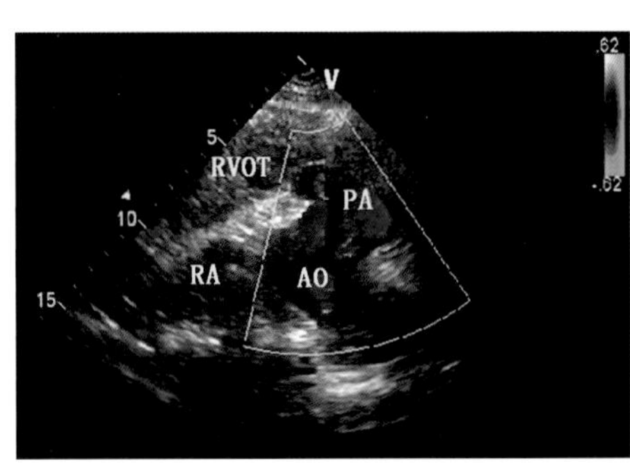

图 1-19-4　大动脉水平为双向分流

RA：右心室；PA：肺动脉；AO：主动脉；RVOT：右心室流出道

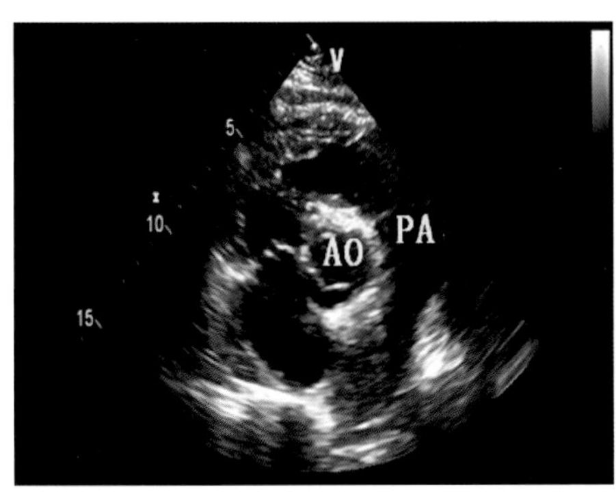

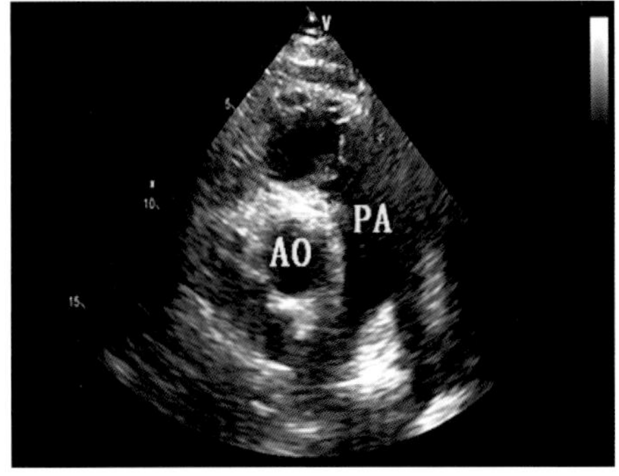

图 1-19-5　两组半月瓣存在，肺动脉增宽

AO：主动脉；PA：肺动脉

※ 评述

疾病概述

◆ 主 – 肺动脉窗是胚胎时期主动脉和肺动脉之间的间隔发育障碍、融合异常，致二者交通。

◆ 血流动力学改变及临床症状与动脉导管未闭相似。

分型（图 1-19-6）

◆ Ⅰ型：近端型，缺损紧靠半月瓣上方；

◆ Ⅱ型：远端型，缺损与半月瓣有距离；

◆ Ⅲ型：完全缺损型，主动脉与肺动脉间隔几乎完全缺损；

◆ Ⅳ型：极少见，主动脉与肺动脉间隔缺损为两个。

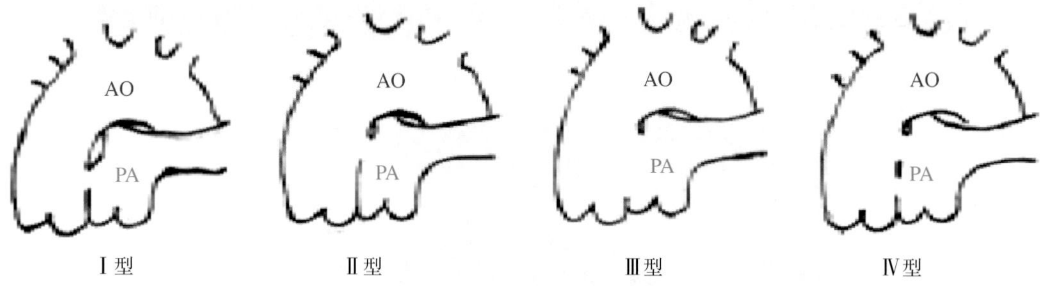

图 1-19-6　主－肺动脉窗分型示意图

AO：主动脉；PA：肺动脉

鉴别诊断（图 1-19-7、图 1-19-8）

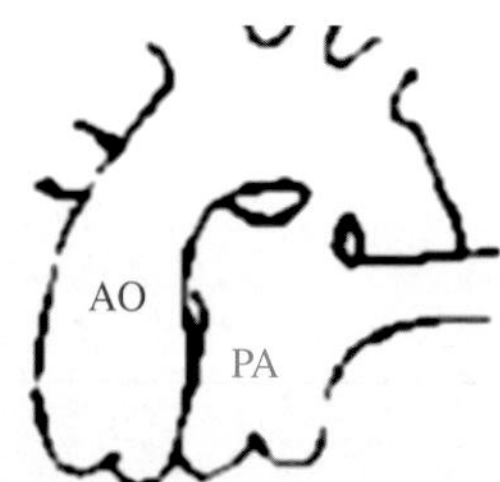

图 1-19-7　动脉导管未闭是降主动脉与肺动脉间交通，主－肺动脉窗是升主动脉与肺动脉间交通

AO：主动脉；PA：肺动脉

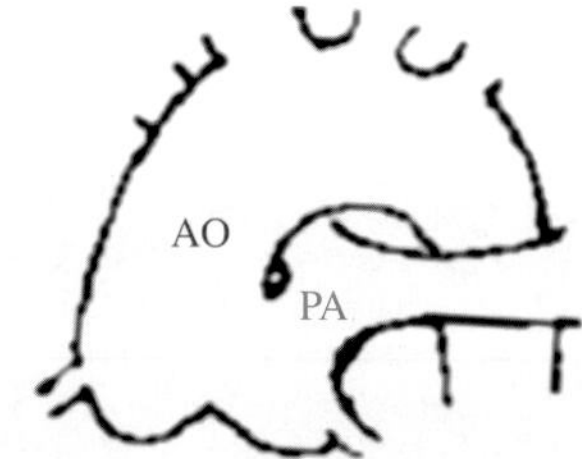

图 1-19-8　共同动脉干仅一组半月瓣；主－肺动脉窗为两组半月瓣

AO：主动脉；PA：肺动脉

第二十节　共同动脉干

※ 病史

患者男性，21 岁，发现先天性心脏病 21 年，胸骨左缘收缩期杂音（Ⅲ / Ⅵ），发绀明显。

※ 超声

超声表现　见图 1-20-1 ～ 图 1-20-4。

超声诊断　先天性心脏病：共同动脉干，室间隔缺损；全心扩大；右心室壁肥厚。

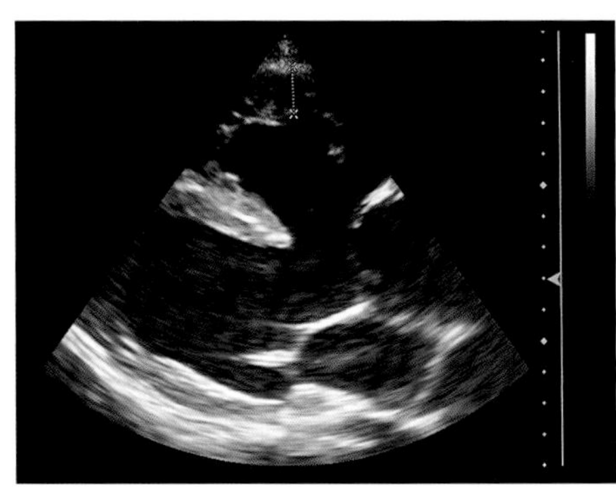

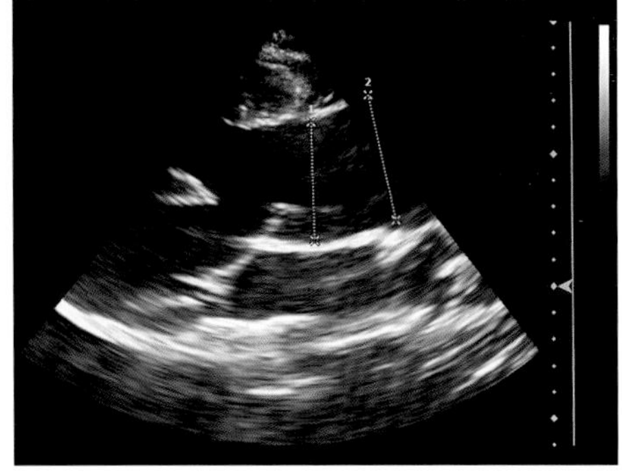

图 1-20-1　全心扩大，右心室壁增厚约 12 mm ，室间隔膜周部连续性中断约 33 mm，动脉干明显增宽，内径约 48 mm，骑跨于室间隔上

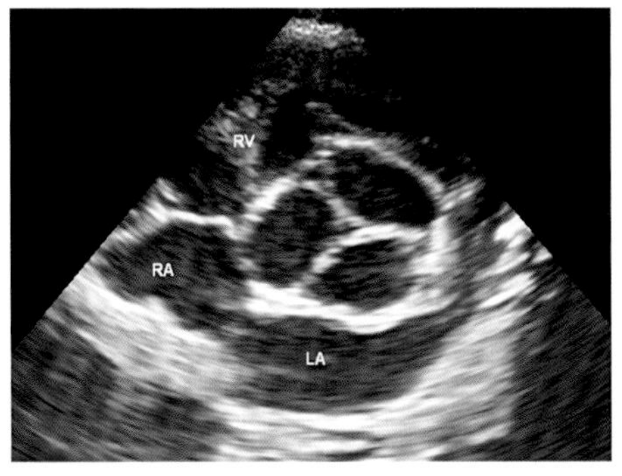

图 1-20-2　大动脉短轴仅可见一组半月瓣，未探及肺动脉瓣、肺动脉及其分支

LA：左心房；RA：右心房；RV：右心室

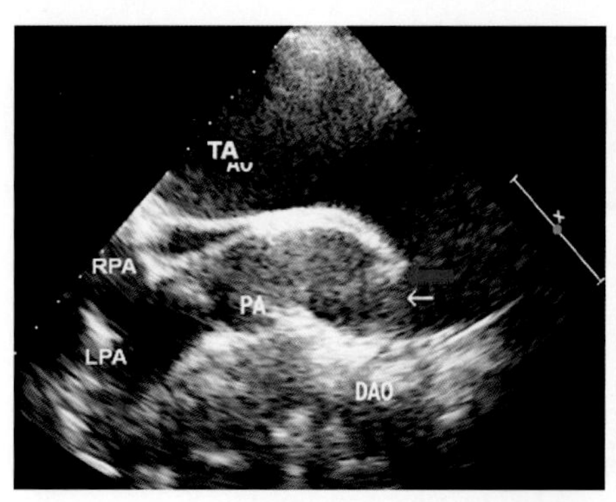

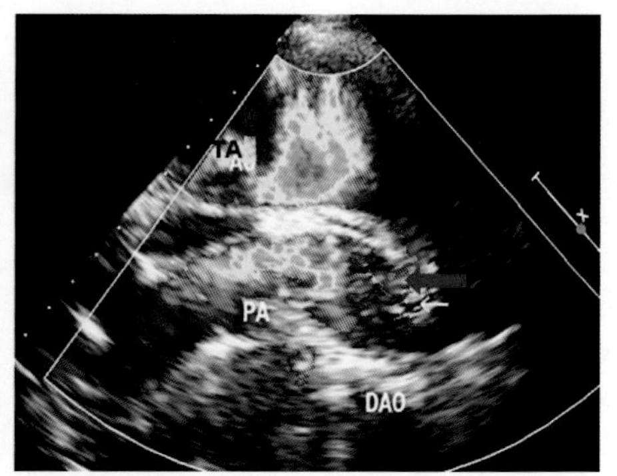

图 1-20-3 动脉干远端分出一支血管（⬆），有两分支

TA：共同动脉干；PA：肺动脉；RPA：右肺动脉；LPA：左肺动脉；DAO：降主动脉

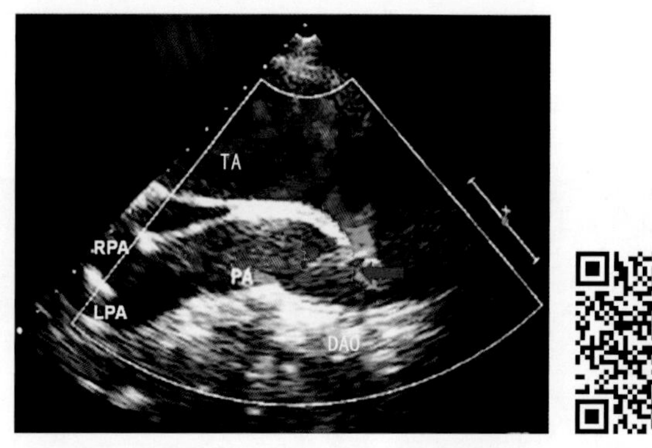

图 1-20-4 动脉干远端分出一支血管，可见两分支（⬆）

TA：共同动脉干；PA：肺动脉；RPA：右肺动脉；LPA：左肺动脉；DAO：降主动脉

※ 评述

疾病概述

◆ 共同动脉干，又称永存动脉干，原始动脉干未分隔成主动脉和肺动脉，形成单一动脉干，动脉干前移，内径粗大，骑跨于高位室缺上，仅有一组半月瓣，左、右心室均向共同动脉干射血，动脉干发出体循环、肺循环、冠状动脉。

◆ 为罕见复杂先天性心脏病，占先天性心脏病的 0.5% ~ 3%。

◆ 本病预后极差，易早期死亡。

◆ 可合并多种畸形，如右位主动脉弓（20% ~ 60%）、冠状动脉口畸形（44%）、主动脉弓离断（6%）、动脉导管未闭、房间隔缺损、主动脉缩窄、永存左上腔静脉等。

◆ 临床表现：发绀，呼吸急促，发育不良，胸骨左缘粗糙全收缩期杂音。

血流动力学

◆ 左心动脉血和右心静脉血同时进入动脉干。

◆ 动脉干内为动、静脉混合血，体循环缺氧。

◆ 肺动脉内血流量与动脉干内血流方向有关，有的患者肺血流量多，有的患者肺血流量少。

◆ 肺血流量多时，氧合血量大，发绀不明显，但左心前负荷加重，左心房、左心室扩大，早期左心衰竭。

◆ 肺血流量少时，氧合血量小，发绀明显。

◆ 肺循环承受体循环高压，易早期肺高压。

分型（图 1-20-5）

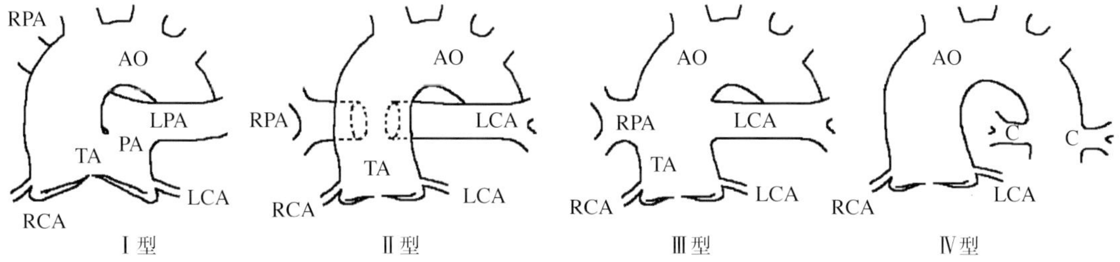

图 1-20-5 共同动脉干分型示意图

AO：主动脉；TA：共同动脉干；PA：肺动脉；LCA：左冠状动脉；RCA：右冠状动脉

◆ Ⅰ型：肺动脉主干起源于共干，后发出左、右肺动脉，约占 48%；

◆ Ⅱ型：左、右肺动脉分别起源于共干后壁，无主肺动脉，约占 29%；

◆ Ⅲ型：左、右肺动脉分别起源于共干侧壁，开口相距较远，约占 13%；

◆ Ⅳ型：肺动脉缺如，肺循环由起自降主动脉的支气管动脉供应，约占 11%。

超声诊断要点

◆ 一条宽大动脉干，紧贴胸壁，位置靠前，一组半月瓣。

◆ 肺动脉（主肺动脉或左、右肺动脉）发自动脉干（明确肺动脉发出部位方可诊断）。

◆ 室间隔大缺损，动脉干骑跨。

鉴别诊断

◆ Ⅰ型须与重症法洛四联症相鉴别：①后者有两组半月瓣；②肺动脉起源右心室而非升主动脉；③主肺动脉重度狭窄，肺动脉瓣开放受限。

◆ 大动脉转位、右心室双出口：①无论大动脉位置关系如何，均可见两组半月瓣；②肺动脉瓣狭窄、肺动脉发育不良时，图像显示不清，要仔细扫查，确认主动脉无肺动脉发出，确认两组半月瓣，确认肺动脉起源于心室。

第二十一节　主动脉缩窄

病 例 1

※ 病史

患儿男，13 岁，体检发现高血压，肱动脉收缩压 175 mmHg，要求行肾动脉和超声心动图检查。

※ 超声

超声表现 见图 1-21-1 ~ 图 1-21-5。

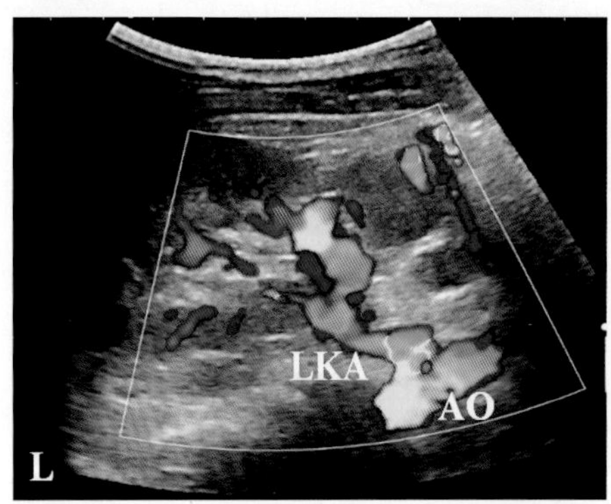

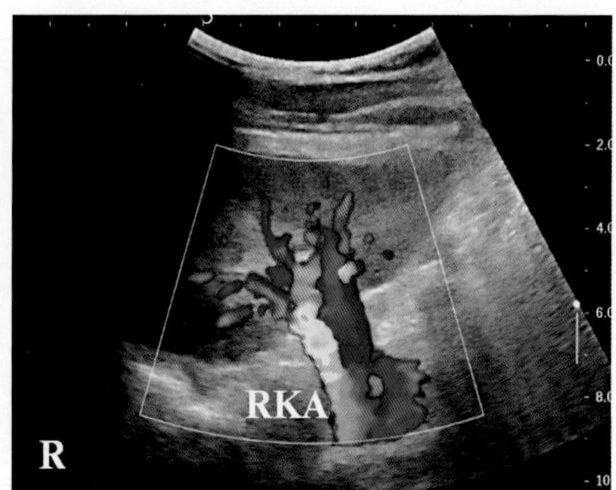

图 1-21-1　双肾动脉内径正常，血流充盈完整，无加速区

AO：主动脉；LKA：左肾动脉；RKA：右肾动脉；L：左肾；R：右肾

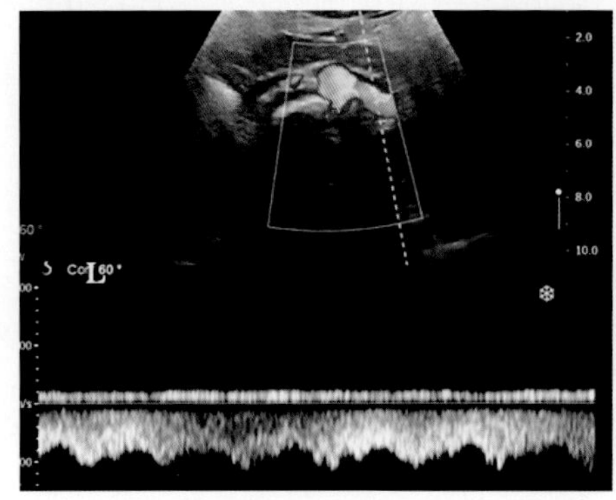

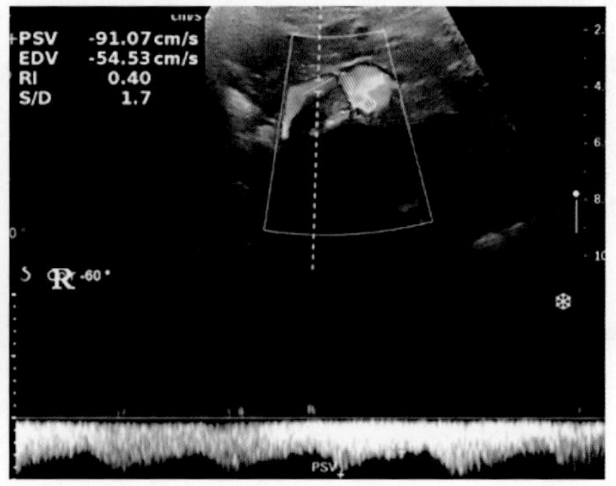

图 1-21-2　双肾动脉频谱异常，起始处收缩期流速正常，舒张期流速增高，阻力减低

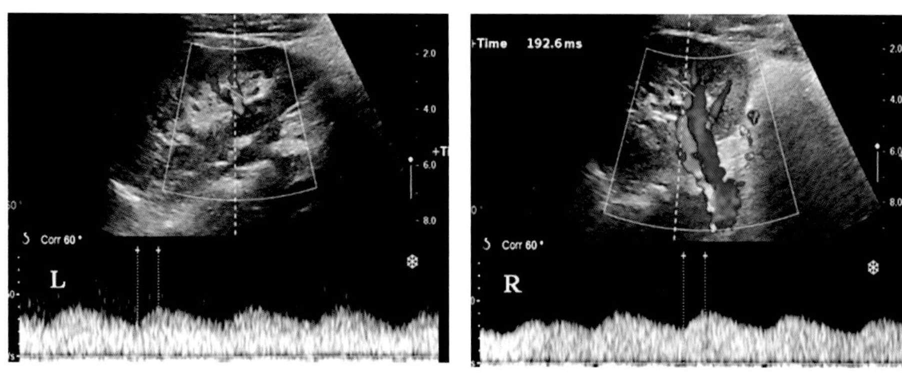

图 1-21-3　双肾段间动脉加速时间明显延长，呈“小慢波”，提示肾动脉水平以上主动脉狭窄

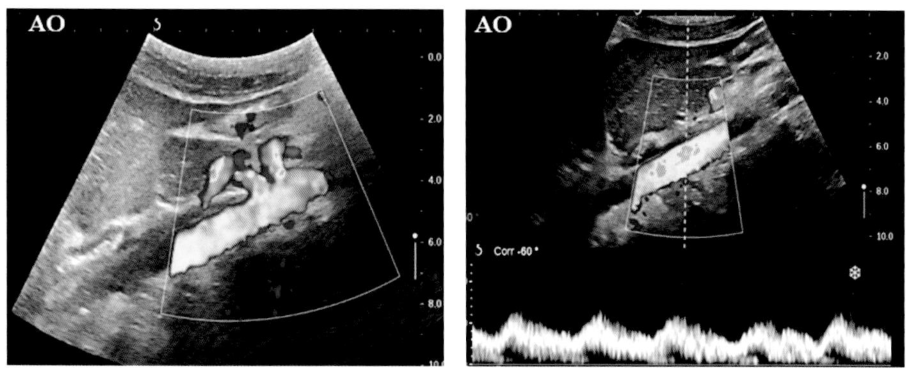

图 1-21-4　腹主动脉及其分支内径正常，收缩期流速正常，舒张期流速增高，阻力减低提示腹主动脉水平以上狭窄

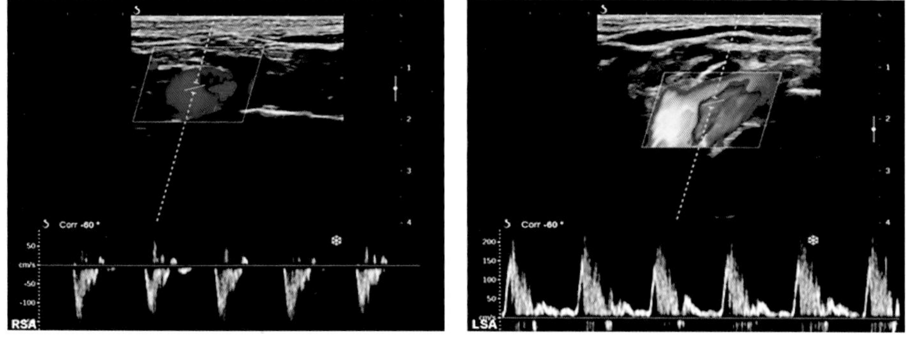

图 1-21-5　双侧锁骨下动脉血流速度及频谱形态正常

患者年龄偏小，考虑主动脉缩窄还是离断？行超声心动图检查，见图 1-21-6、图 1-21-7。

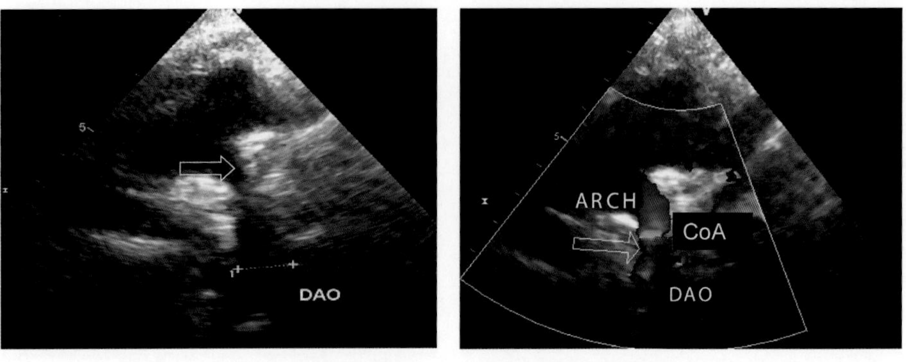

图 1-21-6　主动脉峡部缩窄（⇧），CDFI 显示五彩花色血流（⇧）

DAO：降主动脉；ARCH：主动脉弓；CoA：主动脉缩窄

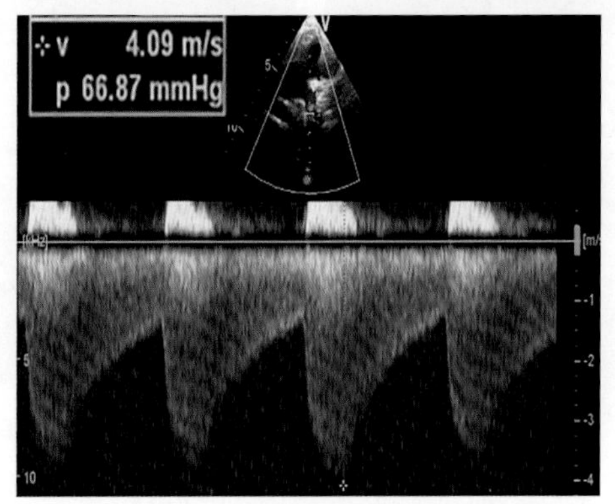

图 1-21-7　局部血流速度加快，Vmax=409 cm/s

超声诊断　主动脉缩窄。

病 例 2

※ 病史

患儿女，3 天龄，早产入院检查。

※ 超声

超声表现　见图 1-21-8 ～ 图 1-21-10。

超声诊断　主动脉缩窄；动脉导管未闭。

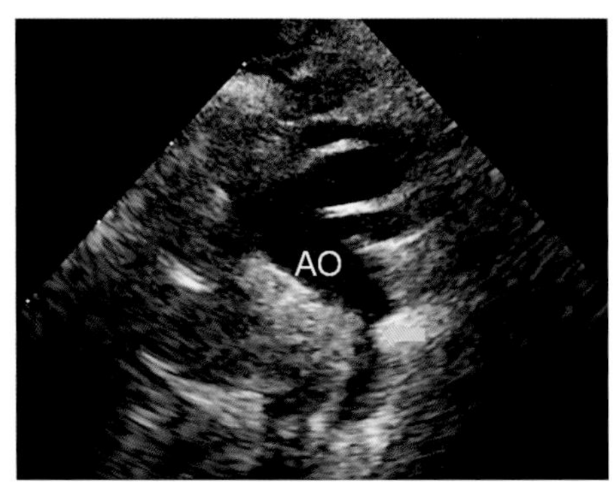

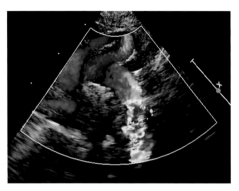

图 1-21-8　主动脉峡部管腔局限性缩窄（↑），远端内径略增宽

AO：主动脉

图 1-21-9　主动脉狭窄局部为五彩花色血流

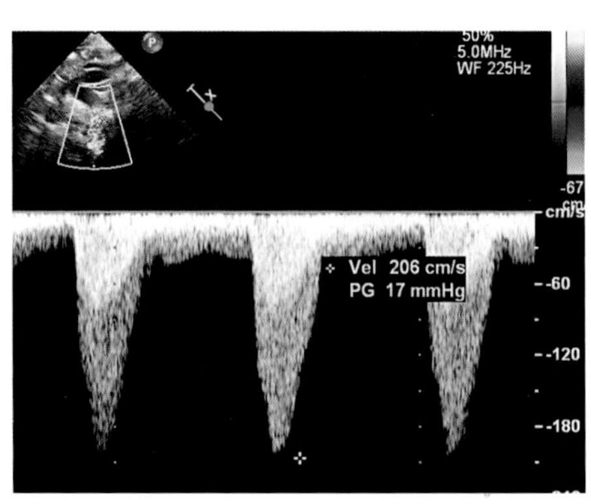

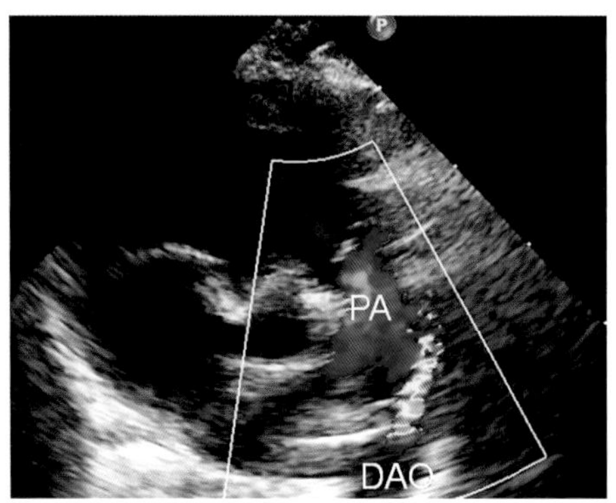

图 1-21-10　局部血流速度加快，Vmax=206 cm/s，大动脉短轴切面显示未闭的动脉导管

降主动脉与左肺动脉间左向右红色分流。PA：肺动脉；DAO：降主动脉

病 例 3

※ 病史

患儿女，2 天龄，早产入院检查。

※ 超声

超声表现　见图 1-21-11 ～ 图 1-21-15。

超声诊断　主动脉缩窄（导管前型）；动脉导管未闭；室间隔缺损（肌部）。

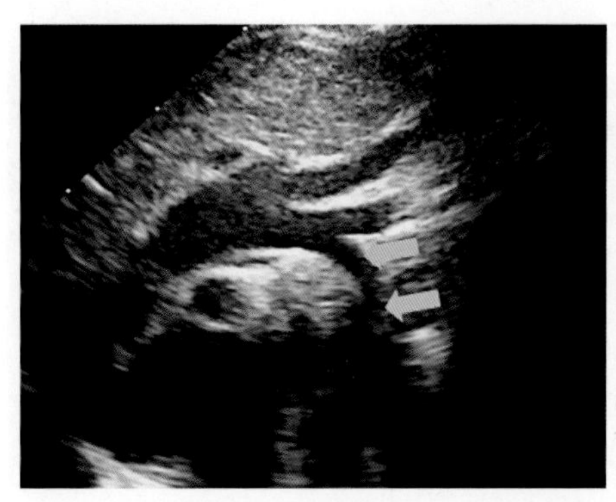

图 1-21-11　胸骨上窝切面显示主动脉峡部呈管状发育不良（⬆）

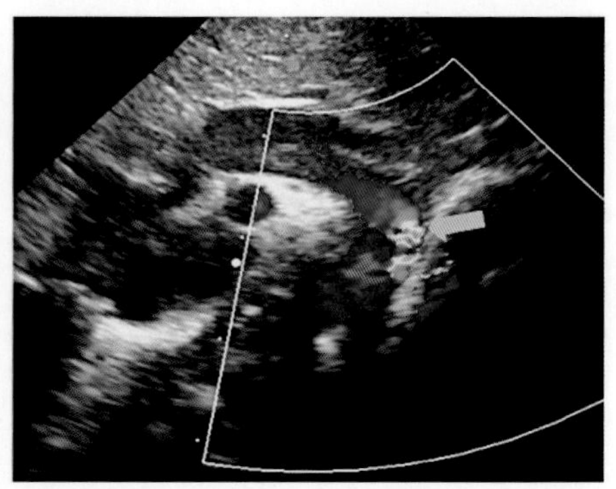

图 1-21-12　CDFI 显示管腔内呈花色血流

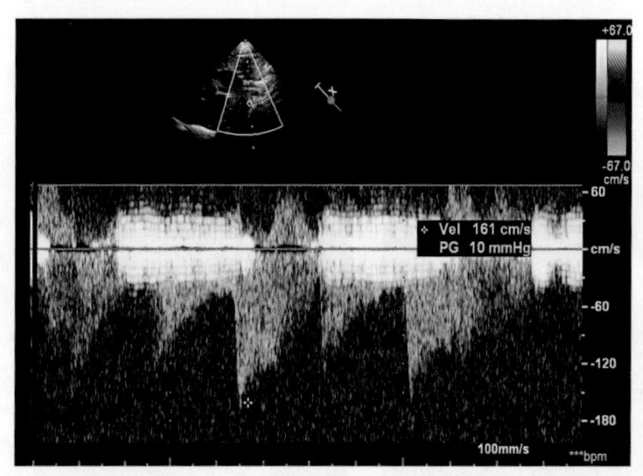

图 1-21-13　局部血流速度轻度增快，Vmax=161 cm/s，△ P=10 mmHg

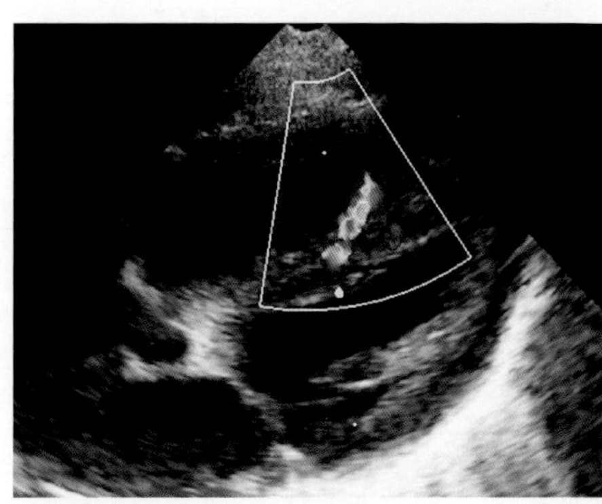

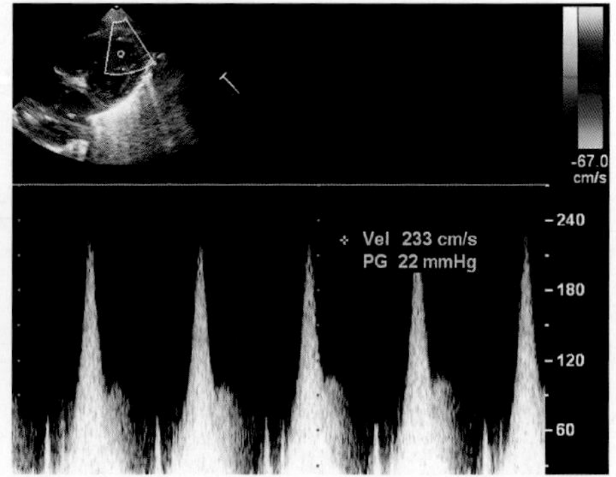

图 1-21-14　室间隔肌部可见两束左向右穿隔分流束，Vmax=233 cm/s，△ P=22 mmHg

※ 评述

疾病概述

◆ 主动脉缩窄是指主动弓至肾动脉之间任何部位的主动脉发生不同程度的狭窄，多发生于胸降主动脉起始处（主动脉峡部）。

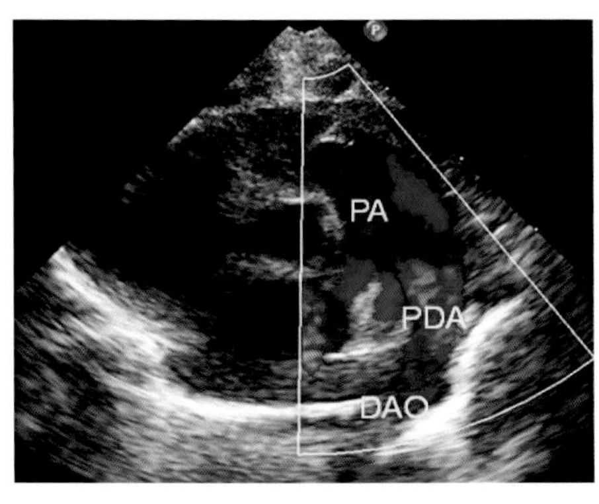

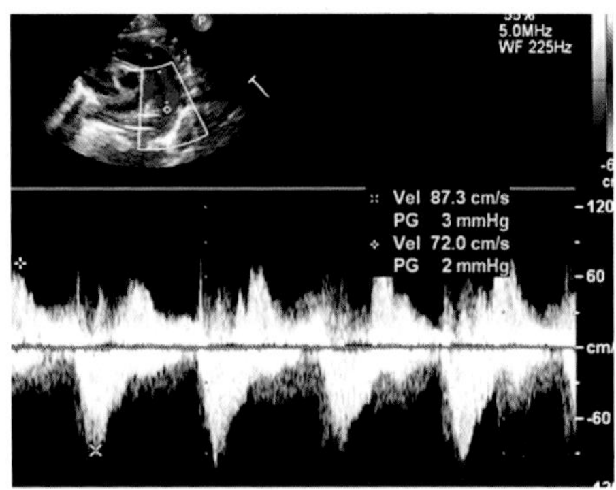

图 1-21-15　左肺动脉与降主动脉间 – 管状结构，局部双向分流

PA：肺动脉；PDA：动脉导管未闭；DAO：降主动脉

◆ 病理基础：缩窄局部主动脉壁中层变性，内膜增厚，主动脉腔形成膜状或嵴状异常突起，管腔狭窄，远端扩张。

◆ 临床表现：头痛、头晕、心慌等高血压症状，下肢乏力、发冷、间歇性跛行等下肢缺血症状。部分有呼吸困难、发绀及心力衰竭等症状，上下肢血压相差大。

分型（图 1-21-16）

◆ 导管后型（单纯型或成人型）：最常见，占 90%，缩窄位于发出动脉导管之后的主动脉峡部，狭窄范围局限，程度较轻，一般较少合并其他畸形。

◆ 导管前型（复杂型或婴儿型）：缩窄位于发出动脉导管之前的降主动脉，病变范围较广泛，多呈管状狭窄或发育不良，常合并粗大动脉导管。

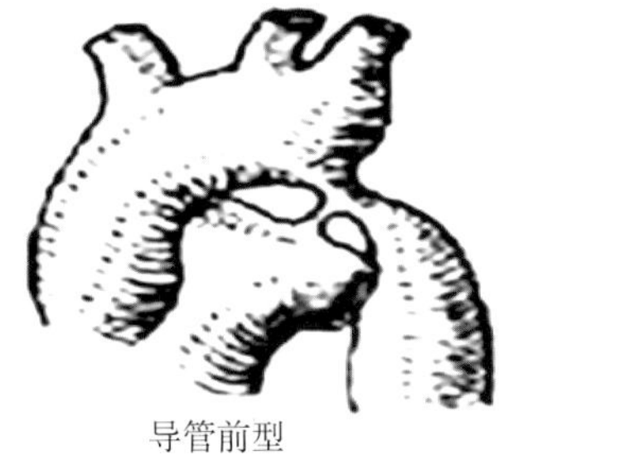

导管前型

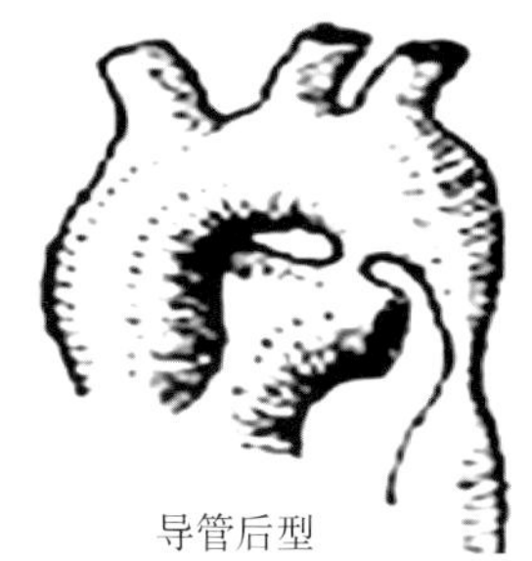

导管后型

图 1-21-16　主动脉缩窄分型示意图

血流动力学

◆ 主动脉缩窄，血压上升，左心室后负荷增加，心室肥厚、心力衰竭等。

◆ 缩窄部位以下，血压降低，组织器官灌注减少。

◆ 导管前型缩窄者，多合并动脉导管未闭，一部分血流由右心经导管供应身体下半部，右心室负荷增加，可早期出现肺动脉高压和心力衰竭；对动脉导管未闭者，应胸骨上窝扫查主动脉全貌，术前如未发现缩窄，术中结扎导管，会出现急性肾衰，甚至死亡。

超声表现

直接征象

◆ 局限性管腔狭窄。

◆ 主动脉弓降部发育不良。

◆ 降主动脉内隔膜。

◆ 缩窄局部五彩镶嵌高速血流；若为管状狭窄者，血流增快不明显。

间接征象

◆ 左心室壁肥厚。

◆ 缩窄远端主动脉扩张。

◆ 腹主动脉和肾动脉峰值流速减低，频谱呈狭窄后改变。

合并其他畸形：动脉导管、室间隔缺损、主动脉瓣畸形等出现相应的超声表现。

第二十二节　主动脉弓离断

※ 病史

患儿男，3 天龄，出生体重低，发育差，查体：下肢略青紫。

※ 超声

超声表现　见图 1-22-1 ~ 图 1-22-9。

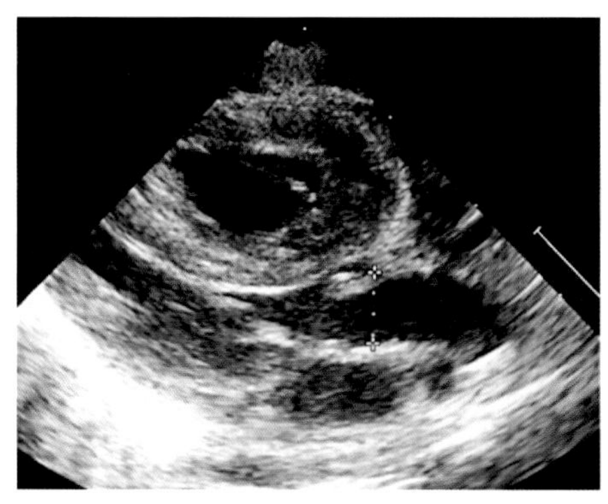

图 1-22-1　胸骨旁左心室长轴切面显示右心室扩大，右心室壁肥厚

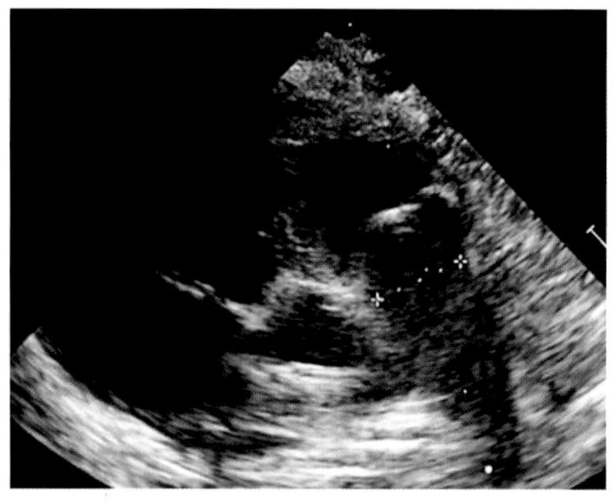

图 1-22-2　大动脉短轴显示肺动脉内径增宽

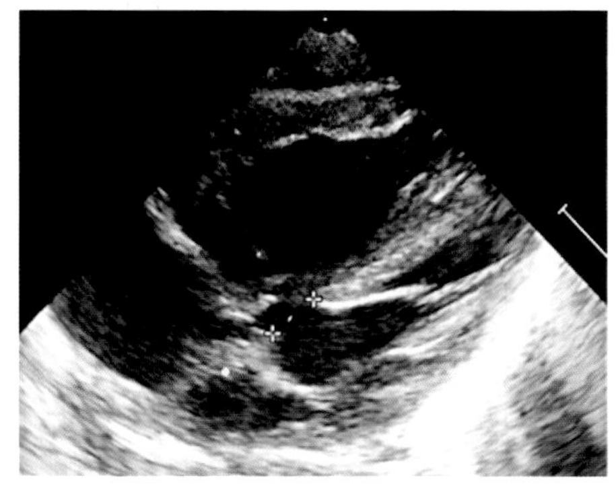

图 1-22-3　室间隔膜周部回声连续性中断

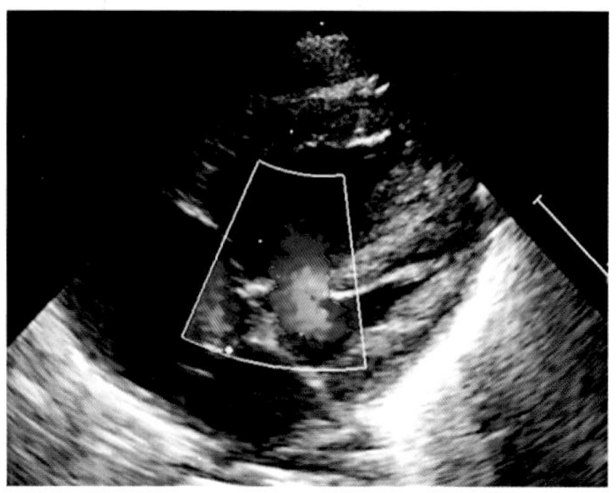

图 1-22-4　CDFI 显示右向左为主分流

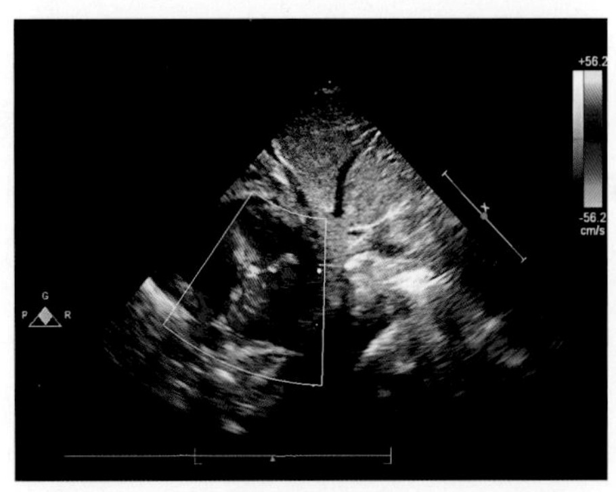

图 1-22-5　房间隔中部左向右穿隔分流

新生儿室缺 + 房缺不能解释扩大的右心系统和肥厚的右心室壁

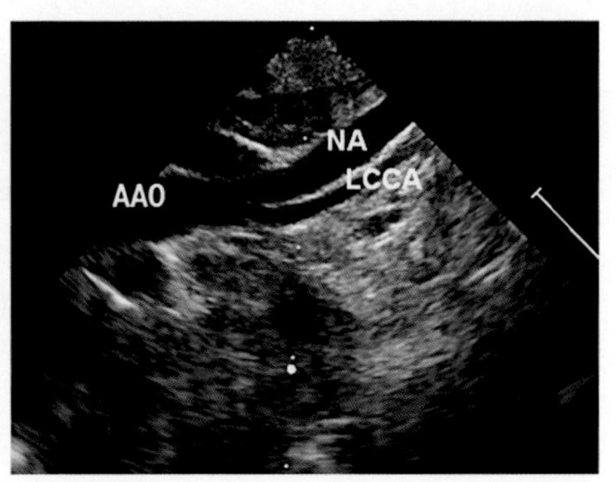

图 1-22-6　主动脉弓连续性中断，升主动脉发出头臂干及左颈总动脉

NA：无名动脉；LCCA：左颈总动脉；AAO：升主动脉

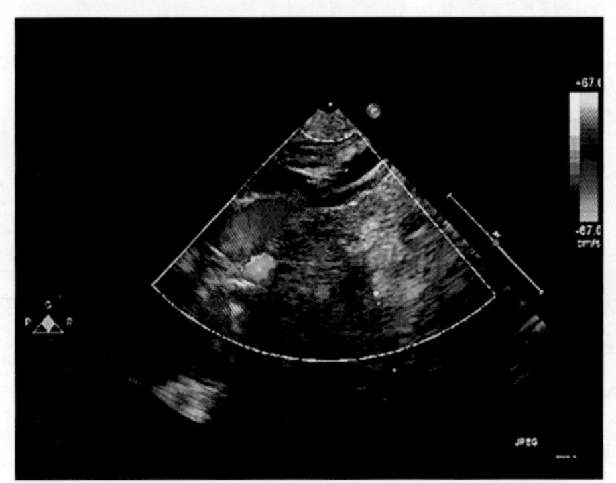

图 1-22-7　主动脉弓连续性中断，升主动脉发出头臂干及左颈总动脉

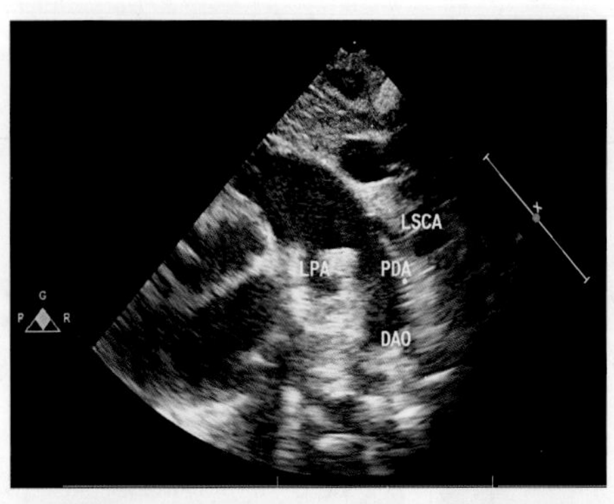

图 1-22-8　降主动脉通过导管与肺动脉相连，局部右向左分流，导管发出左锁骨下动脉

LPA：左肺动脉；LSCA：左侧锁骨下动脉；PDA：动脉导管未闭；DAO：降主动脉

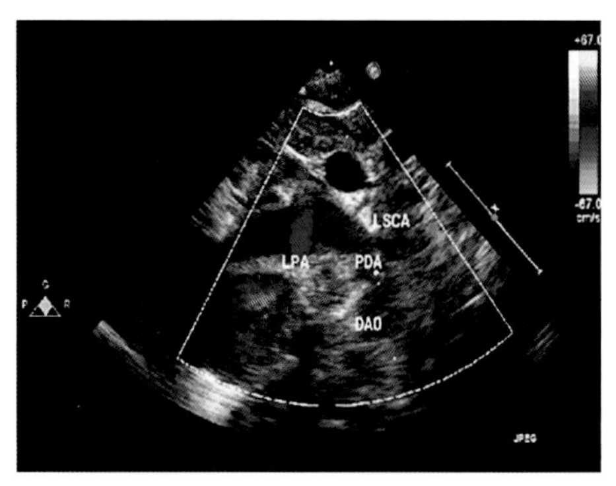

图 1-22-9 降主动脉通过导管与肺动脉相连，局部右向左分流，导管发出左锁骨下动脉

LPA：左锁骨下动脉；PDA：动脉导管未闭；DAO：降主动脉；LSCA：左侧锁骨下动脉

超声诊断 先天性心脏病：主动脉弓离断（B 型），动脉导管未闭（宽约 0.5 cm），室间隔缺损（膜周型，宽约 0.5 cm），房间隔缺损；右心房、右心室扩大；右心室壁肥厚；肺动脉高压。

※ 评 述

疾病概述

◆ 广义的主动脉弓离断包括主动脉弓离断和主动脉弓闭锁，前者在主动脉弓两个节段之间没有解剖连接，后者两节段间有残留的纤维束。

◆ 大部分主动脉弓离断患儿死于新生儿期，存活者几乎均合并动脉导管和室间室间隔缺损。

◆ 伴发其他畸形：主 – 肺动脉窗、主动脉瓣畸形、大动脉转位、房室瓣闭锁及主动脉分支血管畸形等。

◆ 临床表现：差异性发绀、收缩期杂音。

分型

分为 A、B、C 三种类型（图 1-22-10）

◆ A 型：发出三根血管后离断（NA、LCCA、LSA），降主动脉与动脉导管相连，常伴有 VSD 和严重肺高压，此型最常见，占 40% ~ 70%。

◆ B 型：发出二根血管后离断（NA、LCCA），占 30% ~ 55%。

◆ C 型：发出一根血管后离断（NA），少见，占 1% ~ 5%。

本例血流动力学特点（主动脉弓离断 B 型）

◆ 升主动脉与左心室相连，发出头臂干和左颈总动脉。

◆ 降主动脉通过动脉导管与肺动脉相连，因此，身体下半部的血液供应也主要靠右心室，右心负荷增加，出现肺动脉高压 、右心扩大、右心室壁肥厚。

◆ 升主动脉和降主动脉的血液分别来自左、右心室，上下肢可有差异性发绀。

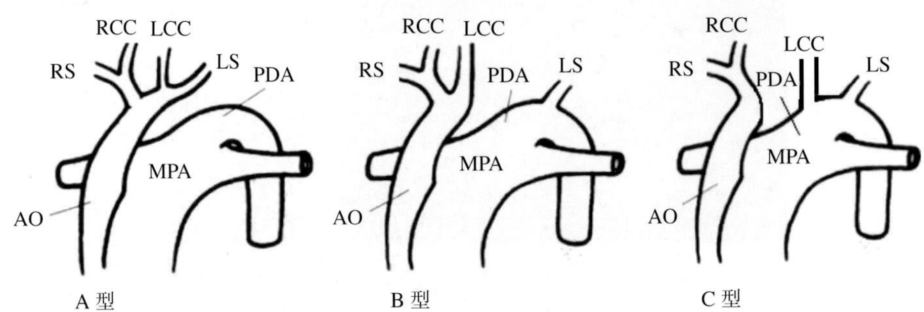

图 1-22-10　主动脉弓离断分型示意图

AO：主动脉；RS：右侧锁骨下动脉；RCC：右侧颈总动脉；LCC：左侧颈总动脉；LS：左侧锁骨下动脉；MPA：主肺动脉；PDA：动脉导管

鉴别诊断

主动脉缩窄

◆ 胸骨上窝切面主动脉弓及分支显示完整，主动脉弓与降主动脉间可见狭窄（膜性或肌性）；

◆ 主动脉弓与降主动脉间血流连续，缩窄部位血流五彩花色，频谱多普勒为收缩期高速射流信号。

第二十三节　主动脉窦瘤破裂

※ 病史

患者女性，34 岁，咳嗽、气促、乏力 1 个月，双下肢浮肿 10 余天入院，胸骨左缘 2 ~ 4 肋间闻及双期Ⅲ / Ⅳ级杂音。

※ 超声

超声表现　见图 1-23-1 ~ 图 1-23-4。

超声诊断　主动脉右冠窦瘤破入右心房。

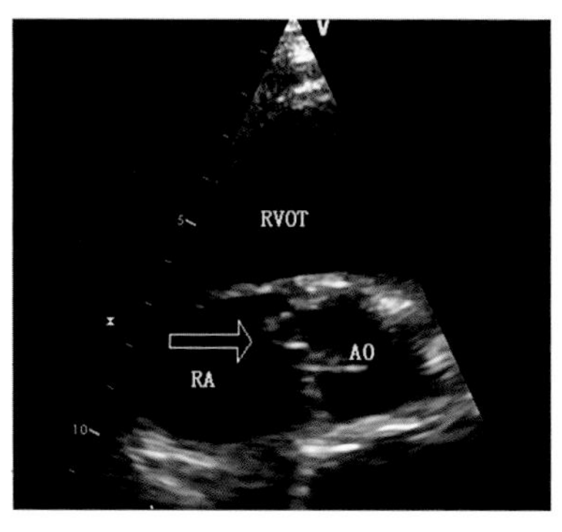

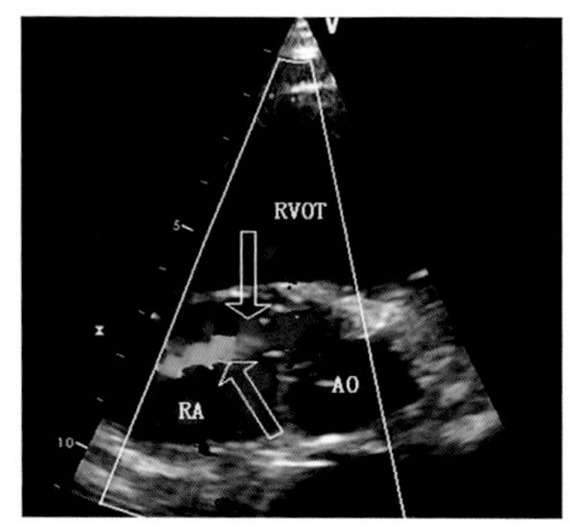

图 1-23-1　右冠窦瘤凸向右心房，瘤顶部回声中断（破口），局部可见大动脉与右心房间分流（⇧）

RA：右心室；AO：主动脉；RVOT：右心室流出道

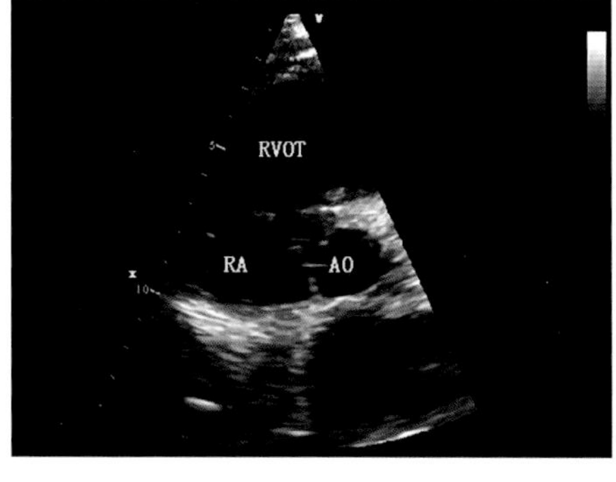

图 1-23-2　右冠窦瘤凸向右心房，瘤顶部回声中断（破口）

RA：右心室；AO：主动脉；RVOT：右心室流出道

第二十四节　肺动脉口狭窄

※ 病史

患者男性，23 岁，胸部不适 3 个多月，查体：胸骨左缘第二、三肋间收缩期杂音。

※ 超声

超声表现　见图 1-24-1 ~ 图 1-24-5。

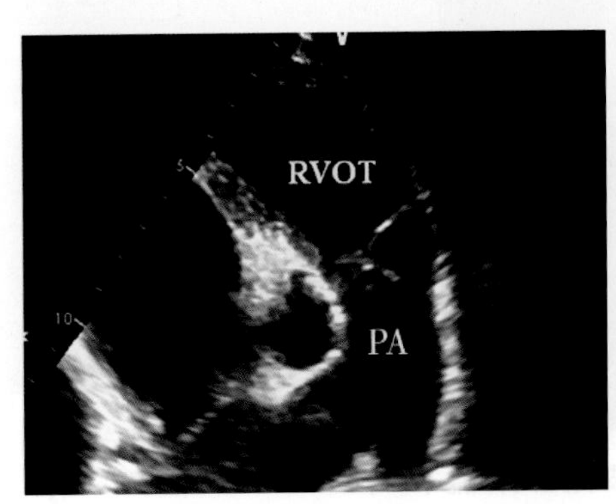

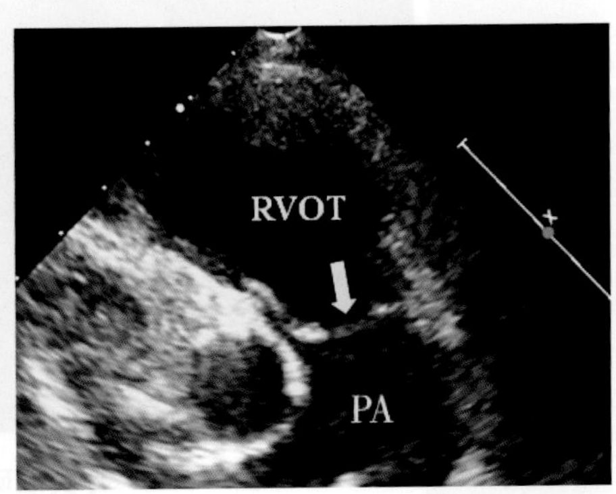

图 1-24-1　肺动脉瓣增厚，粘连，开放受限，开放形态呈圆拱形（⇧），肺动脉主干及分支增宽

PA：肺动脉；RVOT：右心室流出道

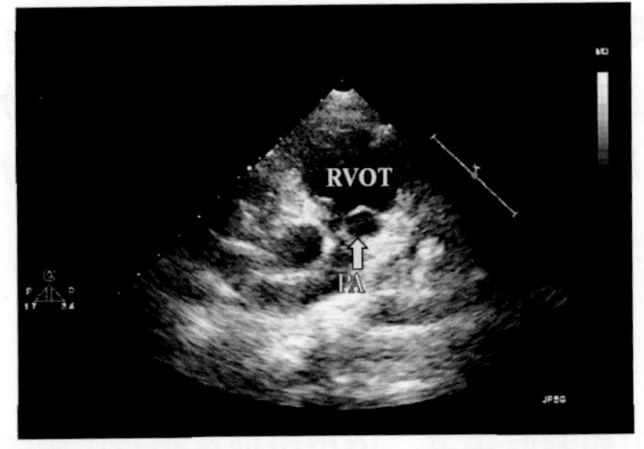

图 1-24-2　肺动脉瓣增厚，粘连，开放受限，开放形态呈圆拱形（⇧），肺动脉主干及分支增宽

PA：肺动脉；RVOT：右心室流出道

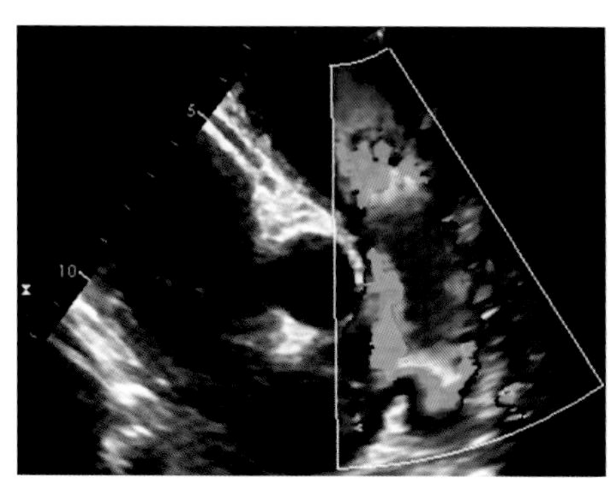

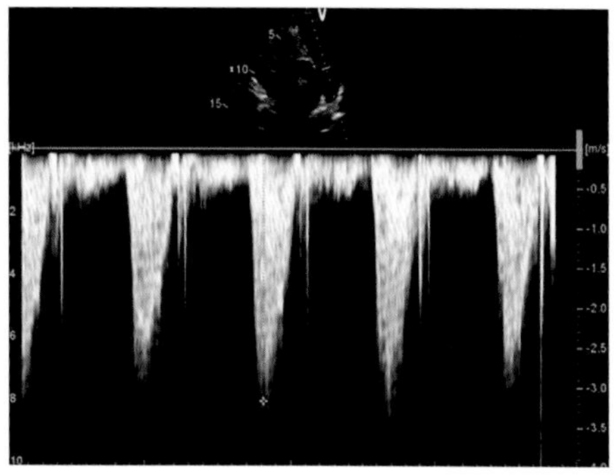

图 1-24-3　肺动脉瓣口血流速度增快，呈五彩花色，Vmax=317 cm/s

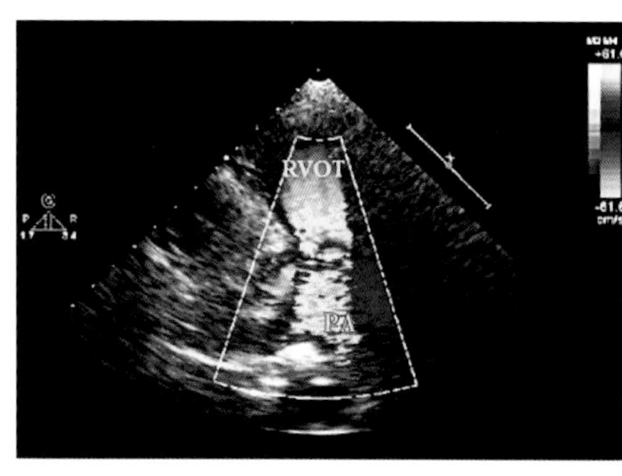

图 1-24-4　肺动脉瓣口流速增快，呈五彩花色

PA：肺动脉；RVOT：右心室流出道

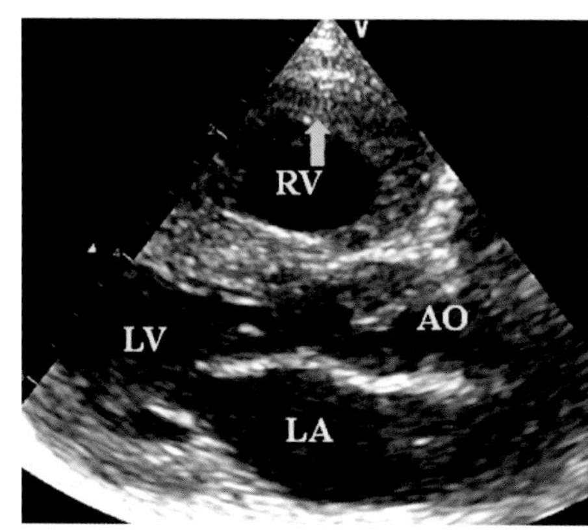

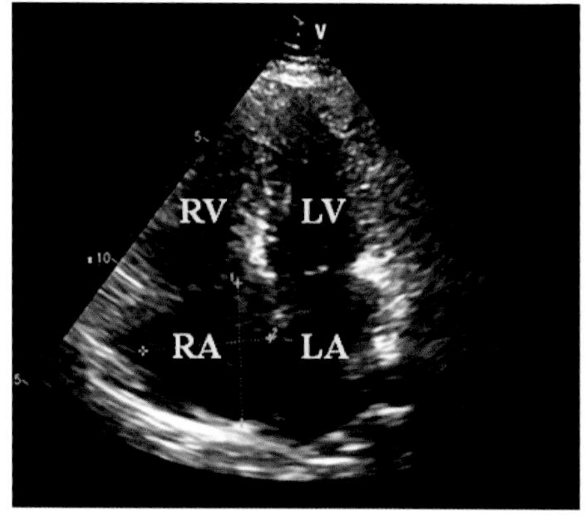

图 1-24-5　右心房、右心室扩大，右心室壁增厚（↑）

LA：左心房；LV：左心室；RA：右心房；RV：右心室；AO：主动脉

超声诊断　先天性心脏病：肺动脉瓣狭窄；右心房、右心室扩大；右心室壁肥厚。

※ 评述

疾病概述

◆ 肺动脉口狭窄指从右心室流出道到肺动脉分支间的任何梗阻，因先天畸形产生的狭窄，占先天性心血管病的 12% ~ 18%。

◆ 常见狭窄类型：肺动脉瓣狭窄，肺动脉瓣下（漏斗部狭窄），肺动脉瓣上（肺动脉主干及其分支狭窄），其可各自单独存在，亦可并存，其中室间隔完整的肺动脉狭窄是肺动脉口狭窄中最常见的类型，约占 90%。

分型（图 1-24-6、图 1-24-7）

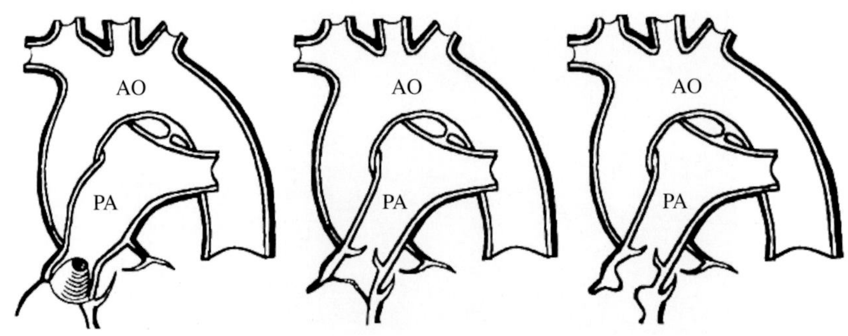

图 1-24-6　肺动脉口狭窄常见分型示意图

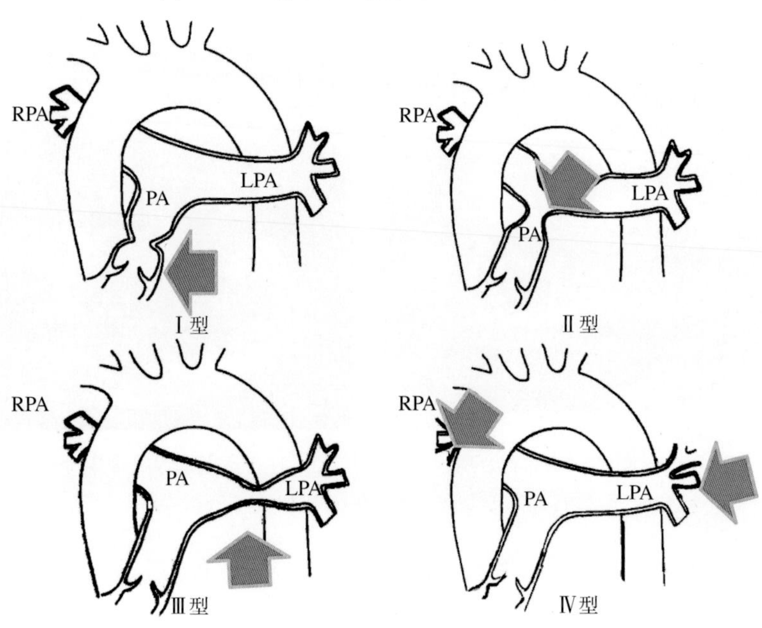

图 1-24-7　肺动脉瓣上狭窄 Ⅰ ~Ⅳ型示意，兼有Ⅰ ~ Ⅳ型中任何两型或多型病变者为Ⅴ型

箭头：狭窄部位

病理生理

- ◆ 肺动脉狭窄→右心室后负荷增大→右心室压力增高→右心室壁代偿性肥厚→右心房、右心室增大→心力衰竭。

临床症状

- ◆ 与肺动脉口狭窄程度有关，典型体征：胸骨左缘第二肋间闻及三级以上粗糙收缩期杂音；
- ◆ 常见症状：轻者无明显症状，重者有劳累后气急、心悸、胸痛，甚至晕厥。

治疗

- ◆ 轻度狭窄一般随访观察；
- ◆ 中重度狭窄手术治疗。

超声诊断

- ◆ 相应部位膜性或肌性狭窄的二维、彩色、频谱超声表现；
- ◆ 右心房、右心室扩大，室壁增厚，前壁厚度＞ 5 mm；
- ◆ 左右肺动脉分支狭窄超声不易诊断，根据超声图像，提示 CTPA 检查。

鉴别诊断

- ◆ 引起肺动脉血流速度增快的疾病：房间隔缺损、干下型室缺口、动脉导管未闭。
- ◆ 依据血流起源、二维解剖、频谱形态仔细检查鉴别。

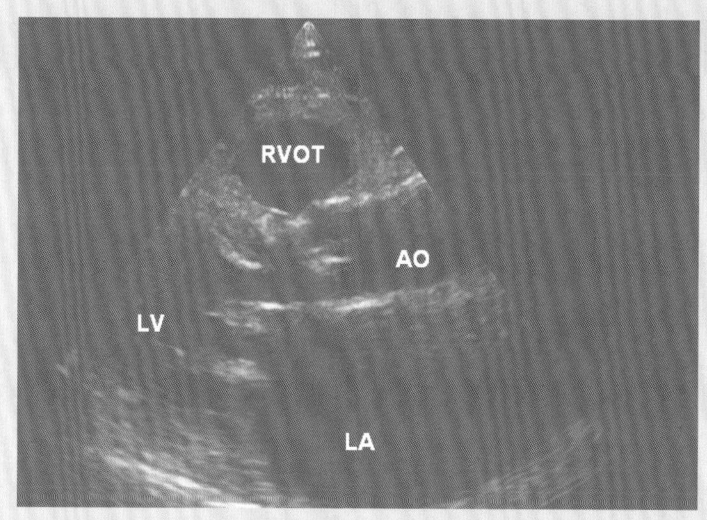

【第二章】

后天获得性心脏病

第一节　风湿性心脏病

病 例 1

※ 病史

患者男性，57 岁，无明显诱因出现活动后胸闷、气短 3 年，加重 1 周。

※ 超声

超声表现　见图 2-1-1 ~ 图 2-1-3。

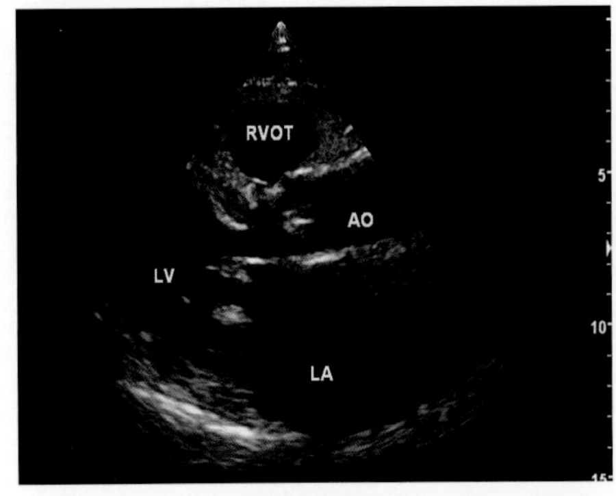

图 2-1-1　二尖瓣瓣尖增厚，回声增强，瓣叶开放受限

LA：左心房；LV：左心室；AO：主动脉；RVOT：右心室流出道

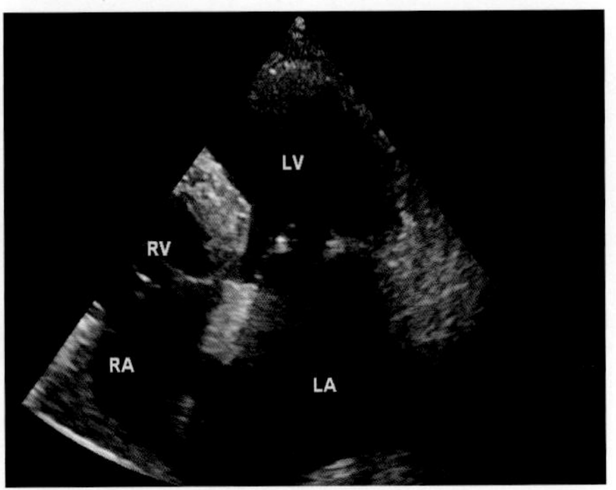

图 2-1-2　左心房扩大

LA：左心房；LV：左心室；RA：右心房；RV：右心室

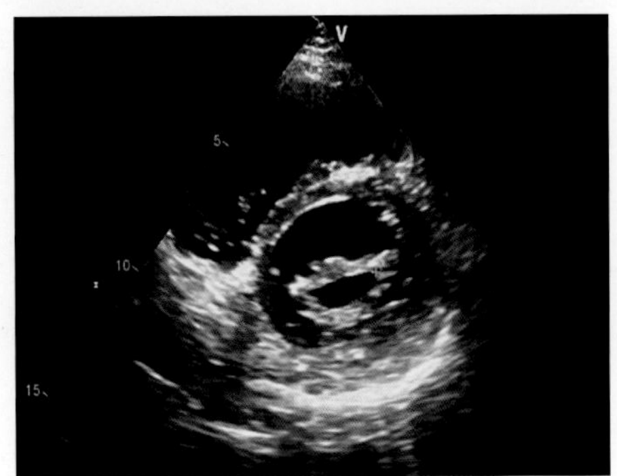

图 2-1-3　二尖瓣瓣口面积减小，轨迹法测瓣口面积 1.6 cm^2

超声诊断 风湿性心脏病：二尖瓣狭窄（轻度）；左心房扩大。

病 例 2

※ 病史

患者女性，60 岁，发现心脏杂音 32 年，晕厥 5 次，心电图：心房颤动。

※ 超声

超声表现 见图 2-1-4 ～ 图 2-1-6。

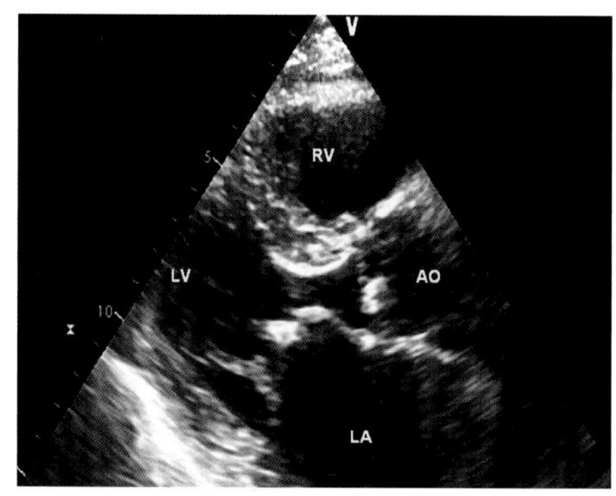

图 2-1-4 二尖瓣瓣尖增厚，回声增强、钙化，瓣叶开放受限

LA：左心房；LV：左心室；RV：右心室；AO：主动脉

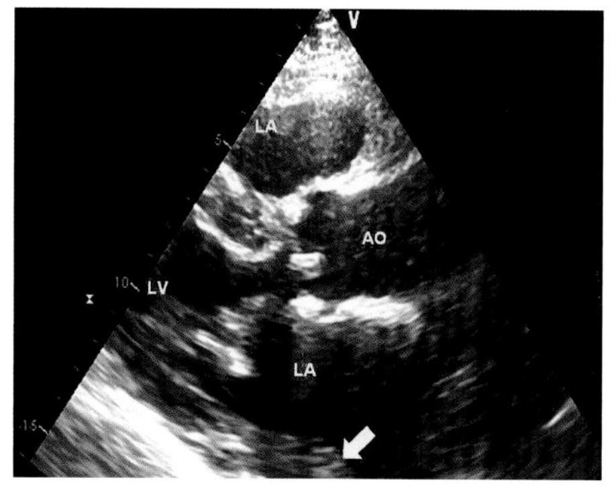

图 2-1-5 左心房扩大，左心房内附壁高回声团（↑）

LA：左心房；LV：左心室；RV：右心室；AO：主动脉

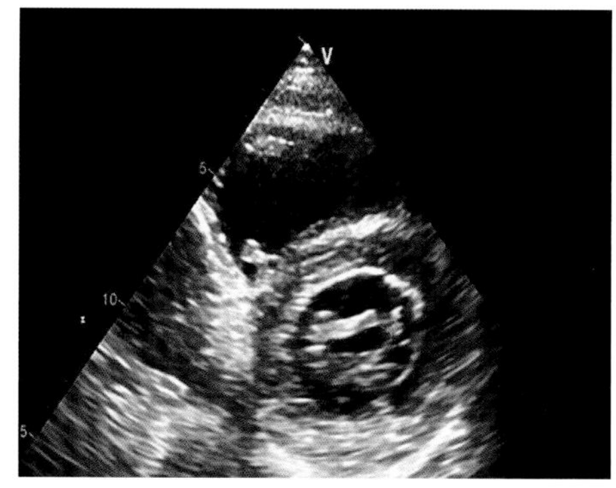

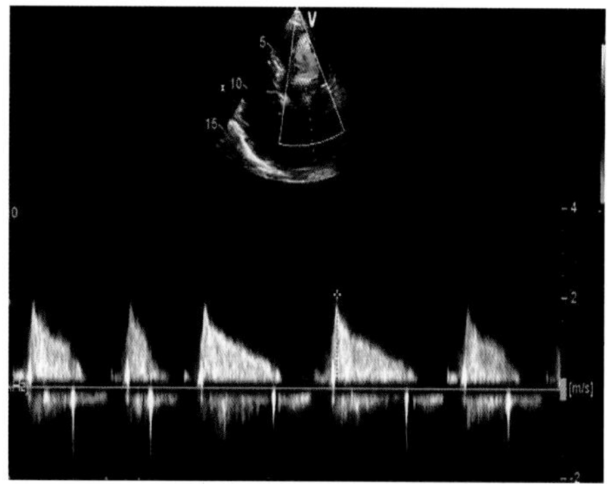

图 2-1-6 二尖瓣口面积减小，轨迹法测瓣口面积 1.0 cm^2，过瓣血流速度加快，Vmax=206 cm/s，PHT 法测瓣口面积 1.06 cm^2

超声诊断 风湿性心脏病；二尖瓣狭窄（中度）；左心房扩大；左心房附壁血栓形成。

病 例 3

※ 病史

患者男性，69 岁，活动后心慌、气短、胸痛伴出汗、乏力，心电图：心房颤动。

※ 超声

超声表现 见图 2-1-7 ~ 图 2-1-10。

超声诊断 风湿性心脏病：二尖瓣狭窄（重度）、关闭不全（轻度），主动脉瓣狭窄（中度）、关闭不全（中度）；左心房、右心房扩大；左心房及左心耳内多发附壁血栓形成。

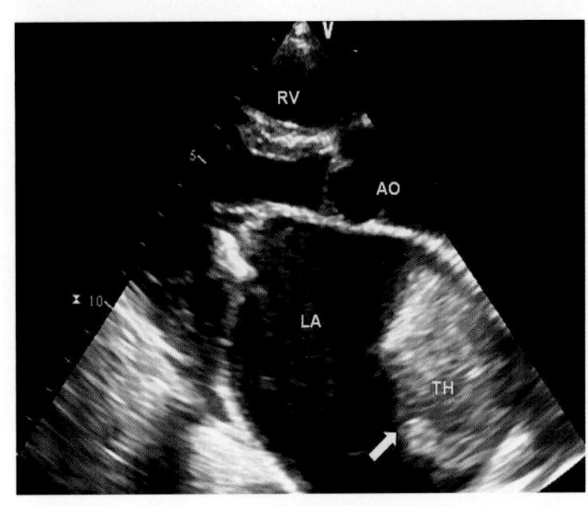

图 2-1-7 二尖瓣瓣尖增厚，回声增强、钙化（↑），瓣叶开放受限，瓣口面积 0.6 cm^2

LA：左心房；RV：右心室；AO：主动脉；TH：血栓

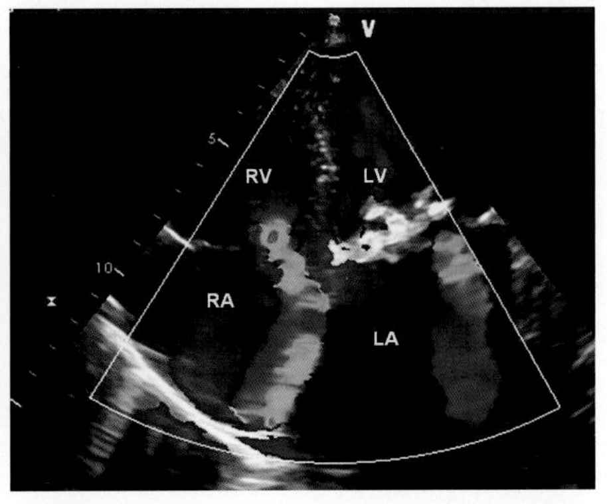

图 2-1-8 左心房、右心房扩大，左心房内附壁高回声团，二尖瓣、三尖瓣口少量反流

LA：左心房；LV：左心室；RA：右心房；RV：右心室；

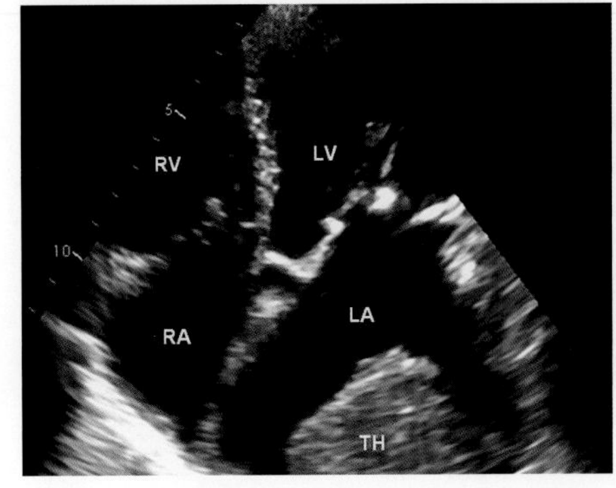

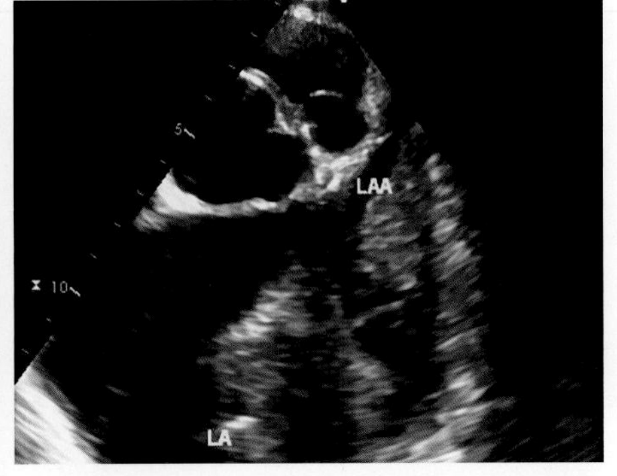

图 2-1-9 左心房及左心耳内多发附壁血栓

TH：血栓；LA：左心房；LV：左心室；RA：右心房；RV：右心室；LAA：左心耳

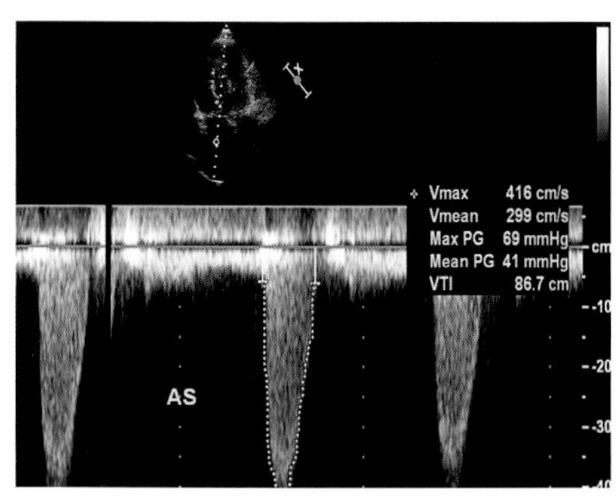

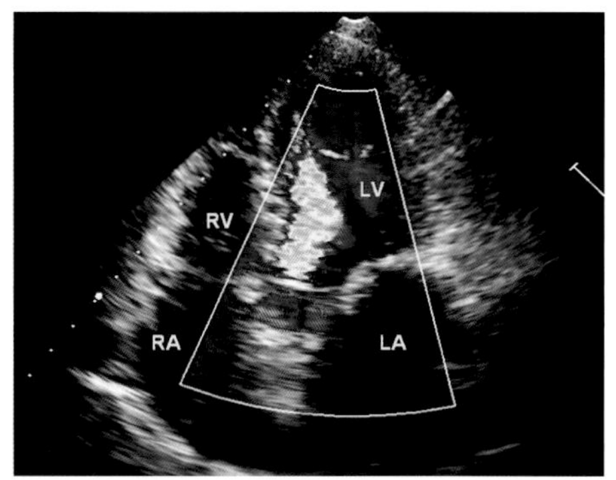

图 2-1-10 主动脉瓣狭窄，Vmax=416 cm/s，△ P=69 mmHg，Vmean=299 cm/s，△ P=41 mmHg，瓣口中量反流

AS：主动脉瓣狭窄；LA：左心房；LV：左心室；RA：右心房；RV：右心室

※ 评述

疾病概述

- 凡病变累及心脏瓣膜，引起瓣叶及腱索、乳头肌、瓣环等形态结构异常和功能障碍者，一般统称为瓣膜性心脏病；
- 引起瓣膜性心脏病的病因：风湿性、非风湿性；
- 风湿性心脏病（简称风心病）是最常见的心脏病之一，多见于儿童和青壮年，尤以女性多见；
- 可累及一个或多个心脏瓣膜，二尖瓣多见，主动脉瓣其次，很少累及三尖瓣和肺动脉瓣；
- 受累的瓣膜可出现狭窄和 / 或关闭不全，一个以上瓣膜同时受累者称为联合瓣膜病，主要是二尖瓣合并主动脉瓣病变。

二尖瓣狭窄及关闭不全超声表现（表 2-1-1、表 2-1-2）

- 二尖瓣叶增厚、粘连，开放受限，瓣口面积缩小；
- 二尖瓣过瓣流速加快，左心房内血流瘀滞，呈“云雾状”；
- 左心房扩大，可合并血栓；
- 合并关闭不全时，收缩期瓣口可见反流。

二尖瓣口面积测量最常用方法

- 轨迹法；
- PHT 法。

表 2-1-1　二尖瓣狭窄程度分级

指标		轻度	中度	重度
主要指标	瓣口面积（cm^2）	>1.5	1.0~1.5	<1.0
辅助指标	平均压差（mmHg）	<5	5~10	>10
	肺动脉压力（mmHg）	<30	30~50	>50

表 2-1-2　二尖瓣关闭不全程度分级

指标	轻度	中度	重度
反流束范围	局限瓣环附近	达左心房中部	达左心房顶或肺静脉
反流束面积/左心房面积	<20%	20%~40%	>40%

主动脉瓣狭窄及关闭不全超声表现（表 2-1-3、表 2-1-4）

- 主动脉瓣叶增厚、粘连，开放受限，瓣口面积缩小；
- 过瓣流速加快；
- 左心室壁增厚、对称性；
- 合并关闭不全时，舒张期瓣口可见反流。

表 2-1-3　主动脉瓣狭窄程度分级

指标	轻度	中度	重度
主动脉瓣口最大流速（m/s）	<3.5	3.5~4.4	>4.5
主动脉瓣平均跨瓣压差（mmHg）	<20	20~50	>50
主动脉瓣瓣口面积（连续方程法）	>1.0	0.75~1.0	<0.75

表 2-1-4　主动脉瓣关闭不全程度分级

指标	少量反流	中量反流	大量反流
反流术的宽度（缩流径）与主动脉瓣环径比值	<30%	30% ~ 60%	>60%

超声价值

- 确定有无狭窄、关闭不全；
- 病变程度分级；
- 评估心脏功能，观察有无并发症；
- 评估疗效，定期随访。

第二节 心脏人工瓣膜评估

※ 病史

患者男性，52 岁，不明原因高热、寒战，体温最高 38.3 ℃；1 个月前因二尖瓣中度关闭不全行二尖瓣机械瓣置换术；临床查体情况良好；既往史：慢性肾衰竭，Ⅱ型糖尿病，高血压Ⅲ级。

※ 超声

超声表现 见图 2-2-1 ~ 图 2-2-3。

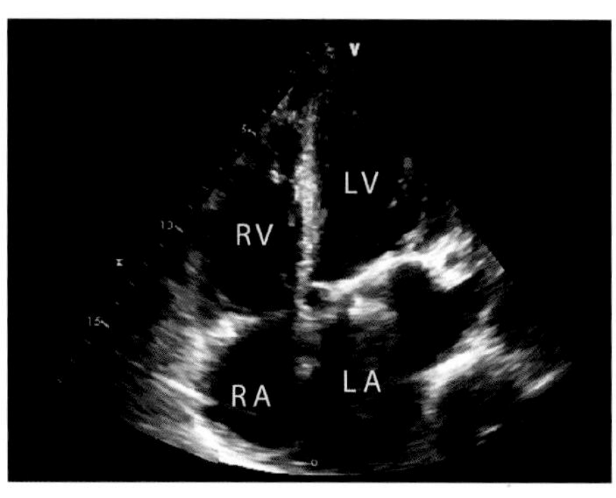

图 2-2-1 心尖四腔显示二尖瓣置换术后，人工瓣呈强回声，位置固定，未见异常回声附着

RA：右心房；RV：右心室；LA：左心房；LV：左心室

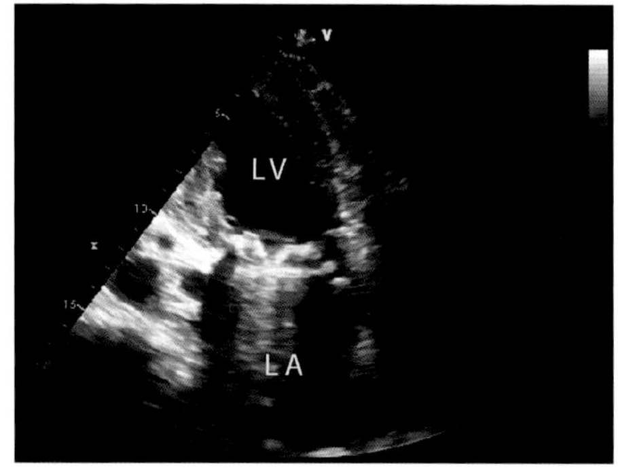

图 2-2-2 心尖两腔显示二尖瓣置换术后，人工瓣呈强回声，位置固定，未见异常回声附着

LA：左心房；LV：左心室

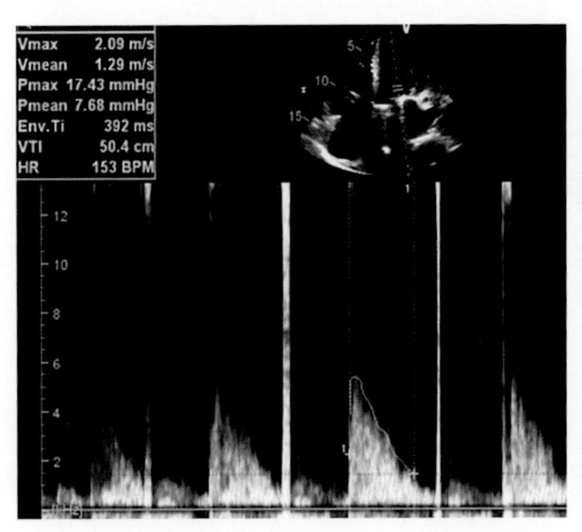

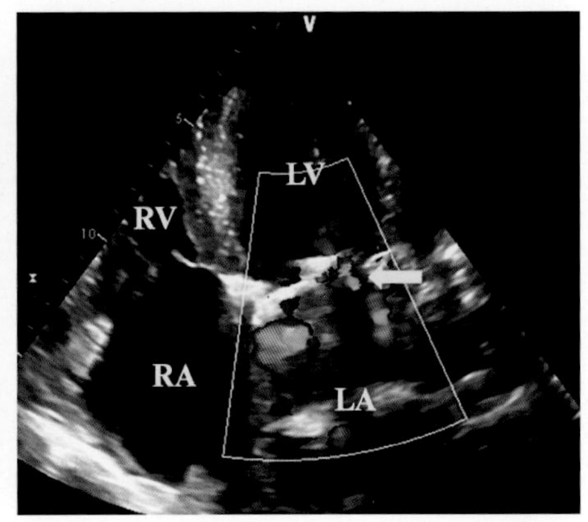

图 2-2-3　过瓣血流速度正常，Vmax=209 cm/s，△ P=17 mmHg，Vmean=129 cm/s，△ P=7.8 mmHg；瓣周可见少量反流（⬆）

LA：左心房；LV：左心室；RA：右心房；RV：右心室

超声诊断　二尖瓣置换术后：瓣周少量反流。

※ 抗感染治疗 1 个月后

抗感染等对症治疗后体温可降至正常，1 天前透析时再次出现体温升高、寒战。

※ 超声

超声表现　见图 2-2-4 ~ 图 2-2-7。

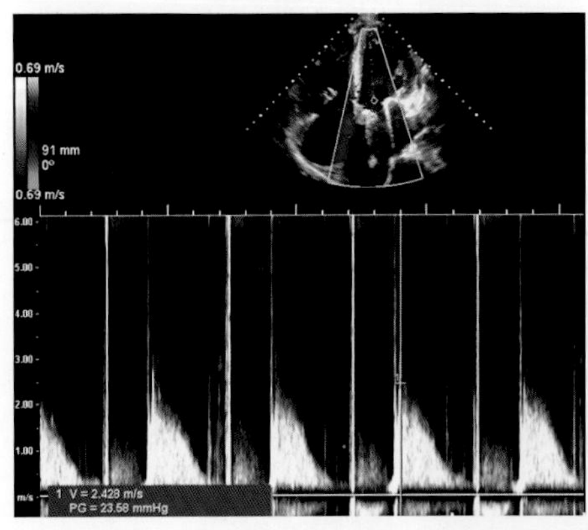

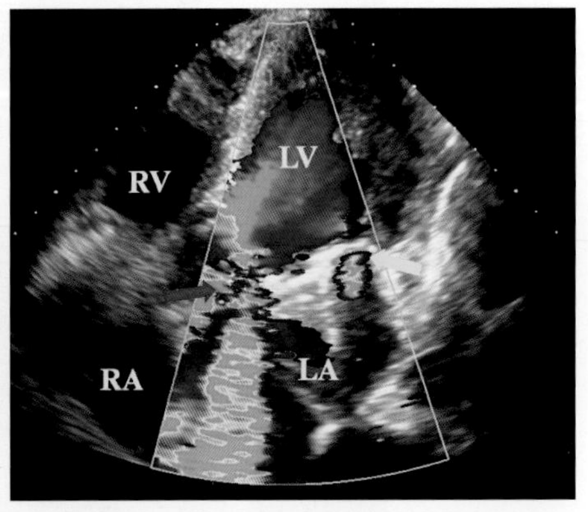

图 2-2-4　二尖瓣人工瓣过瓣流速 Vmax=242 m/s，瓣周房间隔侧及外侧均可见反流束，房间隔侧为中 - 大量反流（⬆），外侧为少量反流（⬆）

LA：左心房；LV：左心室；RA：右心房；RV：右心室

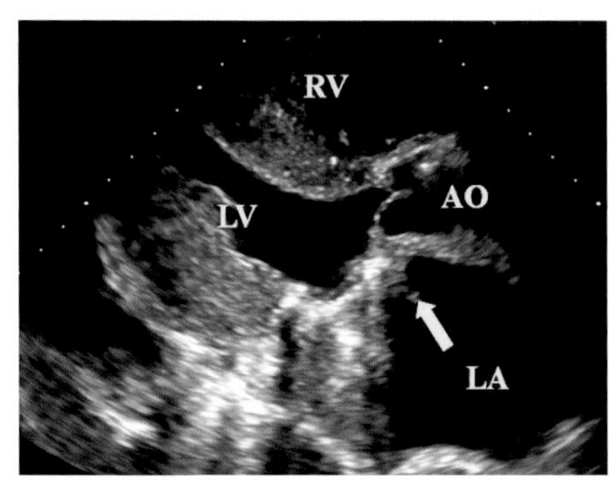

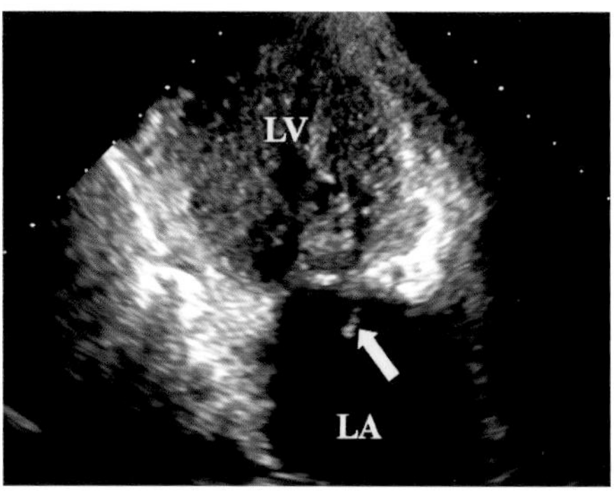

图 2-2-5 二尖瓣左心房侧多发团状及条状高回声（↑）

AO：主动脉；LA：左心房；LV：左心室；RV：右心室

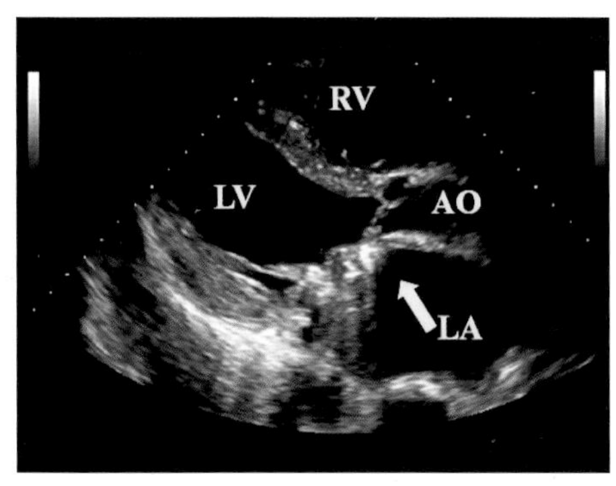

图 2-2-6 左心室长轴切面显示人工瓣左心房侧多发团状及条状高回声，随心动周期摆动（↑）

AO：主动脉；LA：左心房；LV：左心室；RV：右心室

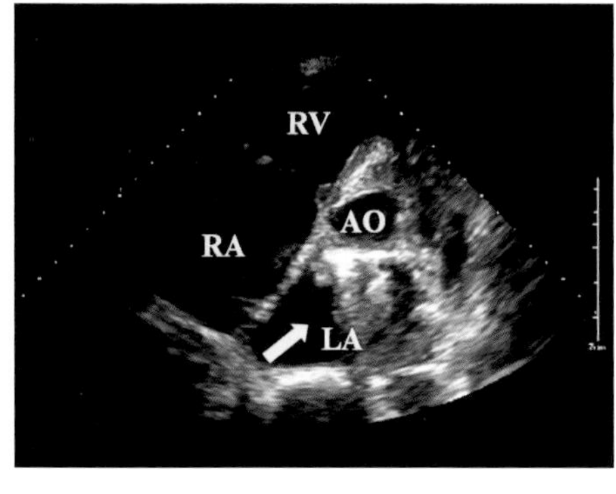

图 2-2-7 大动脉短轴切面显示人工瓣左心房侧多发团状及条状高回声，随心动周期摆动（↑）

AO：主动脉；LA：左心房；RA：右心房；RV：右心室

超声诊断 二尖瓣置换术后：与 1 个月前结果比较瓣周外侧反流无明显变化，房间隔侧新出现瓣周漏；人工瓣左心房侧赘生物形成。

※ 评述

疾病概述

◆ 根据人工心脏瓣膜的材料，目前分为两大类：机械瓣和生物瓣。

（1）机械瓣（图 2-2-8A）

- 种类：临床常用侧倾碟瓣、双叶碟瓣。
- 优点：耐久性好、型号多、寿命长（40 ~ 50 年）。
- 缺点：血栓、栓塞发生率高，可引起溶血，需终身抗凝。
- 适用：60 岁以下、具有良好医疗条件保证持久抗凝者分型。

（2）生物瓣（图 2-2-8B）

- 种类：有支架 / 无支架生物瓣、同种瓣、自体瓣。
- 优点：血栓、栓塞发生率低，抗感染力强，无须终身抗凝。
- 缺点：耐久性差，易老化，寿命短（15 ~ 20 年）。
- 适用：60 岁以上、儿童、没有抗凝条件或有出血倾向者。

◆ 临床常见置换瓣膜为：二尖瓣和 / 或主动脉瓣。

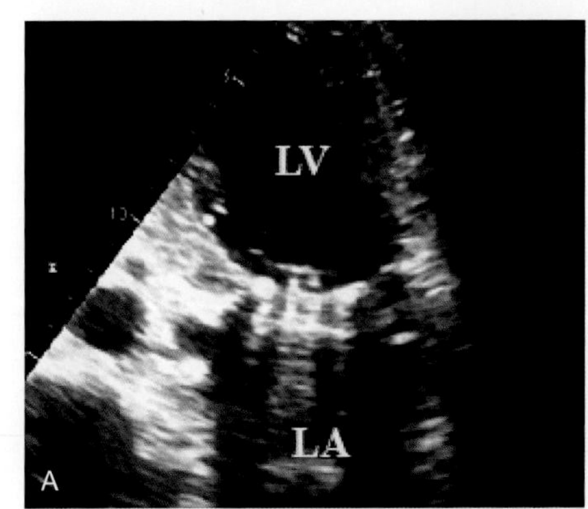

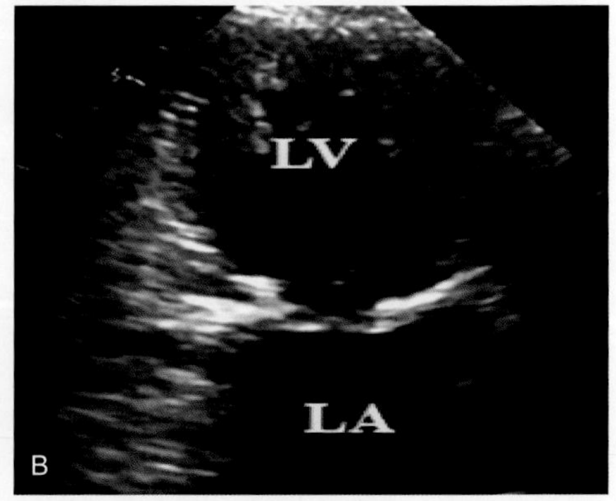

图 2-2-8　机械瓣（图 A）与生物瓣（图 B）

LA：左心房；LV：左心室

超声评价

◆ 术后人工瓣膜评价通常在术后 3 个月内，一般认为术后第一次随访应建立基础值，作为长期随访的基线资料。

◆ 心功能测定：心功能减低时，可低估主动脉人工瓣跨瓣压差，漏诊主动脉瓣狭窄。

◆ 室壁运动：是否协调，有无减弱。

◆ 心腔异常回声：有无血栓，血栓位置，与人工瓣距离等。

◆ 人工瓣膜功能：① 二维：识别瓣膜类型及种类（机械瓣 / 生物瓣）；观察瓣叶结构、

启闭情况，瓣架稳定性；瓣周有无赘生物或血栓等异常回声；② CDFI 显示反流大小、部位、方向等，有无瓣周漏；③ 频谱多普勒：过瓣峰值流速（Vmax）、峰值跨瓣压差（PG）、平均跨瓣压差（mPG）、压力减半时间（PHT）等。

由于机械材料声影、混响等影响，二维图像有时欠佳，功能评价主要依据血流动力学。

瓣膜功能异常评价

◆ 原发人工瓣膜损害：多见于生物瓣。

• 生物瓣撕裂：表现同瓣叶裂。

• 生物瓣退行性变：与自体瓣膜退行性变超声表现相似。

◆ 人工瓣膜血栓形成：瓣膜血栓是机械瓣狭窄及病理性中心性反流的常见原因，由于人工材料产生声影遮蔽，常规超声较难显示瓣膜血栓，TEE 可提高其检出率。

◆ 人工瓣膜狭窄（表 2-2-1）：是否狭窄，根据人工瓣膜类型、瓣体运动、血流参数、心功能、前后负荷等因素综合判断。通常，二尖瓣狭窄：Vmax ＞ 2.5 m/s、mPG ＞ 10 mmHg、PHT ＞ 200 ms；主动脉瓣狭窄：Vmax ＞ 3.5 m/s 、mPG ＞ 30 mmHg。

表 2-2-1 人工瓣狭窄程度评价

	机械瓣	生物瓣
二尖瓣	Vmax≤2.5 m/s PG＜25 mmHg mPG＜8 mmHg PHT＜150 ms	瓣叶厚度＜3 mm mPG＜5 mmHg
主动脉瓣	Vmax≤3.5 m/s PG＜45 mmHg mPG＜25 mmHg	瓣叶厚度＜3 mm mPG＜20 mmHg

◆ 人工瓣膜卡瓣

• 间断开启：某些心动周期中瓣膜不开放，无过瓣血流。

• 开放持续时间异常：具有开放运动，但开放持续时间与其他瓣膜运动、心动周期、心率、心律等不一致，易漏诊。

◆ 人工瓣反流

• 生理性：常见，主要见于机械瓣，CDFI 显示一束或多束，反流束细，反流量小，持续时间短。

• 病理性：机械瓣：单纯的病理性反流比较少见，如出现，通常与狭窄同时出现；生物瓣：明显反流常有瓣叶增厚，如不增厚，可见震颤或脱垂等。

• 瓣周漏：于缝合环与瓣环间可见反流束。反流与瓣周漏的鉴别关键在于反流束起始位置。

◆ 感染性心内膜炎

• 瓣周脓肿：常见于主动脉瓣置换术后。常见部位：主动脉后壁与二尖瓣前叶间的疏松组织内。超声表现：主动脉后壁与二尖瓣前叶间距离加大，内部呈低回声或液性无回声区，脓肿较大可造成狭窄或关闭不全；破溃后易合并瓣周漏。

• 感染性赘生物：超声表现与自体瓣赘生物相似，但由于材料影响，易漏诊，需结合临床，仔细检查。

另附病例 1

※ 病史

患者女性，57 岁，二尖瓣置换术后 2 个月复查。

※ 超声

超声表现 见图 2-2-9。

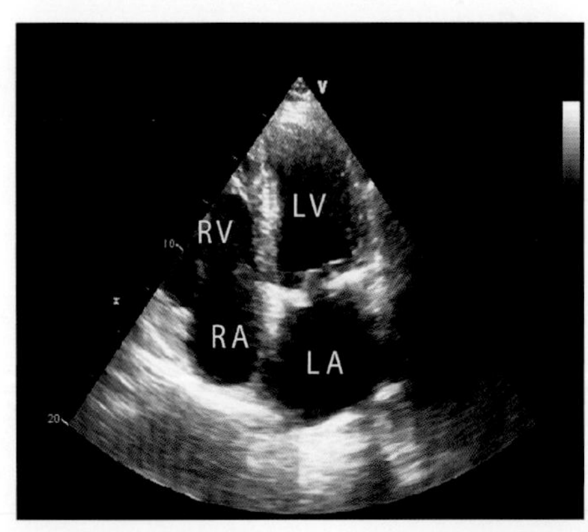

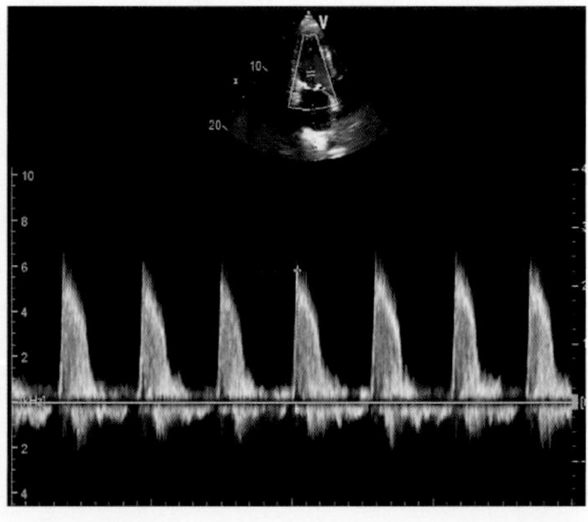

图 2-2-9 二尖瓣置换术后，人工瓣呈生物瓣膜回声，过瓣流速 Vmax=226 m/s，未见异常回声附着，瓣口及瓣周未见明显反流

LA：左心房；LV：左心室；RA：右心房；RV：右心室

超声诊断 二尖瓣置换术后：人工瓣未见明显异常。

另附病例 2

※ 病史

患者女性，55 岁，二尖瓣置换术后 2 年，房颤。

※ 超声

超声表现 见图 2-2-10、图 2-2-11。

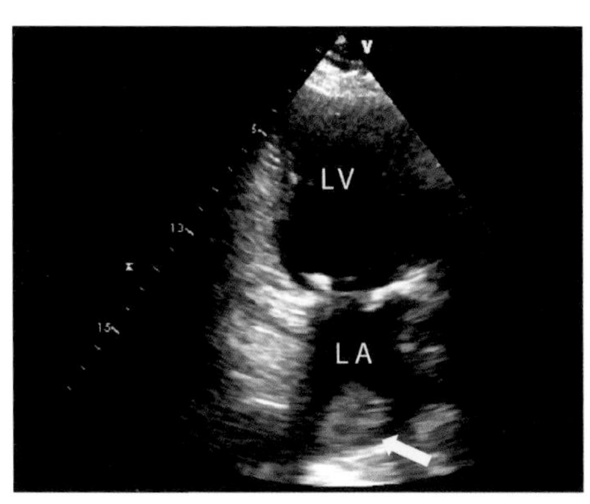

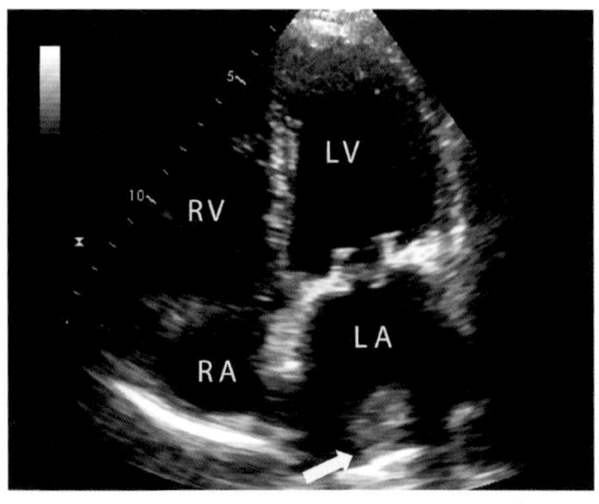

图 2-2-10 二尖瓣置换术后，生物瓣膜回声，位置固定，未见异常回声附着，左心房顶可见一等低回声团（↑），大小 3.1 cm × 2.3 cm，与室壁分界清楚，左心房扩大

LA：左心房；LV：左心室；RA：右心房；RV：右心室

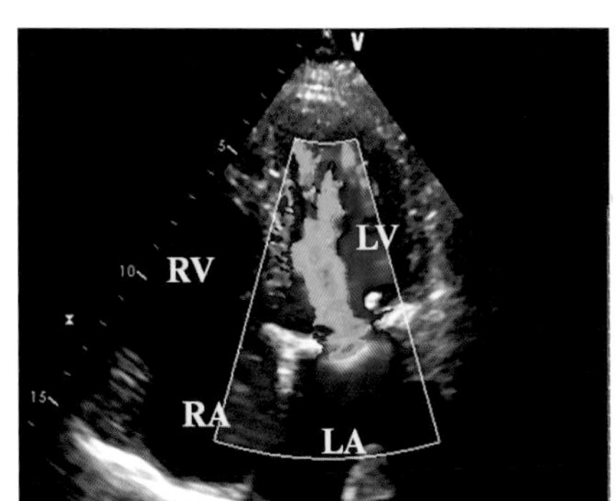

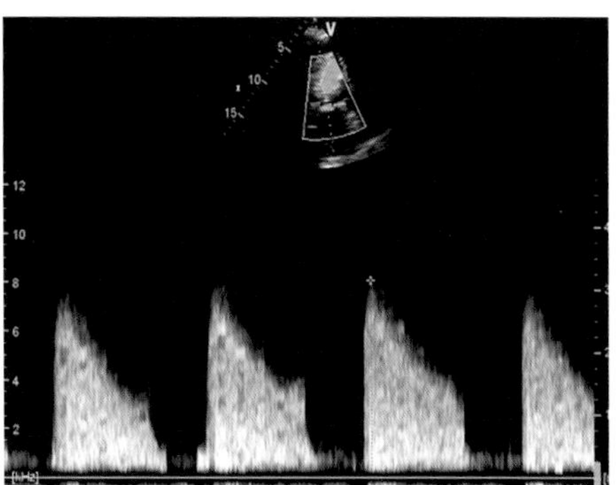

图 2-2-11 人工瓣过瓣流速加快，Vmax=314 m/s，PHT 延长，瓣周及瓣口未见明显反流

LA：左心房；LV：左心室；RA：右心房；RV：右心室

超声诊断 二尖瓣置换术后：过瓣流速加快——考虑狭窄；左心房扩大；左心房内血栓形成。

另附病例 3

※ 病史

患者女性，62 岁，胸闷、气短，伴发热，最高 39.2℃，二尖瓣置换术后 7 年。

※ 超声

超声表现 见图 2-2-12 ~ 图 2-2-14。

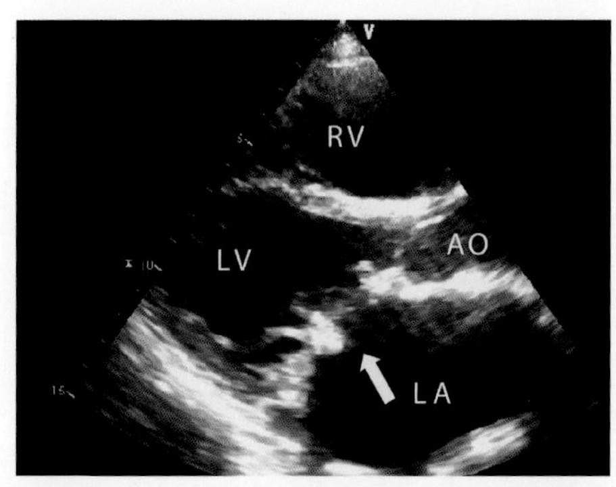

图 2-2-12　左心室长轴切面显示二尖瓣置换术后，生物瓣膜回声，人工瓣左心房侧可见一高回声团（↑），大小 0.9 cm × 0.5 cm，随心动周期活动明显

LA：左心房；LV：左心室；RV：右心室；AO：主动脉

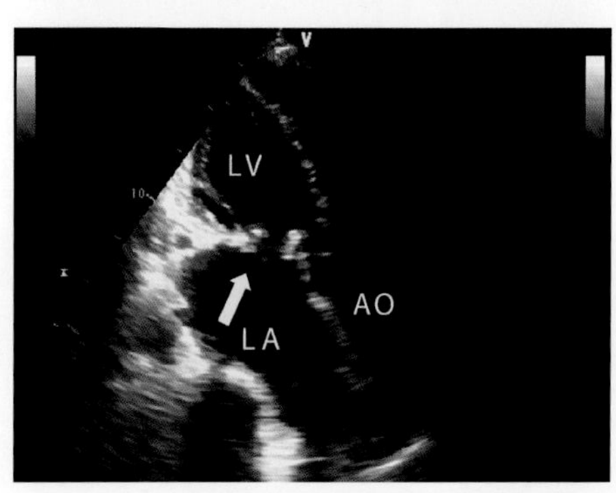

图 2-2-13　心尖三腔切面显示二尖瓣置换术后，生物瓣膜回声，人工瓣左心房侧可见一高回声团（↑），大小 0.9 cm × 0.5 cm，随心动周期活动明显

LA：左心房；LV：左心室；AO：主动脉

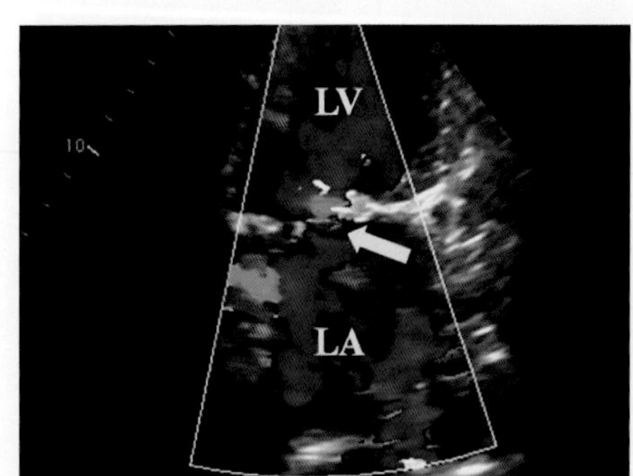

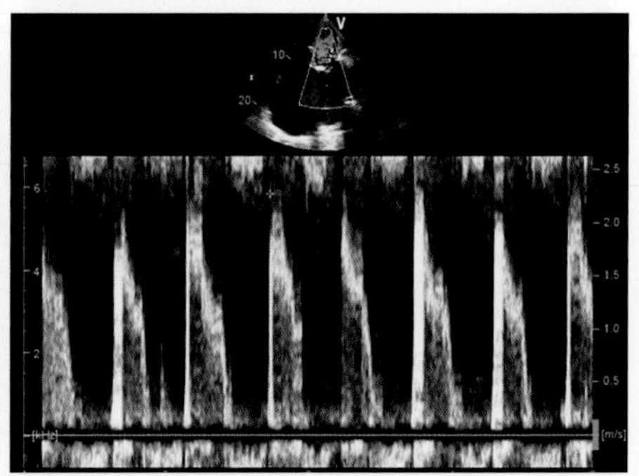

图 2-2-14　CDFI 显示过瓣流速正常，Vmax=228 m/s，瓣口少量反流（↑）

LA：左心房；LV：左心室

超声诊断　二尖瓣置换术后：人工瓣赘生物形成。

第三节 感染性心内膜炎

病例 1

※ 病史

患者男性，58 岁，活动后气短，持续高热，最高 39℃，血培养阳性，主动脉瓣区收缩期Ⅲ / Ⅵ级杂音。

※ 超声

超声表现 见图 2-3-1 ~ 图 2-3-4。

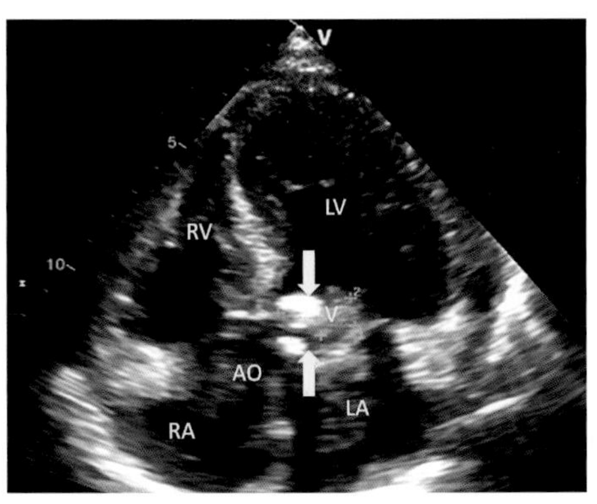

图 2-3-1 主动脉瓣不均质高回声团（↑），随瓣叶启闭有活动性

LA：左心房；LV：左心室；RA：右心房；RV：右心室；AO：主动脉；V：心内膜

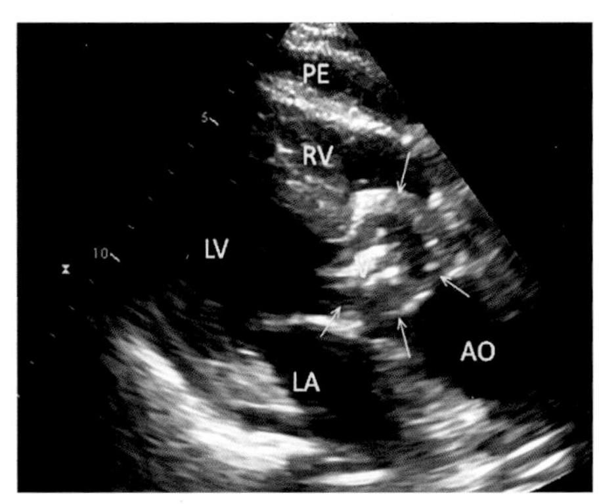

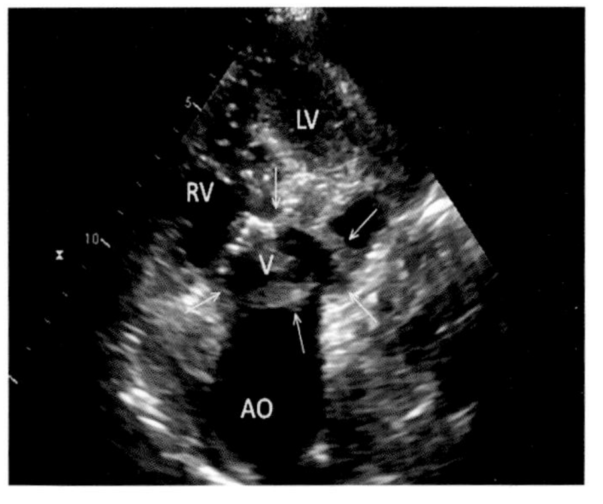

图 2-3-2 不同切面显示主动脉瓣周厚壁无回声区（↑）

LA：左心房；LV：左心室；PE：心包积液；RV：右心室；AO：主动脉；V：心内膜

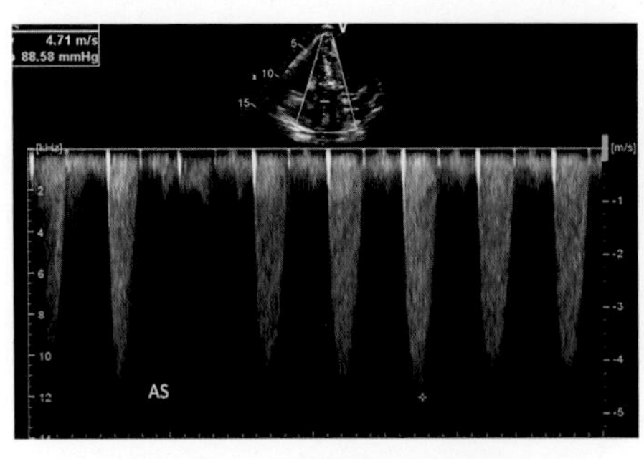

图 2-3-3　主动脉瓣重度狭窄

Vmax=471 cm/s，压差 89 mmHg

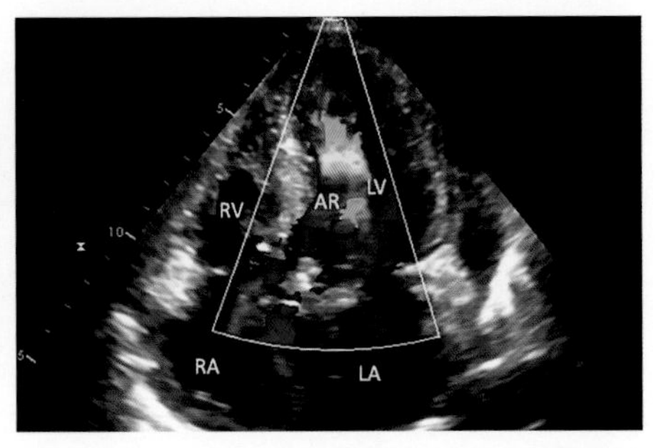

图 2-3-4　主动脉瓣口少量反流

LA：左心房；LV：左心室；RA：右心房；RV：右心室；AR：主动脉瓣反流

超声诊断　主动脉瓣赘生物形成、瓣周脓肿；主动脉瓣重度狭窄、轻度关闭不全。

——考虑感染性心内膜炎改变

术中诊断　亚急性感染性心内膜炎，瓣膜性心脏病，主动脉瓣狭窄。

※ 病理

病理表现　见图 2-3-5。

病理诊断　主动脉瓣及赘生物：纤维组织增生、玻变伴片状坏死、炎性渗出及钙化。

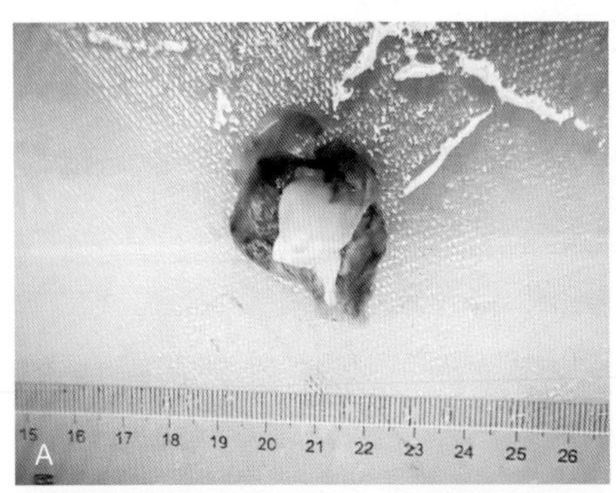

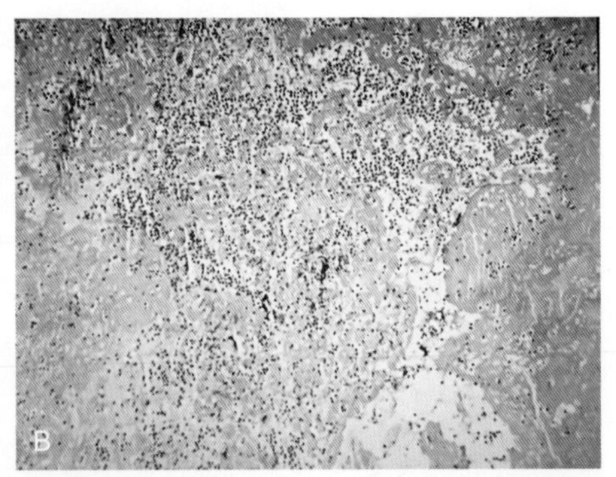

图 2-3-5　主动脉瓣及赘生物

A. 大体病理；B. 镜下病理，HE 染色，×100

病 例 2

※ 病史

患者女性，28 岁，反复发热 3 个月余，最高 39.7℃，血培养阴性，曾抗感染治疗，主动脉瓣区收缩期Ⅲ / Ⅵ级杂音。

※ 超声

超声表现 见图 2-3-6 ~ 图 2-3-9。

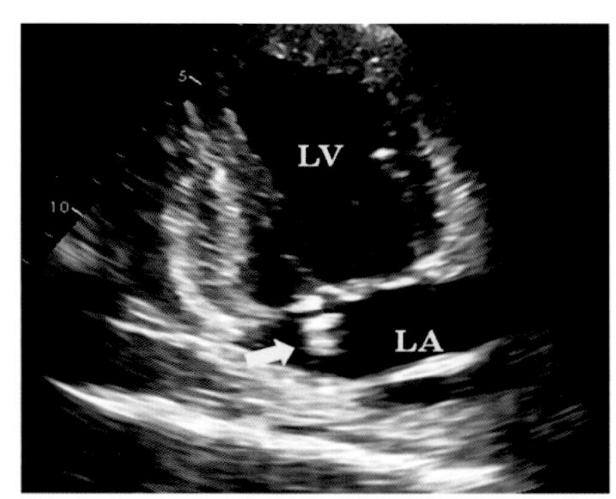

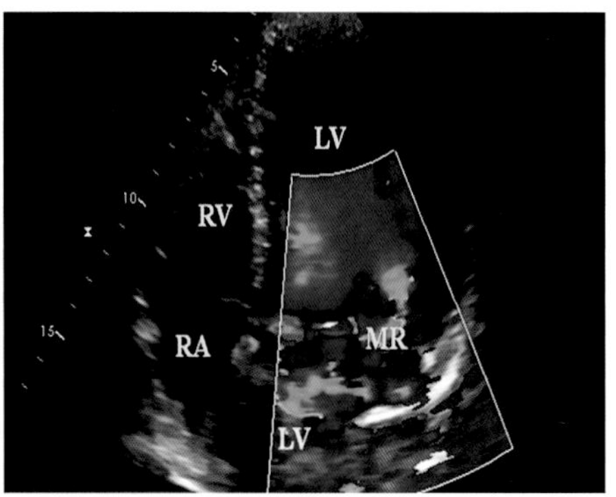

图 2-3-6 二尖瓣后叶不均质高回声团（↑），二尖瓣口中量反流

MR：反流；LV：左心室；RA：右心房；RV：右心室

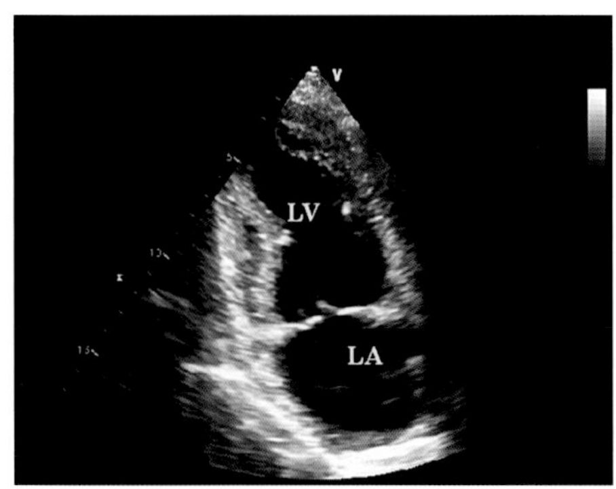

图 2-3-7 二尖瓣后叶不均质高回声团，随瓣叶启闭有活动性

LA：左心房；LV：左心室

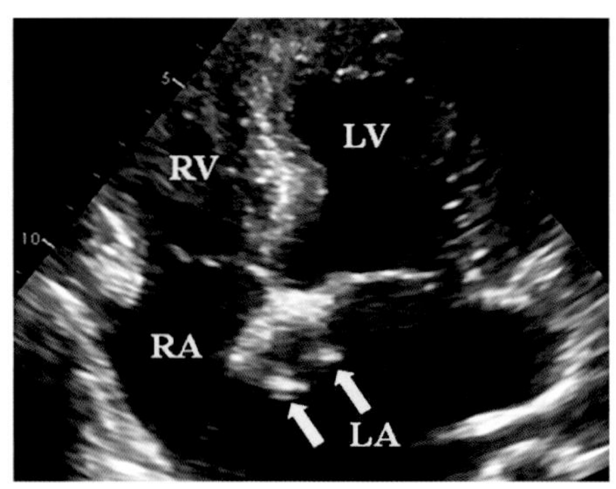

图 2-3-8 房间隔左心房侧多发高回声团附着（↑）

LA：左心房；LV：左心室；RA：右心房；RV：右心室

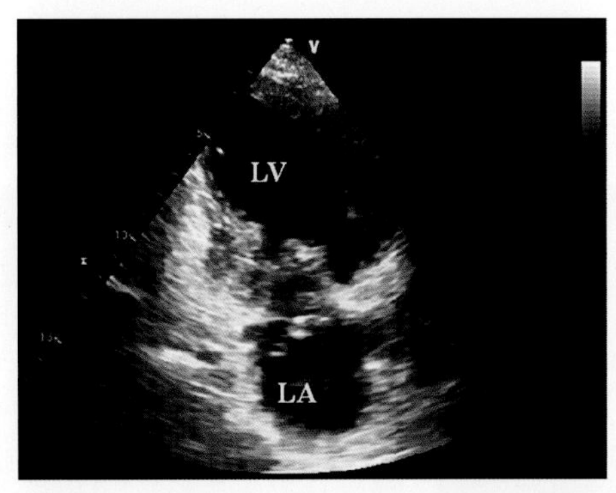

图 2-3-9　房间隔左心房侧多发高回声团附着，有活动性

LA：左心房；LV：左心室

超声诊断　二尖瓣后叶及房间隔左心房侧赘生物形成；二尖瓣关闭不全（中度）。

术中诊断　感染性心内膜炎，二尖瓣及房间隔左心房侧多发赘生物形成，二尖瓣中度关闭不全。

※ 病理

病理表现　见图 2-3-10。

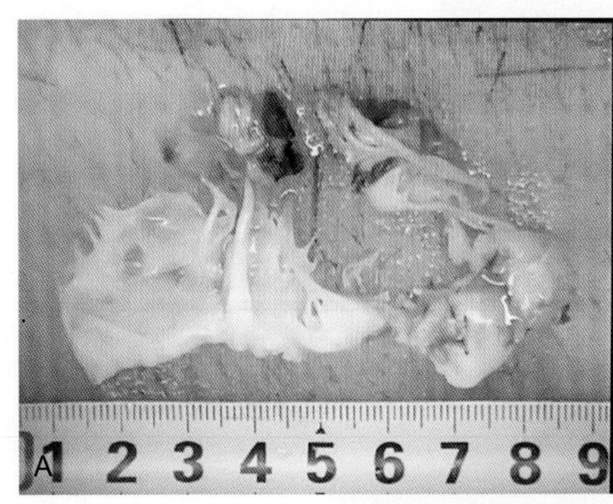

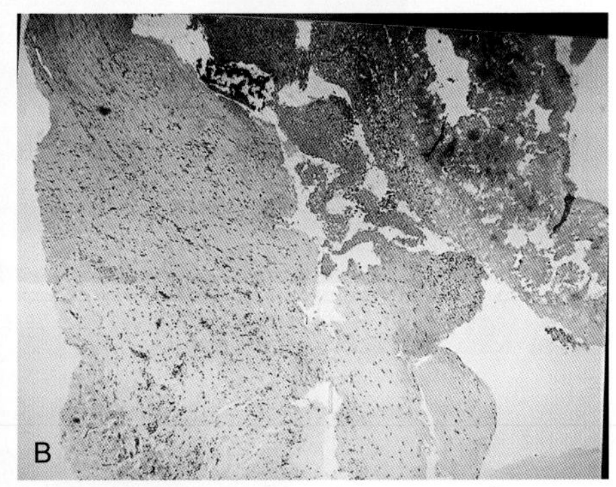

图 2-3-10　二尖瓣及赘生物

A. 大体病理；B. 镜下病理，HE 染色，×40

病理诊断　二尖瓣及赘生物：纤维组织增生、玻变、钙化及黏液变性，伴急、慢性炎细胞浸润及坏死、小脓肿形成。

※ 评述

疾病概述

◆ 心内膜炎分为感染性与非感染性两种。

◆ 感染性心内膜炎指疾病微生物所造成瓣膜和心血管内膜等结构的炎症性病变。

◆ 根据病程演变，分为急性、亚急性、慢性，亚急性临床多见。

◆ 亚急性感染性心内膜炎多继发于各种心血管病变，其中风湿性心脏病和先天性心脏病是主要的基础疾病。

◆ 细菌、立克次体、衣原体、腺病毒、真菌等均可引起，但随着抗生素的应用，不少血培养为阴性，造成诊疗困难。

◆ 发热是常见的临床表现，但发热类型及其变化差异较大，10% 左右无明显发热，尤其是亚急性的老年患者。

◆ 赘生物是感染性心内膜炎的特征性表现，多见于心脏瓣膜，尤其是房室瓣的心房侧和半月瓣的心室侧，各种人工瓣膜亦多见，易脱落造成栓塞。

◆ 多数急性者和部分亚急性者可形成瓣周脓肿，最常见于主动脉瓣环。

诊断标准 采用改良的 Duke 诊断标准（表 2-3-1）。

表 2-3-1 改良的 Duke 诊断标准

主要标准	次要标准
血培养阳性（符合下列至少一项标准） ▲2次独立血培养检查出IE典型致病微生物（如链球菌、金黄色葡萄球菌等） ▲持续血培养阳性，检测出IE致病微生物：至少2次间隔12小时以上取样血培养阳性；3次均为阳性或≥4次独立培养大多数为阳性（首末次取样时间间隔至少1小时） ▲单次血培养立克次体阳性或逆向ⅡG抗体滴度>1∶800 心内膜受累的证据（符合下列至少一项标准） ▲心脏超声表现：赘生物、脓肿或新出现的人工瓣膜开裂 ▲新出现的瓣膜反流	▲易感因素：易患感染性心内膜炎的心脏病或静脉药物成瘾者 ▲发热：体温≥38℃ ▲血管征象：主要动脉栓塞、化脓性肺栓塞、霉菌性动脉瘤、颅内出血、结膜出血、Janeway结节 ▲免疫学征象：肾小球肾炎、Olser结节、Roth斑、类风湿因子阳性等 ▲微生物证据：血培养阳性但不满足主要标准或与感染性心内膜炎一致的急性细菌感染的血清学证据

注：确诊感染性心内膜炎：符合 2 项主要标准或 1 项主要标准 +3 项次要标准或 5 项次要标准。可疑感染性心内膜炎：符合 1 项主要标准 +1 项次要标准或 3 项次要标准。

超声诊断 及时、准确地诊断对临床具有重要意义。

超声诊断要点

◆ 赘生物：大小不一，数目不等，形态不规则，呈团状或息肉样附着于瓣叶、腱索或房室内膜表面，具有活动性，瓣膜上的赘生物多附着于瓣膜上游侧，心内膜上的赘生物多附着异常高速血流冲击的心腔、血管壁内膜面。

◆ 瓣膜继发性改变：赘生物可引起瓣膜增厚、变形，造成瓣膜关闭不全，甚至穿孔；赘生物较大者可导致瓣膜狭窄。

◆ 继发脓肿、瓣膜瘤等。

鉴别诊断

◆ 风湿性、瓣膜退行性变：常伴瓣膜结构的纤维化和钙化，多数无活动性，常位于主动脉瓣环和二尖瓣环，内不含细菌等成分。

◆ 血栓：多见于风湿性心脏病、扩张型心肌病和心肌梗死等，体积多较大，多位于房室腔，与室壁呈宽基底，无明显活动性。

◆ 心脏肿瘤：极少起源于瓣膜组织，且肿瘤多单发，形态规则。

超声价值

◆ 超声心动图是检查心内膜炎最好的无创性方法，具有较好的敏感性。

◆ 可检出赘生物部位、大小、数量、活动程度及瓣膜、腱索的破坏情况，动态观察病情进展。

◆ 经食管超声心动图因避免胸壁和肺气干扰，可提高赘生物检出率。

另附病例1

※ 病史

患者女性，69 岁，持续高热 1 周。

※ 超声

超声表现 见图 2-3-11。

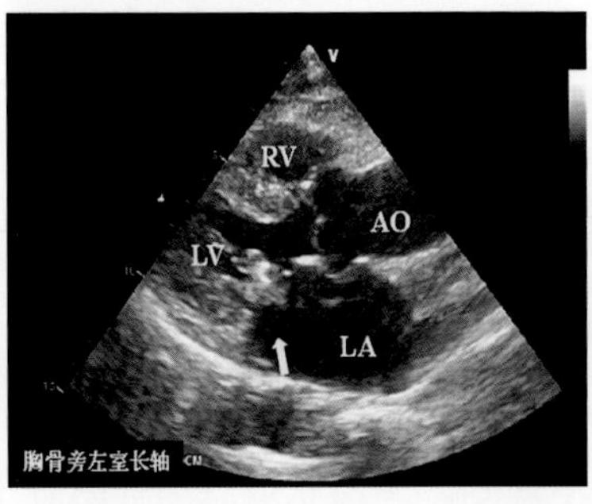

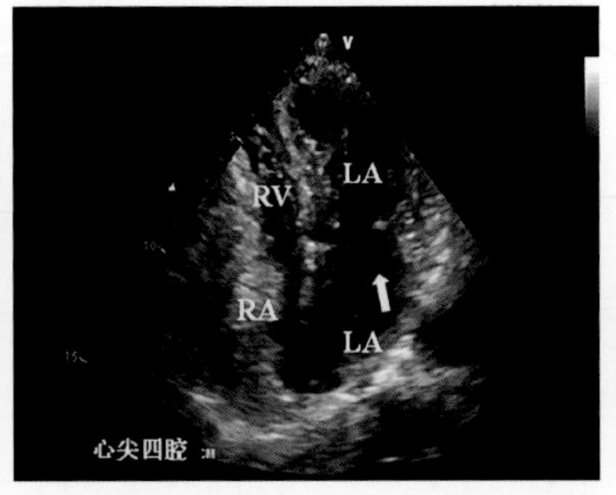

图 2-3-11 二尖瓣后叶不均质回声团（↑），随瓣叶启闭有活动性

LA：左心房；LV：左心室；RA：右心房；RV：右心室；AO：主动脉

超声诊断 二尖瓣后叶不均质回声团——考虑赘生物。

另附病例 2

※ 病史

患者男性，55 岁，二尖瓣置换术、三尖瓣成形术后。

※ 超声

超声表现 见图 2-3-12 ~ 图 2-3-14。

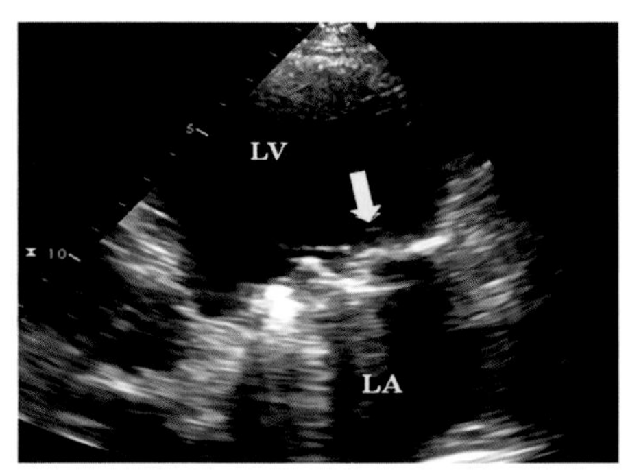

图 2-3-12 二尖瓣置换术后，人工瓣左心室侧多发低回声团附着（↑）

LA：左心房；LV：左心室

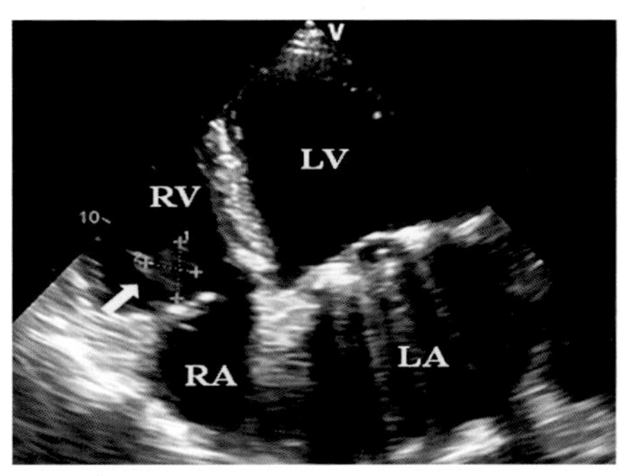

图 2-3-13 三尖瓣成形术后，三尖瓣前叶不均质低回声团附着（↑）

LA：左心房；LV：左心室；RA：右心房；RV：右心室

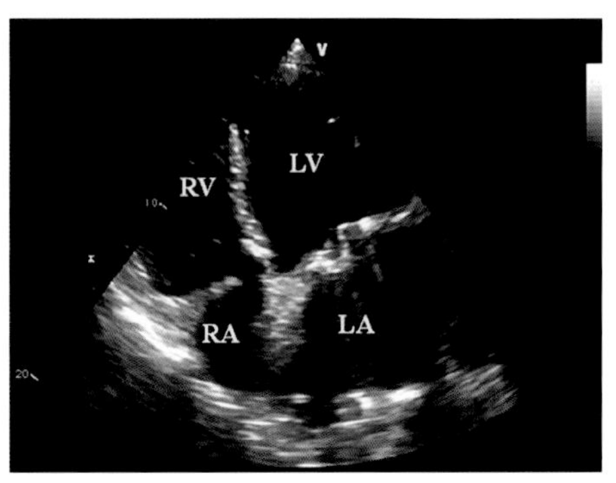

图 2-3-14 三尖瓣成形术后，三尖瓣前叶不均质低回声团附着，随瓣叶活动

LA：左心房；LV：左心室；RA：右心房；RV：右心室

超声诊断 二尖瓣置换术、三尖瓣成形术后，人工瓣及三尖瓣赘生物形成。

第四节 瓣膜脱垂

病 例 1

※ 病史

患者女性，37 岁，活动后胸闷、气短 3 个月。

※ 超声

超声表现 见图 2-4-1 ～ 图 2-4-3。

超声诊断 二尖瓣后叶脱垂伴关闭不全（中度）；左心房、左心室扩大。

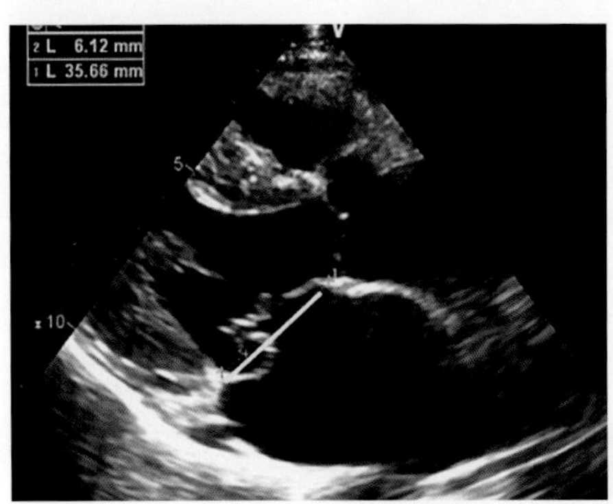

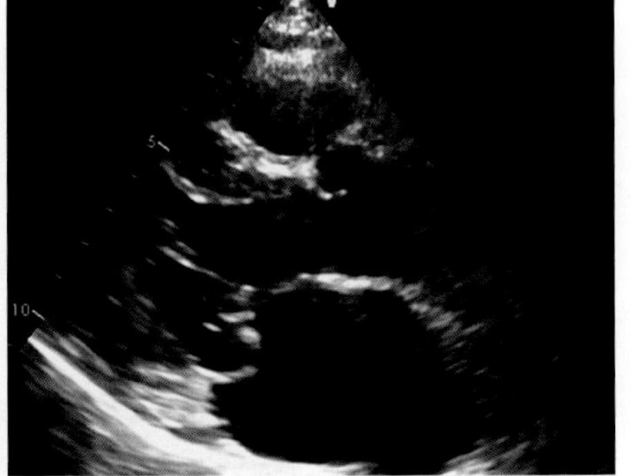

图 2-4-1 胸骨旁左心室长轴切面显示二尖瓣后叶收缩期脱入左心房，超过瓣环连线 6mm

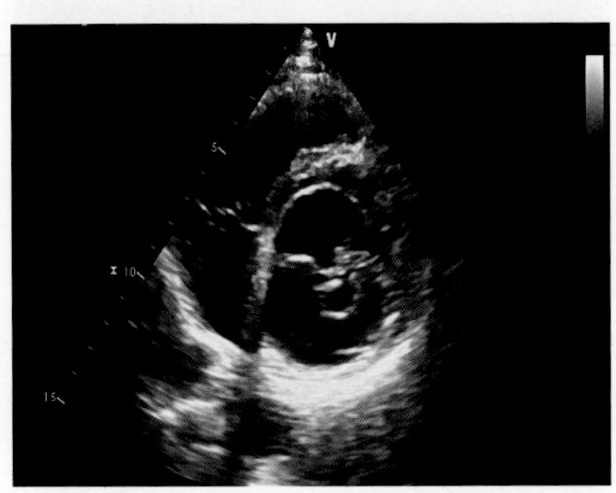

图 2-4-2 二尖瓣短轴切面显示二尖瓣后叶收缩期脱入左心房

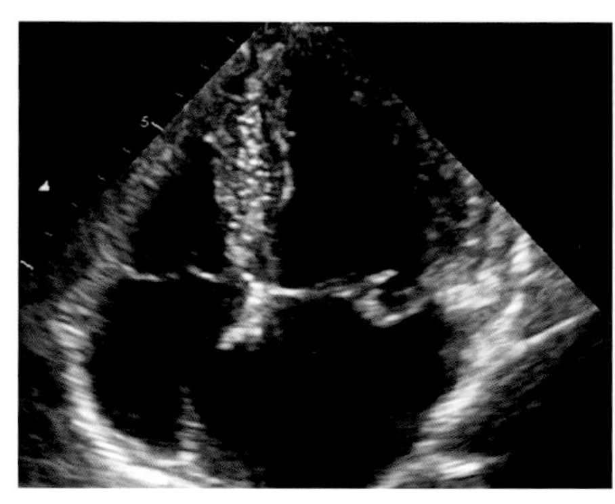
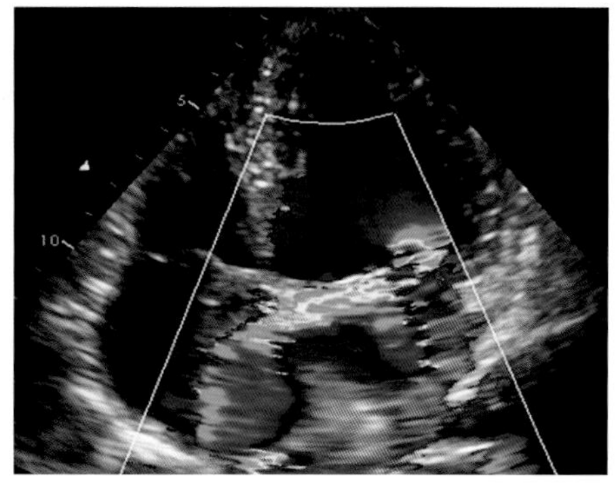

图 2-4-3 二尖瓣后叶收缩期脱入左心房，收缩期瓣口中量偏心反流，左心房、左心室扩大

病 例 2

※ 病史

患者男性，58 岁，胸闷、气短 3 月余，主动脉瓣第二听诊区可闻及舒张期杂音。

※ 超声

超声表现 见图 2-4-4、图 2-4-5。

超声诊断 主动脉瓣无冠瓣脱垂伴关闭不全（中 – 重度）；左心房、左心室扩大。

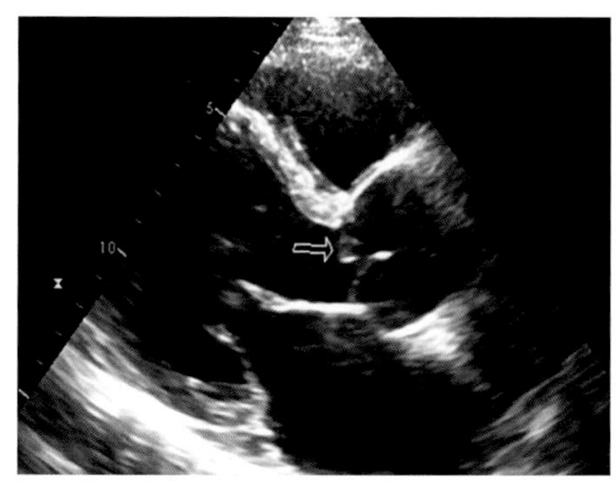
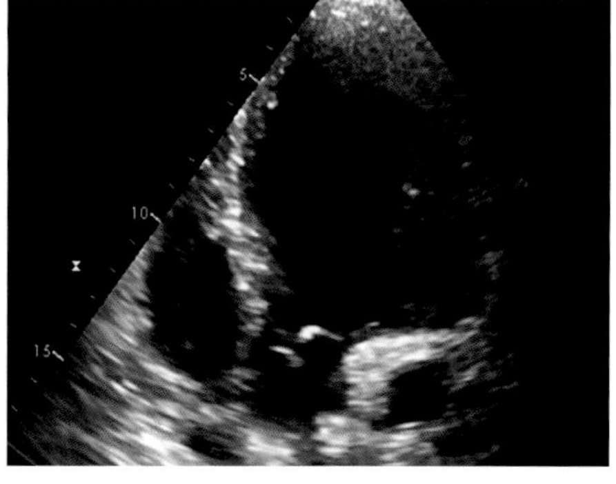

图 2-4-4 主动脉右冠瓣舒张期脱入左心室流出道，超过瓣环连线约 0.8 cm，左心房、左心室扩大

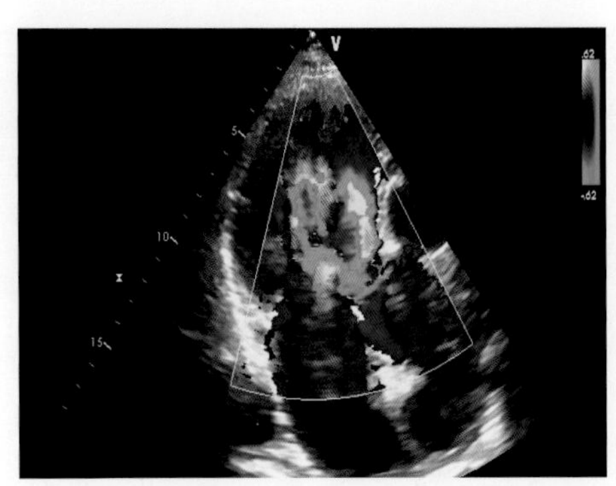

图 2-4-5　主动脉瓣口中 – 大量偏心反流

病 例 3

※ 病史

患者女性，67 岁，心慌、气短就诊。

※ 超声

超声表现　见图 2-4-6、图 2-4-7。

超声诊断　三尖瓣脱垂伴关闭不全（重度）；右心房、右心室扩大。

※ 评述

二尖瓣脱垂

◆ 二尖瓣脱垂指收缩期二尖瓣前叶和 / 或后叶部分或全部超过二尖瓣环水平脱入左心房，可伴有二尖瓣关闭不全，引起左心容量负荷过重，左心房、左心室扩大。

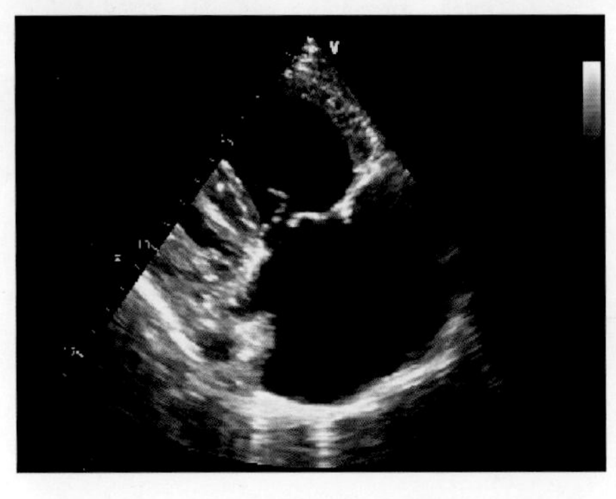

图 2-4-6　三尖瓣前瓣收缩期脱入右心房，超过瓣环连线

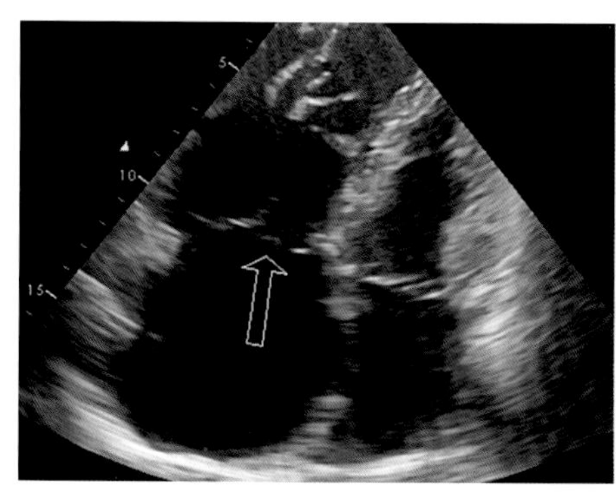

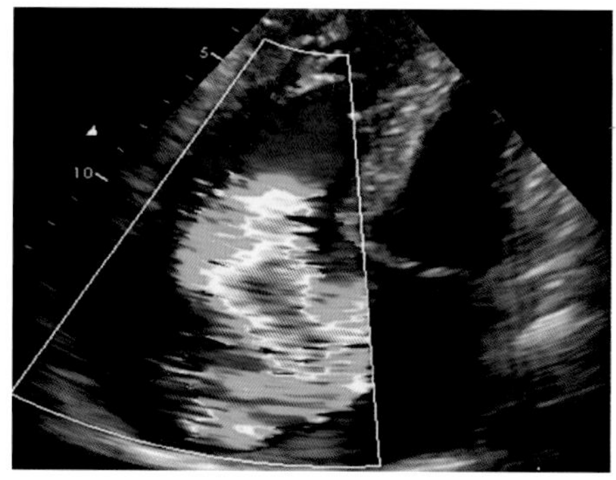

图 2-4-7　三尖瓣隔瓣收缩期脱入右心房（⇧），超过瓣环连线，三尖瓣口大量反流，右心房、右心室扩大

- 原发性二尖瓣脱垂病因为黏液样变性。
- 继发性二尖瓣脱垂常见于马方综合征、结缔组织病、风湿病变、感染性心内膜炎、冠状动脉粥样硬化性心脏病（简称冠心病）、扩张性心肌病、肥厚性心肌病等。
- 典型临床表现为心尖部闻及收缩中晚期喀喇音。

超声表现

- 收缩期二尖瓣脱入左心房，标准为胸骨旁左心室长轴切面瓣叶或瓣尖超过瓣环连线 2 mm。
- M 型超声二尖瓣曲线 C–D 段呈“吊床样”改变。
- 左心房、左心室扩大。
- 短轴确定脱垂具体部位（A1、A2、A3、P1、P2、P3，图 2-4-8）。

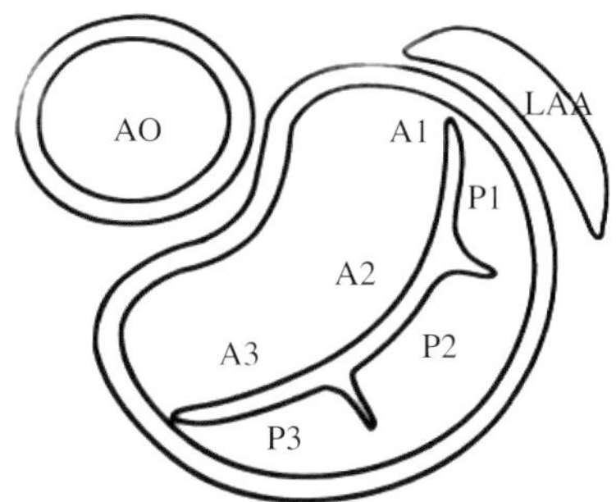

图 2-4-8　二尖瓣脱垂部位分区示意图

- CDFI 显示收缩期二尖瓣偏心性反流，前叶脱垂反流束沿后叶及左心房壁，后叶脱垂反流束沿前叶及左心房壁。

主动脉瓣脱垂

- ◆ 主动脉瓣脱垂指舒张期主动脉瓣脱入左心室流出道，超过主动脉瓣环水平，多伴主动脉瓣关闭不全，引起左心室容量负荷增加，左心室扩大。
- ◆ 原发性主动脉瓣脱垂病因为黏液样变性。
- ◆ 继发性主动脉瓣脱垂常见于感染、外伤、结缔组织病及马方综合征等。

超声表现

- ◆ 舒张期主动脉瓣脱入左心室流出道，超过瓣环连线水平。
- ◆ 左心室扩大。
- ◆ CDFI 显示舒张期主动脉瓣口偏心反流，右冠瓣脱垂反流沿二尖瓣前叶走行，左冠瓣或无冠瓣脱垂反流沿室间隔走行。

三尖瓣脱垂

- ◆ 三尖瓣脱垂指收缩期三尖瓣脱入右心房，超过瓣环连线水平，可伴三尖瓣关闭不全，引起右心容量负荷增加，右心房、右心室扩大，出现右心功能不全的症状和体征。

超声表现

- ◆ 临床上以三尖瓣前叶脱垂多见。
- ◆ 收缩期瓣叶脱入右心房，超过三尖瓣环连线水平。
- ◆ 右心房、右心室扩大，右心室流出道增宽。
- ◆ CDFI 显示收缩期三尖瓣偏心性反流。

超声价值

- ◆ 瓣膜脱垂的定性诊断、定位评价；
- ◆ 判断反流严重程度；
- ◆ 鉴别瓣膜脱垂病因；
- ◆ 明确心脏结构和功能改变；
- ◆ 术中检测、术后疗效评价。

第五节　腱索断裂

病 例 1

※ 病史

患者男性，47 岁，胸憋、胸闷 2 周，夜间不能平卧。既往高血压，脉搏 106 次 / 分，血压 113 / 82 mmHg，心率 106 次 / 分，律齐，各瓣膜听诊区均可闻及收缩期Ⅲ / Ⅵ级杂音，以心尖区为著。心电图 V4 ~ V6 导联 ST 段下移 0.05mV；肌钙蛋白 -I：0.09 ng/ml（0 ~ 0.04 ng/ml）。

※ 超声

超声表现　见图 2-5-1 ～ 图 2-5-3。

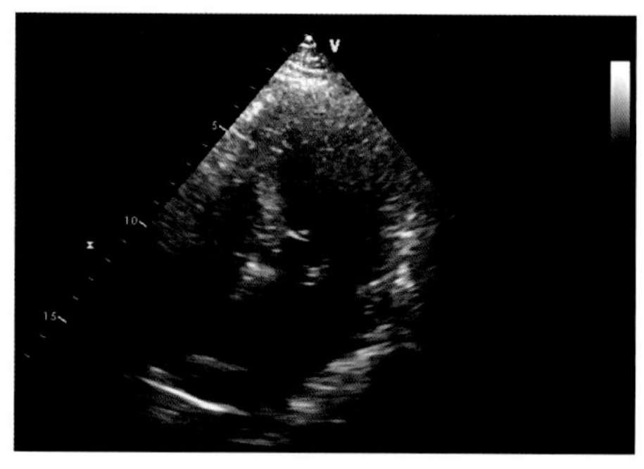

图 2-5-1　左心房、左心室扩大，左心室壁运动不协调，二尖瓣后叶呈“连枷”样摆动

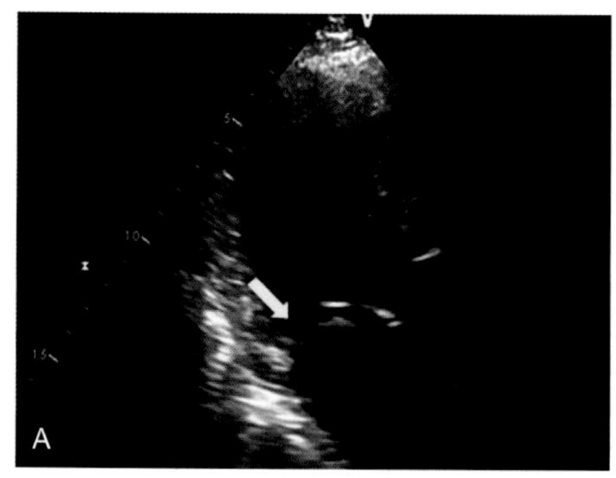

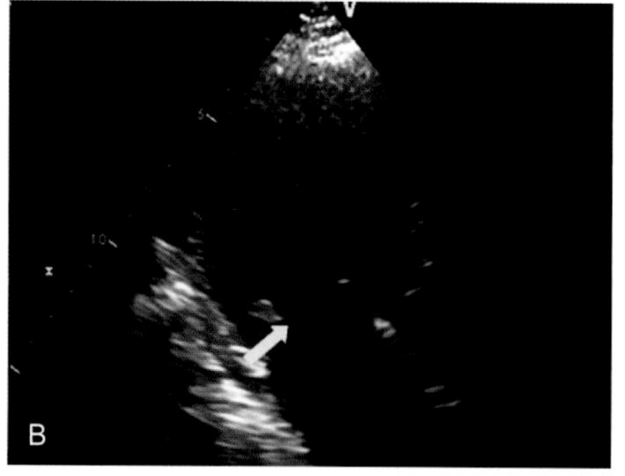

图 2-5-2　二尖瓣后叶（↑）收缩期明显脱入左心房（图 A），舒张期甩向左心室后壁（图 B）

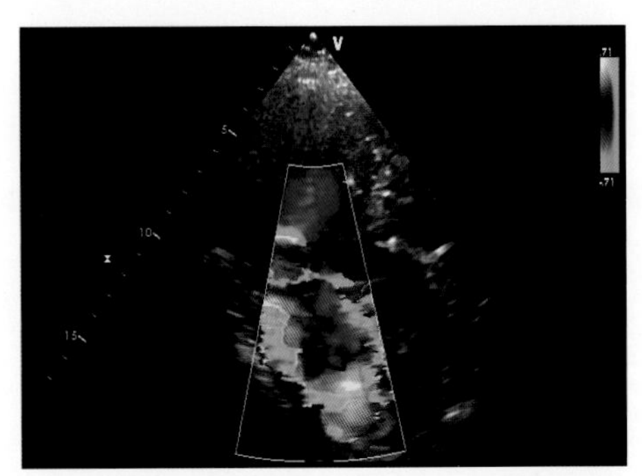

图 2-5-3　二尖瓣口可见沿前叶走行的大量偏心反流

超声诊断　左心房、左心室扩大，左心室壁运动不协调。二尖瓣后叶“连枷”样摆动伴重度关闭不全——考虑腱索断裂。

临床诊断　二尖瓣重度关闭不全、二尖瓣腱索断裂、急性非 ST 段抬高型心肌梗死、心脏扩大。

冠脉造影　未见明确狭窄。

手术治疗　二尖瓣置换术。

病 例 2

※ 病史

患者男性，55 岁，外伤后胸闷、气短，胸前区疼痛，呼吸困难，心悸；查体：心率 92 次 / 分，房颤，血压 140 / 71 mmHg，剑突下Ⅱ / Ⅵ级收缩期杂音。

※ 超声

超声表现　见图 2-5-4 ~ 图 2-5-6。

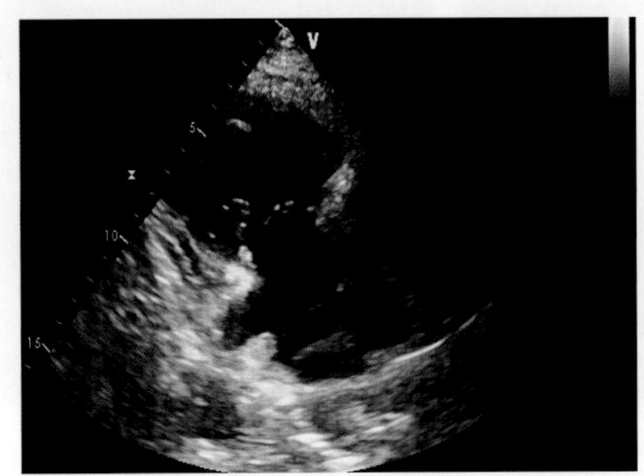

图 2-5-4　三尖瓣前叶呈“甩鞭样”运动

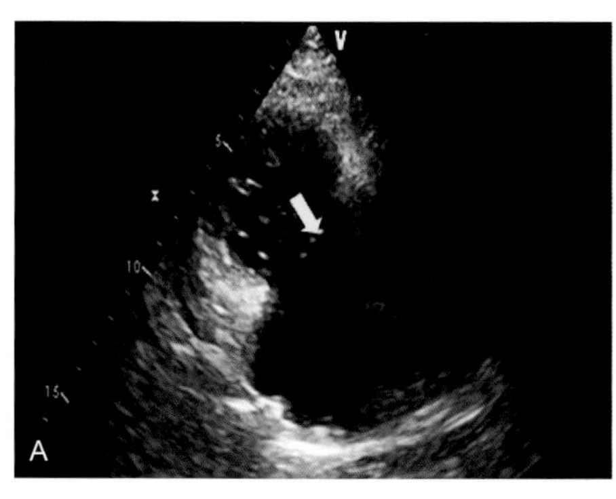

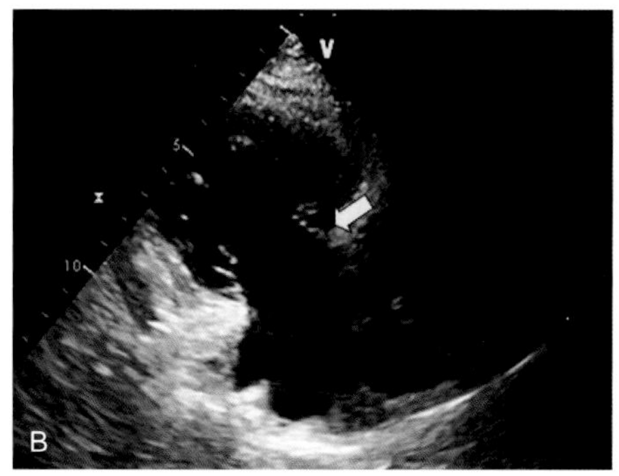

图 2-5-5　右心房扩大，三尖瓣前叶（↑）收缩期明显脱入右心房（图 A）；舒张期甩向右心室游离壁（↑，图 B）

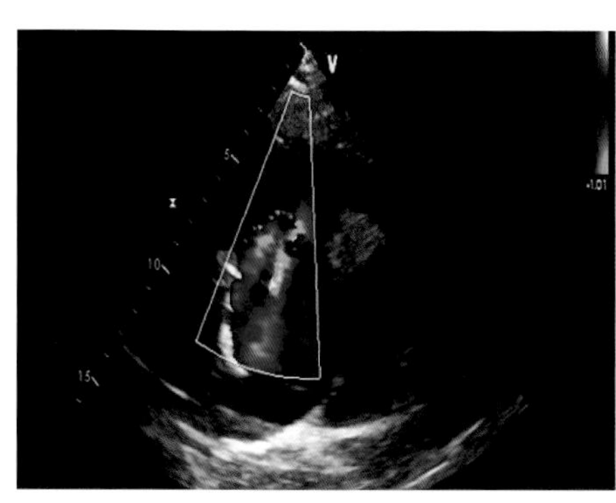
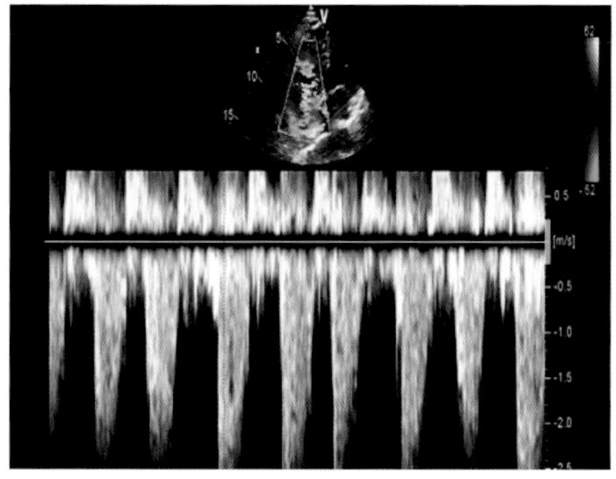

图 2-5-6　三尖瓣口可见中量偏心性反流，Vmax=302 cm/s，△ P=36 mmHg，估测肺动脉收缩压 51 mmHg

超声诊断　右心房扩大，三尖瓣前叶甩鞭样运动——部分腱索断裂？三尖瓣关闭不全（中度），肺动脉高压（PASP ≈ 51 mmHg）。

临床诊断　三尖瓣腱索断裂、三尖瓣关闭不全（中度）、冠心病。

治疗　拒绝手术治疗，内科保守治疗后病情缓解出院。

※ 评述

疾病概述

- 病因：特发性和继发性。
- 继发性：感染性心内膜炎、心肌梗死、先天性心脏病、风湿性心脏病、外伤等。
- 临床表现为突发性呼吸困难，心悸、气促、头晕、乏力等，心尖部收缩期杂音。
- 黏液样变性是造成二尖瓣腱索断裂的主要病理改变。
- 彩色多普勒超声心动图对腱索断裂有特异性诊断价值。
- 治疗：内科药物治疗及外科手术治疗，手术方式分为二尖瓣修补术和二尖瓣置换术。

病理解剖与血流动力学

- 二尖瓣腱索断裂是急性二尖瓣关闭不全的最常见原因，腱索断裂，对二尖瓣失去牵拉作用，出现严重的急性二尖瓣关闭不全，短期内左心容量急剧增大，左心房压力增高，引起急性肺水肿，左心容量负荷过重，左心室舒张末压增高，导致左心衰。
- 三尖瓣腱索断裂是造成急性三尖瓣关闭不全的常见原因，严重三尖瓣关闭不全使右心容量负荷增大，从而导致右心衰。

超声诊断

- 瓣叶“连枷样”运动是特征性表现：瓣叶围绕瓣环往返于心房与心室之间，呈大幅度甩动，常＞180°；
- 瓣叶与腱索连续性中断；
- 收缩期瓣叶不能闭合，瓣尖相互错开；
- 房室瓣口偏心反流；
- 心房、心室增大。

鉴别诊断

- 房室瓣脱垂：收缩期瓣体脱入心房，无“连枷样”运动。

第六节 冠状动脉粥样硬化性心脏病

病 例 1

※ 病史

患者男性，76 岁，发作性胸憋 2 年，气紧、食欲差 1 个月，加重 2 小时急诊入院；听诊：心界扩大，心音遥远；心电图：陈旧性前壁心肌梗死；既往史：2 年前患“前壁心肌梗死”。

※ 超声

超声表现 见图 2-6-1 ~ 图 2-6-5。

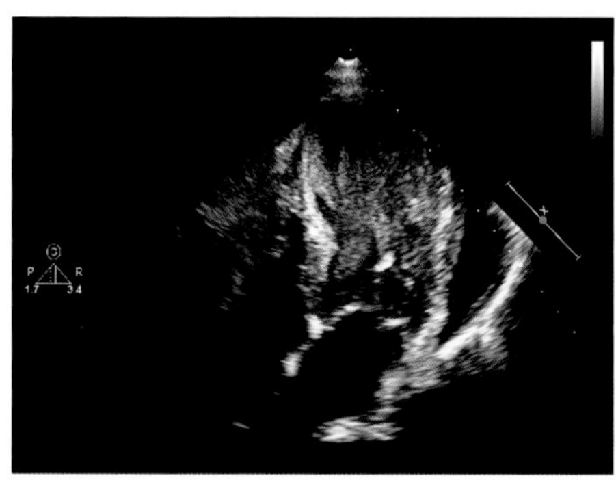

图 2-6-1 左心房、左心室扩大，左心室壁运动减弱、心尖部运动消失，左心室腔内血流淤滞；心包腔大量积液

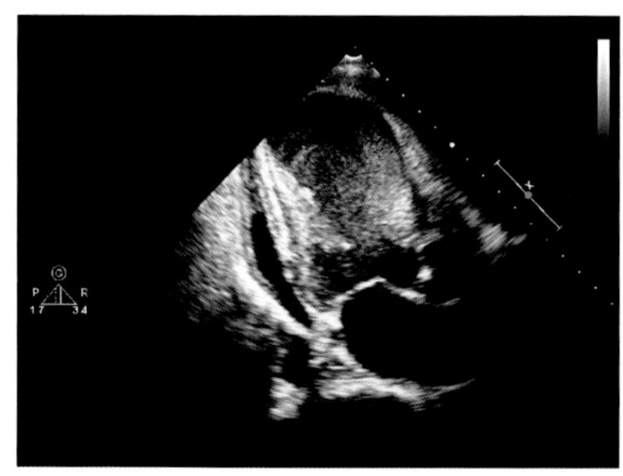

图 2-6-2 左心房、左心室扩大，左心室壁运动减弱、心尖部及前间隔中段运动消失，左心室腔内血流淤滞；心包腔大量积液

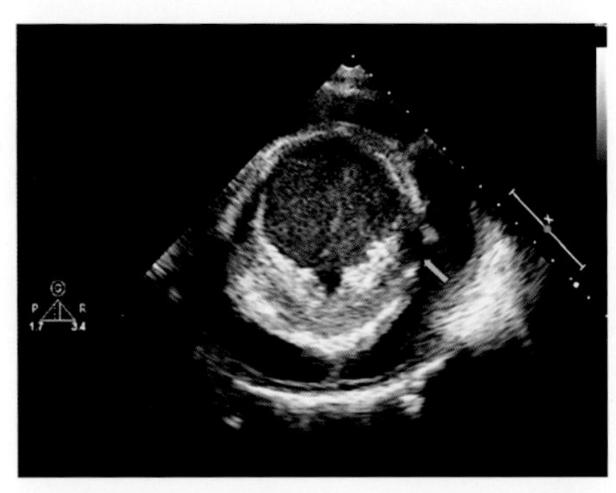

图 2-6-3　左心室扩大，左心室壁运动减弱，左心室腔内血流淤滞；侧壁中段回声中断（↑）；心包腔大量积液，有形成分较多

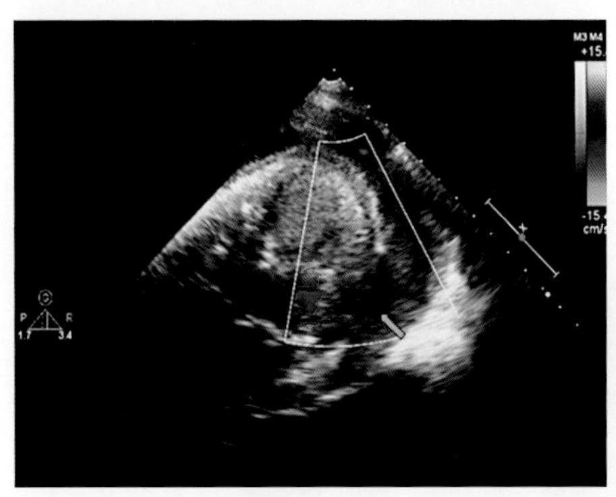

图 2-6-4　左心室扩大，左心室壁运动减弱，左心室腔内血流淤滞；侧壁中段回声中断（↑），局部可见双向分流与心包腔相通；心包腔大量积液，有形成分较多

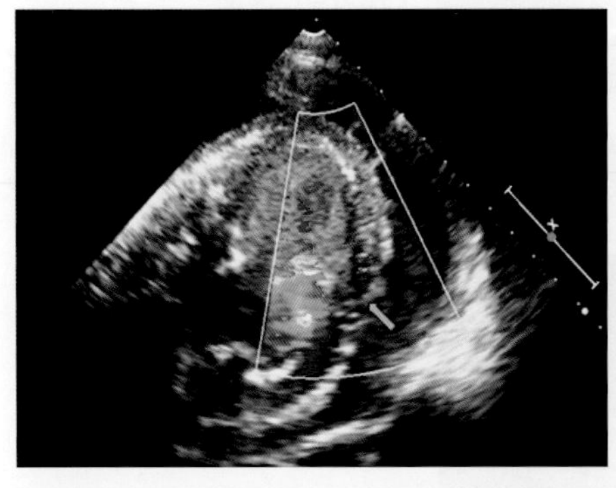
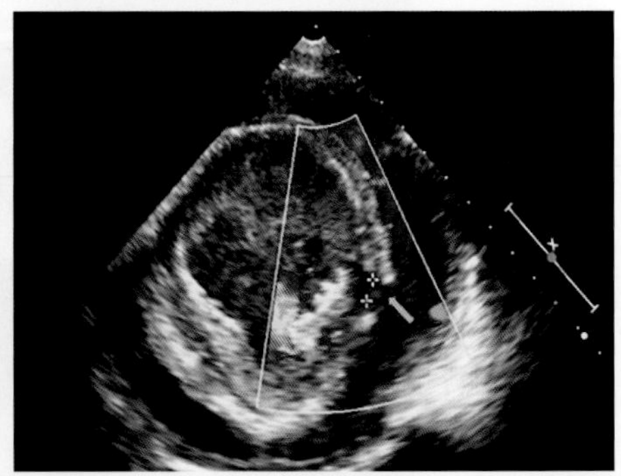

图 2-6-5　左心室腔内血流淤滞；侧壁中段回声中断（↑）；心包腔大量积液，有形成分较多

超声诊断

- 节段性室壁运动异常——符合心肌梗死后改变；
- 左心室腔内血流淤滞——血栓形成早期；
- 左心室侧壁回声中断——心脏游离壁破裂可能；

◆ 左心室收缩、舒张功能减低（LVEF 约 25%）；
◆ 心包积液（大量），心包压塞。

病 例 2

※ 病史

患者男性，47 岁，咳嗽、胸憋、气短 2 小时急诊入院，右肺底可闻及湿啰音，心率 106 次 / 分，律齐，心尖部可闻及收缩期Ⅳ / Ⅳ级吹风样杂音；心电图：窦性心动过速，心率 106 次 / 分，V4 ~ V6 导联 ST 段下移 0.05 mV；肌钙蛋白 -I：0.09 ng/ml（0 ~ 0.04 ng/ml）。

※ 超声

超声表现 见图 2-6-6 ~ 图 2-6-9。

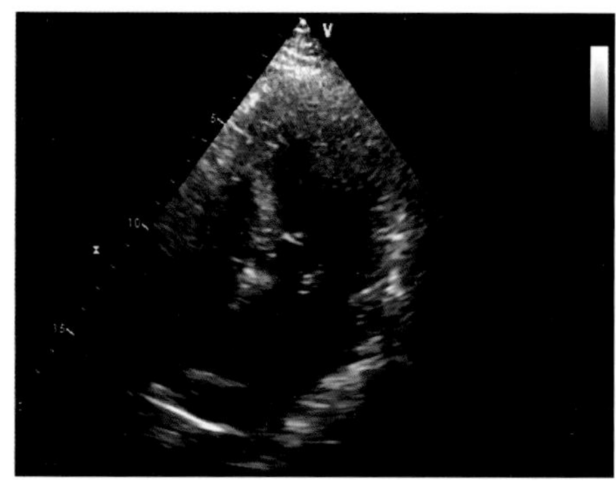

图 2-6-6 左心房、左心室扩大，左心室壁运动不协调，二尖瓣后叶呈“连枷”样摆动

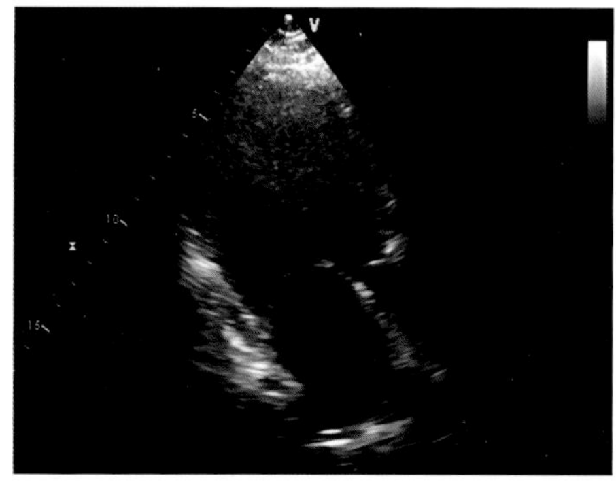

图 2-6-7 左心房、左心室扩大，左心室壁运动不协调，二尖瓣后叶呈“连枷”样摆动

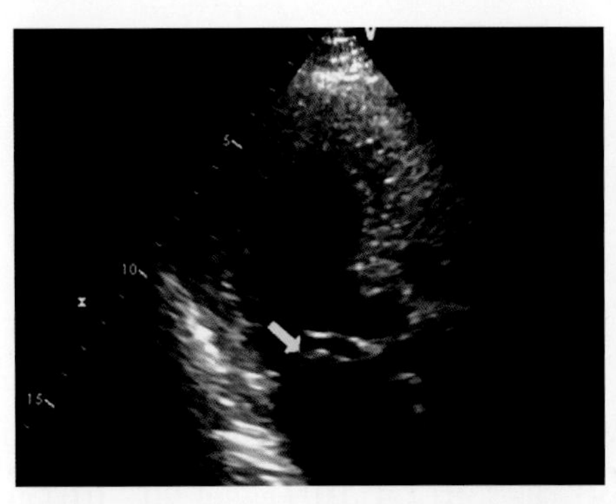
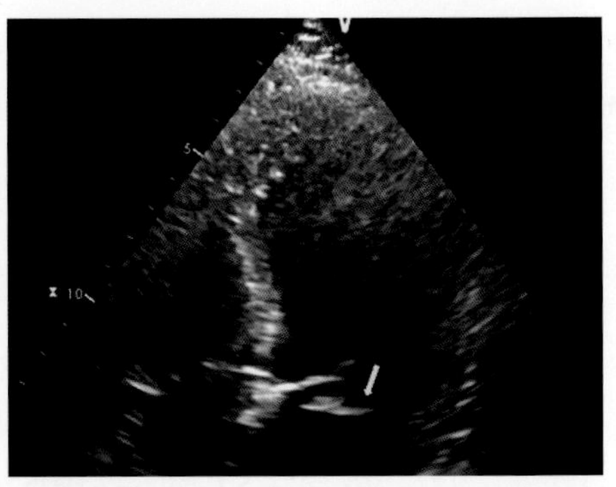

图 2-6-8　二尖瓣后叶收缩期脱入左心房（⬆）

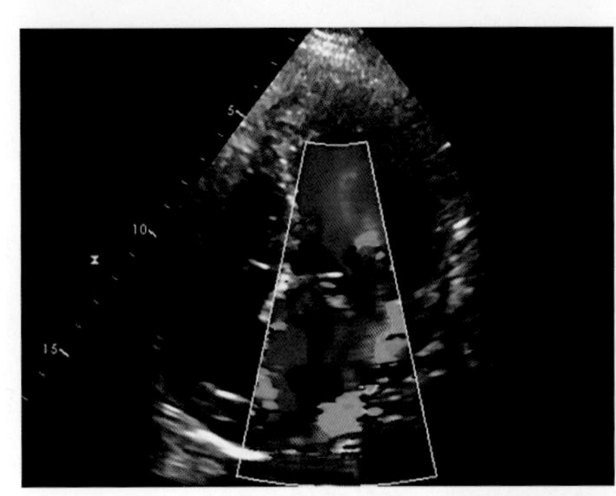
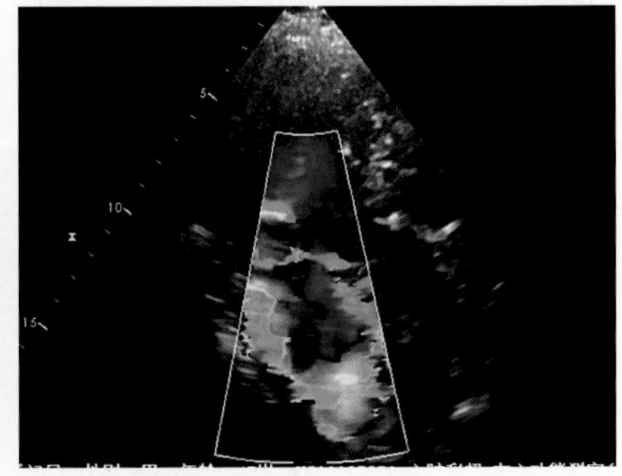

图 2-6-9　二尖瓣口大量沿前叶走行的偏心反流

超声诊断　左心房、左心室扩大；左心室壁运动不协调；二尖瓣后叶呈“连枷”样摆动伴关闭不全（重度）。

——结合临床，考虑急性心肌梗死合并二尖瓣腱索断裂

临床诊断　急性非 ST 段抬高型心肌梗死。

术中所见　二尖瓣后瓣腱索全部断裂，前瓣腱索松弛，心脏注水试验可见二尖瓣重度反流，行二尖瓣置换术。

病 例 3

※ 病史

患者男性，59 岁，间断胸前区不适 30 余年，胸闷、气促 2 个月，加重 3 天入院；听诊：心律齐，心前区可闻及Ⅲ / Ⅳ级收缩期杂音，未闻及心包摩擦音；心电图：急性广泛前壁心肌梗死；肌钙蛋白 -I：0.21 ng/ml（0 ~ 0.04 ng/ml）。

※ 超声

超声表现 见图 2-6-10 ~ 图 2-6-14。

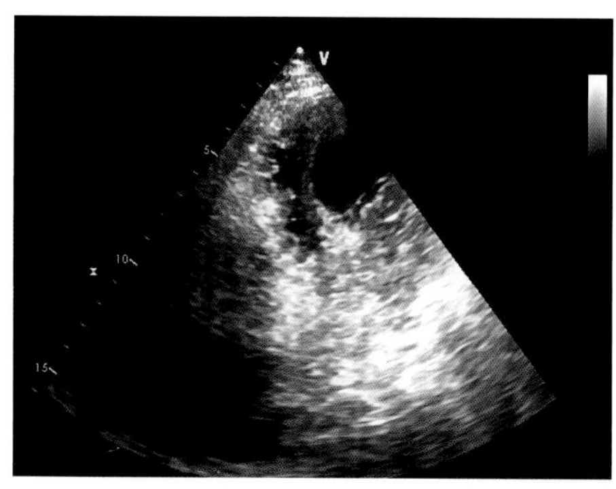

图 2-6-10 左心房、左心室扩大；心尖部室壁变薄、运动消失，向外膨出

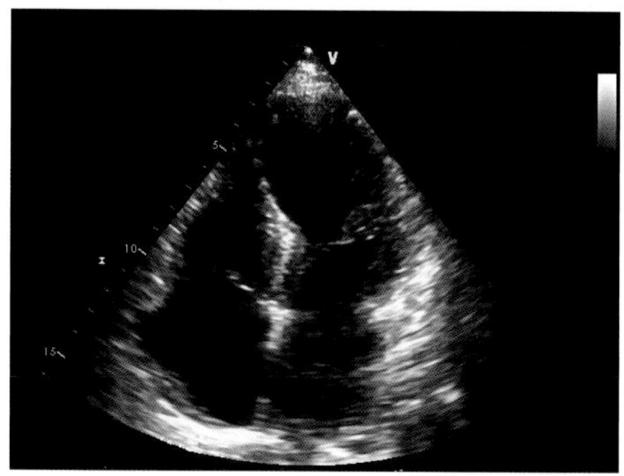

图 2-6-11 左心房、左心室扩大；心尖部室壁变薄、运动消失，向外膨出

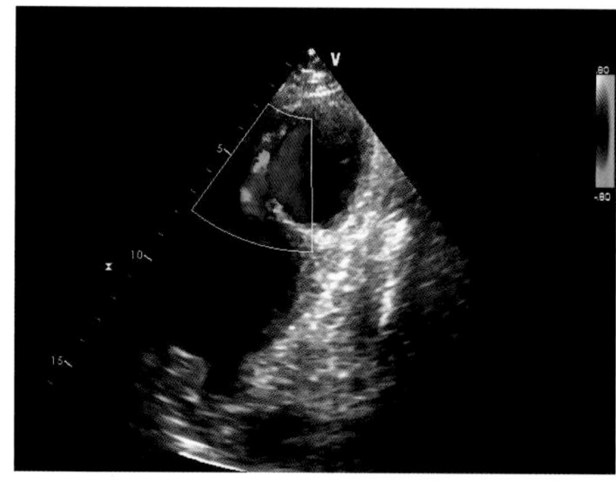

图 2-6-12 室间隔心尖段左向右穿隔分流

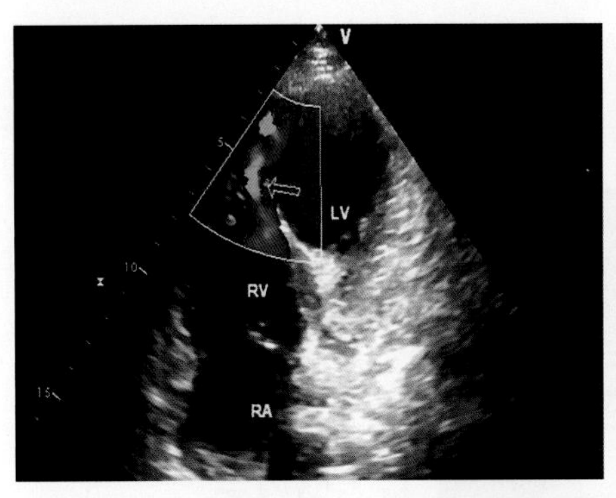

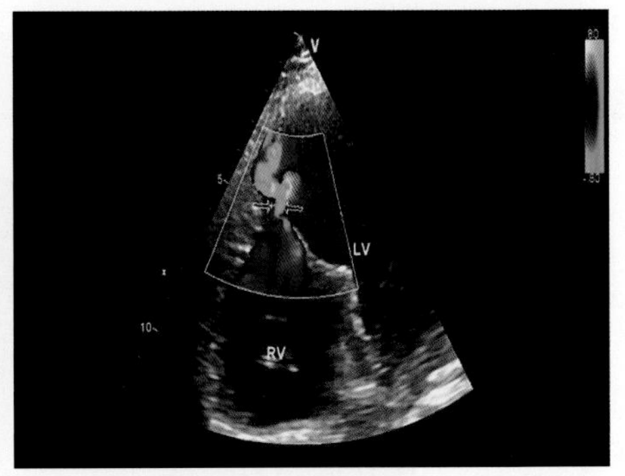

图 2-6-13　室间隔心尖段一束左向右穿隔血流，分流束宽 0.5 cm

RA：右心房；RV：右心室；LV：左心室

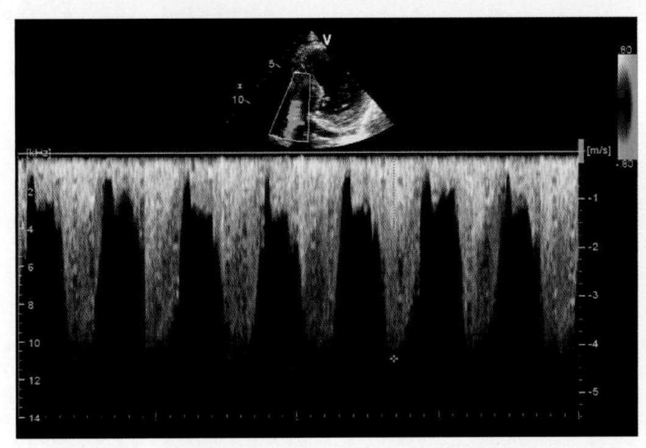

图 2-6-14　室水平肌部分流束：Vmax=429 cm/s，△ P=73 mmHg

超声诊断　节段性室壁运动异常；左心室心尖部室壁瘤形成；室间隔肌部穿孔。

——符合心肌梗死后改变

治疗　手术名称：室壁瘤切除 + 室间隔穿孔修补术。

术中所见　左心室前壁及心尖部心肌变薄，约 3 cm × 4 cm，呈灰白色，运动差；室间隔肌部可见穿孔 1 个，宽约 0.5 cm。

病 例 4

※ 病史

患者男性，63 岁，陈旧性前壁心肌梗死 2 年后复查。

※ 超声

超声表现　见图 2-6-15 ～ 图 2-6-18。

超声诊断 节段性室壁运动异常；左心室心尖部室壁瘤形成；左心室心尖部血栓。

——符合心肌梗死后改变。

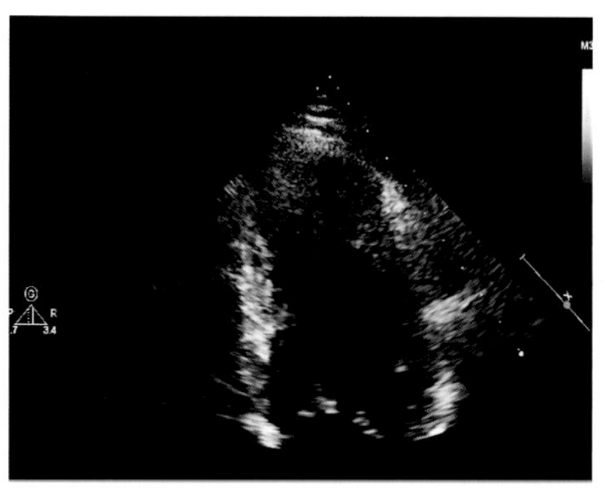

图 2-6-15 心尖四腔切面显示左心室心尖部室壁变薄、回声增强，几乎无运动；心尖部圆钝，向外膨出，腔内一等低回声团

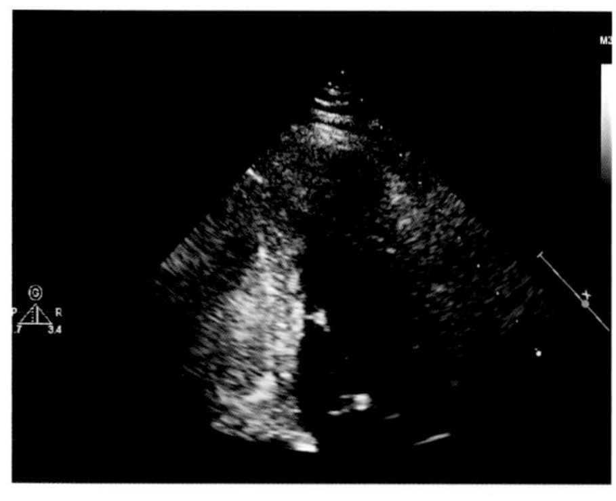

图 2-6-16 心尖两腔切面显示左心室心尖部室壁变薄、回声增强，几乎无运动；心尖部圆钝，向外膨出，腔内一等低回声团

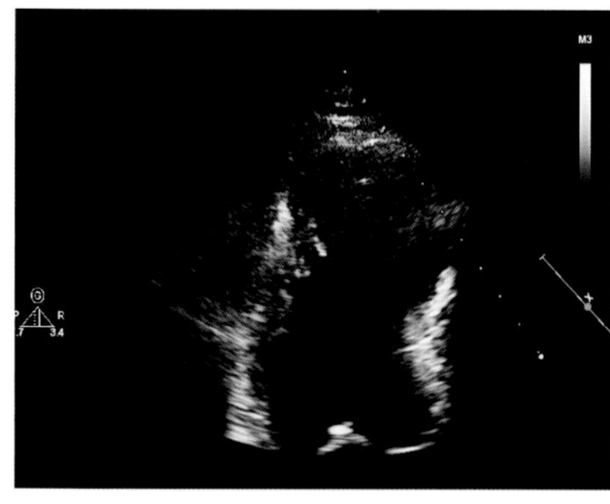

图 2-6-17 心尖三腔切面显示左心室前间隔中段及心尖部室壁变薄、回声增强，几乎无运动；心尖部圆钝，向外膨出，腔内一等低回声团

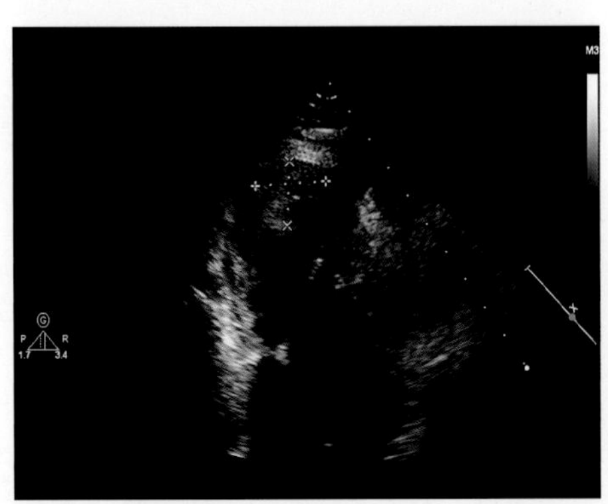

图 2-6-18　左心室心尖部等低回声团，宽基底，大小 2.2 cm × 1.9 cm

病 例 5

※ 病史

患者女性，64 岁，突发胸前区疼痛 2 小时；既往史：3 年前患“前壁心肌梗死”。

※ 超声

超声表现　见图 2-6-19 ~ 图 2-6-21。

超声诊断　节段性室壁运动异常；左心室心尖部假性室壁瘤伴瘤内血栓。

——考虑心肌梗死后改变

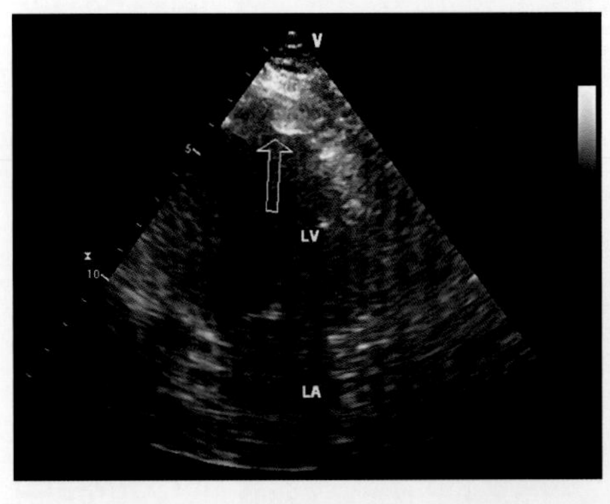

图 2-6-19　左心室心尖部变薄，运动明显减弱，其顶部心肌回声中断（⇧）

LA：左心房；LV：左心室

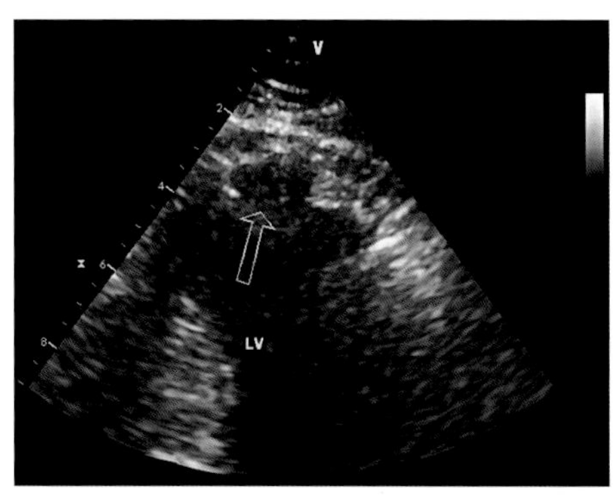

图 2-6-20　左心室心尖部变薄，运动明显减弱，其顶部心肌回声中断，局部心包包裹，其内为低回声充填（⇧）

LV：左心室

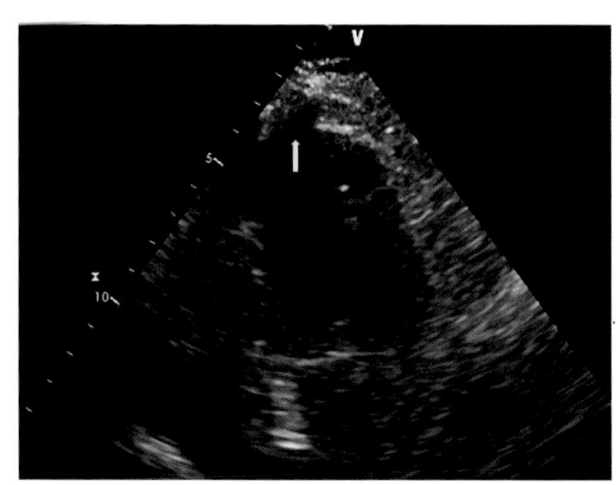

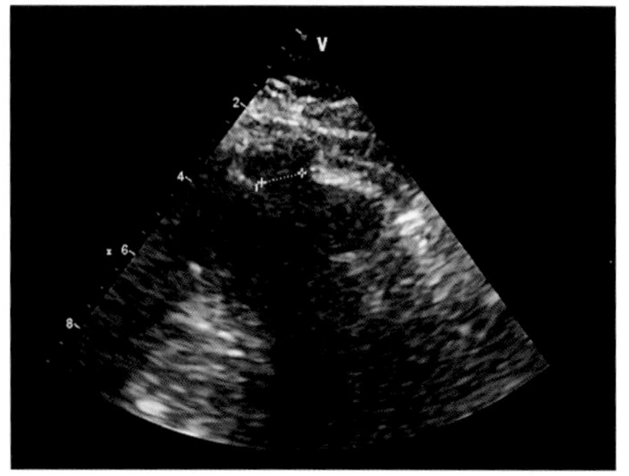

图 2-6-21　左心室心尖顶部心肌回声中断，宽 0.3 cm，局部心包包裹，内为低回声充填，范围 1.6 cm × 0.6 cm（⬆）

※ 评述

疾病概述

- ◆ 冠心病常见于中老年人。
- ◆ 心血管疾病死亡的主要原因。
- ◆ 我国发病率逐年升高，并呈年轻化趋势。
- ◆ 心肌缺血原因较多，绝大多数由冠状动脉粥样硬化引起，也可因冠状动脉痉挛所致。
- ◆ 临床分型：原发性心搏骤停、心绞痛、心肌梗死、缺血性心脏病、心力衰竭、心律失常。

病理表现

◆ 冠状动脉粥样硬化斑块破裂、溃疡形成、继发血栓，管腔狭窄、阻塞和/或冠状动脉痉挛，导致心肌缺血坏死。

心绞痛临床表现

◆ 典型发生部位为胸骨后，少数为左前胸、剑突附近或上腹部等部位，一般向左肩放射；多为沉重、紧缩、压迫、窒息、憋闷等不适感；一般持续数分钟或稍长，常< 15 分钟；诱因包括体力活动、兴奋激动等。

◆ 心电图表现为平时正常或有陈旧性心肌梗死、ST-T 改变等；发作时有暂时性 ST-T、QRS 波群的变化等；病情缓解后可恢复到发作前状态。

心肌梗死临床表现

◆ 急性心肌梗死发病前多数有心绞痛表现；典型表现为胸骨后或心前区持续性剧烈绞痛，持续多数> 30 分钟，休息和含化硝酸甘油不能缓解等。

◆ 心电图典型表现：相应导联的病理性 Q 波、ST 段弓背样抬高。

◆ 心肌酶升高。

并发症及临床表现

◆ 室壁瘤：是常见并发症，较大室壁瘤会导致心力衰竭、心律失常。

◆ 乳头肌断裂：可导致肺水肿，心前区突然出现粗糙的收缩期杂音。

◆ 室间隔穿孔：胸骨左缘新出现粗糙响亮的收缩期杂音，伴严重充血性心力衰竭。

◆ 心室游离壁破裂：多突然出现较剧烈的胸痛，很快出现心脏压塞，迅速死亡。

◆ 假性室壁瘤：临床较少见。

◆ 附壁血栓。

超声诊断要点

◆ 腔室大小、形态改变（与梗死或缺血范围、部位、程度及有无并发症有关，图 2-6-22）。

◆ 室壁活动状况：病变区运动减弱、消失或矛盾运动、运动不协调；无病变区运动可增强（表 2-6-1）。

◆ 心肌梗死的并发症：乳头肌功能不全或断裂，室间隔穿孔，附壁血栓，心室游离壁破裂，室壁瘤，假性室壁瘤。

◆ 心室功能：功能异常程度与梗死面积密切相关。

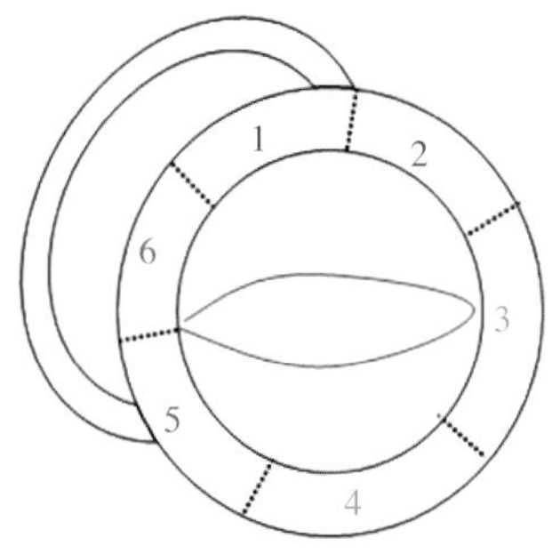

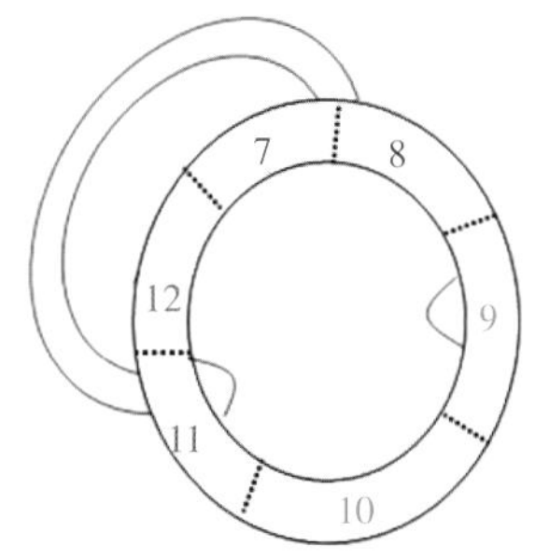

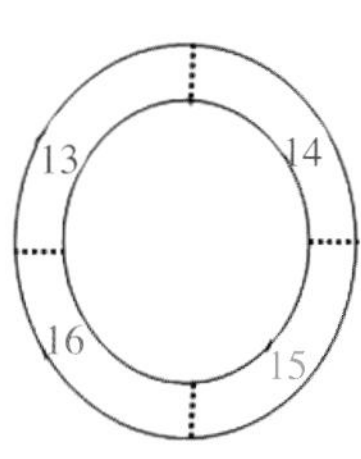

左冠前降支：1. 前间隔基底段；2. 前壁基底段；7. 前间隔中间段；8. 前壁中间段；13. 间隔心尖段；14 前壁心尖段
左冠回旋支：3. 侧壁基底段；4. 后壁基底段；9. 侧壁中间段；10. 后壁中间段；15. 侧壁心尖段
右冠状动脉：5. 下壁基底段；6. 后间隔基底段；11. 下壁中间段；12. 后间隔中间段；16. 下壁心尖段

图 2-6-22　左心室壁 17 节段划分法（第 17 节段为心尖）及冠状动脉供血示意图

表 2-6-1　室壁运动目测分析法和半定量分析

室壁运动分级		室壁运动积分
运动正常	心内膜运动幅度≥5 mm 室壁收缩期增厚率≥25%	1
运动减低	心内膜运动幅度<5 mm 室壁收缩期增厚率<25%	2
运动消失	心内膜运动和室壁收缩期增厚率消失	3
反向运动	收缩期室壁变薄或向外运动	4
室壁瘤	局部室壁变薄，收缩期与正常心肌节段呈矛盾运动	5

注：左心室壁运动指数（WMSI）：全部节段的记分之和 / 节段数；正常 WMSI=1，> 1 为异常。

超声表现

- ◆ 缺血心肌：节段性运动减低。
- ◆ 急性心肌梗死：梗死节段室壁厚度和回声正常；节段性运动减弱、消失或反常运动；非梗死区室壁运动一般代偿性增强。
- ◆ 陈旧性心肌梗死：梗死节段室壁变薄、回声增强；室壁运动消失或反常运动；由于左心室重塑常可见左心室扩大和形态异常。
- ◆ 心肌声学造影：梗死区造影剂充盈缺损、缺血区造影剂强度减低。

心肌梗死并发症超声表现

附壁血栓（图 2-6-23、图 2-6-24）

- ◆ 常发生于心尖部，附壁不均质实性团块；

◆ 边界常清楚，边缘不规则；
◆ 血栓形成初期回声较低，后逐渐增强；
◆ 活动度小，基底较宽；
◆ 血栓附着局部常有明显节段性室壁运动异常。

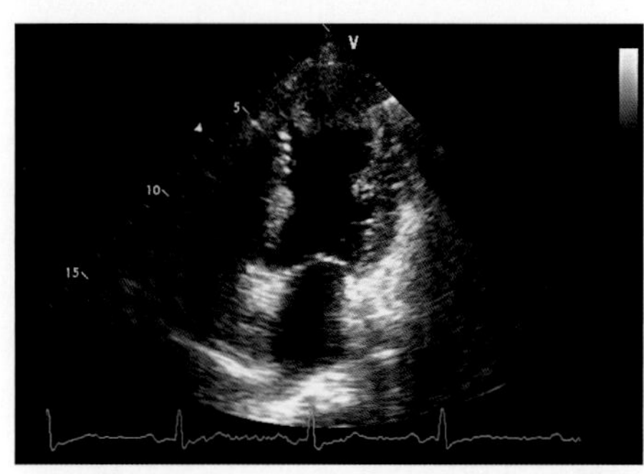

图 2-6-23　心尖四腔切面显示左心室心尖部运动消失，心尖部附壁低回声血栓形成，活动度小

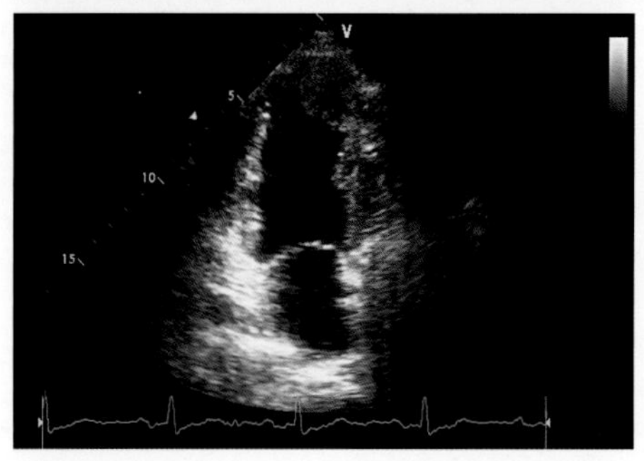

图 2-6-24　心尖两腔切面显示左心室心尖部运动消失，心尖部附壁低回声血栓形成，活动度小

室壁瘤（真性室壁瘤）（图 2-6-25）
◆ 局部室壁向外膨出呈瘤样；
◆ 局部室壁变薄，矛盾运动；
◆ 瘤颈（室壁瘤与心腔的交通口）较宽；
◆ 易并发血栓。

乳头肌断裂（图 2-6-26）
◆ 断裂的乳头肌随心动周期在左心房与左心室之间来回运动，呈“甩鞭样”。
◆ 二尖瓣叶出现“连枷样”运动，瓣叶收缩期明显脱入左心房，舒张期进入左心室，幅度大；乳头肌不完全断裂，瓣叶可表现为脱垂。
◆ 左心房、左心室扩大。
◆ 二尖瓣关闭不全常为重度。

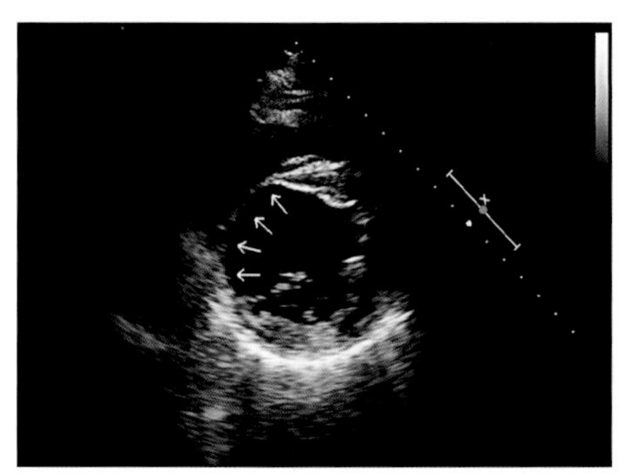
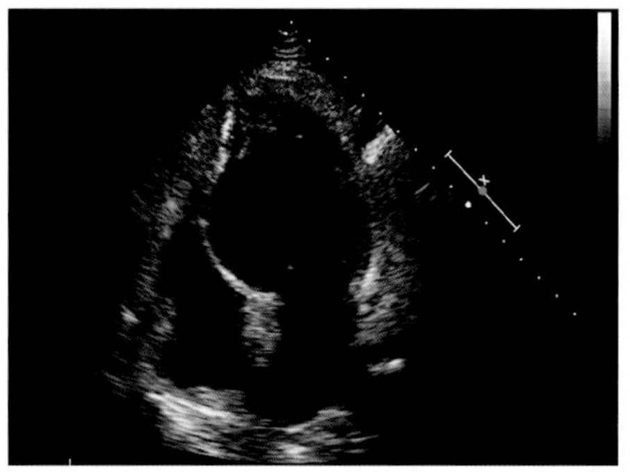

图 2-6-25　室间隔基底部室壁瘤：局部室壁变薄，回声增强，向外膨出（↑）

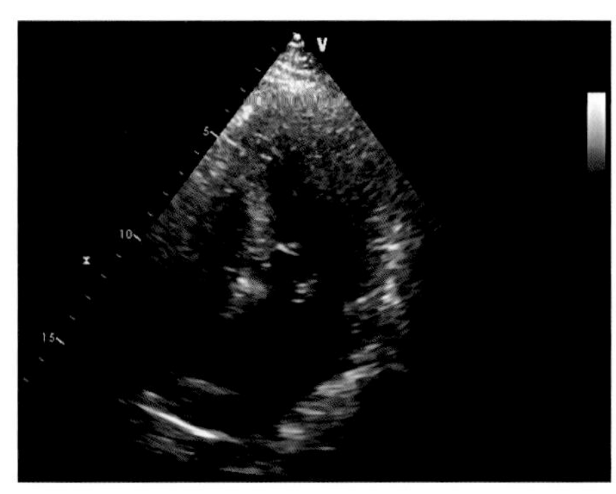

图 2-6-26　二尖瓣后叶呈“连枷样”摆动

室间隔穿孔（图 2-6-27）

- 肌部室间隔连续性中断。
- 穿孔处左向右异常分流。
- 穿孔附近室壁运动异常。
- 左心室、右心室扩大。

心脏游离壁破裂（图 2-6-28、图 2-6-29）

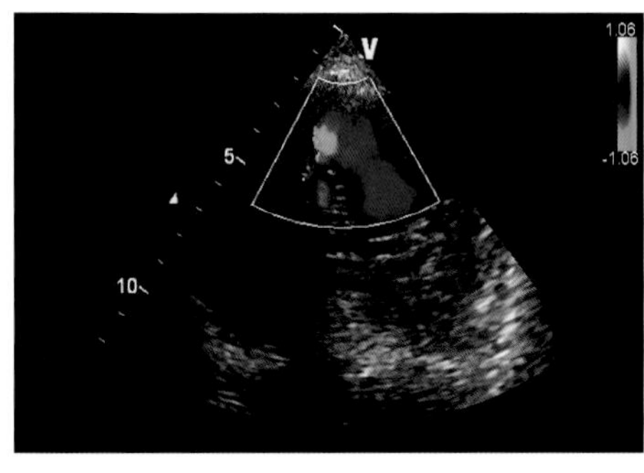

图 2-6-27　心肌梗死并发室间隔穿孔：室间隔肌部回声连续性中断，局部左向右分流

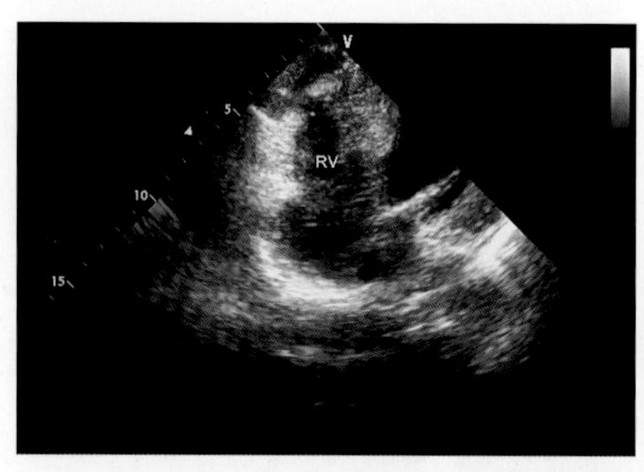

图 2-6-28　右心室心肌梗死伴心脏游离壁破裂：右心室游离壁连续性中断

RV：右心室

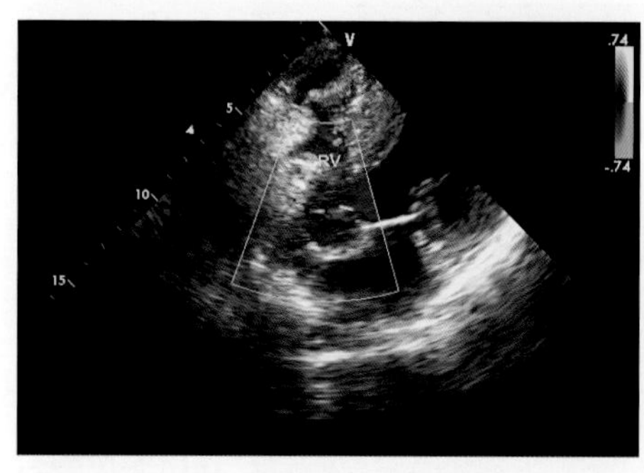

图 2-6-29　右心室心肌梗死伴心脏游离壁破裂：室腔内血流自中断处流向心包腔

RV：右心室

◆ 急性心肌梗死致命性并发症。

◆ 心肌梗死的游离室壁坏死破裂、局部连续性中断，伴不同程度心包积液。

假性室壁瘤

◆ 心脏破裂的一种特殊类型，心肌梗死致游离壁破裂，血液经破口处流入心包腔，由附近壁层心包包裹而成假性室壁瘤，通过一小而窄的破口与心腔相通，瘤内常伴血栓形成。

◆ 心室壁与心包之间出现囊状无回声腔，腔内常见血栓，其壁为纤维心包组织。

◆ 囊状无回声腔通过一细小瘤颈与心腔相通。

◆ 瘤颈与心腔之间可见双向血流。

※ 缺血性心肌病

临床表现

◆ 多有明显冠心病病史。

◆ 症状包括心绞痛、心力衰竭、心律失常等。

超声表现（图 2-6-30、图 2-6-31）

◆ 心腔扩大，早期以左心室扩大为主，晚期全心扩大，近似球形。

◆ 室壁运动多为普遍减弱，呈节段性分布。

◆ 心功能降低。

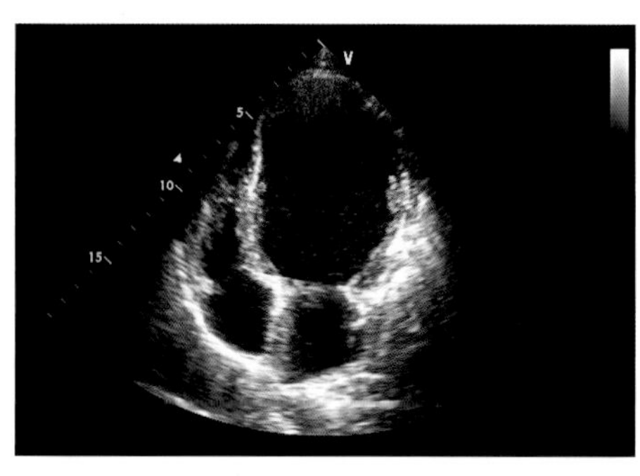

图 2-6-30　心尖四腔切面显示左心室扩大近似球状，室壁运动减弱，心尖部圆钝、回声增强、运动基本消失

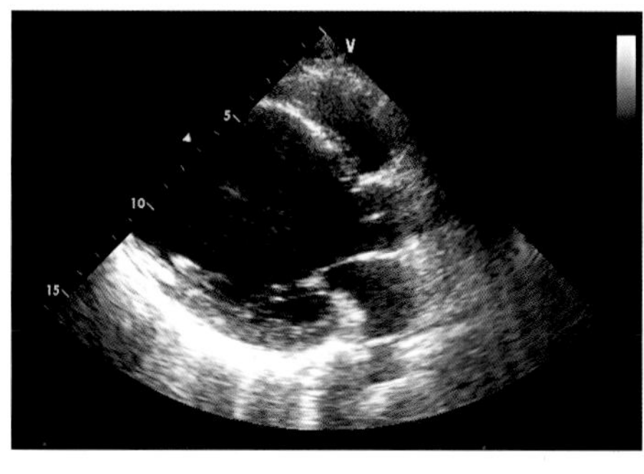

图 2-6-31　左心室长轴切面显示左心室扩大近似球状，室壁运动减弱，心尖部圆钝、回声增强、运动基本消失——考虑缺血性心肌病

鉴别诊断

◆ 冠心病的心肌缺血或梗死改变，在合并较严重心功能不全时，注意与扩张型心肌病鉴别。

◆ 前者为节段性室壁运动异常，后者为弥漫性运动减弱。

超声价值

◆ 可明确心肌缺血或梗死部位、范围，初步判断受累的冠状动脉或其分支。

◆ 冠状动脉狭窄较轻，或者虽然冠状动脉狭窄较重，但有良好的侧支循环时，结合负荷试验可提高心肌缺血的检出率。

◆ 明确提示有无并发症及其程度。

◆ 评估治疗前后心腔形态及心室功能。

第七节　超声新技术诊断冠心病心肌缺血

超声心动图多种技术联合评价冠心病心肌缺血（图 2-7-1）。

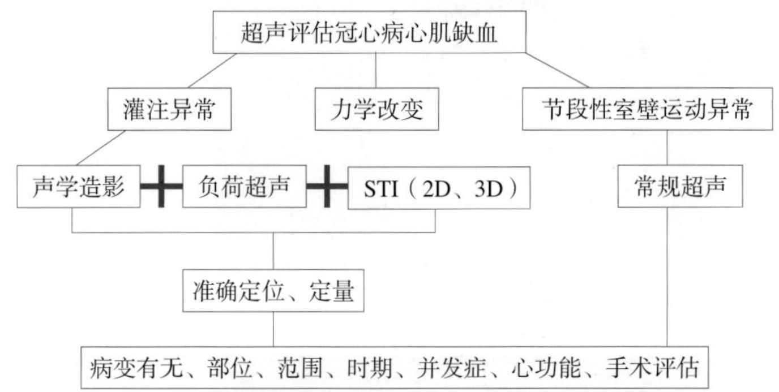

图 2-7-1　超声心动图多种技术联合评价冠心病心肌缺血示意图

STI：斑点追踪技术；2D：二维；3D：三维

一、常规超声

二维超声：结构、形态、运动等（目测）。

二维超声 + M 型超声：室壁运动幅度，评估心脏功能等。

二维超声 + 彩色多普勒超声：瓣膜功能，并发症等。

室壁运动　见图 2-7-2 ~ 图 2-7-4。

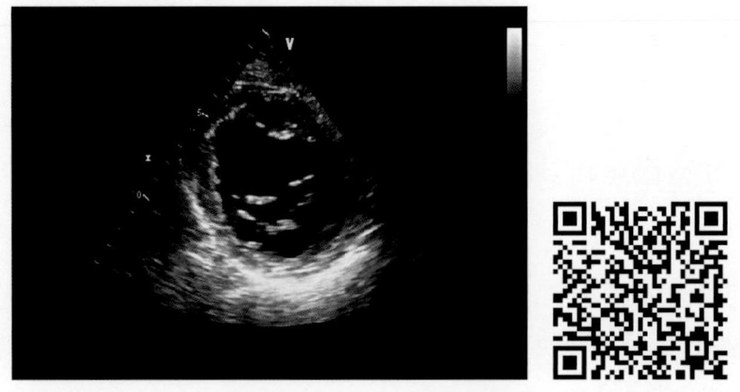

图 2-7-2　左心室下、后壁回声正常，运动基本消失——考虑急性心肌梗死

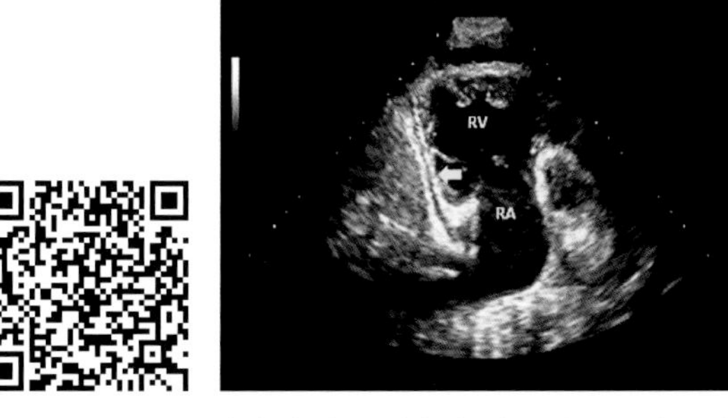

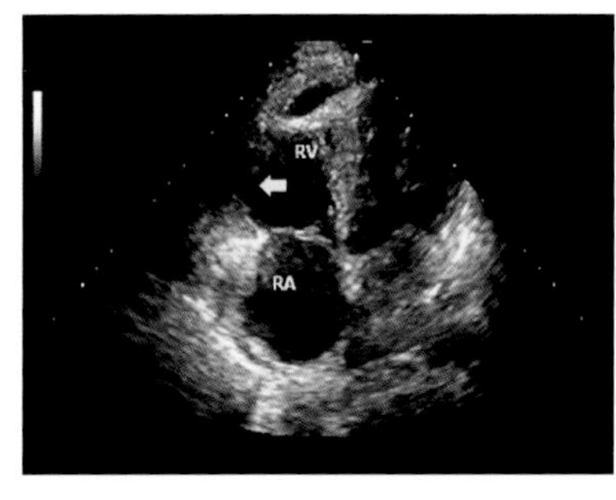

图 2-7-3　右心室流入道部室壁运动明显减弱（↑），呈节段性——急性右心室壁心肌梗死（↑）

RA：右心房；RV：右心室

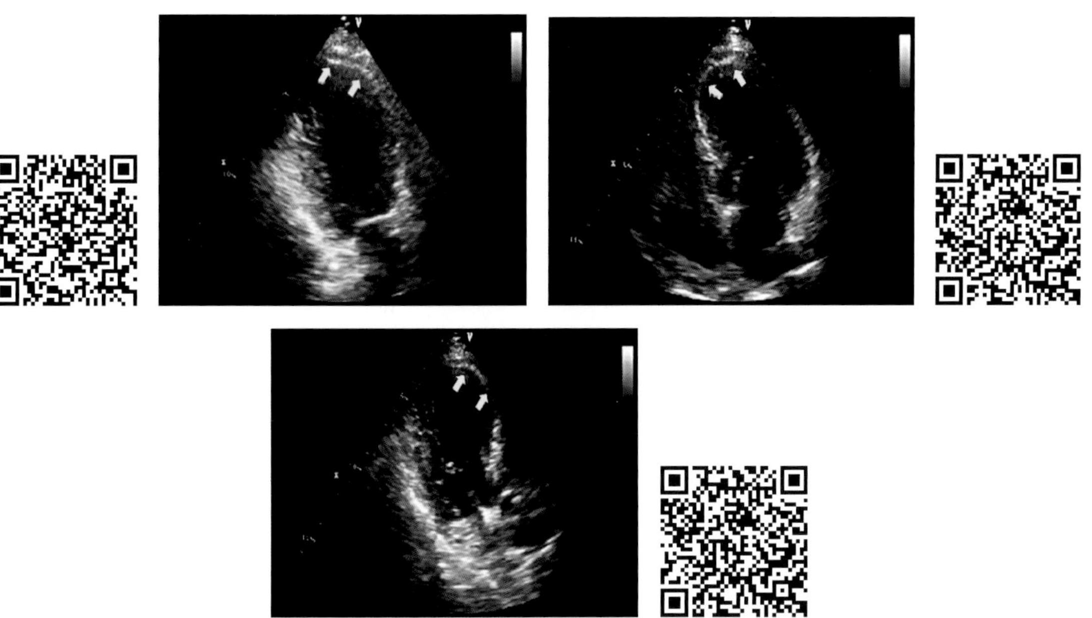

图 2-7-4　心尖段室壁变薄、回声增高（↑），呈矛盾运动——考虑陈旧性心肌梗死

并发症　见图 2-7-5 ～ 图 2-7-10。

心功能评估　心肌梗死时，节段性室壁运动异常、心室重构时，M 型超声评估心功能不准确；应使用 Simpson 法，较准确，有时受图像质量影响（图 2-7-11、图 2-7-12）。

价值及局限

- 常规超声可评估有无心肌梗死，梗死部位、范围、时期；
- 可评估心肌梗死后并发症；
- 受图像质量影响；
- 有一定主观性。

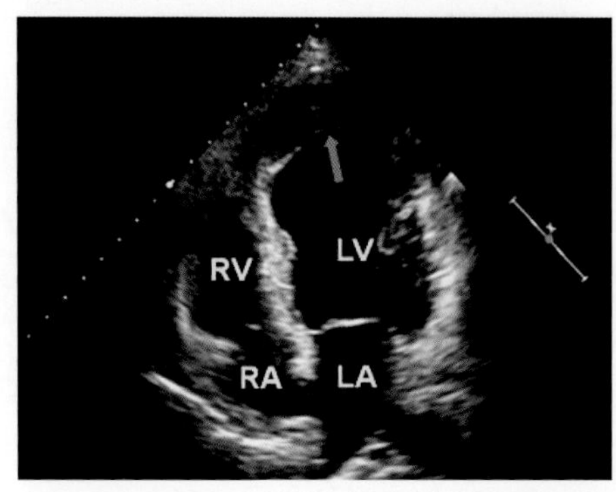

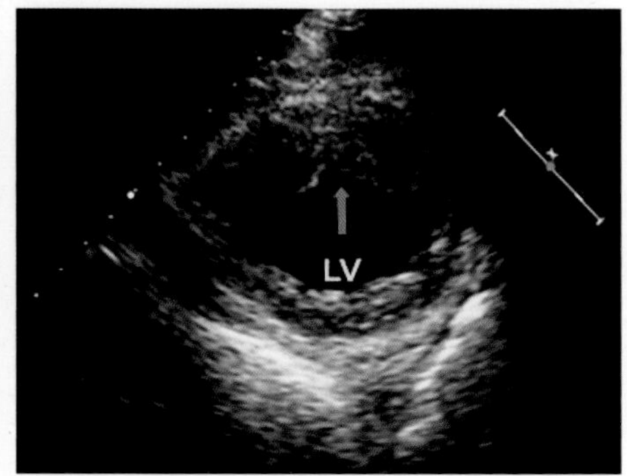

图 2-7-5　心肌梗死后心尖部血栓（⬆）

LA：左心房；LV：左心室；RA：右心房；RV：右心室

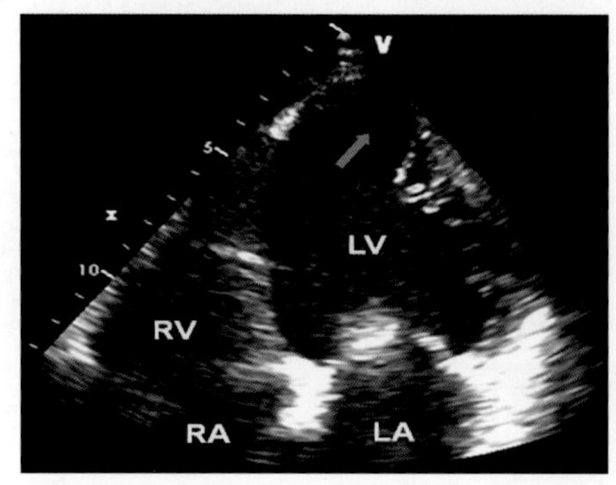

图 2-7-6　左心室心尖部真性室壁瘤形成（⬆）

LA：左心房；LV：左心室；RA：右心房；RV：右心室

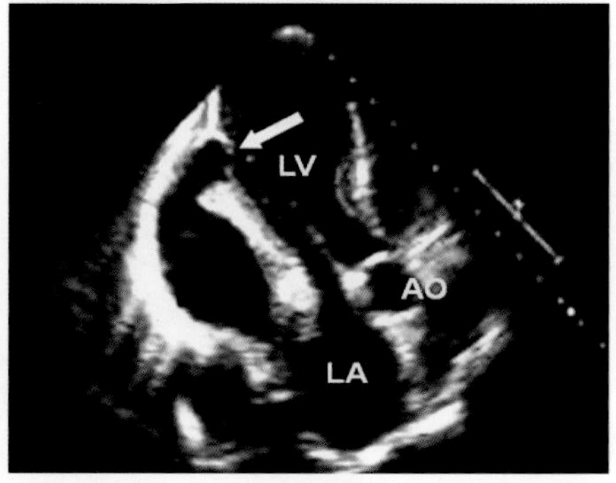

图 2-7-7　左心室假性室壁瘤形成（⇧）

LA：左心房；LV：左心室；AO：主动脉

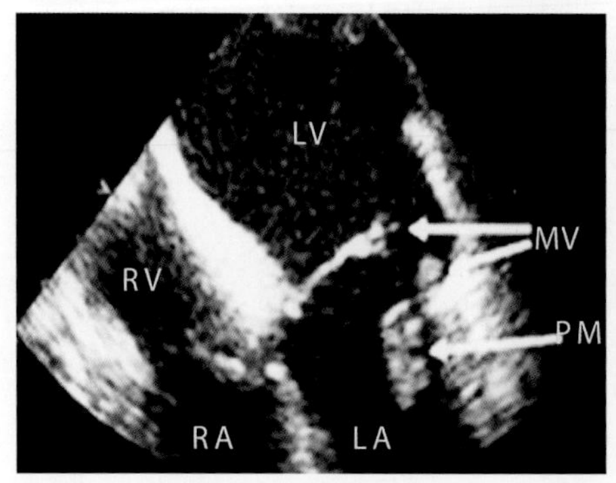

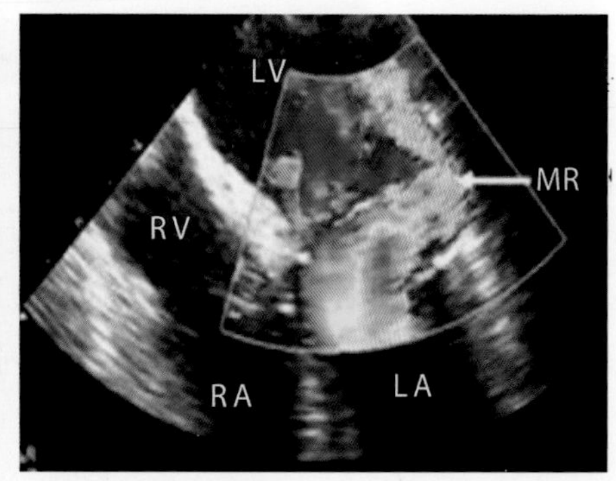

图 2-7-8　心肌梗死后乳头肌断裂（⇧）

LA：左心房；LV：左心室；RA：右心房；RV：右心室；MV：尖瓣；PM：乳头肌；MR：二尖瓣反流

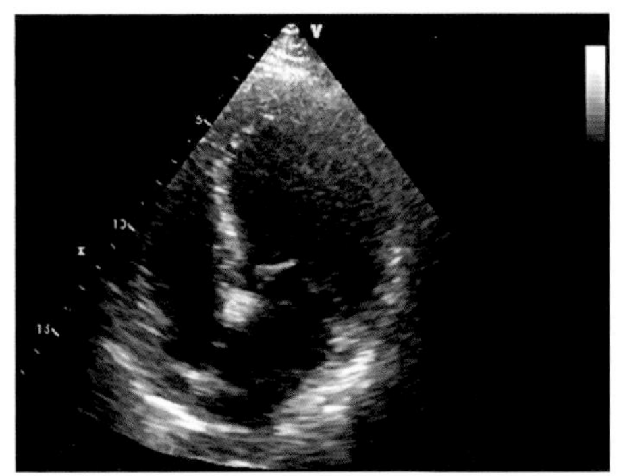

图 2-7-9　心肌梗死后乳头肌断裂

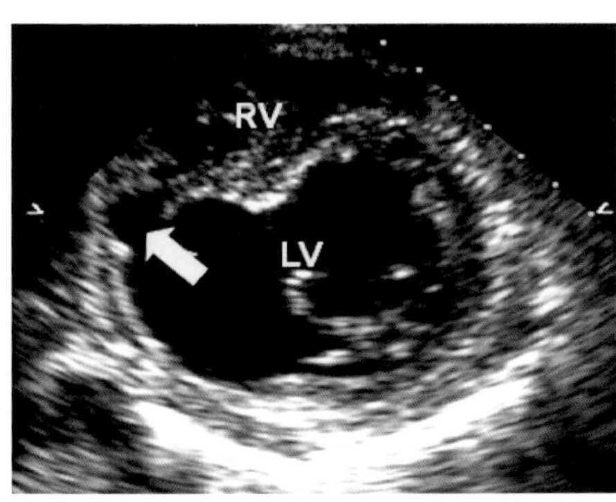

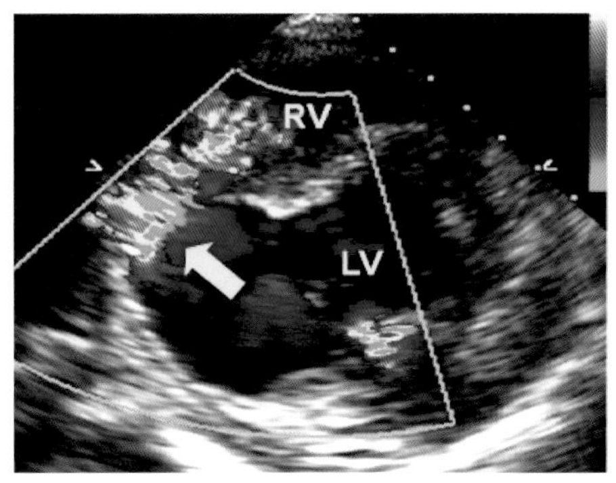

图 2-7-10　心肌梗死后室间隔穿孔（↑）

LV：左心室；RV：右心室

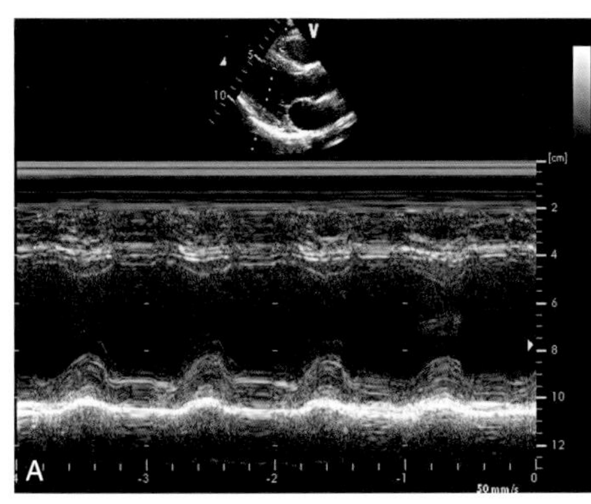

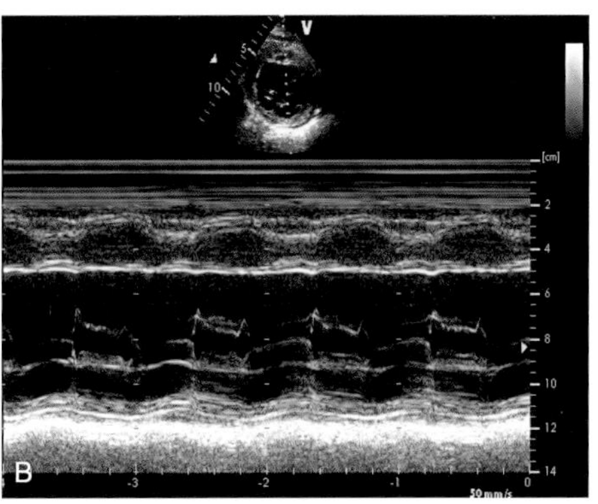

图 2-7-11　M 型超声评估心功能

A. 正常 M 型超声；B. 心肌梗死 M 型超声

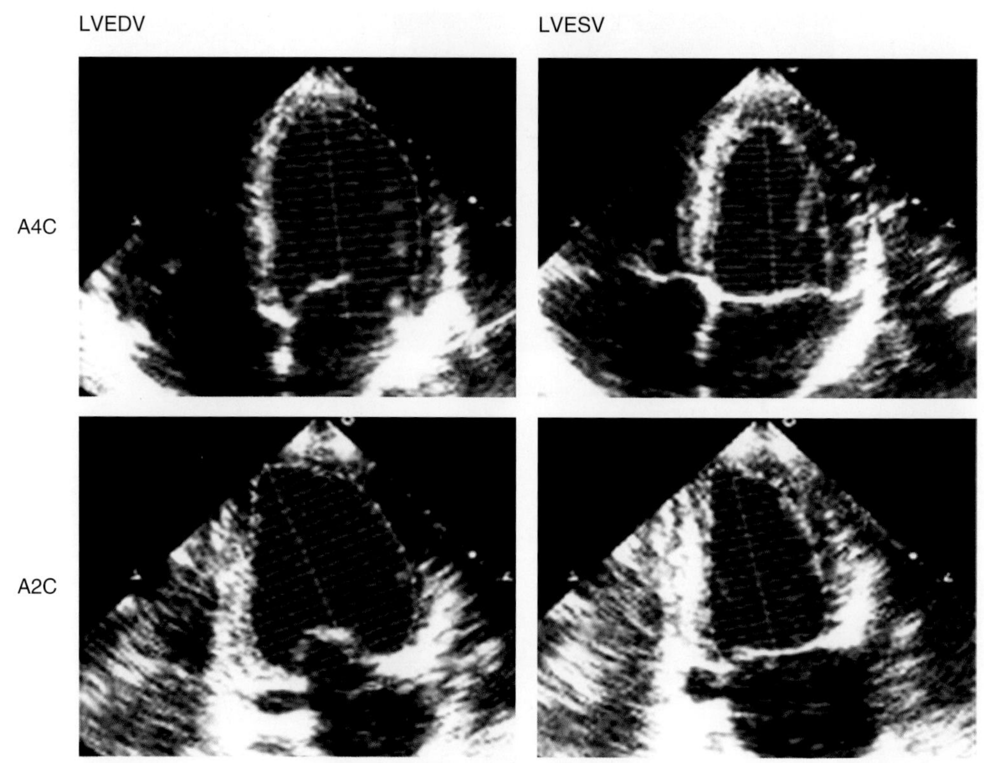

图 2-7-12　Simpson 法评估心功能

LVEDV：左室舒张末期容积；LVESV：左室收缩末期容积；A4C：心尖四腔切面；A2C：心尖两腔切面

二、实时三维超声心动图

实时三维成像技术可在一个心动周期内完成全容积心脏三维成像，可实时、立体、全面评估心脏运动及功能（图 2-7-13 ～ 图 2-7-15）。

价值及局限

- ◆ 实时三维成像可实时、动态观察各壁运动情况；
- ◆ 可定量评估心室功能；
- ◆ 三维超声以二维为基础，受图像质量影响；
- ◆ 因肥胖、肺气肿、肋间隙狭窄者，经食管三维超声可获得清晰的图像。

三、斑点追踪成像技术

斑点追踪技术可客观定量评价局部缺血心肌的心肌力学

- ◆ 客观、定量评价心肌局部及整体力学改变：病变节段心肌应变减低，应变曲线杂乱、波峰低平，牛眼图示病变节段颜色变浅、反向。

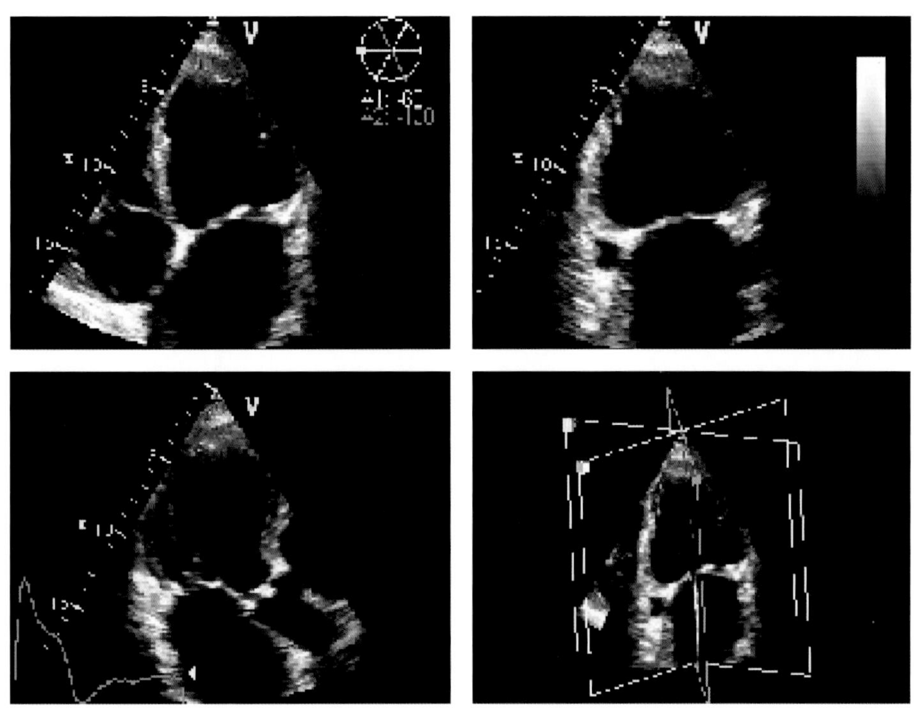

图 2-7-13　实时三维成像可实时、动态观察左心室各壁运动情况

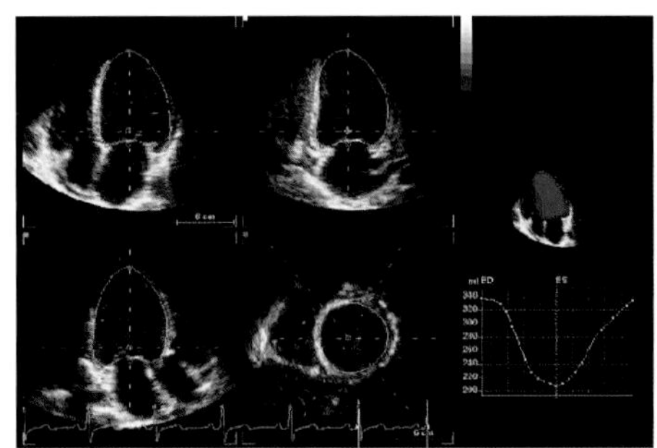

图 2-7-14　三维容积成像可准确定量心室容积，评估心室功能

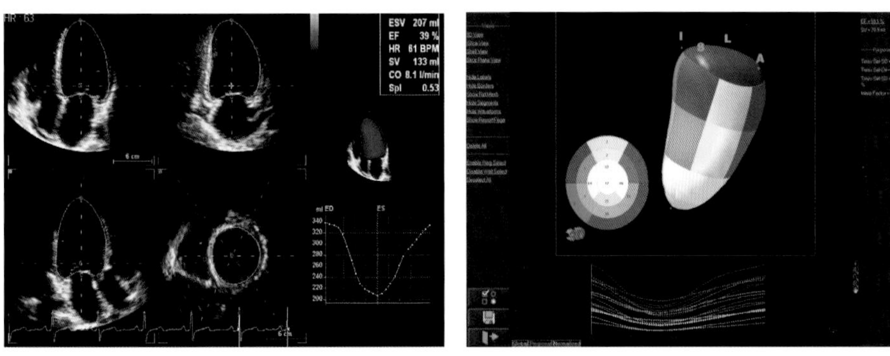

图 2-7-15　左心室容积 – 时间曲线参数可反映整体及局部心室容积变化，评估整体及局部心肌功能

◆ 分层应变可区别心内膜下心肌缺血与透壁性心肌梗死：心内膜下心肌缺血时内层应变低于外层应变，应变梯度减低；透壁性心肌梗死时三层应变均减低或运动反向。

◆ 评估手术疗效：急性心肌梗死后左心室心肌力学受损，心肌应变可评估心肌梗死PCI前后的力学改变，进而评估手术疗效。

四、超声造影

◆ 左心室容量及心功能评估（图 2-7-16 ~ 图 2-7-25）；

◆ 心肌灌注的评估；

◆ 心肌坏死危险区和再灌注后心肌梗死范围的测定；

◆ 冠脉血流储备的评估；

◆ 心肌梗死并发症的诊断，如室壁瘤、附壁血栓等。

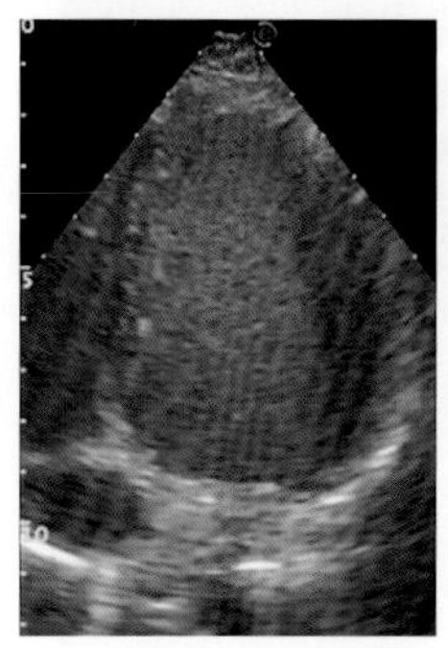
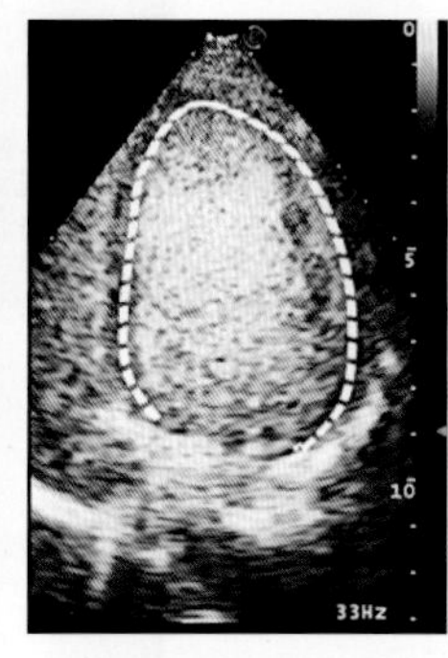

图 2-7-16　心腔显影

观察心腔边界、异常分流、心脏血流动力学、心功能

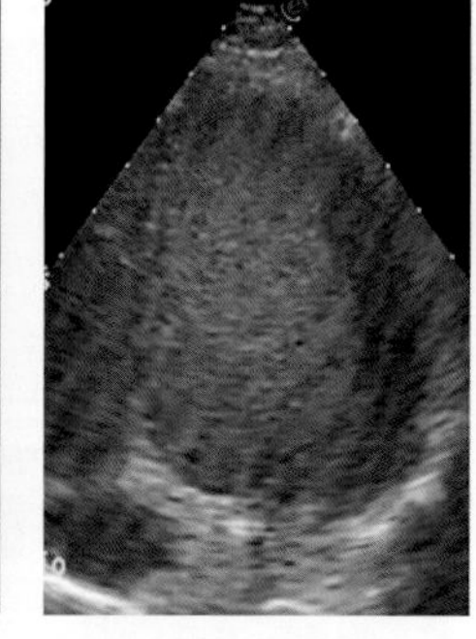
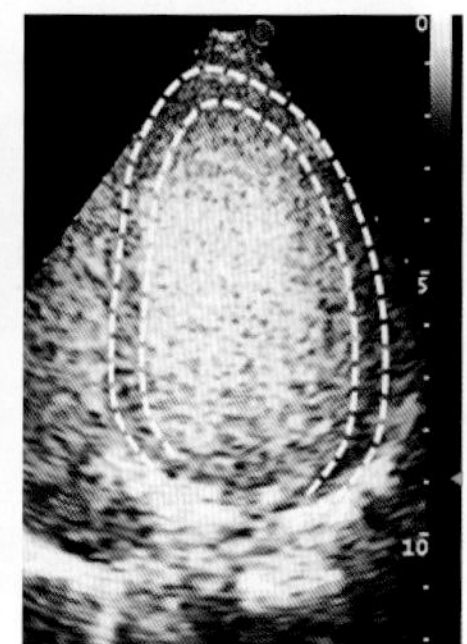

图 2-7-17　心肌显影

评估心肌灌注、心肌存活、冠脉血流储备

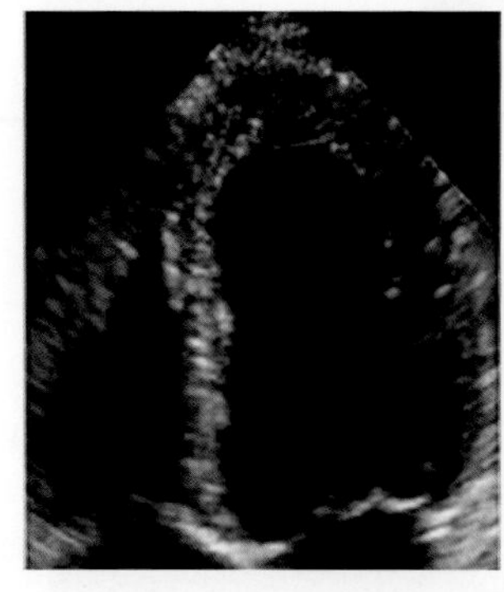
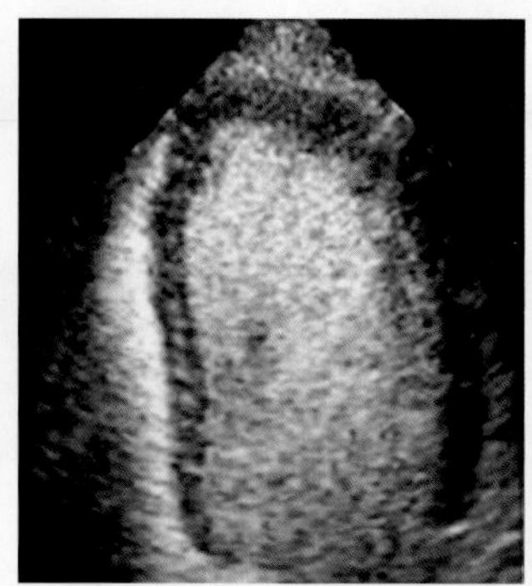
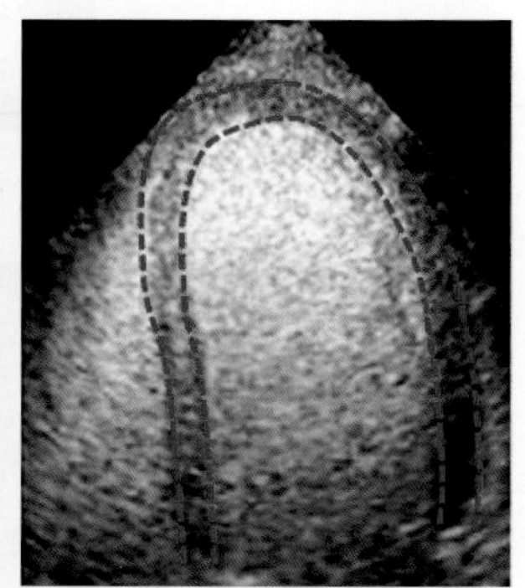

图 2-7-18　超声造影清晰显示心腔、心肌血流灌注

易于显示心脏结构及运动异常，准确计算容量及心功能

价值及局限

◆ 心脏超声造影可清晰显示心腔边界、心脏结构，准确评估心功能状态及心肌梗死并发症；

◆ 心肌超声造影可显示心肌灌注情况；

◆ 无客观的定量判定标准。

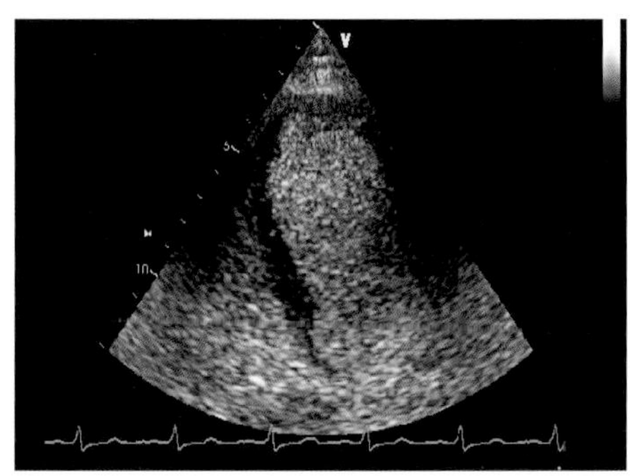

图 2-7-19　心腔、心内膜清晰显示

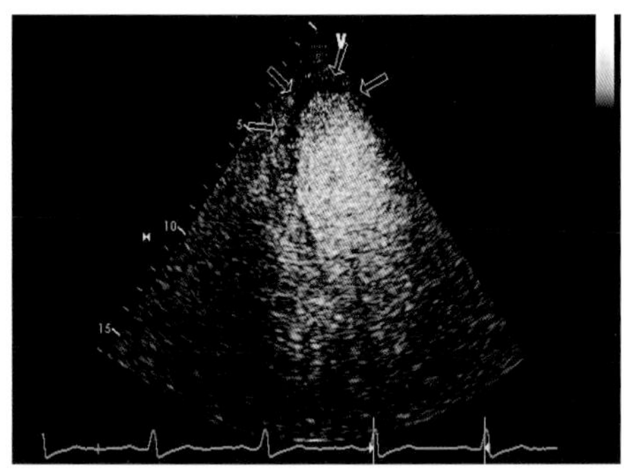

图 2-7-20　心尖部心肌无灌注

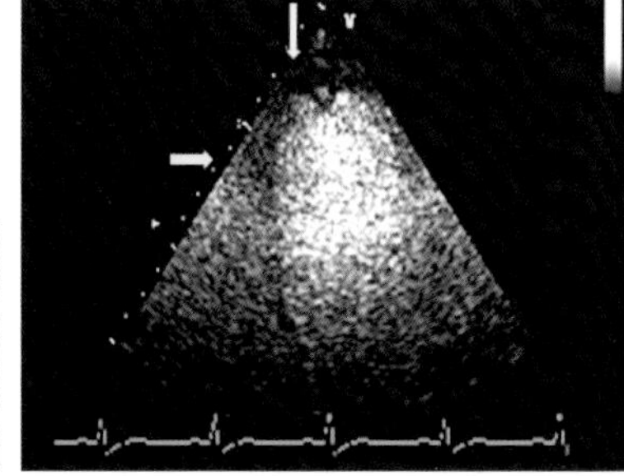

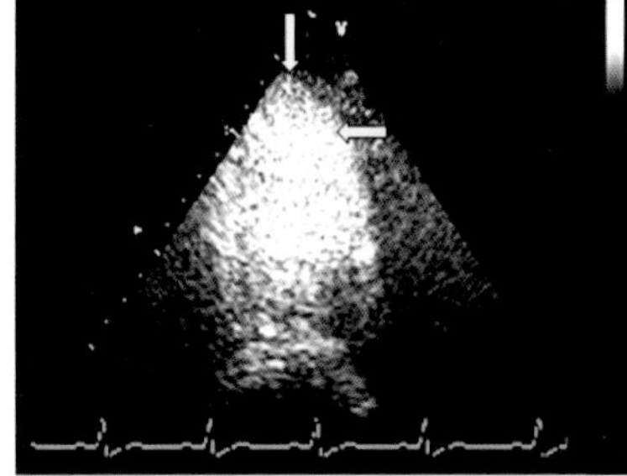

图 2-7-21　心肌造影：前壁、室间隔中段及心尖部灌注减低、不均匀（⇧）

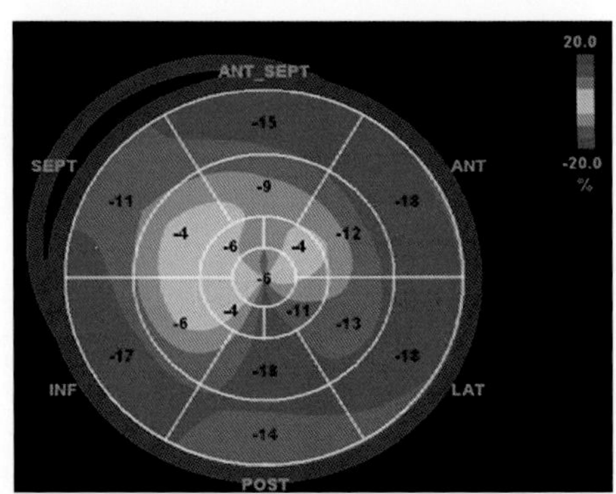

图 2-7-22　牛眼图：前壁、室间隔中段及心尖部应变减低，与心肌造影结果一致

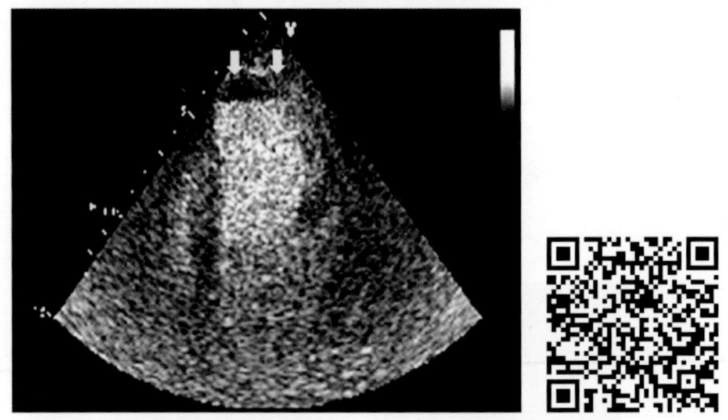

图 2-7-23　心腔造影清晰显示左心室心尖附壁血栓（↑）

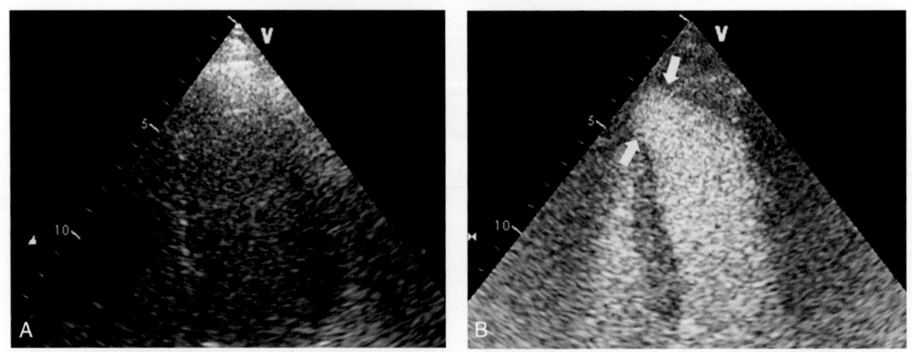

图 2-7-24　二维图像质量差，左心室壁显示不清（图 A）；心腔造影清晰显示心尖部真性室壁瘤形成（↑，图 B）

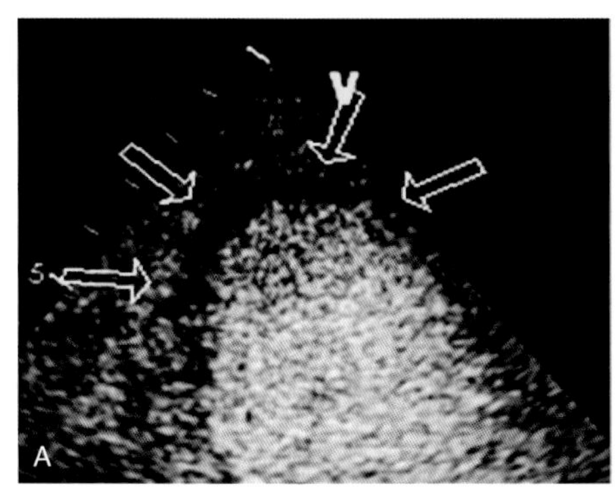

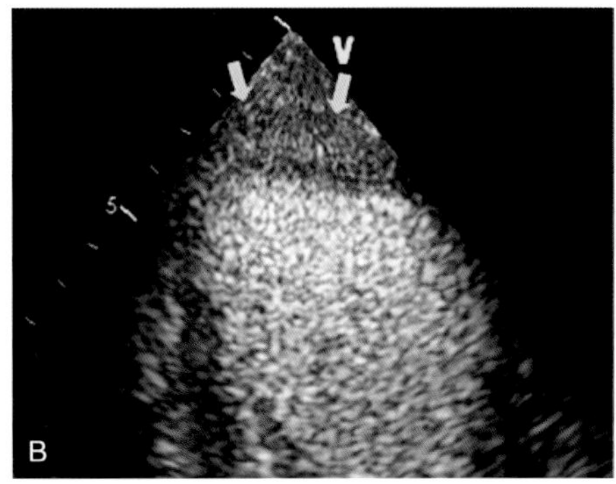

图 2-7-25　PCI 术前，心尖部心肌无灌注（⇧，图 A）；PCI 术后，心尖部心肌灌注改善（正常显影，⬆，图 B）

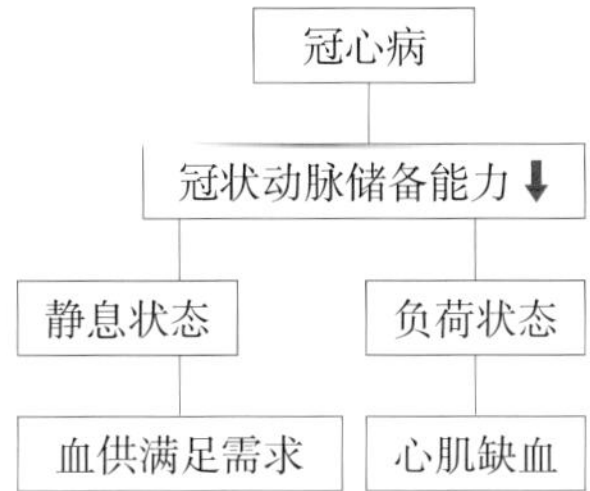

图 2-7-26　负荷超声心动图评价心肌缺血示意图

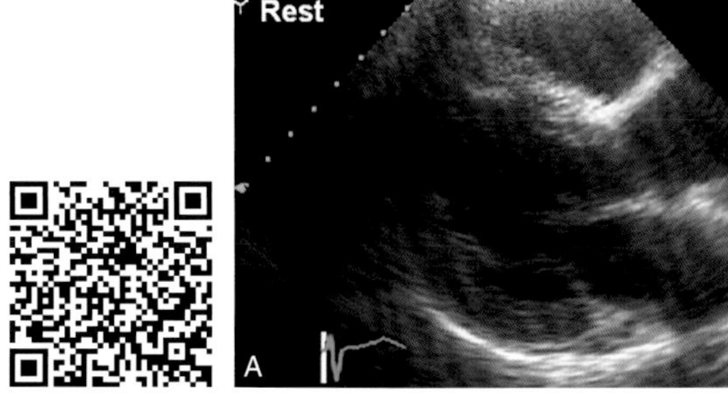

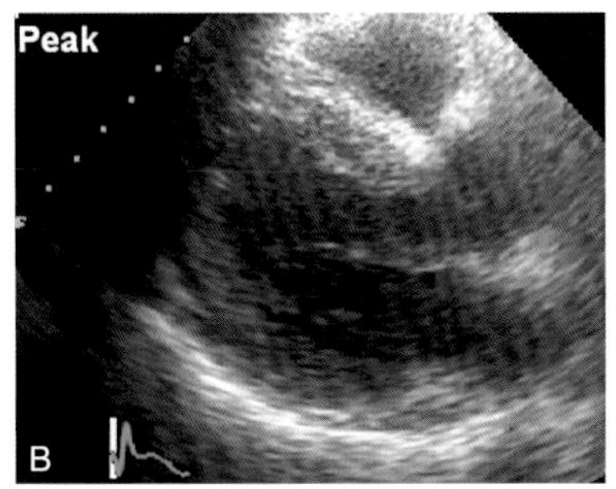

图 2-7-27　静息状态：室间隔及左心室后壁运动协调，幅度正常（图 A）；负荷峰值阶段：左心室后壁运动幅度减低（图 B）

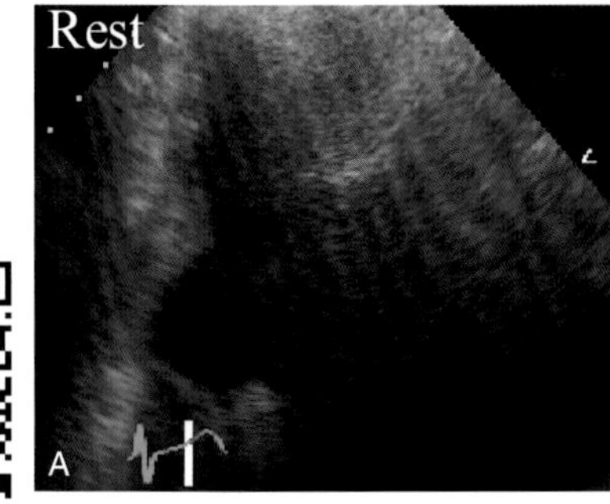

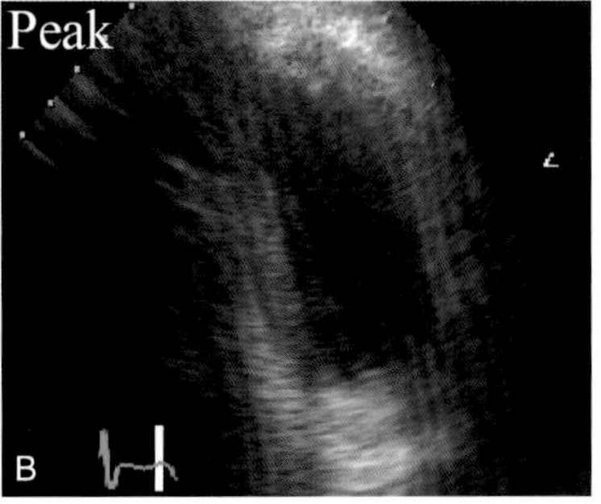

图 2-7-28　静息状态：左心室下壁基底段运动正常（图 A）；负荷峰值状态：左心室下壁基底段运动减弱（图 B）

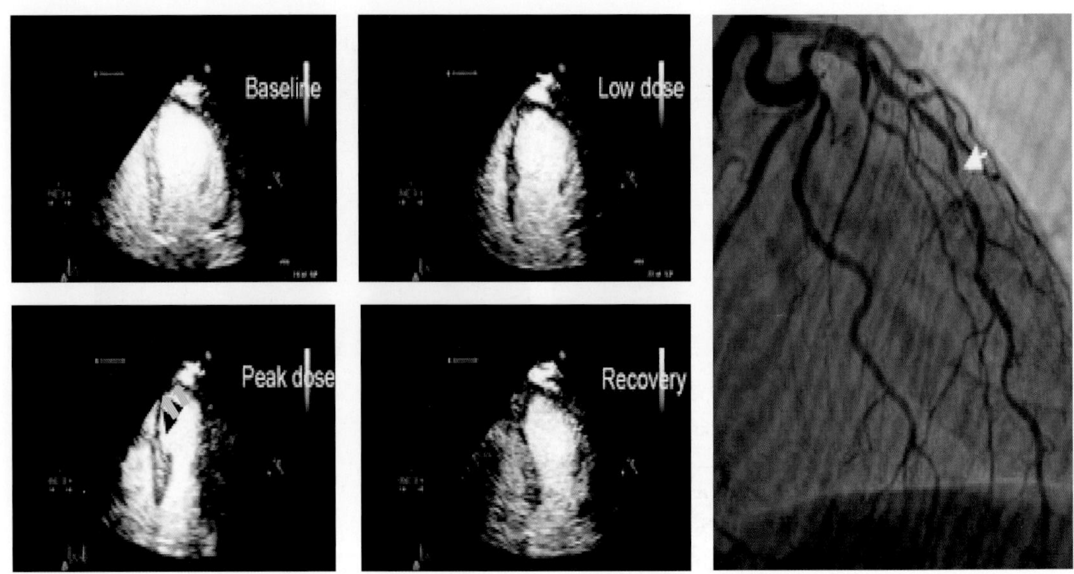

图 2-7-29　负荷峰值阶段：室间隔心尖段心肌灌注缺损（⇧）

五、负荷超声心动图

◆ 通过增加心肌耗氧量，诱导心肌缺血（图 2-7-26 ~ 图 2-7-29）；

◆ 分为运动和药物负荷；

◆ 负荷超声结合造影及斑点追踪技术可定量评估心肌灌注及心肌力学变化。

价值及局限

◆ 负荷超声运用运动、药物增加心脏负荷，诱发心肌缺血，可评估心肌存活、冠脉血流储备；

◆ 采用半定量目测法，主观性大；

◆ 负荷超声结合造影、斑点追踪成像，客观、定量评估心肌缺血范围及缺血心肌局部力学改变。

※ 小结

◆ 各项技术联合运用能够早期评价冠心病心肌缺血。

第八节　综合超声诊断肺动脉栓塞

※ 评述

疾病概述

- 肺栓塞是各种栓子堵塞肺动脉主干或分支，引起肺循环障碍的临床和病理生理综合征包括肺血栓栓塞症、脂肪栓塞综合征、羊水栓塞、空气栓塞、肿瘤栓塞等。
- 肺血栓栓塞症是最常见的肺栓塞类型，栓子主要来源于深静脉血栓，下肢最多见。
- 肺血栓栓塞症的临床症状多种多样，但缺乏特异性，可以从无症状到血流动力学不稳定，甚至猝死，取决于栓子的大小、数量、栓塞部位及患者是否存在心、肺等器官的基础疾病。
- 主要临床症状：呼吸困难及气促，活动后明显；胸痛，包括胸膜炎性胸痛或心绞痛样疼痛；晕厥；烦躁不安、惊恐甚至濒死感；咯血；咳嗽，心悸。
- 体征：呼吸急促，最常见；心动过速；血压变化，严重时可出现血压下降甚至休克；发绀；发热；颈静脉充盈；肺部哮鸣音和/或细湿啰音；肺动脉瓣第二音亢进，三尖瓣区收缩期杂音。
- 考虑肺血栓栓塞症诊断的同时，要注意发现是否存在深静脉血栓，特别是下肢深静脉血栓。主要表现为：①患肢不对称肿胀；②周径增粗；③疼痛或压痛；④皮肤色素沉着。约半数或以上的下肢深静脉血栓患者无自觉症状和明显体征（小血栓）。

诊断方案

根据临床情况疑诊肺血栓栓塞症，如发现以上临床症状、体征，应进行如下检查：

- 动脉血气分析：常表现为低氧血症。
- 心电图：大多数病例表现有非特异性的心电图异常。包括 V1～V4 的 T 波改变和 ST 段异常；$S_{I}Q_{III}T_{III}$征（图 2-8-1）；完全或不完全右束支传导阻滞；肺型 P 波；电轴右偏等。
- 胸部 X 线平片：可提供疑似肺血栓栓塞症线索和除外其他疾病。包括：①区域性肺血管纹理变细、稀疏或消失，肺野透亮度增加；②肺野局部浸润性阴影；③尖端指向肺门的楔形阴影；④肺不张或膨胀不全；⑤右下肺动脉干增宽或伴截断征；

⑥肺动脉段膨隆，右心室扩大；⑦患侧横膈抬高；⑧少至中量胸腔积液。

◆ 超声心动图：在提示诊断和除外其他心血管疾患方面有重要价值。

◆ 血浆 D- 二聚体（D-dimer）酶联免疫吸附法（ELISA）：对肺血栓栓塞症有较大的排除诊断价值，低于 500 μg/L，可基本除外急性肺血栓栓塞症。

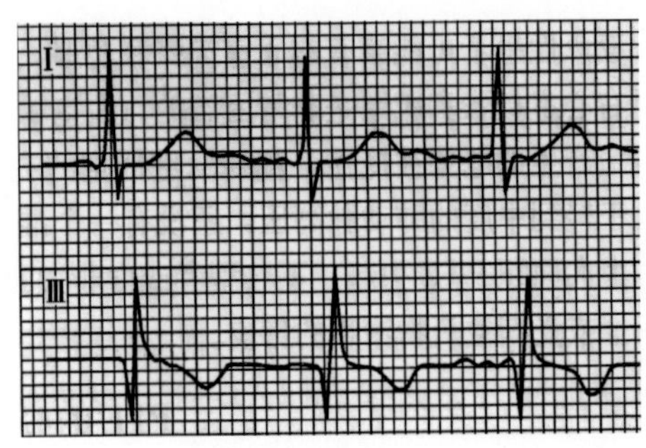

图 2-8-1 急性肺血栓栓塞症的 $S_{Ⅰ}Q_{Ⅲ}T_{Ⅲ}$征象

对疑诊病例合理安排进一步检查以明确肺血栓栓塞症诊断

◆ 核素肺通气 / 灌注扫描：肺血栓栓塞症重要的诊断方法，典型征象是肺段分布的灌注缺损，并与通气显像不匹配。

◆ CTPA：能够发现段以上肺动脉内的栓子，是肺血栓栓塞症的确诊手段之一。

◆ 核磁共振成像（MRI）：对段以上肺动脉内栓子诊断的敏感性和特异性均较高，适用于造影剂过敏的患者。

◆ 肺动脉造影：为肺血栓栓塞症诊断的经典与参比方法。但为有创性检查，应严格掌握适应证。

寻找肺血栓栓塞症的成因和危险因素

◆ 只要疑诊肺血栓栓塞症，即应明确是否并存 DVT；

◆ 检查手段包括超声、MRI、放射性核素静脉造影和静脉造影等；

◆ 静脉造影是诊断 DVT 的“金标准”；

◆ 超声是最常用、准确、简单的方法。

临床分型

◆ 大面积肺血栓栓塞症以休克和低血压为主要临床表现，即体循环动脉收缩压＜90 mmHg，或较基础值下降幅度≥ 40 mmHg，持续 15 分钟以上。

◆ 非大面积肺血栓栓塞症不符合大面积肺血栓栓塞症标准的。此型患者中，一部分人临床出现右心功能不全或超声心动图表现右心室收缩功能减弱，归为次大面积肺血栓栓塞症。

◆ 慢性栓塞型肺动脉高压：慢性、进行性肺动脉高压；影像学检查证实肺动脉阻塞；

下肢深静脉血栓临床分型

- 中央型：血栓局限于髂静脉和股总静脉，不累及下腔静脉和股总静脉的远端。
- 周围型：血栓发生在腘静脉至小腿部的深静脉即胫后静脉、胫前静脉和腓静脉及肌间静脉丛内。
- 混合型：髂静脉和全下肢深静脉血栓形成，具有中央型和周围型血栓形成的共同特点。

下肢深静脉血栓超声表现

- 二维超声：静脉内径明显增宽，管壁界线模糊，管腔内有强弱不等的血栓回声充填，加压不闭陷。
- 彩色多普勒：完全阻塞时，腔内无彩色血流显示或仅有零星血流，不完全阻塞时，腔内一般为不规则形沿边彩色血流。

下肢深静脉血栓分期

- 急性血栓（1～2 周）：管腔内充填实性低回声或无回声（几小时到数天）；病变静脉管径增宽；加压管腔不被压瘪；静脉完全无或极少量血流信号（图 2-8-8）。
- 亚急性血栓（4 周以内）：管腔内实性回声增高，血栓缩小，附着于静脉壁上，管径变为正常；血流部分恢复（图 2-8-9）。
- 慢性血栓（4 周以上）：管腔内实性条索状高回声，管径小于正常，管壁不规则（图 2-8-10）。

超声价值

- 综合超声检查肺血栓栓塞症直接征象为右系统血栓，发现后即可诊断；间接征象主要表现为急性右心负荷加重及肺动脉高压。

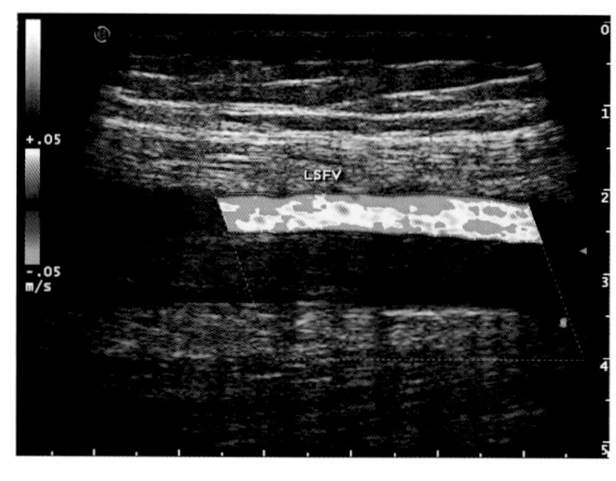

图 2-8-8　下肢静脉急性血栓

LSFV：左股浅静脉

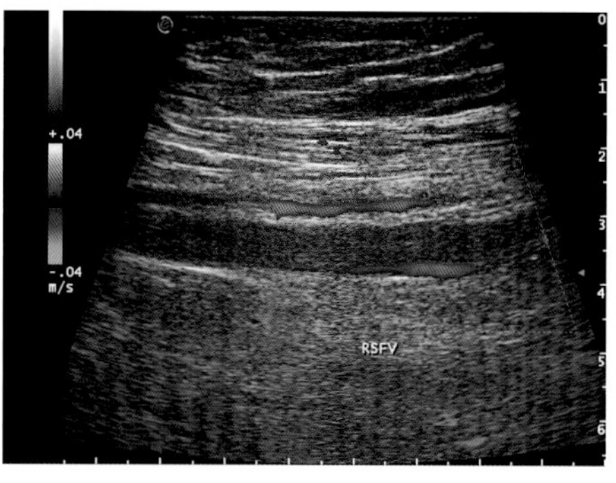

图 2-8-9　下肢静脉亚急性血栓

RSFV：右股浅静脉

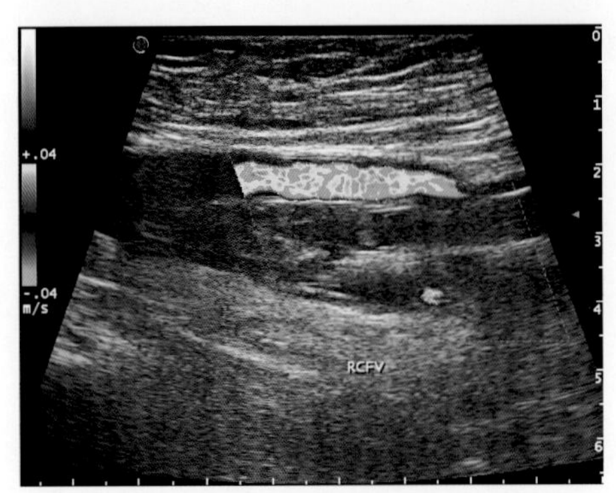

图 2-8-10　下肢静脉慢性血栓

RCFV：右股总静脉

- ◆ 下肢深静脉血栓是肺血栓栓塞症的主要基础病变，超声检查可以检测有无血栓、血栓分期、血管的阻塞程度及有无侧支循环等，对指导治疗有重要意义。
- ◆ 鉴别诊断：与急性心肌梗死、冠心病、心包积液等鉴别。
- ◆ 判断疗效：可观察肺血栓栓塞症溶栓前后心脏形态、大小、功能及下肢深静脉血栓变化情况。

结论

- ◆ 综合超声作为肺血栓栓塞症的诊断方法，安全、无创，有利于肺血栓栓塞症的诊断和鉴别诊断。
- ◆ 综合超声可作为肺血栓栓塞症疗效判断、长期随诊的首选方法。
- ◆ 急性肺心病 + 深静脉血栓 + 肺高压 + 临床评估可确诊。
- ◆ 轻度心功能不全 + 深静脉血栓 + 肺高压 + 临床评估可确诊。
- ◆ 适合于基层医院诊断肺血栓栓塞症。

病 例 1

※ 病史

患者男性，63 岁，房间隔缺损封堵术后 20 余天，右下肢肿胀伴憋痛 2 天，彩超显示“右下肢深静脉血栓形成”，D- 二聚体：7403 ng/ml。

※ 超声

超声表现　见图 2-8-11 ~ 图 2-8-13。

超声诊断　房间隔缺损封堵术后，房水平未见分流；右心房、右心室扩大伴血栓形成

（活动明显）；三尖瓣关闭不全（中度）；肺动脉高压（PASP=50 mmHg）。

CTPA 诊断 双肺肺动脉内弥漫栓塞。

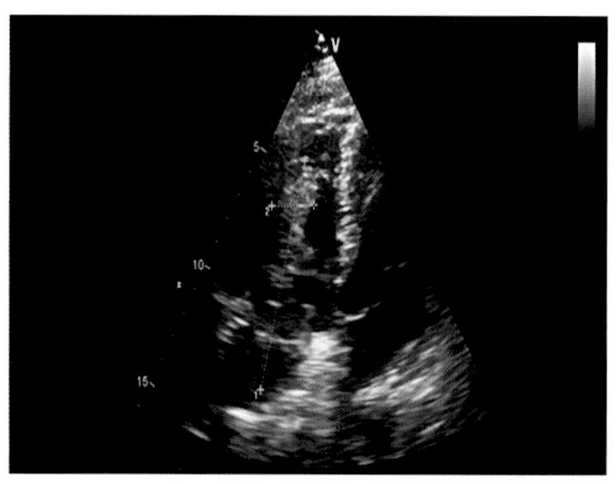

图 2-8-11 右心房、右心室扩大，腔内可见不规则条状等低回声，大小 8.6 cm × 1.9 cm

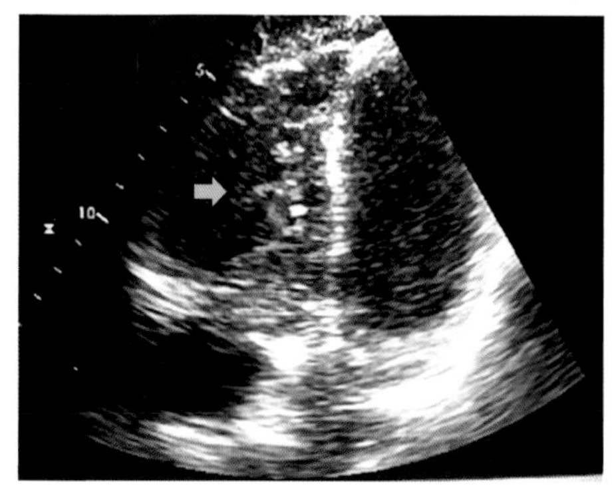

图 2-8-12 不规则条状等低回声，随心动周期摆动（⬆）

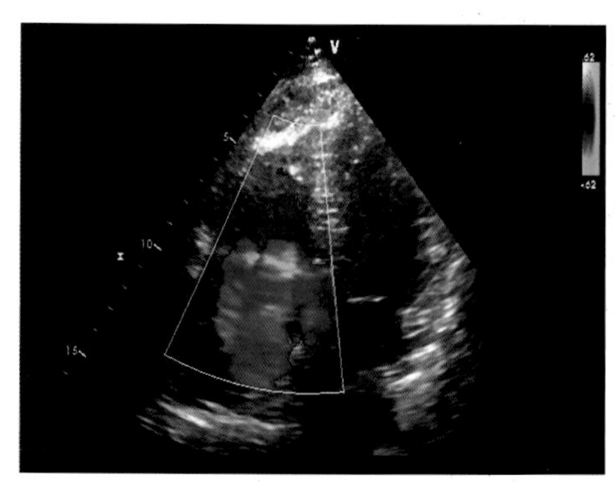

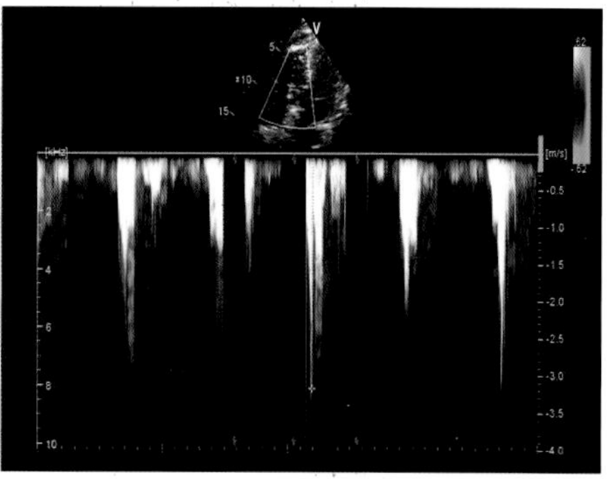

图 2-8-13 三尖瓣口中量反流，Vmax=317 cm/s，△ P=40 mmHg

※ 治疗 2 周后复查

超声表现 见图 2-8-14。

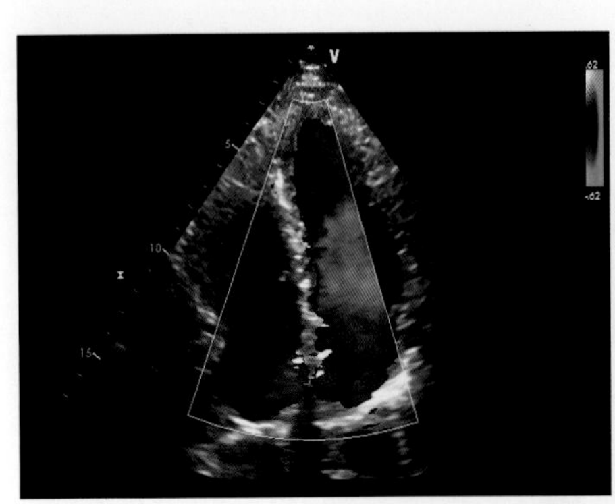
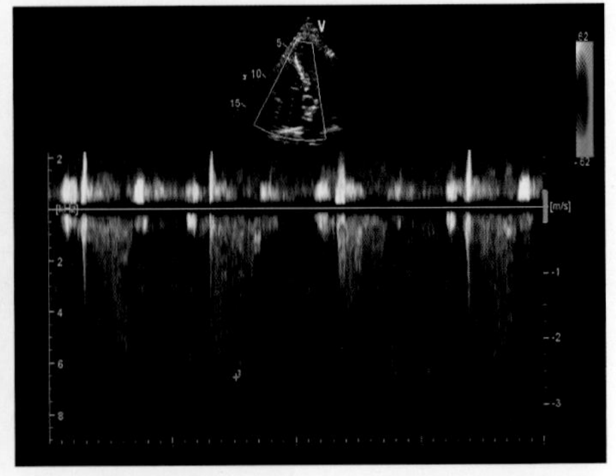

图 2-8-14　右心内径恢复正常，肺动脉压正常（PASP=31 mmHg），右心内无血栓

病 例 2

※ 病史

患者男性，63 岁，呼吸困难、急性胸痛就诊。

※ 超声

超声表现　见图 2-8-15 ~ 图 2-8-19。

超声诊断　卵圆窝两侧双心房内条带状高回声团（活动明显）——考虑血栓；肺动脉内低回声团——考虑血栓；右心房、右心室扩大，右心室收缩功能减低，肺动脉高压。

——结合临床，考虑肺动脉血栓栓塞症

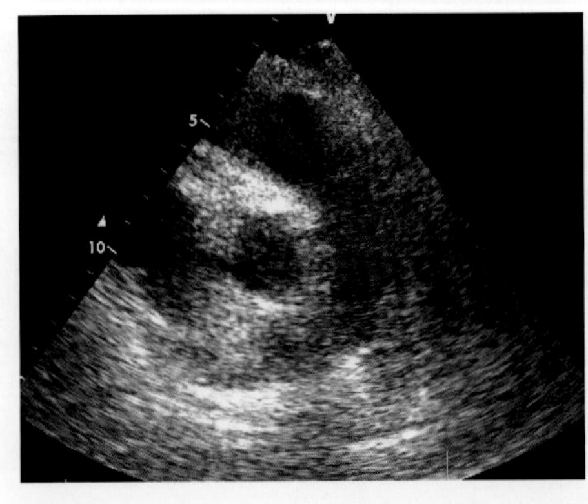

图 2-8-15　肺动脉内径增宽，主干及左右肺动脉腔内透声差

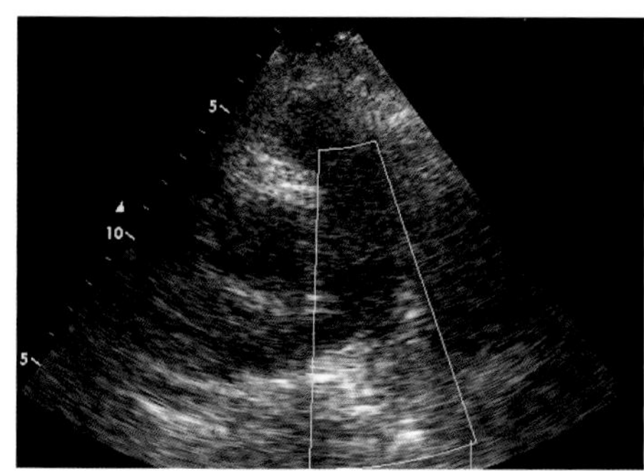

图 2-8-16　肺动脉主干及左右肺动脉未见彩色血流充盈

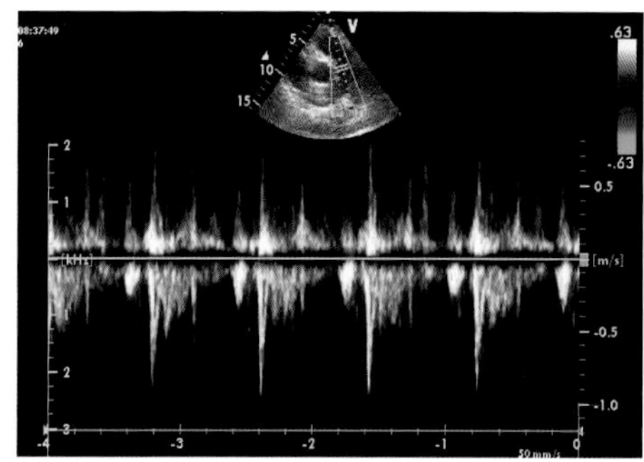

图 2-8-17　肺动脉频谱形态异常，加速时间缩短，峰值前移，呈“匕首征”

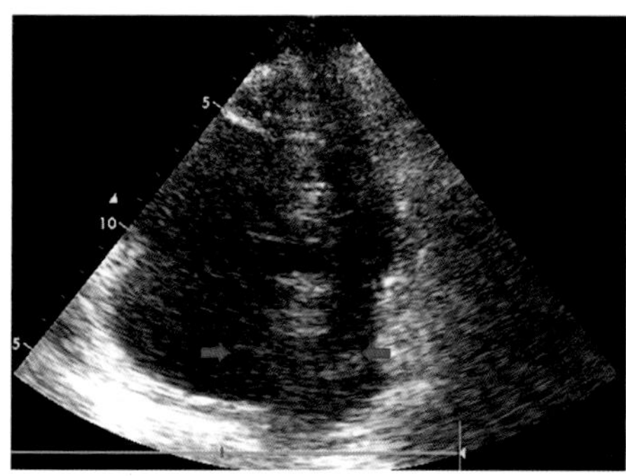

图 2-8-18　右心房、右心室扩大，左心房室腔内径相对变小；房间隔卵圆窝处附着条状高回声，随心动周期在双心房内飘动（⬆）

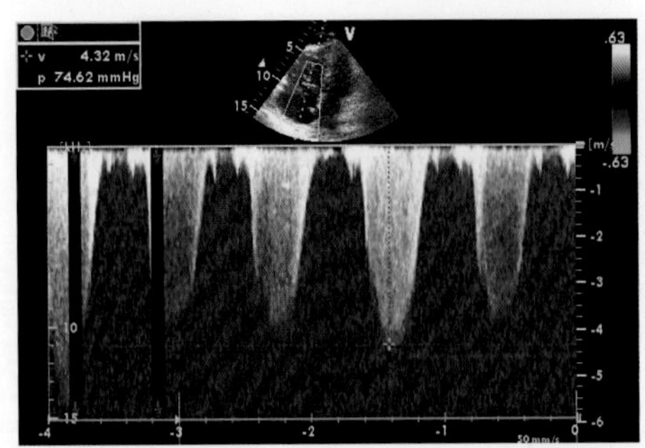

图 2-8-19　三尖瓣轻度反流，肺动脉高压，估测收缩压 84 mmHg

CTPA 诊断　双侧多发肺动脉栓塞；肺动脉高压。

临床诊断　肺动脉血栓栓塞症。

第九节 肺动脉高压

病 例 1

※ 病史

患者女性，26 岁，发现先天性心脏病 20 年，查体：胸骨左缘第三、四肋间可闻及全收缩期粗糙杂音。

※ 超声

超声表现 见图 2-9-1、图 2-9-2。

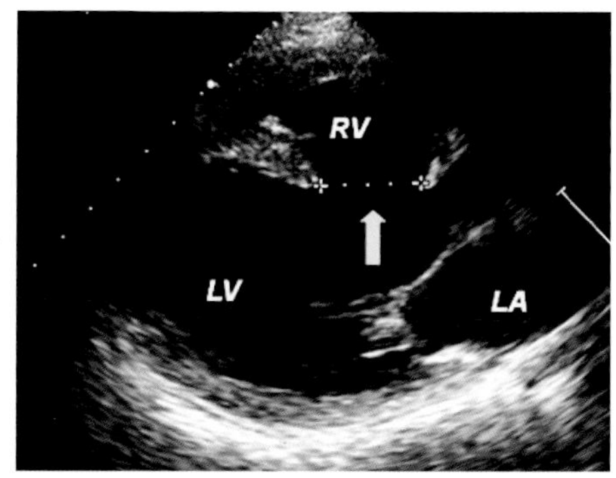

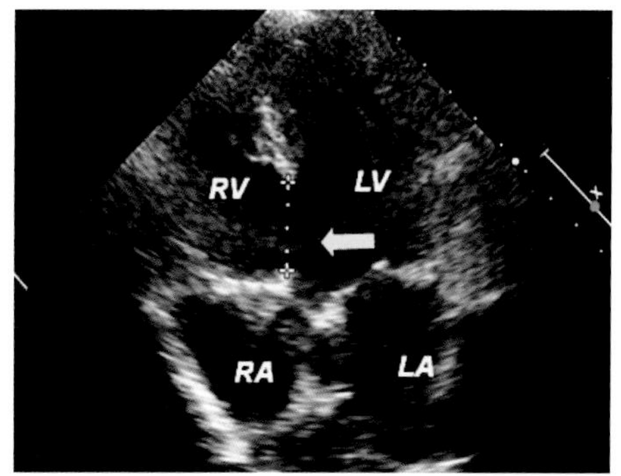

图 2-9-1 室间隔膜周部连续性中断，宽约 2.5 cm（⇧），左心房、左心室扩大，右心室壁增厚

LA：左心房；LV：左心室；RA：右心房；RV：右心室

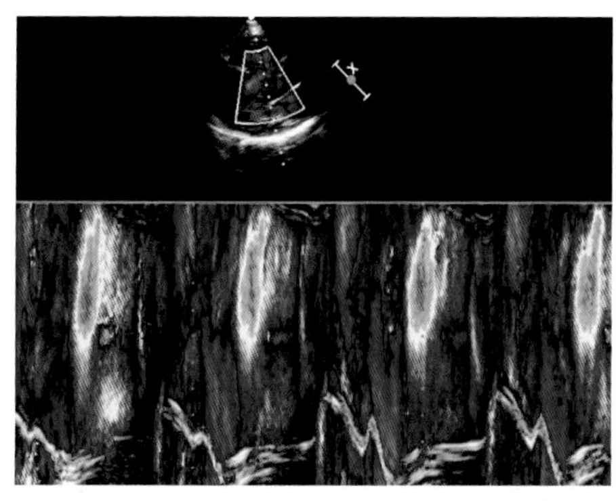

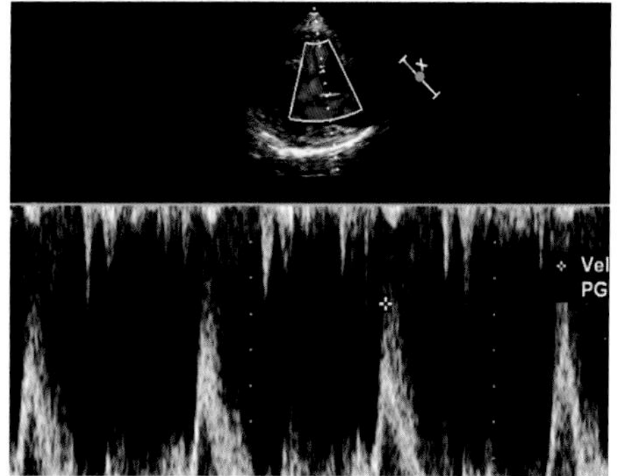

图 2-9-2 左向右为主的双向穿隔分流，左向右 Vmax=126 cm/s，△ P=6 mmHg

超声诊断　先天性心脏病：室间隔缺损（膜周部，约 2.5 cm），室水平左向右为主双向分流——艾森曼格综合征；右心室壁增厚；肺动脉高压（PASP ≈肱动脉收缩压 −6 mmHg）；左心房、左心室扩大。

病 例 2

※ 病史

患者女性，41 岁，发现左下肢深静脉血栓 2 周，气紧、咳嗽 1 天。

※ 超声

超声表现　见图 2-9-3、图 2-9-4。

超声诊断　右心房、右心室扩大；三尖瓣关闭不全（轻度）；肺动脉高压（PASP=66 mmHg）；右肺动脉内等高回声团 ——考虑肺栓塞。

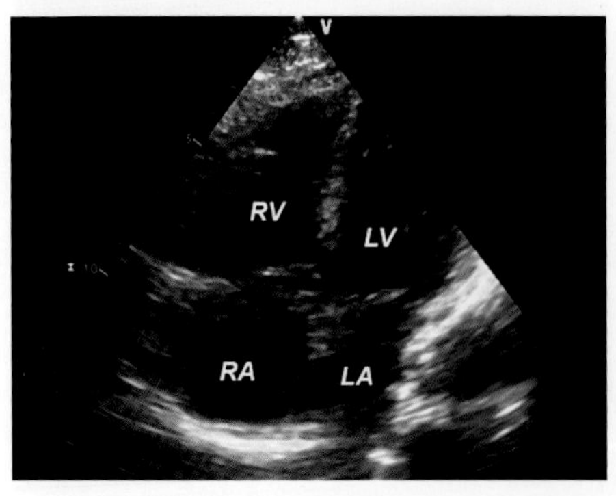

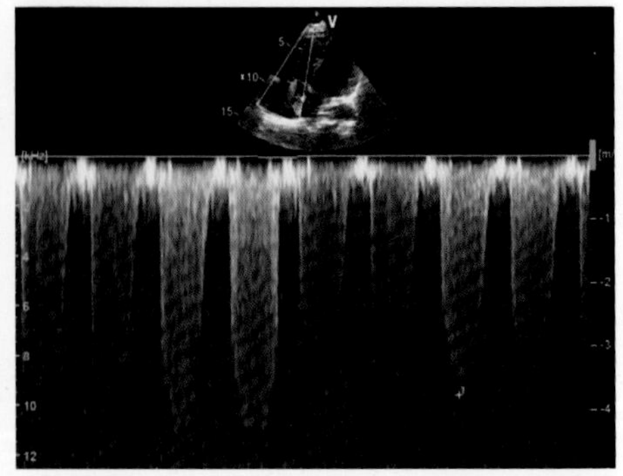

图 2-9-3　右心房、右心室扩大，三尖瓣口少量反流，Vmax=376 cm/s，△ P=56 mmHg

LA：左心房；LV：左心室；RA：右心房；RV：右心室

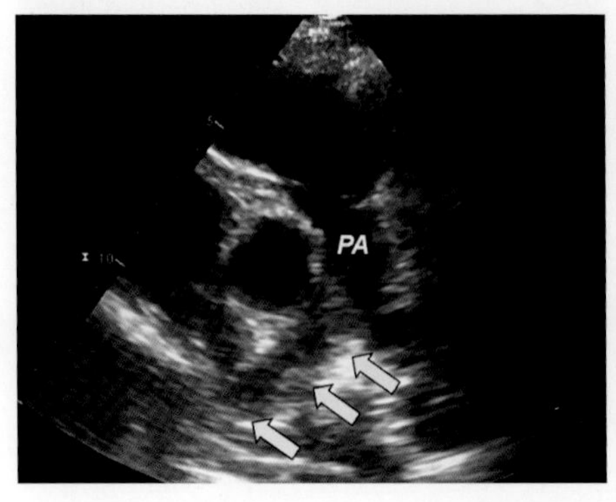

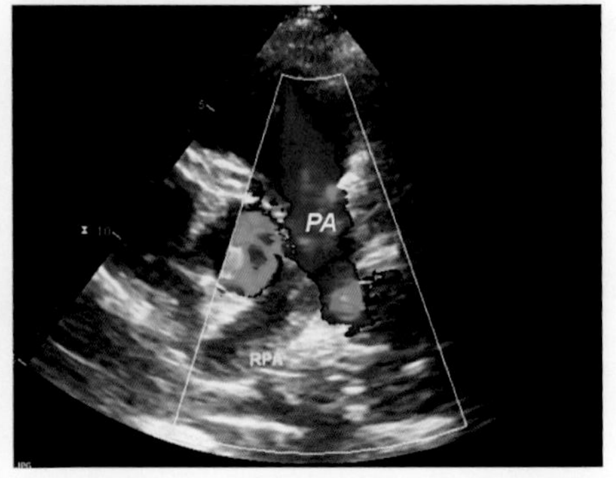

图 2-9-4　右肺动脉内可见等高回声充填（⬆），无血流信号

PA：肺动脉；RPA：右肺动脉

※ 评述

疾病概述

- ◆ 肺高压是由多种原因引起的静息状态下右心导管测得的平均肺动脉压（mPAP）≥ 25 mmHg 的血流动力学状态。
- ◆ 肺高压可以是一种独立的疾病，也可以是并发症，还可以是综合征。
- ◆ 可来源于肺血管病变，也可继发于心、肺或系统性疾病等，是涉及多学科的临床病理生理综合征。
- ◆ 以肺循环血流受限，肺血管阻力进行性增高为特征。
- ◆ 多为继发性肺高压，原发性肺高压少见。
- ◆ 病理：肺血管中层肥厚、内皮细胞增生、管腔狭窄等，导致肺血管张力明显增高和总横截面积明显减少。
- ◆ 临床表现：不明原因呼吸困难，疲劳、乏力、心绞痛、晕厥、咯血，外周静脉血栓后突发气紧等，都应考虑到肺高压。
- ◆ 发病隐匿，症状非特异性，易误诊、漏诊，预后差。
- ◆ 诊断标准：静息状态下，右心导管检查，mPAP ≥ 25 mmHg。
- ◆ 右心导管检查是“金标准”，超声是所有怀疑肺高压的首选无创检查方法，即所有疑似肺高压的诊断从超声心动图开始到右心导管检查结束。

血流动力学

- ◆ 慢性肺动脉高压，右心排血阻力增高，右心室壁代偿性肥厚，失代偿后，右心室搏出量减少，右心扩大，右心衰竭。
- ◆ 急性肺动脉高压，右心排血阻力增高，右心室搏出量减少，右心扩大，右心衰竭，但无右心室壁代偿性增厚。

超声检查概要

- ◆ 对象：临床怀疑肺高压或超声心动图检查过程中怀疑肺高压。
- ◆ 步骤：根据三尖瓣反流、室水平分流或动脉水平分流等和其他超声征象（右心室、肺动脉、下腔静脉和右心房相关表现）对肺高压可能性进行分级。

肺高压超声诊断分级（表 2-9-1）

表 2-9-1　肺高压超声诊断分级

超声心动图诊断		其他参数	肺高压可能性分级
基本排除肺高压	TRV≤2.8 m/s，PASP≤36 mmHg	无	低度
可疑诊肺高压	TRV≤2.8 m/s，PASP≤36 mmHg	有	中度
	TRV　2.9～3.4 m/s PASP　37～50 mmHg	无	
	TRV　2.9～3.4 m/s PASP　37～50 mmHg	有	高度
临床拟诊肺高压	TRV>3.4 m/s，PASP>50 mmHg	有/无	

支持肺高压诊断的超声心动图表现（表 2-9-2）

表 2-9-2　支持肺高压诊断的超声心动图表现

项目	表现
心室	1.右心室与左心室基底部直径比值>1.0 2.室间隔与后壁同向运动（左心室离心指数>1.1）
肺动脉	1.右心室流出道加速时间<105 ms和/或收缩中期凹陷 2.舒张早期肺动脉反流速度>2.2 m/s 3.肺动脉直径>25 mm
下腔静脉和右心房	1.下腔静脉直径>21 mm，吸气塌陷率下降（深） 2.舒张末和收缩末右心房面积变化>18 cm^2

超声诊断要点（图 2-9-5 ～ 图 2-9-11）

◆ 右心房、右心室扩大（心尖四腔比例失调为主）；

◆ 右心室壁增厚（慢性肺高压，急性肺高压可无）；

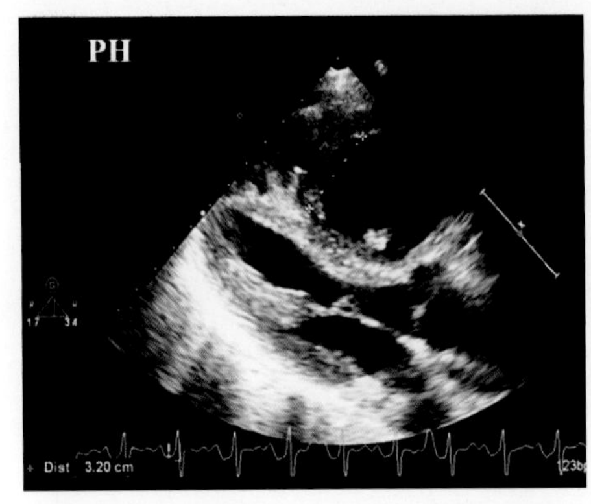

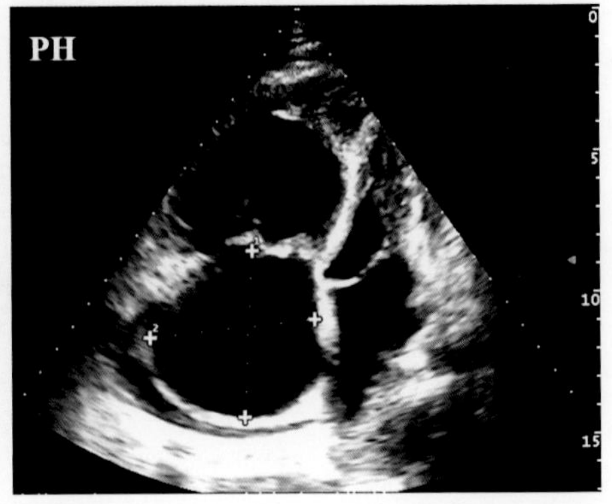

图 2-9-5　右心房、右心室扩大（右心室与左心室基底部直径比值> 1.0），左心受压变小

◆ 右心室流出道、肺动脉及其分支增宽；
◆ 左心室受压，短轴呈“D”形（中、重度肺高压）；
◆ 下腔静脉扩张，呼吸塌陷率减低；
◆ 三尖瓣、肺动脉瓣反流（估测肺压）。

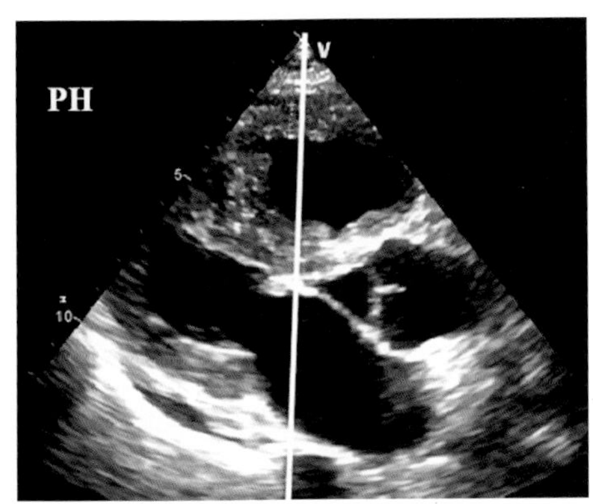

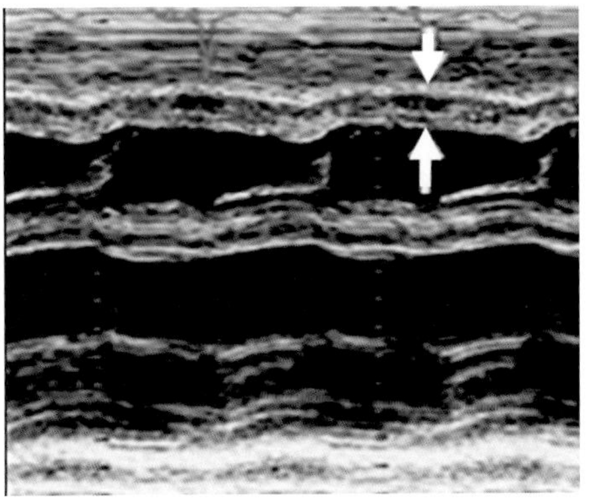

图 2-9-6　右心室壁增厚，＞5 mm（⇧）

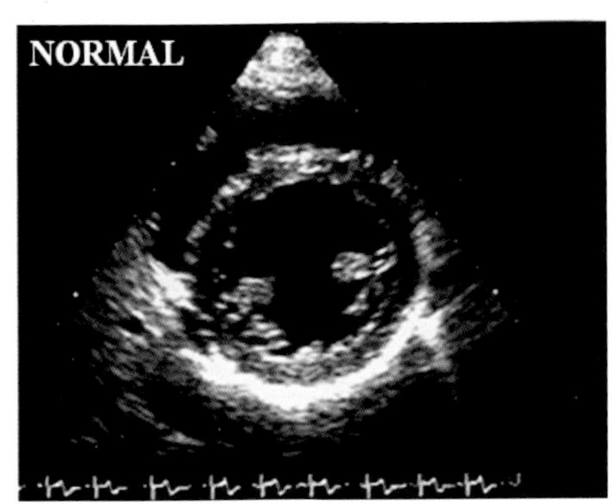

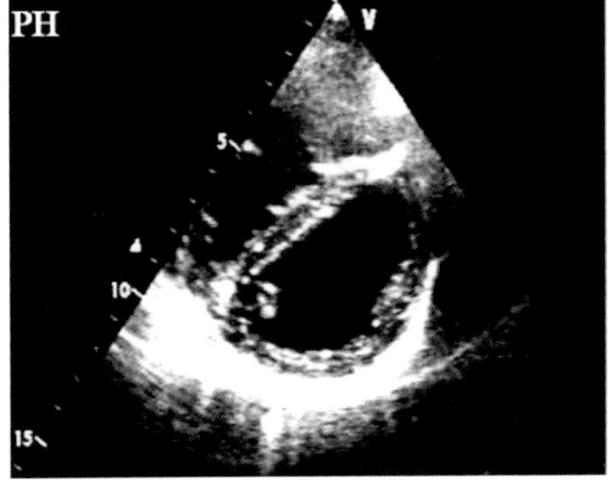

图 2-9-7　室间隔左移，左心室受压，短轴呈“D”形

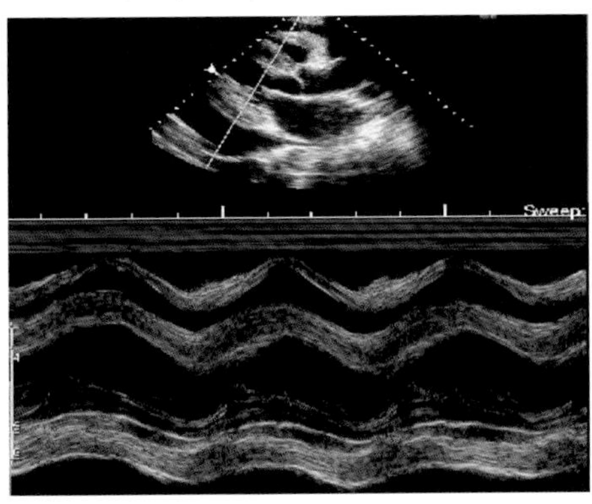

图 2-9-8　室间隔与左心室后壁同向运动

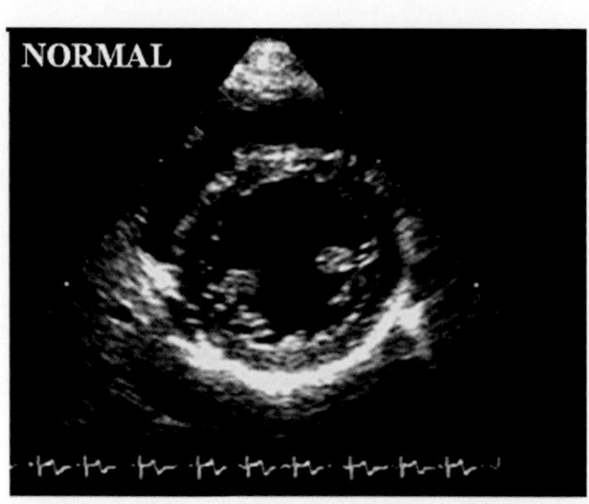

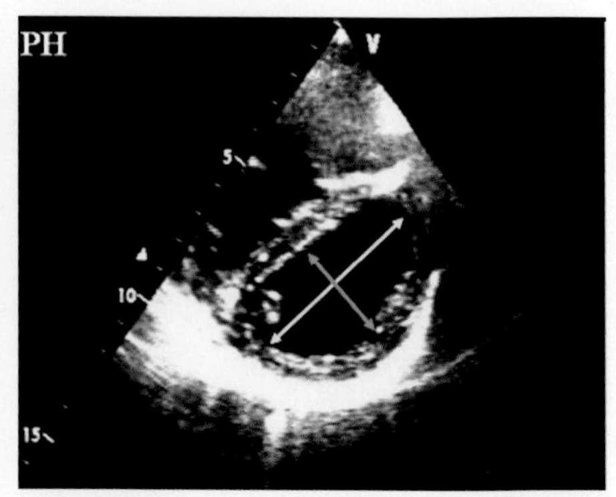

图 2-9-9 左心室离心指数＞1.1，离心指数（EI）=D1/D2，舒张末期，左心室乳头肌水平测量，D1（↕）是短轴上平行于室间隔的径线，（从前壁到下壁），D2（↕）是垂直 D1 并平分室间隔的径线（从室间隔到后侧壁）

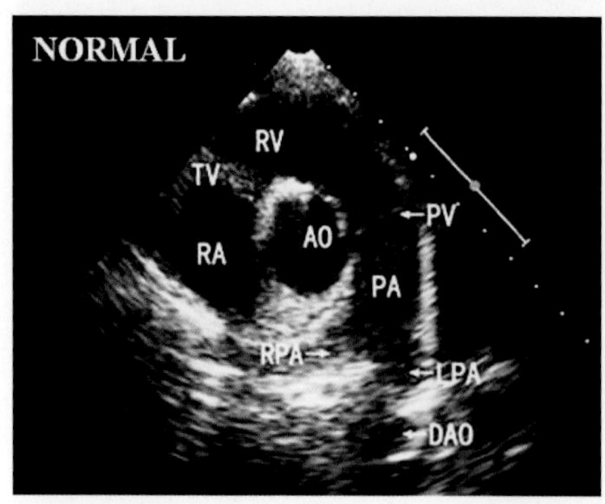

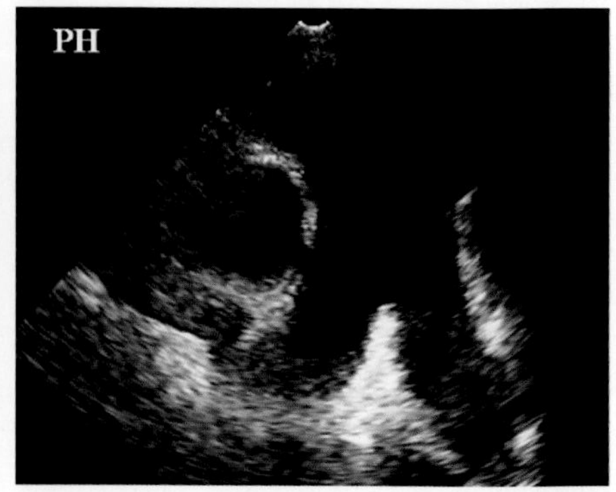

图 2-9-10 右心室流出道、肺动脉主干及左、右肺动脉增宽

RA：右心房；RV：右心室；PA：肺动脉；PV：肺静脉；AO：主动脉；RPV：右肺静脉；LPA：左肺静脉；DAO：降主动脉

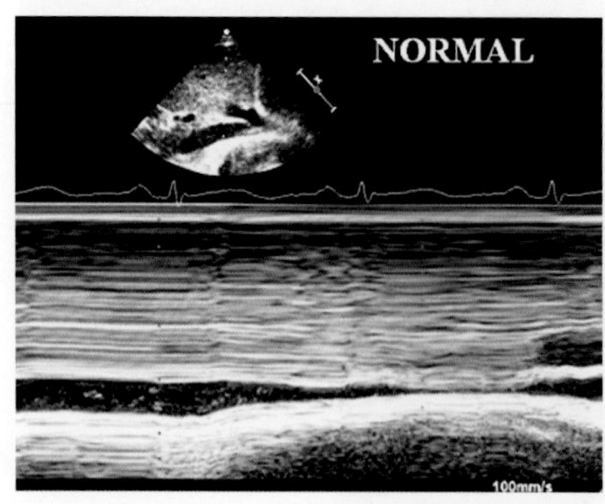

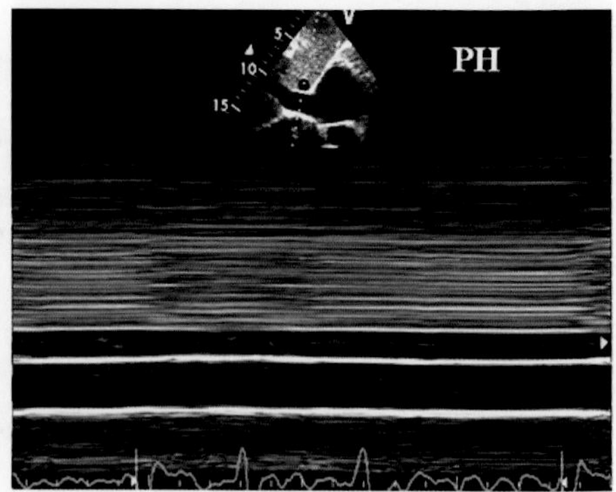

图 2-9-11 下腔静脉呼吸塌陷率减低

肺动脉高压分级

◆ 轻度：30 ~ 50 mmHg；

◆ 中度：50 ~ 70 mmHg；

◆ 重度：> 70 mmHg。

超声估测方法

◆ 肺动脉收缩压（PASP）：三尖瓣反流压差法、室水平分流压差法、大动脉水平分流压差法（图 2-9-12 ~ 图 2-9-14，表 2-9-3）。

◆ 肺动脉舒张压（PADP）及肺动脉平均压（PAMP）（图 2-9-15）。

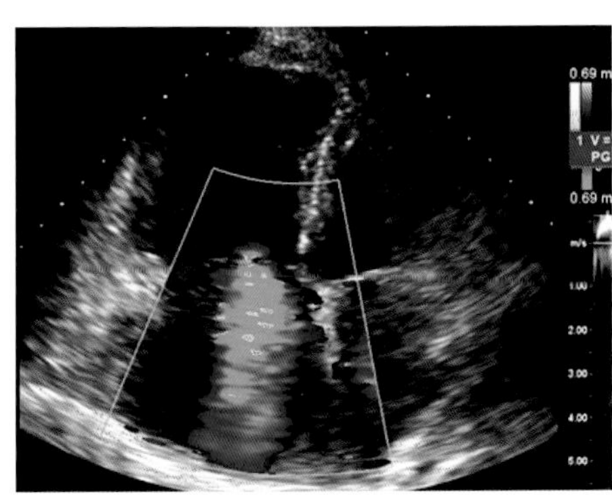

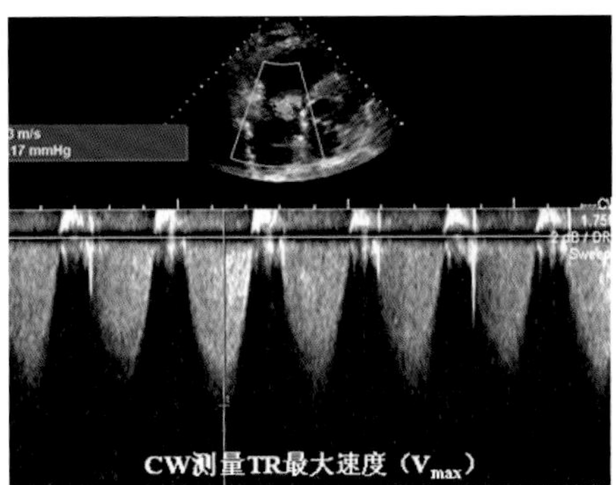

图 2-9-12　三尖瓣反流（TR）压差法：PASP ＝ $4V_{TR}^2$+ RAP

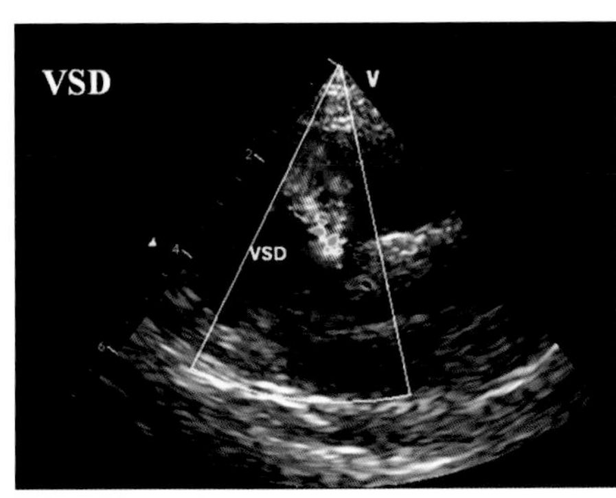

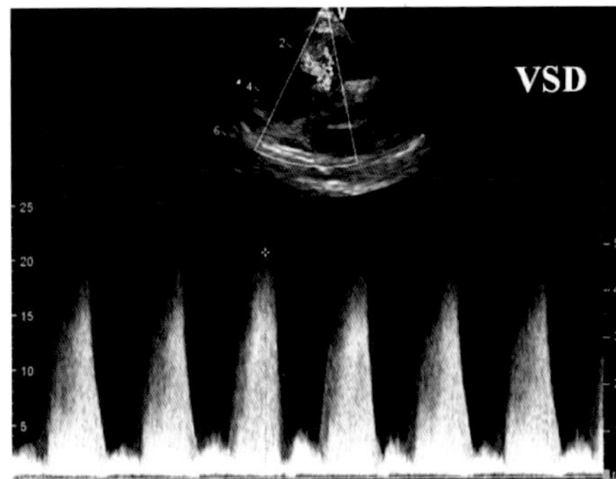

图 2-9-13　室水平分流压差法：PASP= SBP−$4V^2$（VSD_{max}）

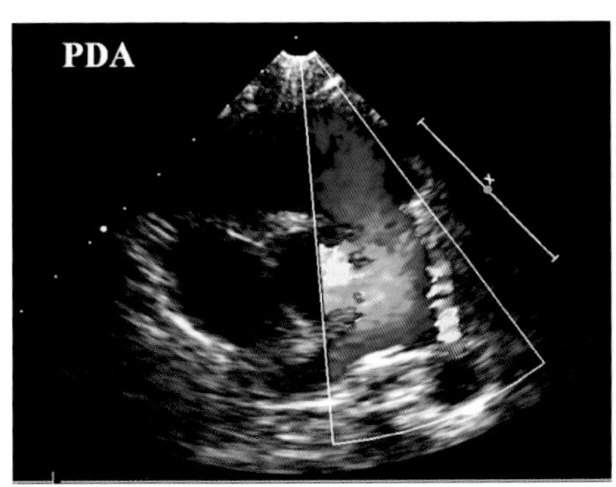

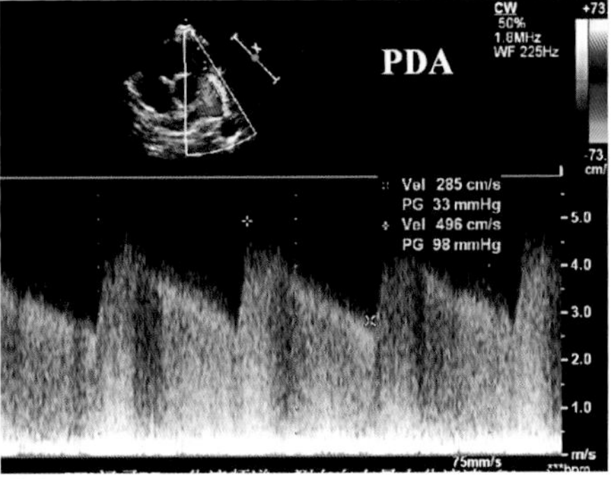

图 2-9-14　大动脉水平分流压差法：PASP ＝ SBP−$4V^2$（PDA_{max}）

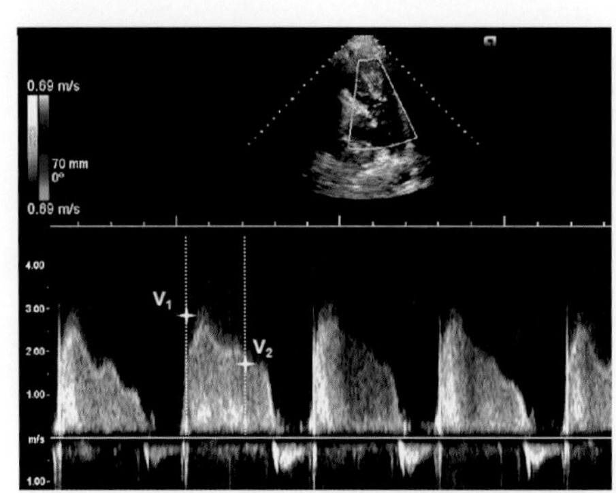

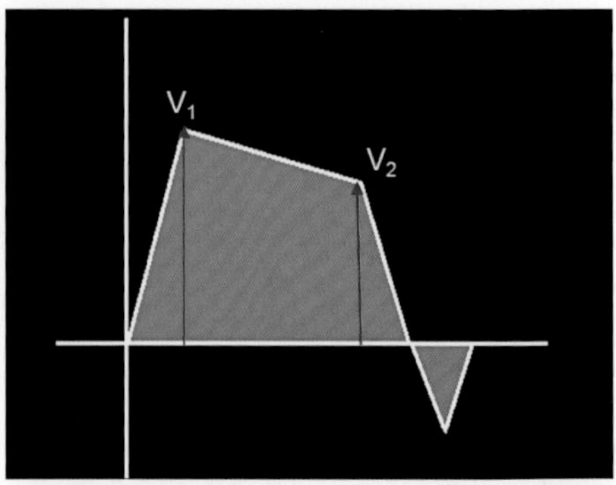

图 2-9-15　肺动脉瓣反流法估测肺动脉平均压及舒张压：PAMP=$4V_1^2$+RAP、PADP=$4V_2^2$+RAP

表 2-9-3　肺动脉压估测方法

指标	分流方向	公式	
室水平分流	左向右	PASP=SBP−$4V^2$	V为收缩期峰值流速
	右向左	PASP=SBP＋$4V^2$	
大动脉水平分流	左向右	PASP=SBP−$4V^2$	
	右向左	PASP=SBP＋$4V^2$	
三尖瓣反流		PASP= $4V^2$ ＋RPA	
肺动脉反流		PADP= $4V^2$ ＋RPA	V为舒张晚期峰值流速
		PAMP= $4V^2$ ＋RPA	V为舒张早期峰值流速

◆ 根据右心房大小估算右心房压：①大小正常时约 5 mmHg；②轻至中度增大时约 10 mmHg；③重度增大时约 15 mmHg。

◆ 根据下腔静脉呼吸塌陷率估测右心房压（图 2-9-16、表 2-9-4）：下腔静脉（IVC ）呼吸塌陷率：吸气过程中的 IVC 直径减小的百分比（吸气时胸腔压减低，IVC 向右心回流增多，直径变小）。

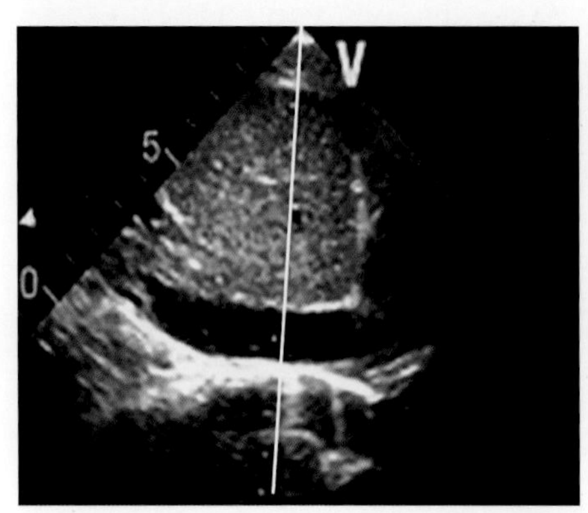

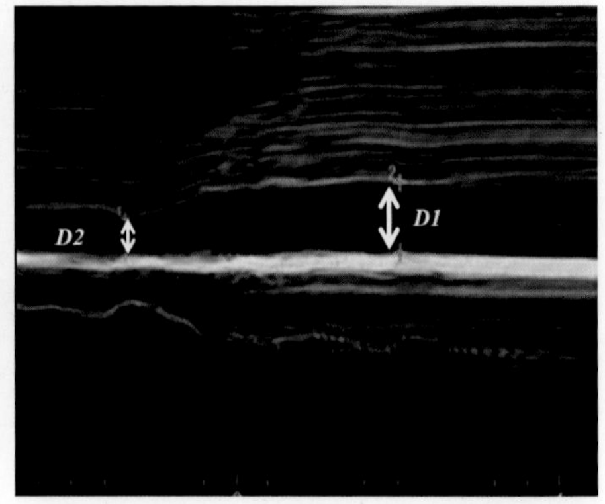

图 2-9-16　IVC 呼吸塌陷率 =（D1−D2）/D1 × 100%

表 2-9-4　下腔静脉呼吸塌陷率估测右心房压

下腔静脉内径（cm）	内径随呼吸变化率（%）	平均右心房压（mmHg）
≤2.1	塌陷率＞50	0~5
≤2.1	塌陷率＜50	5~10
＞2.1	塌陷率＞50	5~10
＞2.1	塌陷率＜50	10~20

肺动脉高压疾病分类（表 2-9-5）

表 2-9-5　肺动脉高压疾病分类

类别	疾病
动脉性肺动脉高压	特发性，可遗传性，药物和毒物所致，相关性（结缔组织病、人类免疫缺陷病毒感染）
▲肺静脉闭塞性疾病和/或肺毛细血管瘤病	
▲新生儿持续性肺动脉高压	特发性肺动脉高压，可遗传性肺动脉高压（骨成型蛋白Ⅱ型受体、其他），药物和毒物所致的肺动脉高压，疾病相关性肺动脉高压（结缔组织病、人类免疫缺陷病毒感染、门脉高压、先天性心脏病、血吸虫病）
左心疾病相关性肺动脉高压	收缩功能不全，舒张功能不全，瓣膜病，先天性/获得性左心流出道/流入道堵塞和先天性心肌疾病，先天性/获得性肺静脉狭窄
肺疾病和/或缺氧相关性肺动脉高压	慢性阻塞性肺疾病，间质性肺疾病，其他伴有限制性和阻塞性混合型通气障碍的肺部疾病，睡眠呼吸暂停，肺泡低通气，慢性高原缺氧，发育异常
慢性血栓栓塞性肺动脉高压和其他肺动脉阻塞性疾病	慢性血栓栓塞性肺动脉高压，其他肺动脉阻塞性疾病[肺血管肉瘤、其他肺血管内肿瘤、肺动脉炎、先天性肺动脉狭窄、寄生虫（包虫）病]
不明原因或多重机制引起的肺动脉高压	血液系统疾病：慢性溶血性贫血，骨髓增生性疾病，脾切除术后，系统性疾病，结节病，肺组织细胞增多症，淋巴管肌瘤病；代谢性疾病：糖原储积症，戈谢病，甲状腺疾病；其他：肺肿瘤血栓性微血管病，纤维纵隔炎，慢性肾衰竭，节段性肺动脉高压

第十节　超声心动图评价右心功能

※ 概述

◆ 右心功能在心脏血流动力学中占有重要地位；

◆ 右心室形态不规则，结构复杂，其功能评价一直是难点；

◆ 随着超声研究的深入及新技术的发展，右心功能的评价方法亦取得一定进展。

※ 检查方法

超声心动图评价右心功能方法及测量指标（表 2-10-1）。

表 2-10-1　超声心动图评价右心功能方法及测量指标

检查方法	测量指标
二维及M型	右心室面积变化分数、三尖瓣环位移
组织多普勒	右室心肌功能指数、三尖瓣环收缩期峰值速率S' 三尖瓣环舒张早晚期峰值速度E'、A'
斑点追踪技术	纵向应变
三维容积	舒张末容积、收缩末容积、射血分数

◆ 右心室面积变化分数（RVFAC）：①量化反应右心室整体收缩功能；②忽略了 RVOT 对右心室整体收缩功能的影响；③< 35% 提示右心室收缩功能减低（图 2-10-1）。

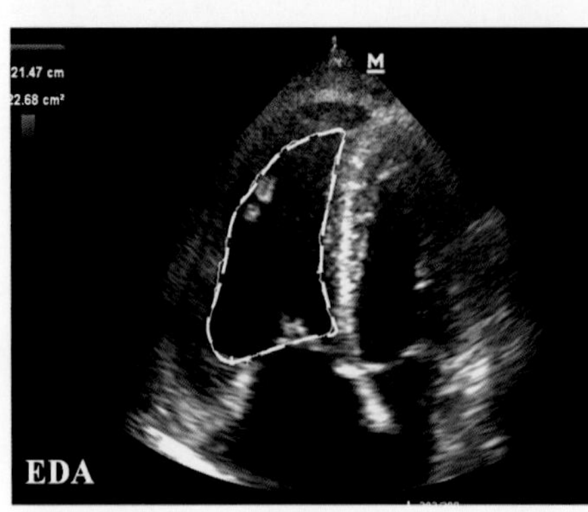

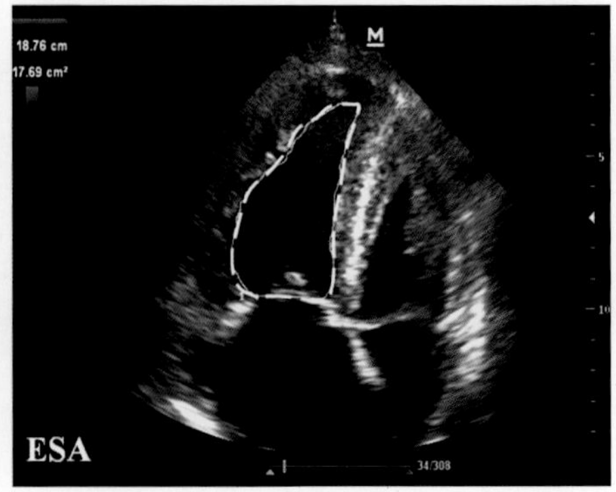

图 2-10-1　右心室面积变化分数（RVFAC）：RVFAC=（EDA–ESA）/EDA × 100%；心电图 R 波顶点测 EDA、T 波终点测 ESA

◆ 三尖瓣环收缩期位移：①反映右心室纵向收缩功能；②角度依赖；部分性反映右心室整体功能；③< 17 mm 提示右心室收缩功能受损（图 2-10-2）。

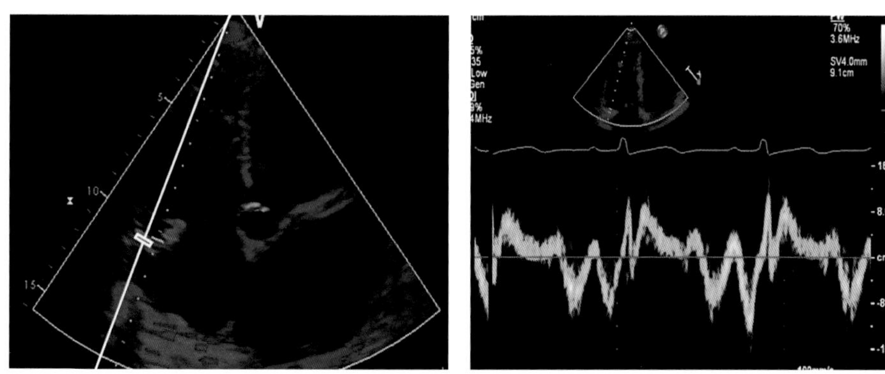

图 2-10-2　三尖瓣环收缩期位移：取样线于三尖瓣侧瓣环处，记录二尖瓣环组织多普勒频谱

◆ 三尖瓣环收缩峰值速率（TPASV，S'）（图 2-10-3）：①反映右心室纵向收缩功能；②角度依赖；无法完全代表右心室整体功能；③ S' < 9.5 cm/s，提示右心室收缩功能减低。

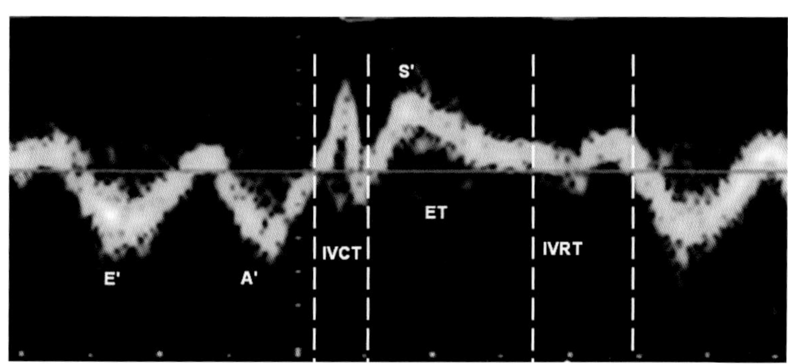

图 2-10-3　三尖瓣环收缩峰值速率（S'）

◆ Tei 指数：①反映右心室收缩和舒张整体功能；② RA 压力升高，IVRT 缩短，Tei 指数假性缩小；③ TDI > 0.54 提示右心室功能减低（图 2-10-4）。

◆ 右心室二维整体纵向应变（RV GLS）：①反映右心室整体纵向收缩功能；②图像依赖、仪器影响；③整体纵向应变（GLS）> |–20%| 考虑右心功能不全（图 2-10-5）。

◆ 右心室三维射血分数（RV 3D EF）（图 2-10-6、图 2-10-7）：①反映右心室整体收缩功能；②全面观察右心室立体结构，提高测量准确性；③依赖图像质量；需脱机分析；④< 45% 提示右心室收缩功能障碍。

◆ 右心室舒张功能：① E/A < 0.8，提示松弛功能受损；② E/A：0.8 ~ 2.1 伴 E/e’ > 6 或肝静脉明显的舒张期血流，提示假性正常化；③ E/A > 2.1 伴 DT < 120 ms，提示限制性充盈障碍（图 2-10-8）。

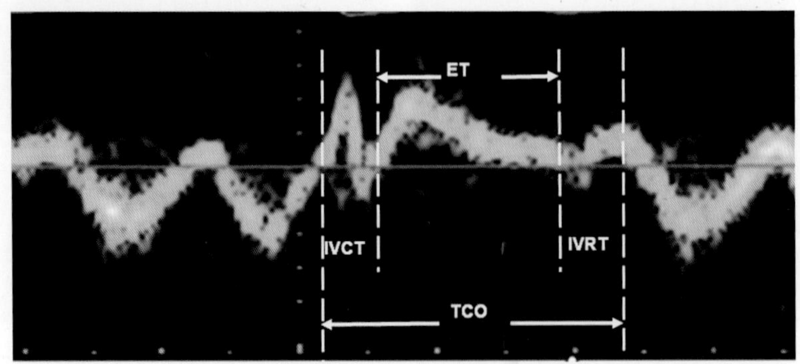

图 2-10-4　Tei 指数 =（IVCT+IVRT）/ET=（TCO−ET）/ET

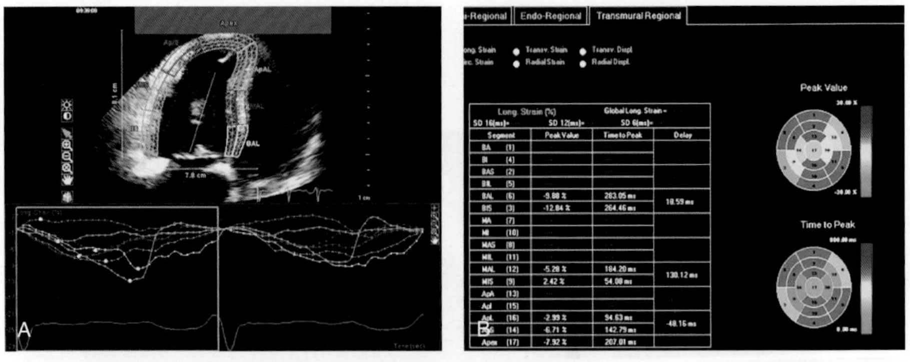

图 2-10-5　肺高压患者 RV GLS 减低
A. 右心室纵向应变曲线图；B. 右心室纵向应变牛眼图

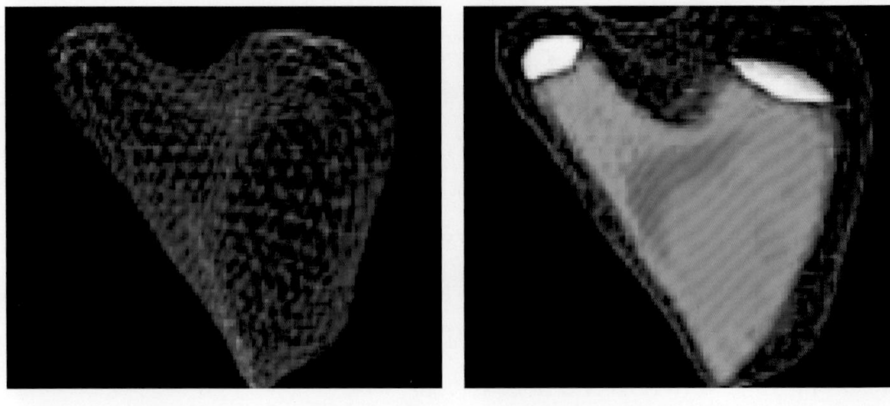

图 2-10-6　三维超声：定量测量右心室 ESV、EDV、SV、EF

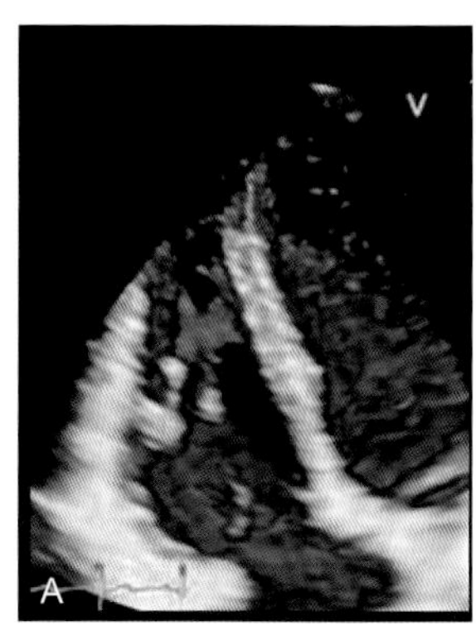

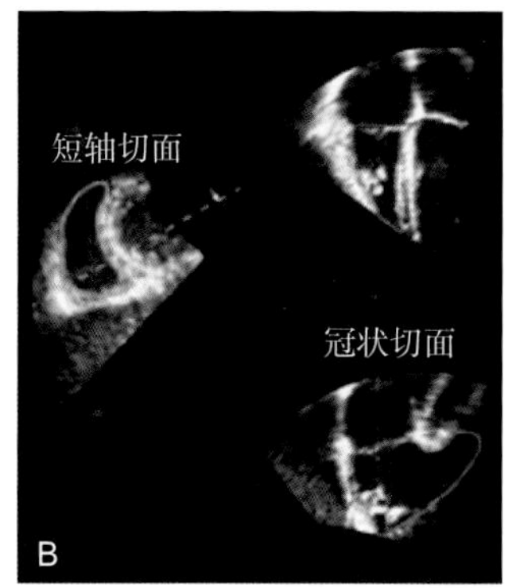

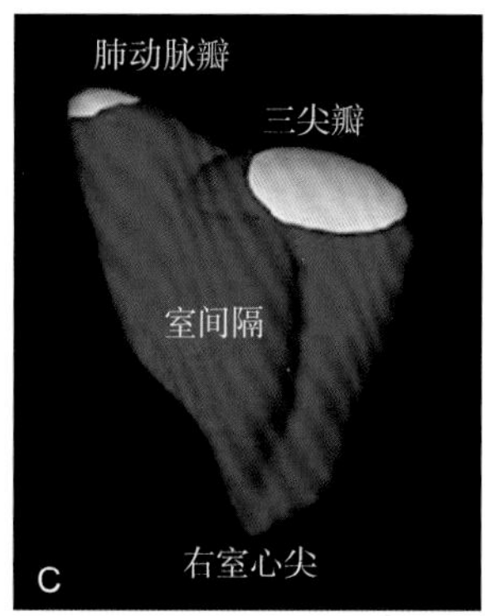

图 2-10-7　三维超声显示右心室为主的心尖四腔心连续采集 4 ~ 6 个心动周期容积拼接而成（图 A）；手动勾画右心室短轴、四腔及冠状切面收缩末和舒张末期边界（图 B）；最后生成的右心室表面积模型（图 C）

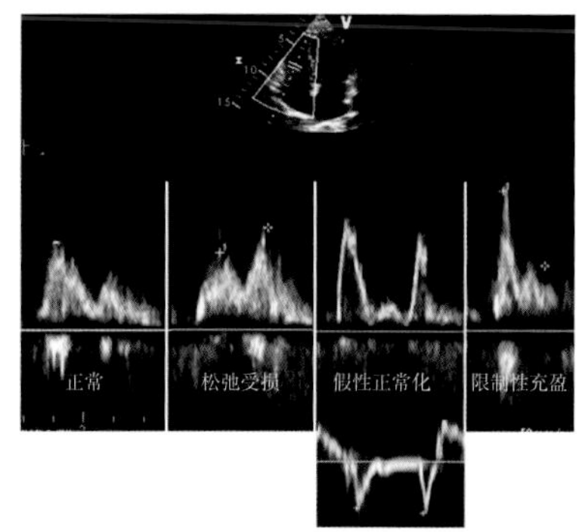

图 2-10-8　右心室舒张功能

右心功能参数及界植（表 2-10-2）

表 2-10-2　右心功能参数及界值

指标	参数	异常值
收缩功能	组织多普勒Tei指数（整体）	>0.54
	右心室面积变化分数（整体收缩）	<35%
	三维射血分数（整体收缩）	<45%
	三尖瓣环位移（局部收缩）	<17 mm
	三尖瓣环收缩峰值速率S'（局部收缩）	<9.5 cm/s
	纵向应变（局部收缩）	>−20%
舒张功能	E/A	<0.8或>2.1
	E/e'	>6
	减速时间（DT）	<120 ms

第十一节 高血压性心脏病

病 例 1

※ 病史

患者男性，55 岁，高血压Ⅲ级（185/110 mmHg，很高危），因头痛、头晕、心悸入院。

※ 超声

超声表现 见图 2-11-1 ～ 图 2-11-3。

超声诊断 左心房、左心室扩大，左心室壁肥厚。

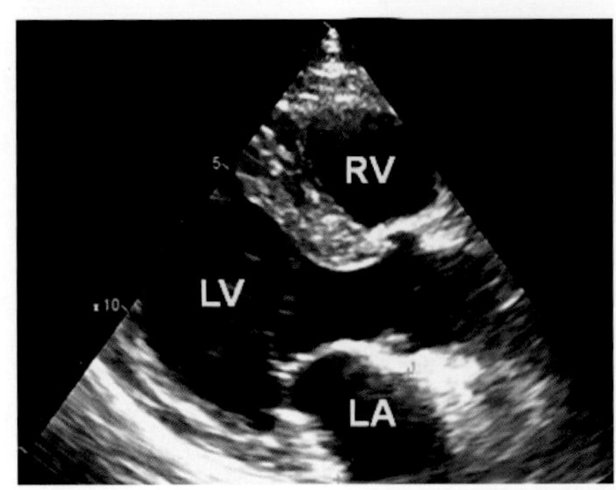

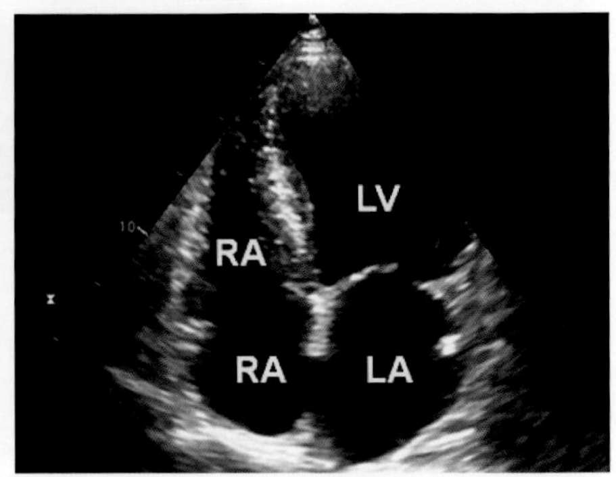

图 2-11-1 左心房、左心室扩大

LA：左心房；LV：左心室；RA：右心房；RV：右心室

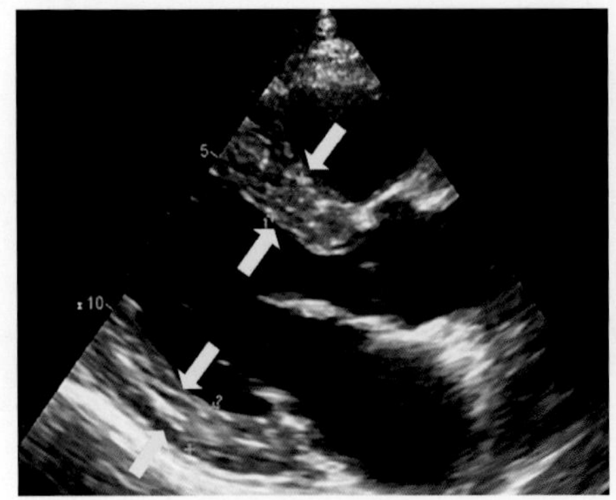

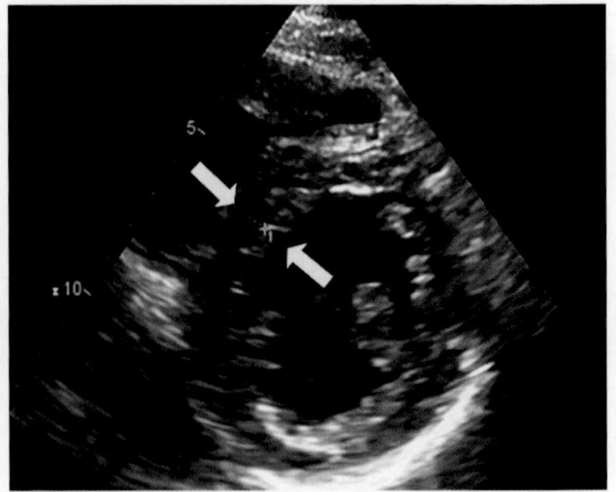

图 2-11-2 左心室壁对称性增厚（↑）

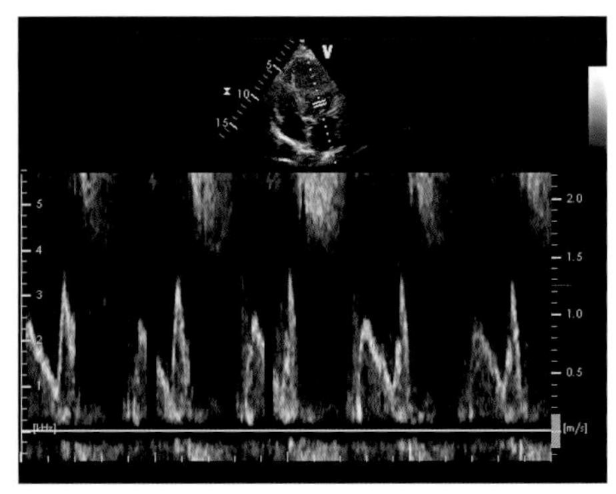

图 2-11-3 舒张期二尖瓣血流频谱 VE/VA < 1，左心室舒张功能减低

病 例 2

※ 病史

患者男性，27 岁，高血压Ⅲ级（180/130 mmHg，很高危），胸憋、心悸入院。

※ 超声

超声表现 见图 2-11-4 ~ 图 2-11-6。

超声诊断 左心房、左心室扩大，左心室壁肥厚、运动弥漫性减弱；二尖瓣、三尖瓣关闭不全（轻度）；肺动脉高压（PASP=58 mmHg）；左心室收缩、舒张功能减低（LVEF=33%）。

——高血压性心脏病失代偿性改变，请结合临床

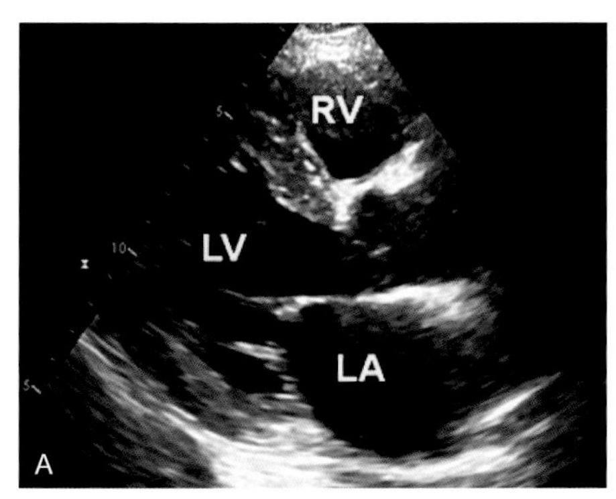

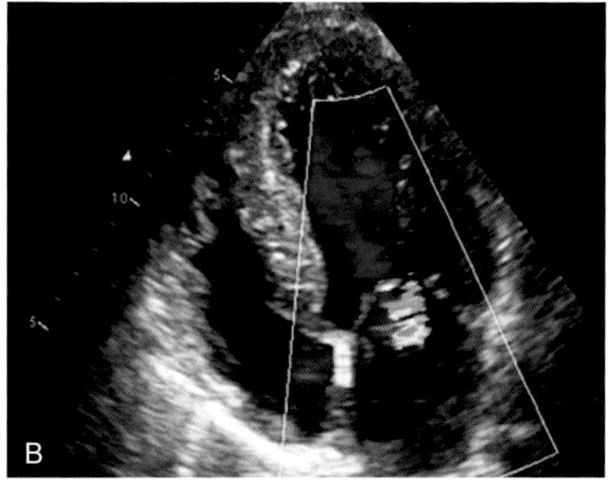

图 2-11-4 左心房、左心室扩大（图 A），二尖瓣口少量反流（图 B）
LA：左心房；LV：左心室；RV：右心室

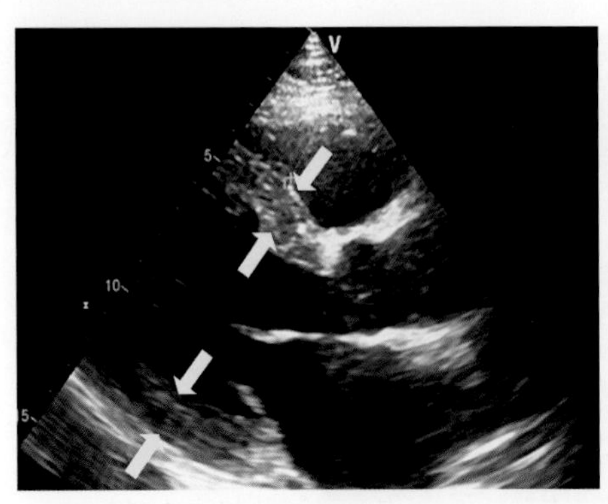

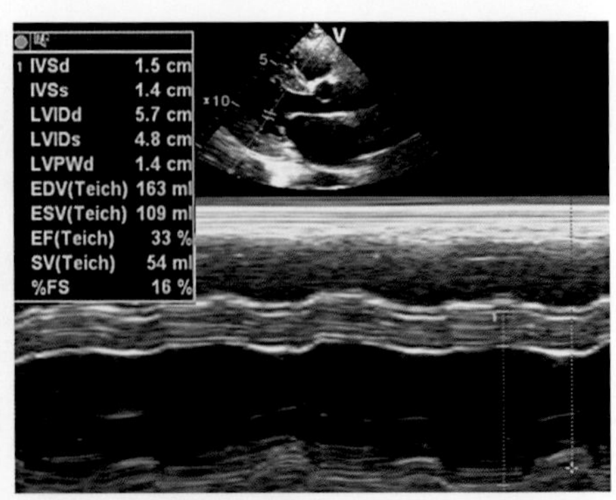

图 2-11-5 左心室壁对称性增厚（↑），左心室壁运动弥漫性减弱，收缩功能减低（LVEF 约 33%）

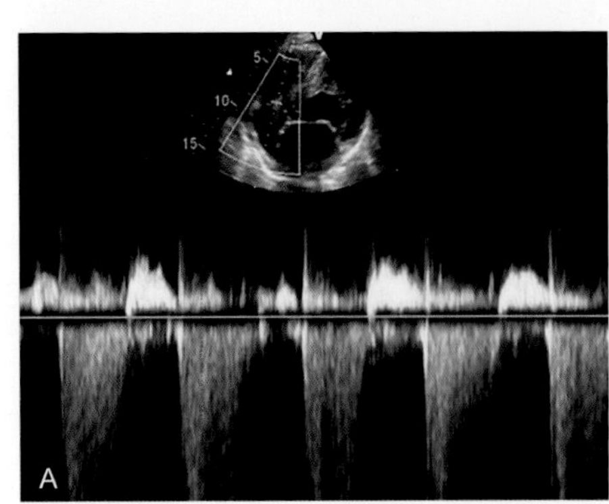

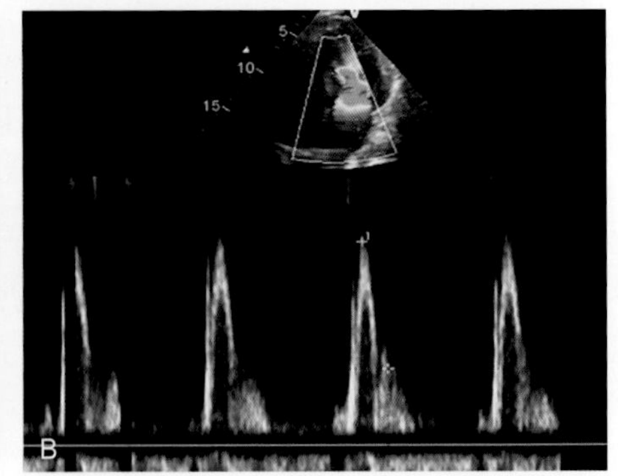

图 2-11-6 三尖瓣可见少量反流，估测肺动脉压（PASP=58 mmHg，图 A）；
左心室舒张功能减低，舒张期二尖瓣血流频谱 E/A ＞ 1，呈假性正常化（图 B）

※ 评述

疾病概述

◆ 高血压性心脏病是指以动脉收缩压和 / 或舒张压升高导致心脏功能、结构改变的疾病；

◆ 病变初期心肌细胞肥大，肌纤维增粗、退变致左心室壁肥厚，左心室舒张功能减低，左心房扩大；

◆ 心脏后负荷持续增高，室壁张力增大，心肌耗氧量增加，导致左心室收缩功能受损，左心肌失代偿，左心衰竭，肺静脉淤血，肺动脉压力增高，右心受累导致全心衰竭。

◆ 临床表现：早期可无自觉症状或仅有轻度不适（头痛、头晕、胸闷等）；失代偿期可发生左心甚至全心衰竭；心界扩大、心率加快、心尖冲动增强。

检查内容

◆ 高血压初期，一般无明显左心室壁肥厚，随病程进展可出现左心室壁肥厚、左心室腔扩大、左心室重构。左心室重构有以下几种类型：①正常构型：左心室壁厚度及左心室质量指数（LVMI）均正常；②向心性重构：室壁厚度增加，LVMI 正常；③向心性肥厚：室壁厚度及 LVMI 均增加；④离心性肥厚：室壁厚度正常，LVMI 增加；高血压患者左心室向心性重构和离心性肥厚较常见。

◆ 室间隔肥厚可导致左心室流出道梗阻，左心室流出道血流频谱表现为速度加快，峰值后移。

◆ 主动脉内径扩张，其波群的重搏波消失，左心房内径增大。

◆ 合并房室瓣或半月瓣关闭不全时，于房室瓣上或半月瓣下显示反流信号。

◆ 评价左心室功能：①舒张功能：二尖瓣口血流频谱 E、A 峰，二尖瓣环组织多普勒频谱 e、a 峰及 E/A、E/e 比值等指标；②收缩功能：EF、SV、CO 等指标；③舒张功能异常出现较早：$E/A < 1$，$e/a < 1$；$8 < E/e < 15$（可疑舒张功能减低），$E/e > 15$（舒张功能减低）。

诊断要点

◆ 有明确的高血压病史，左心室壁对称性增厚，偶有轻度非对称性增厚者，室间隔/左心室后壁厚度 < 1.3，心肌内部回声均匀；

◆ 左心房或左心室扩大；

◆ 早期左心室壁搏幅增高，晚期呈离心性肥厚，振幅减低；

◆ 左心室舒张功能减低，二尖瓣舒张期血流频谱 VE < VA，二尖瓣口血流频谱正常时，需结合肺静脉血流频谱和二尖瓣环组织多普勒综合评价左心室舒张功能；

◆ 早期心室收缩功能增强，失代偿期收缩功能减低。

鉴别诊断

◆ 肥厚型非梗阻性心肌病：增厚的心肌回声呈毛玻璃样，左心室收缩功能减低，患者一般无高血压病史。

◆ 主动脉瓣病变引起的左心室对称性增厚：主动脉瓣瓣膜增厚及回声增强、开放受限，彩色多普勒收缩期可见过瓣五彩镶嵌血流束，频谱多普勒为高速湍流频谱。

◆ 主动脉狭窄性病变引起的左心室对称性增厚：主动脉瓣下狭窄者可见瓣下纤维隔膜、纤维肌性隔膜，彩色多普勒可见射流束起源于瓣下狭窄部位；主动脉瓣上狭窄者多见于升主动脉窦管交界部局限性狭窄，彩色多普勒射流束起源于升主动脉狭窄段。

第十二节　扩张型心肌病

※ 病史

患者男性，77岁，心悸、乏力、水肿、胸闷、呼吸困难，加重2个月；心电图：QRS波明显增宽，ST段水平降低，T波倒置；行冠脉CTA检查，未见明显异常。

※ 超声

超声表现　见图2-12-1 ~ 图2-12-4。

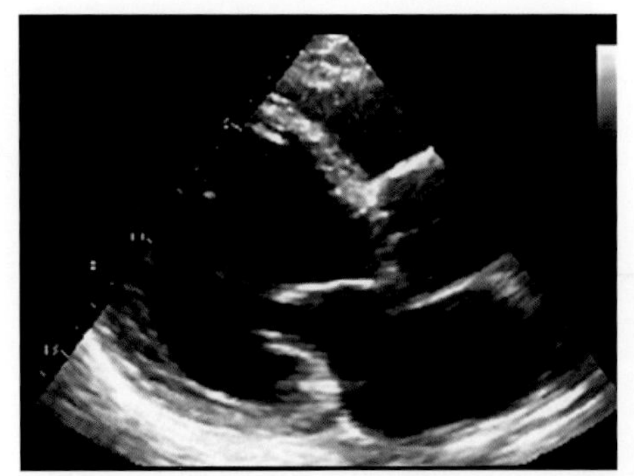

图2-12-1　胸骨旁左心室长轴切面

左心房、左心室扩大，左心室扩大呈“球形”，左心室壁运动弥漫性减弱

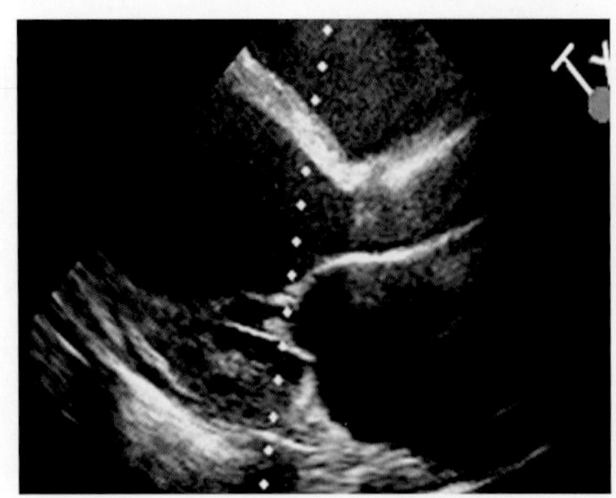

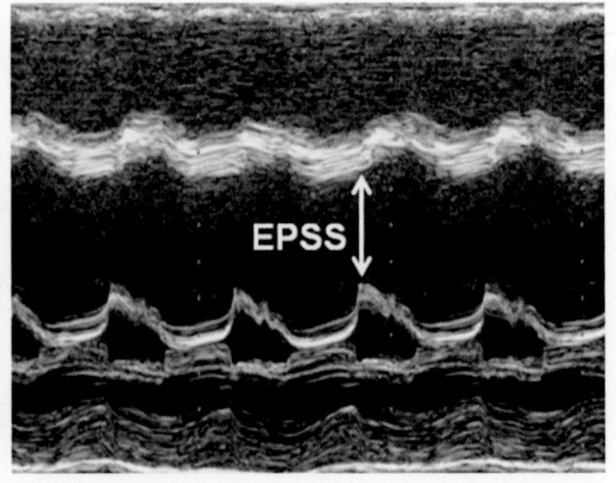

图2-12-2　二尖瓣M型超声（↕）

瓣口开放幅度降低，呈“钻石”样改变，“大心腔小开口”，EPSS明显增大

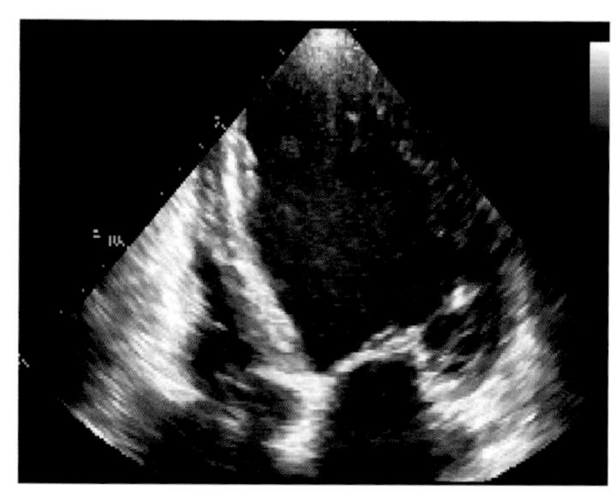

图 2-12-3　左心房、左心室扩大

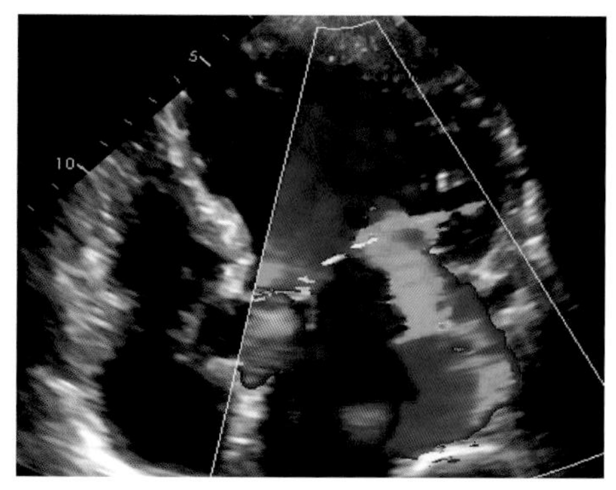

图 2-12-4　左心房、左心室扩大，二尖瓣关闭不全，瓣口血流暗淡

超声诊断　左心房、左心室扩大，左心室壁运动弥漫性减弱；二尖瓣关闭不全（中度）；左心室收缩、舒张功能减低。

——符合扩张型心肌病改变

※ 评述

疾病概述

- 扩张型心肌病是一种病因不明、原发于心肌的疾病。
- 病理特点：心肌细胞广泛变性、坏死、萎缩，间质结缔组织增生，病变累及全心，主要累及左心，全心扩大，心肌松弛，张力降低，心腔内可有附壁血栓形成。
- 临床表现：充血性心力衰竭的症状和体征。

超声表现

- 全心扩大，左心扩大为著，左心室呈“球形”；
- 室壁运动弥漫性减弱；
- 除外其他心肌病变。

鉴别诊断

◆ 缺血性心肌病与扩张型心肌病相鉴别（表 2-12-1）。

表 2-12-1 缺血性心肌病与扩张型心肌病鉴别诊断

项目	缺血性心肌病	扩张型心肌病
病史	有明确的心绞痛或心肌梗死病史	无明确病史
心腔形态	心腔局限性或弥漫性扩大，有时可形成局限性外膨	全心扩大，左心为著，左心室球形扩张
室壁厚度	病变部分较薄	相对较薄（实际正常）
室壁运动	节段性运动异常	弥漫性运动减低
瓣口反流	多见于二尖瓣	各瓣口均可见反流
心肌声学造影	心肌灌注不均匀	心肌灌注相对均匀
冠状动脉造影	单支或多支冠状动脉狭窄或闭塞	冠状动脉正常

◆ 围生期心肌病（PP cm）：发病时间局限在妊娠后 3 个月或产后 6 个月内，既往无心血管系统疾病史，以左心室增大为著，治疗后心功能明显改善。

◆ 酒精性心肌病（AH cm）：具有长期大量饮酒史，左心室增大不如扩心病明显，禁酒及治疗后，大多数患者心功能明显好转。

第十三节　左心室心肌致密化不全

病 例 1

※ 病史

患者男性，45 岁，活动后心前区不适就诊。

※ 超声

超声表现　见图 2-13-1 ～ 图 2-13-4。

超声诊断　左心室心尖部心肌致密化不全。

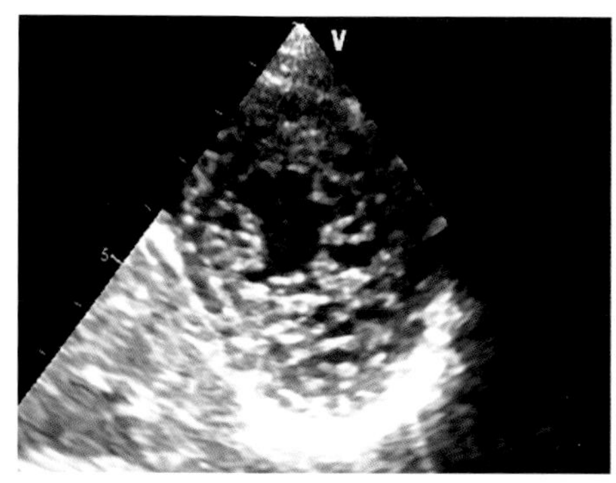

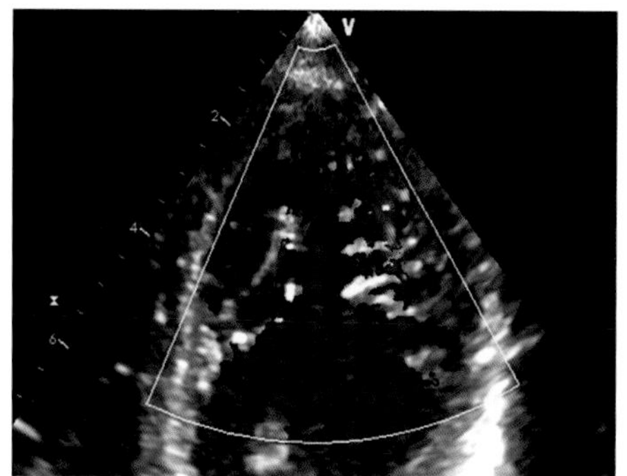

图 2-13-1　左心室短轴多发突入腔内肌小梁及深陷的隐窝，隐窝内充满血流，与心腔相通

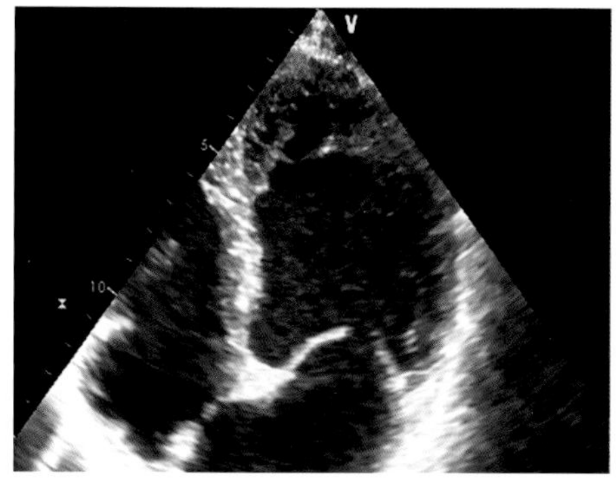

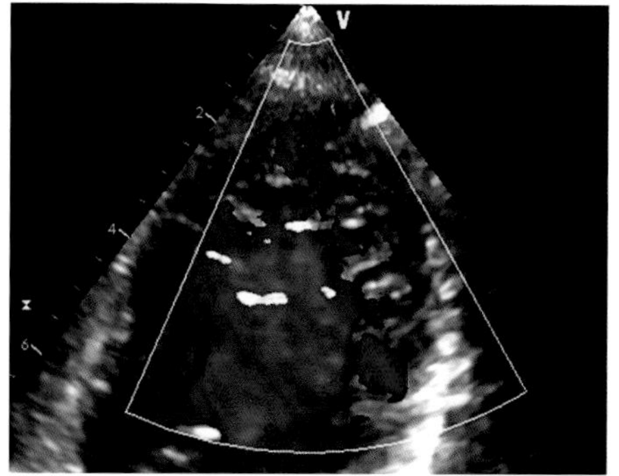

图 2-13-2　左心室心尖部各壁心肌疏松，可见突出肌小梁及深陷隐窝，其间可见血流穿行，与心室腔相通

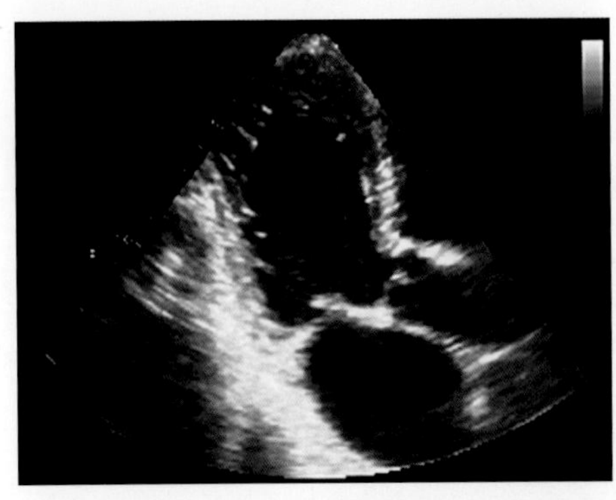

图 2-13-3　心尖三腔显示病变处外层心肌致密变薄，运动幅度减弱

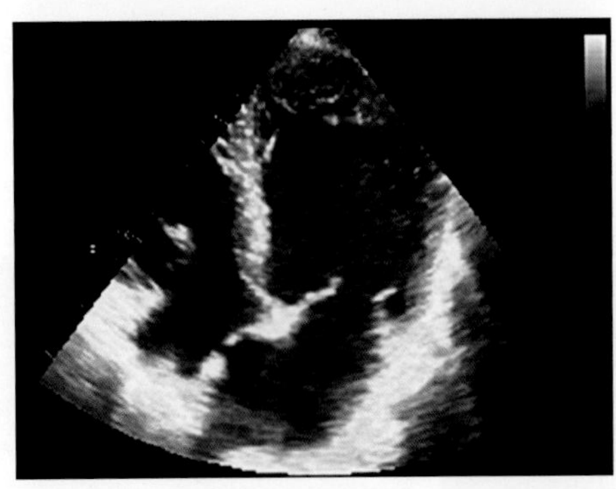

图 2-13-4　心尖四腔显示病变处外层心肌致密变薄，运动幅度减弱

病 例 2

※ 病史

患者女性，34 岁，体检发现心电图异常就诊。

※ 超声

超声表现　见图 2-13-5。

超声诊断　左心室局部心肌致密化不全可能（左心室侧、下壁心尖段）。

※ 评述

疾病概述

- ◆ 左心室心肌致密化不全（LVNC）也称为“海绵状”心肌。
- ◆ 是先天性心肌发育不良的少见类型，正常心内膜胚胎发育停止，心肌肌小梁压缩不全，心肌呈海绵状，本病有家族倾向，临床表现无特异性，冠状动脉造影显示正常，X 线和心电图无法区别扩张型心肌病。

- 主要累及左心室，有时累及右心室，可孤立发生，也可伴发先天性心脏病，如主动脉狭窄、左冠状动脉起源于肺动脉、肺动脉闭锁、右位心等。
- 特征是心室肌小梁的突出和肌小梁之间呈现较深隐窝状，后者与左心室腔相交通，均累及左心室中下段，以心尖部、侧壁为主，室间隔基底段基本正常。
- 临床表现差异大，从无症状到充血性心力衰竭、心律失常、血栓栓塞事件以及心源性猝死，与扩张型心肌病类似。
- 充血性心力衰竭最常见，与心内膜下心肌缺血和微循环障碍有关；舒张功能不全与局部心肌组织松弛和充盈异常有关。
- 心律失常：儿童中最常见为典型预激综合征（WPW）和室性心动过速，成年人为心房颤动和室性心律失常。
- 其他心律失常包括阵发性室上性心动过速、各类传导阻滞、T 波倒置。

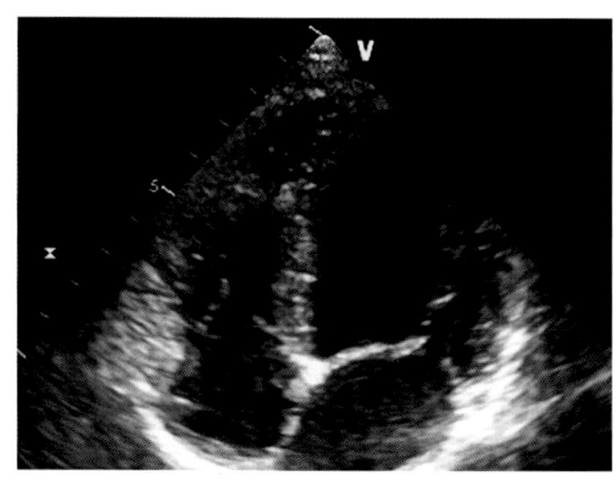
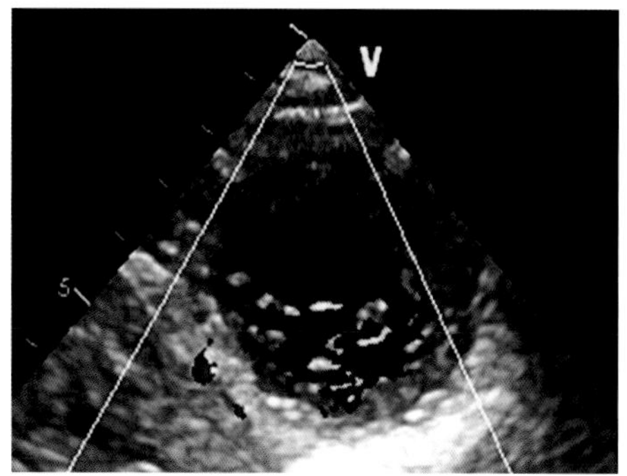

图 2-13-5　左心室侧、下壁心尖段室壁增厚，局部可见突出的肌小梁和深陷的小梁间隐窝，隐窝内充满血流，与心腔相通

超声检查要点

- 心室肌小梁的突出和肌小梁之间呈现较深隐窝状，后者与左心室腔相交通，多累及左心室中下段，以心尖部、侧壁为主，室间隔基底段基本正常。
- 病变处心内膜节段性缺失，病变区域外层致密心肌变薄、运动幅度减低。非致密化心肌层与致密化心肌层比值＞ 2。
- 受累室壁运动减低。
- 左心房、心室扩大。
- 左心室收缩及舒张功能减低。
- CDFI 显示肌小梁隐窝内血流信号暗淡，与心腔内血流相通。

第十四节　肥厚型心肌病

病　例 1

※ 病史

患者男性，48 岁，间断胸憋、气短就诊，心电图 ST-T 异常改变。

※ 超声

超声表现　见图 2-14-1 ～ 图 2-14-3。

超声诊断　非对称性非梗阻性肥厚型心肌病。

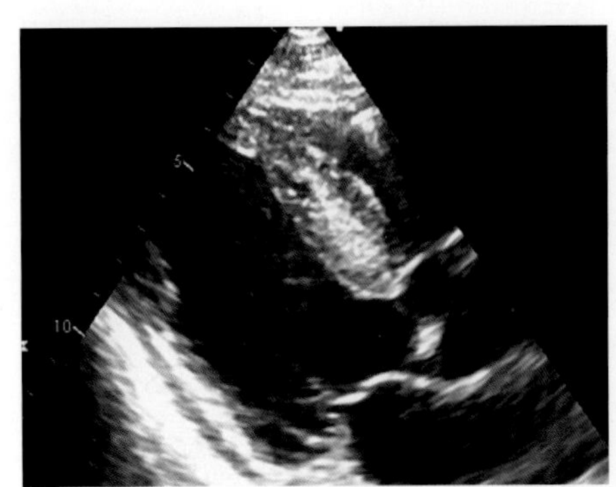
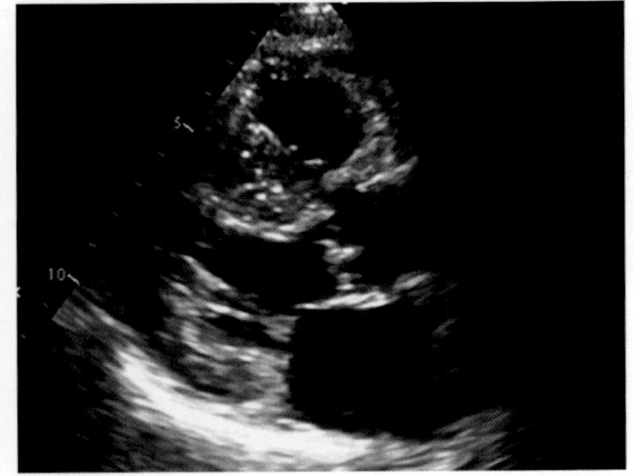

图 2-14-1　室间隔与左心室后壁非对称性增厚，室间隔回声不均匀

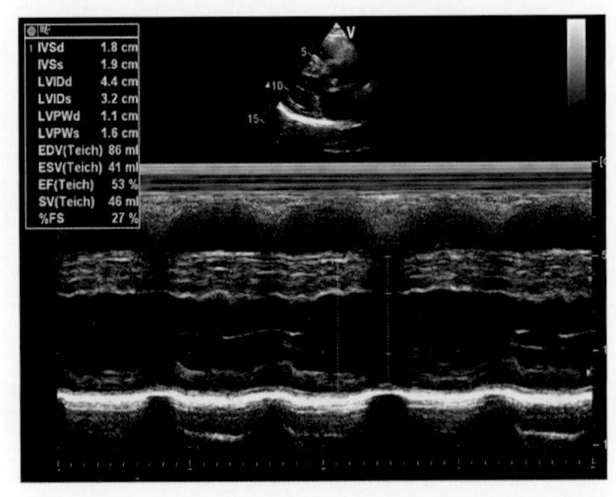

图 2-14-2　M 型超声心动图显示室间隔与左心室后壁非对称性增厚，室间隔运动减弱，收缩期增厚率减低

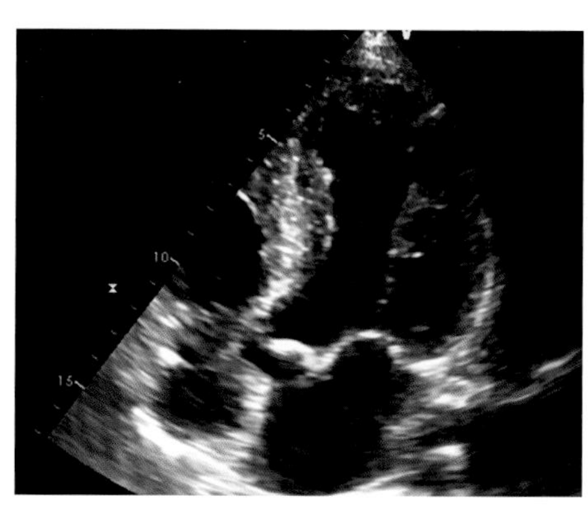

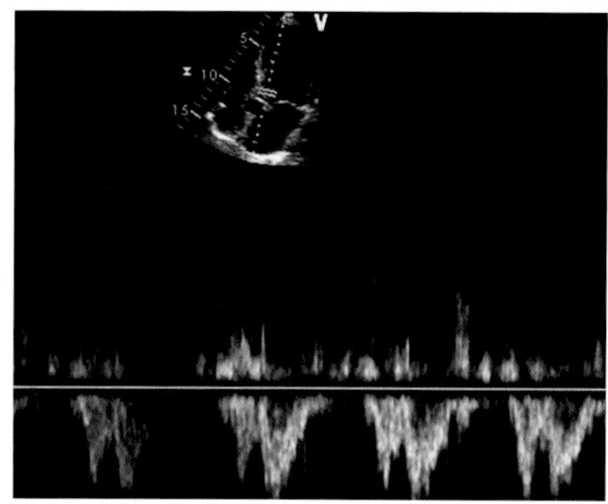

图 2-14-3　左心室流出道血流速度正常，未见梗阻

病 例 2

※ 病史

患者女性，46 岁，体检发现左心室壁肥厚就诊。

※ 超声

超声表现　见图 2-14-4 ~ 图 2-14-6。

超声诊断　非对称性梗阻性肥厚型心肌病。

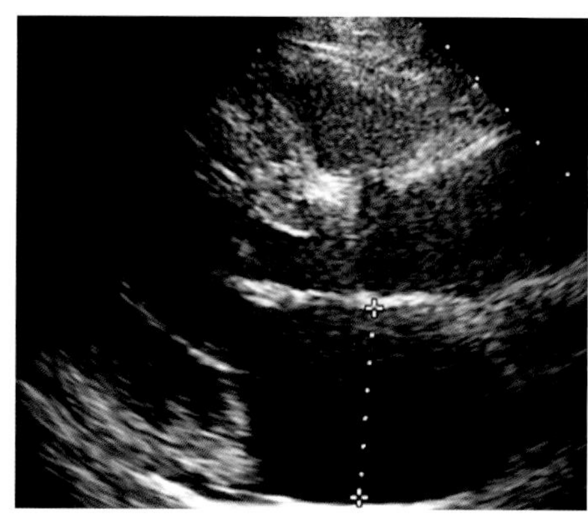

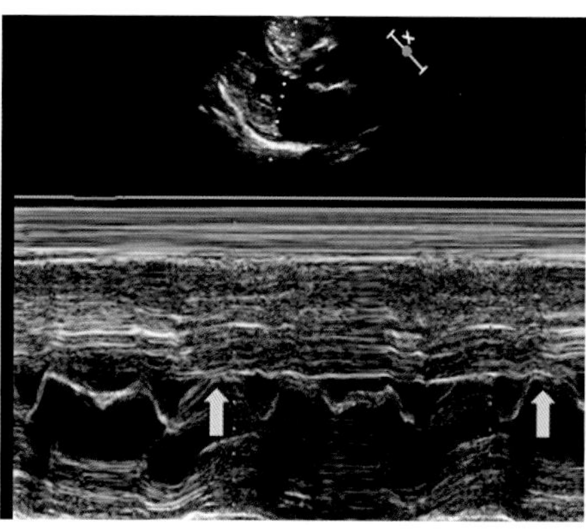

图 2-14-4　左心房扩大，室间隔与左心室后壁非对称性增厚，二尖瓣前叶收缩期前向运动（SAM 征，⇧）

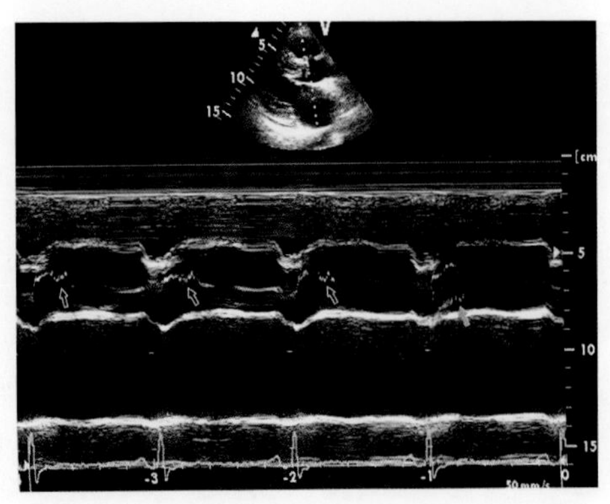

图 2-14-5　主动脉瓣出现收缩中期提前关闭现象，右冠瓣呈“M”形（⇧），无冠瓣呈“W”形（⬆）

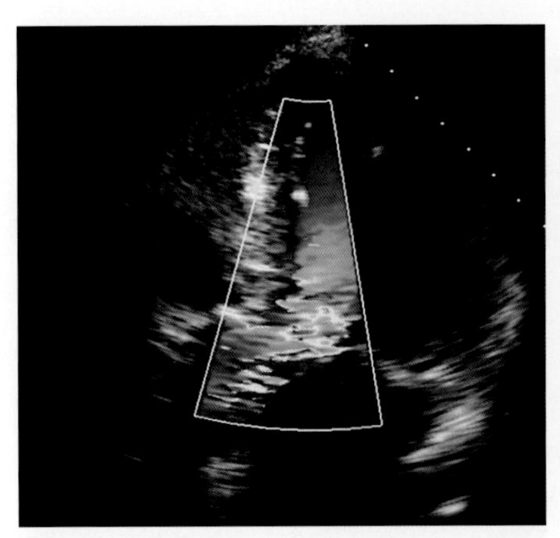

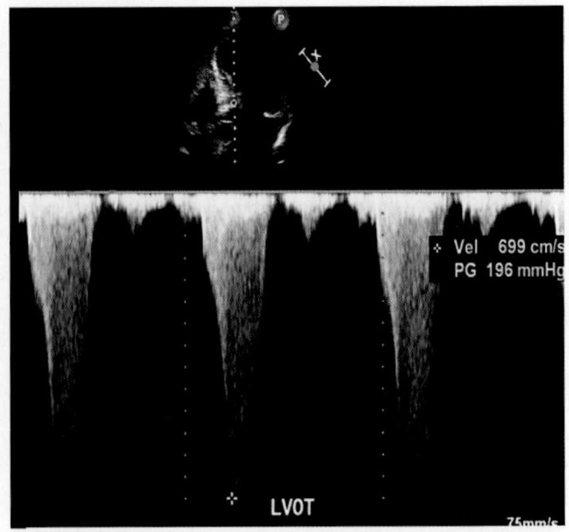

图 2-14-6　左心室流出道梗阻，血流速度加快，Vmax=699 cm/s

病 例 3

※ 病史

患者男性，44 岁，活动后心悸、胸痛就诊。

※ 超声

超声表现　见图 2-14-7、图 2-14-8。

超声诊断　对称性非梗阻性肥厚型心肌病。

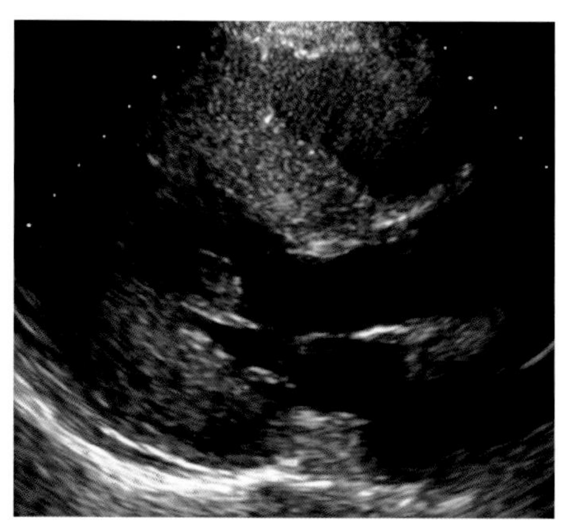
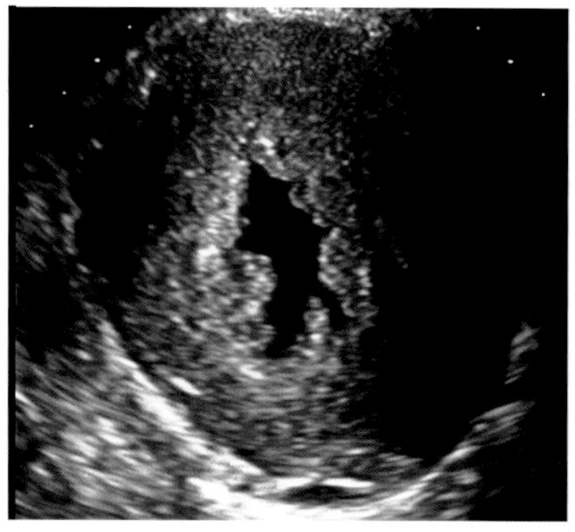

图 2-14-7　左心室壁对称性增厚，回声不均匀，呈“磨玻璃样”改变

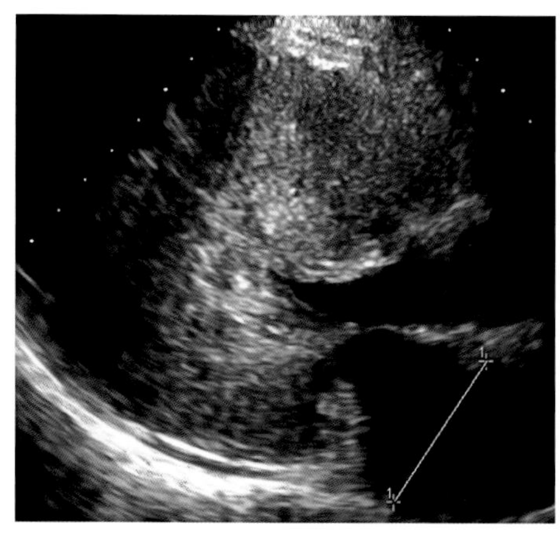
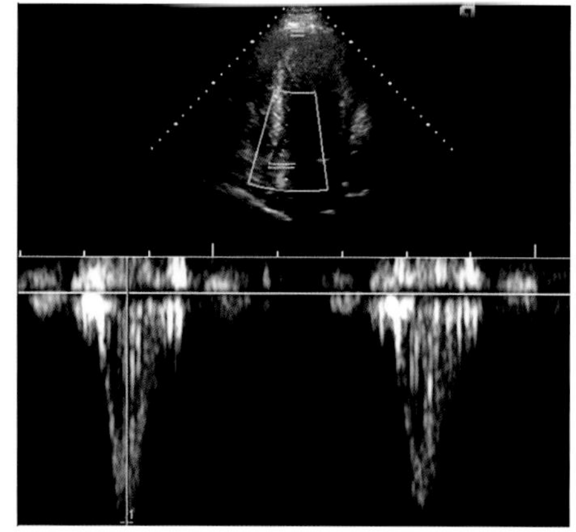

图 2-14-8　左心房扩大，左心室流出道血流速度正常，未见梗阻

病 例 4

※ 病史

患者男性，59 岁，发作性头晕就诊。

※ 超声

超声表现　见图 2-14-9 ~ 图 2-14-11。

超声诊断　非对称性非梗阻性肥厚型心肌病。

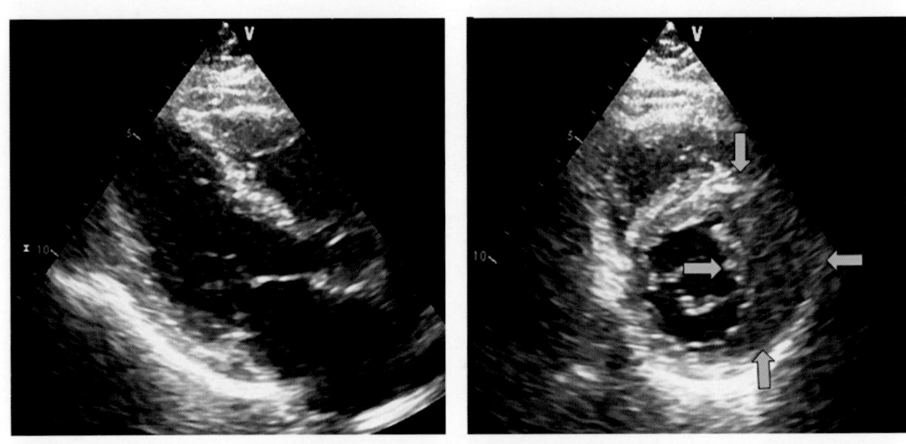

图 2-14-9　左心房扩大，室间隔及左心室后壁厚度正常，左心室前侧壁室壁增厚（↑）

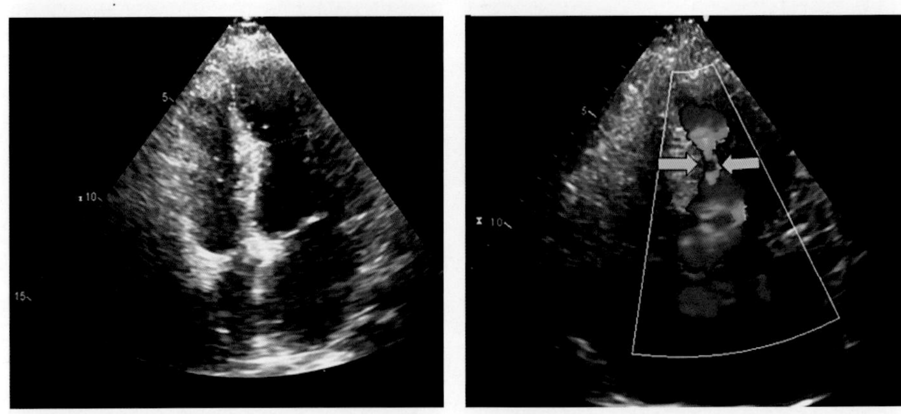

图 2-14-10　左心室前侧壁心肌肥厚，致左心室心腔变小，心腔局部血流速度加快（↑）

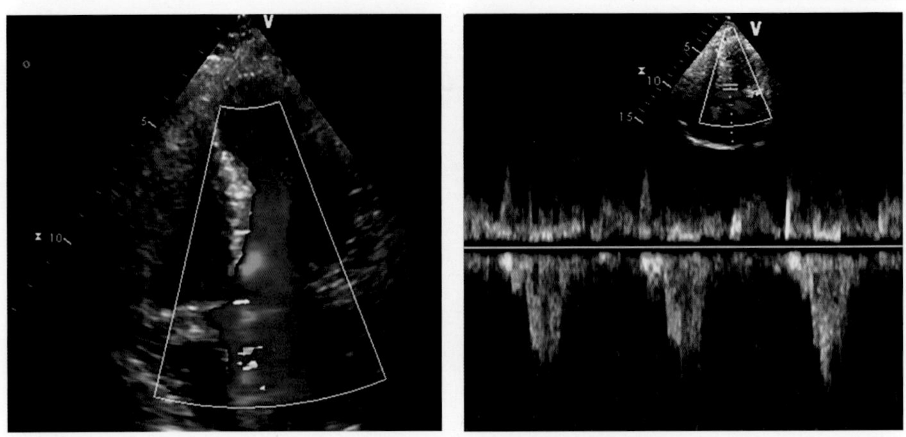

图 2-14-11　左心室流出道血流速度正常

病 例 5

※ 病史

患者男性，15 岁，听诊发现心脏杂音就诊。

※ 超声

超声表现 见图 2-14-12 ~ 图 2-14-14。

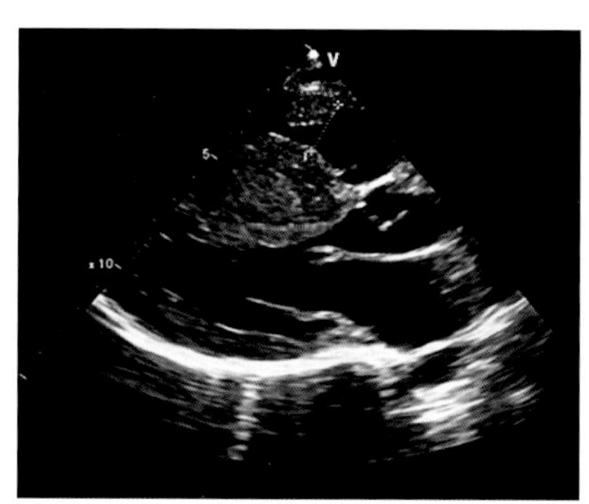

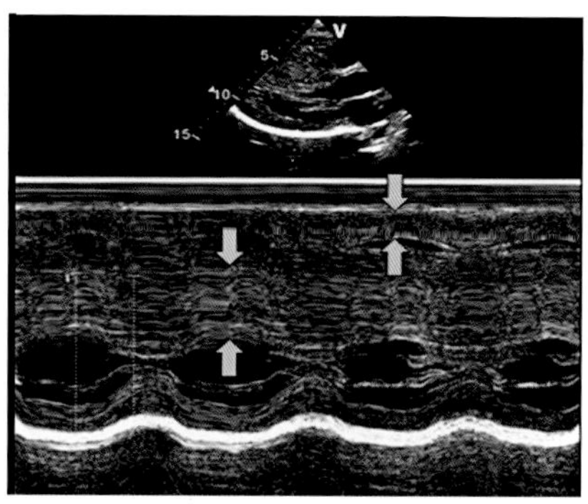

图 2-14-12 左、右壁非对称性肥厚（⬆），室间隔为著，回声不均

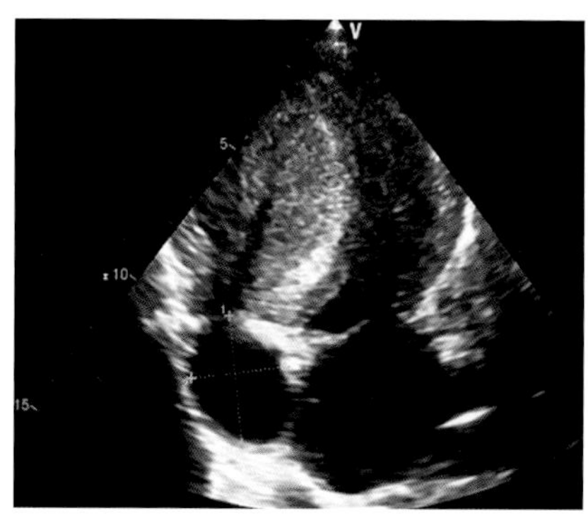

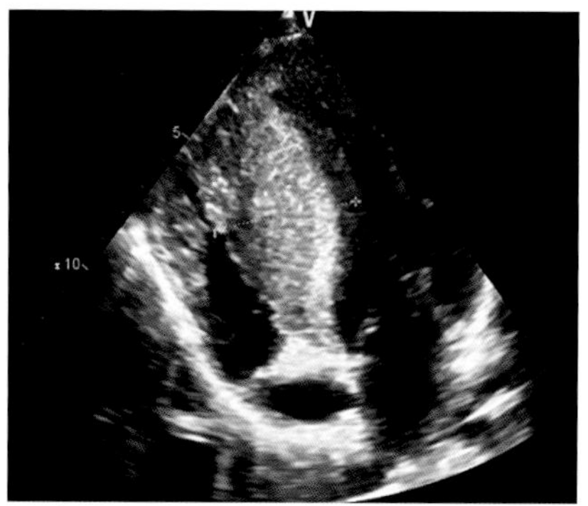

图 2-14-13 左心房扩大，左、右壁非对称性肥厚，室间隔为著，厚约 42 mm

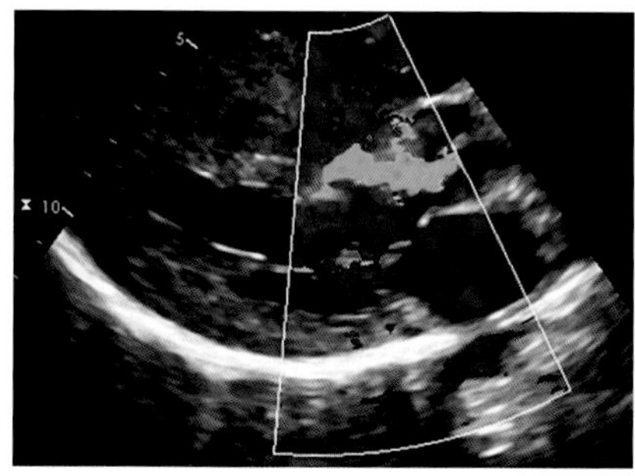

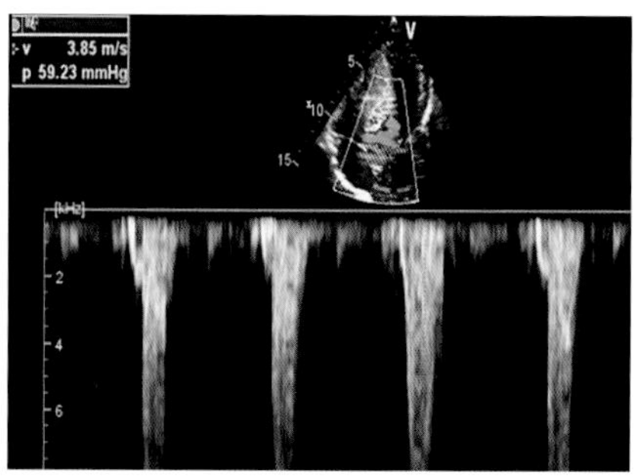

图 2-14-14 左心室流出道梗阻，血流速度加快，Vmax=385 cm/s

超声诊断 非对称性梗阻性肥厚型心肌病。

病 例 6

※ 病史

患者男性，38 岁，发作性心慌就诊，心电图：Ⅰ、Ⅱ、aVL、V3 ~ V6 导联 ST 段压低，T 波倒置。

※ 超声

超声表现 见图 2-14-15 ~ 图 2-14-18。

超声诊断 左心室心尖部心肌增厚——考虑心尖肥厚型心肌病。

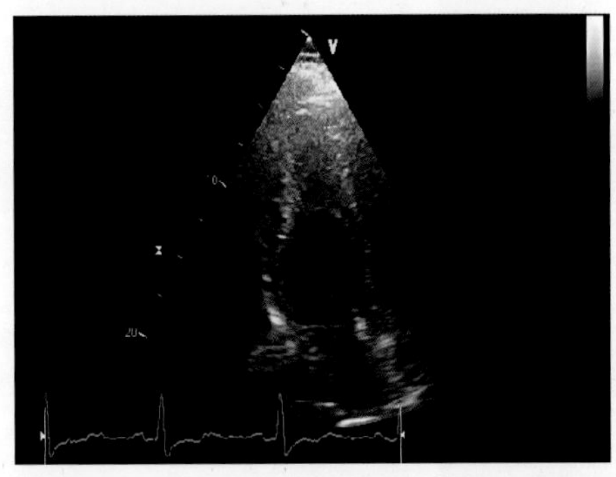

图 2-14-15 患者体型肥胖，肺气干扰，心尖三腔显示心尖部不清，心尖部心肌可疑增厚，运动减弱

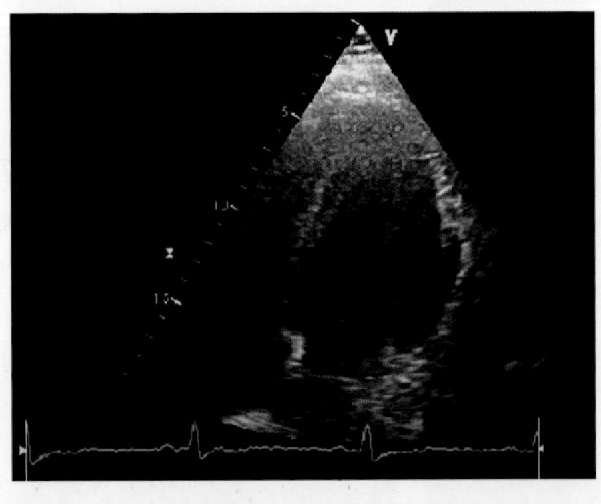

图 2-14-16 患者体型肥胖，肺气干扰，心尖四腔显示心尖部不清，心尖部心肌可疑增厚，运动减弱

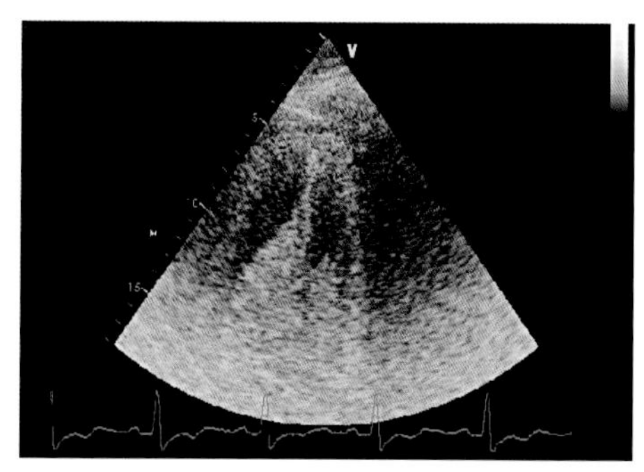

图 2-14-17　造影超声显示心尖部心肌增厚，局部心腔缩小，呈“黑桃形”

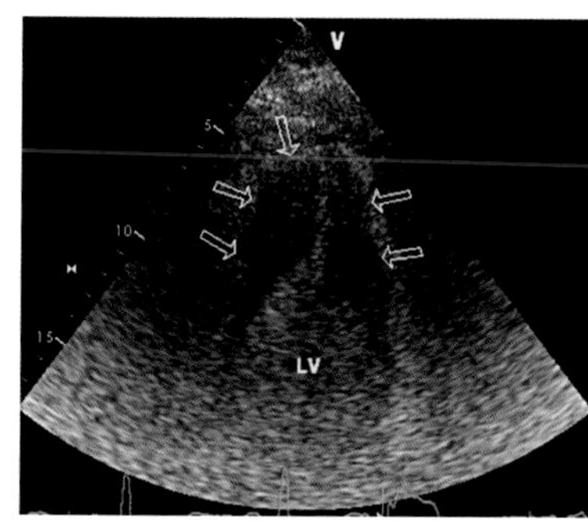

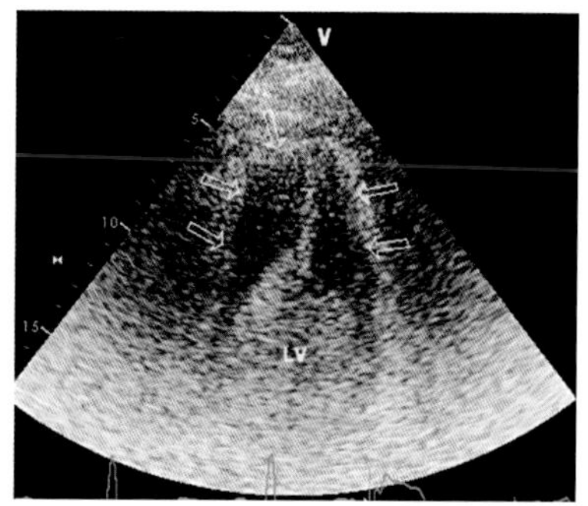

图 2-14-18　造影超声显示心尖部心肌增厚（⇧），局部心腔缩小，呈“黑桃形”

病 例 7

※ 病史

患者女性，78 岁，间断剑突下不适 3 年，心电图：ST-T 异常。

※ 超声

超声表现　见图 2-14-19 ~ 图 2-14-22。

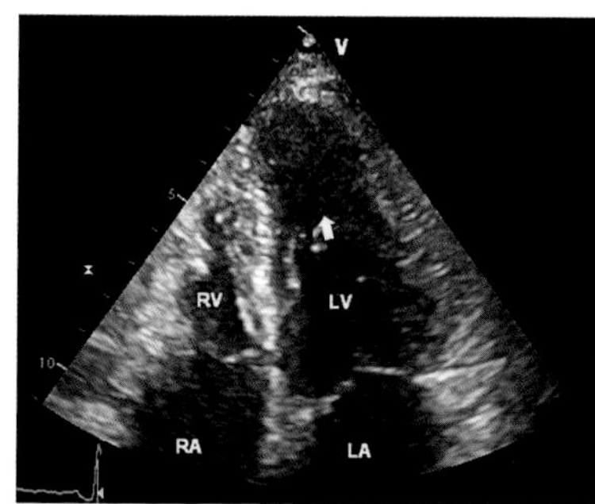

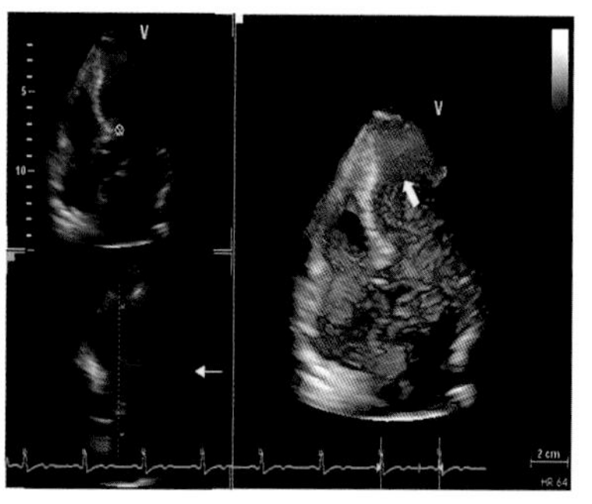

图 2-14-19　二维及三维超声显示心尖部心肌可疑增厚（⬆），运动减弱

LA：左心房；LV：左心室；RA：右心房；RV：右心室

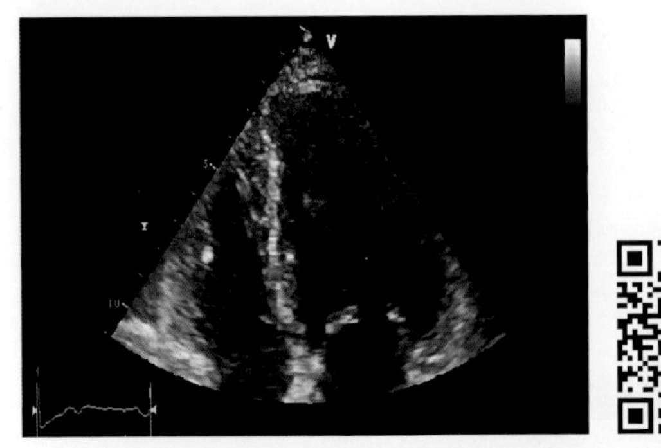

图 2-14-20　心尖部心肌可疑增厚，运动减弱

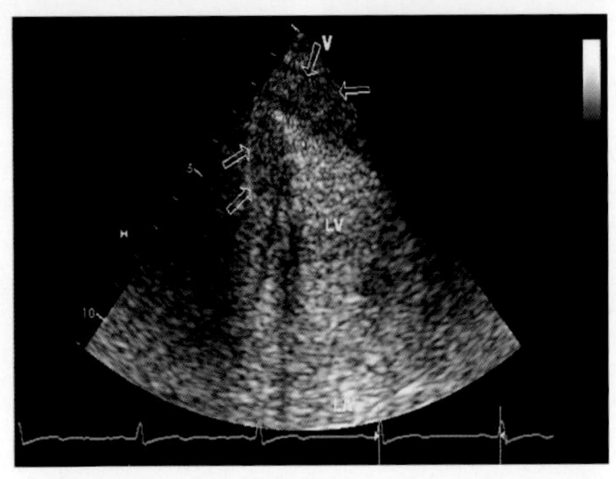

图 2-14-21　造影超声显示心尖部心肌增厚（⇧），局部心腔缩小，呈“黑桃形”

LV：左心房

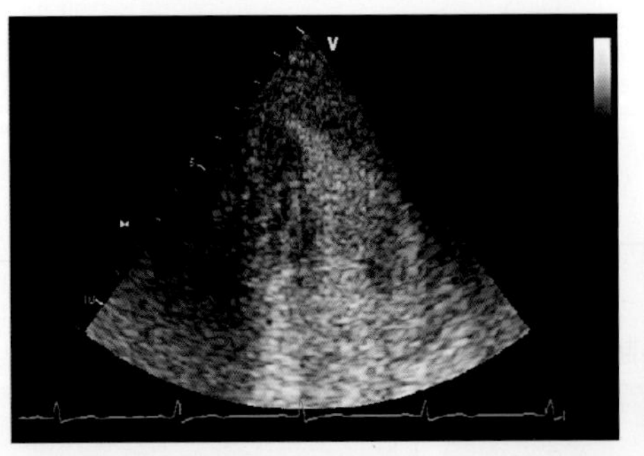

图 2-14-22　心尖部心肌增厚，局部心腔缩小，呈“黑桃形”

超声诊断　左心室心尖部心肌增厚——考虑心尖肥厚型心肌病。

病 例 8

※ 病史

患者女性，46 岁，间断胸憋、气短就诊，心电图：V4、V5 导联 T 波倒置，既往超声心动图未见异常。

※ 超声

超声表现 见图 2-14-23、图 2-14-24。

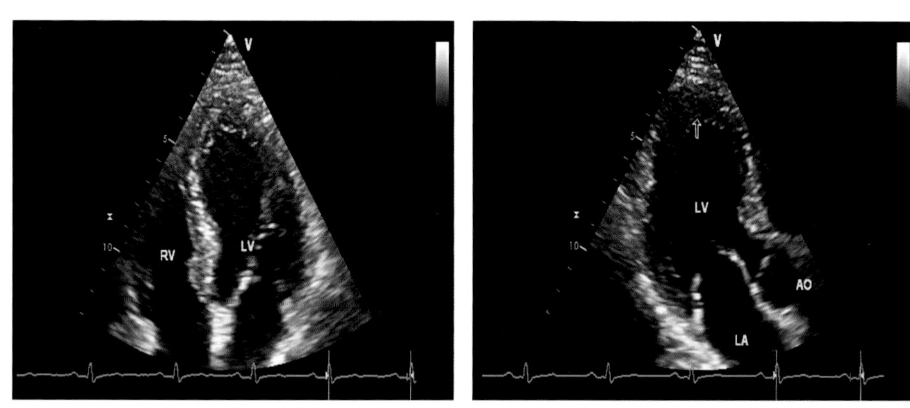

图 2-14-23 二维超声显示心尖部心肌（⇧）较相邻心肌可疑增厚

LA：左心房；LV：左心室；RV：右心室；AO：主动脉

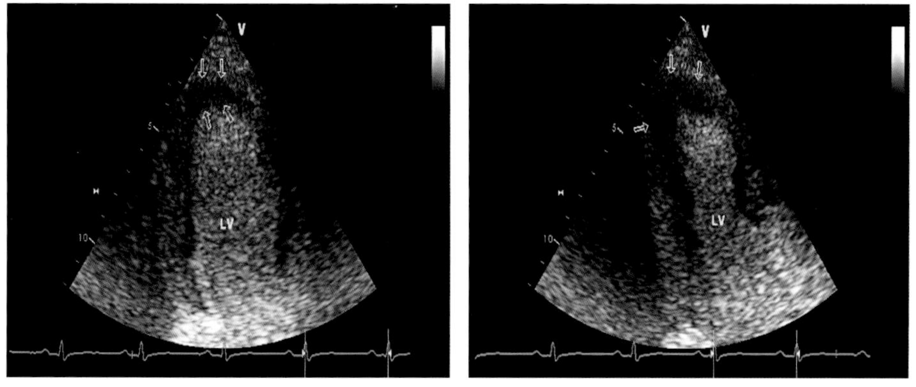

图 2-14-24 造影超声显示心尖部心肌增厚（⇧），局部心腔缩小

LV：左心室

超声诊断 左心室心尖部心肌增厚——考虑心尖肥厚型心肌病。

※ 评述

疾病概述

◆ 肥厚型心肌病是一种常见的遗传性心脏病，以室壁不同程度肥厚为特征，约 60% 患者可检测到明确的致病基因突变，大多数患者为编码心肌肌小节蛋白及其相关蛋白的基因突变，基因检测在疾病的确诊、家族成员的早期诊断及鉴别诊断中有重要意义。

◆ 临床表现多样，从无症状到心悸、胸痛、晕厥、心律失常，严重者可发生心源性猝死。

◆ 心电图常显示 ST-T 异常改变，心尖肥厚型者 V3 ~ V6 导联巨大倒置 T 波（常 > 1.0 mV），临床易误诊为冠心病。

分型

◆ 根据左心室流出道有无梗阻分为：①梗阻性：左心室流出道内压力阶差≥ 30 mmHg；②非梗阻性：左心室流出道内压力阶差< 30 mmHg。

◆ 根据肥厚部位分为：①非对称性室间隔肥厚型：最多见，肥厚局限于室间隔，常伴左心室流出道狭窄；②均匀肥厚型：少见，表现为左心室心肌均匀性肥厚；③游离壁肥厚型：多累及左心室前壁、侧壁；④心尖肥厚型：肥厚局限在左心室心尖部；⑤右心室肥厚型：少见（图 2-14-25）。

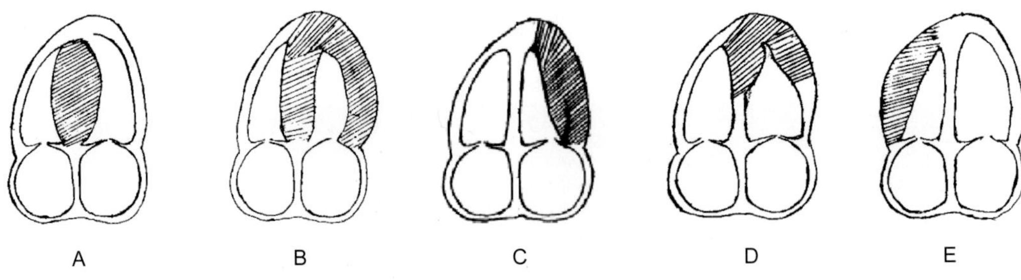

图 2-14-25　肥厚型心肌病分型示意图

A. 非对称性室间隔肥厚型；B. 均匀肥厚型；C. 游离壁肥厚型；D. 心尖肥厚型；E. 右心室肥厚型

诊断标准

◆ 不明原因的左心室壁肥厚，室间隔或左心室壁厚度> 15 mm，有明确家族史的室间隔或左心室壁厚度> 13 mm。

◆ 需排除负荷增加如高血压、主动脉瓣狭窄、先天性心脏病等原因引起的左心室壁肥厚。

超声特征

◆ 心肌呈对称或非对称性肥厚，非对称性以室间隔肥厚为著（室间隔：左心室后壁> 1.3 mm）。

◆ 心肌回声呈磨“玻璃样”改变。

◆ 肥厚心肌运动减弱。

◆ 室间隔肥厚可致左心室流出道狭窄，流速增快，流出道内压力阶差≥ 30 mmHg 时提示有梗阻，出现二尖瓣前叶收缩期前向运动（SAM 征），M 型超声可见 CD 段靠向室间隔呈弓背样隆起，主动脉瓣收缩中期提前半关闭，提示有梗阻。

◆ 心腔变小。

◆ 左心室舒张功能减低、左心房扩大。

比较影像学（表 2-14-1）

表 2-14-1　MRI 与超声检查肥厚型心肌病优劣势对比

	MRI	超声
优点	①呈现心肌完整的层析图像；②可提供极高的空间分辨率；③精确描述心肌肥厚的部位及程度；④是临床诊断肥厚型心肌病最准确的方法	①诊断肥厚型心肌病最为简便的无创手段；②可实时动态观察心肌增厚的范围和程度；③评估瓣膜形态及血流动力学改变；④价廉、准确度高、重复性好；⑤最佳的随访方法
缺点	费时、昂贵、普及率低、因磁场干扰等因素，限制其推广	对图像质量要求高，声窗不满意者，影响诊断

超声价值

◆ 超声为本病的首选诊断方法。

◆ 超声可明确肥厚部位、范围、梗阻程度及其血流动力学。

◆ 超声造影可提高肥厚型心肌病的诊断。

◆ 术前评估，术后随访。

◆ 声窗不好，图像质量差，可疑心肌肥厚者，心腔造影可提高诊断价值。

鉴别诊断

◆ 高血压心脏病：长期高血压病史，左心室心肌增厚，回声尚均匀，多为对称性。

◆ 甲状腺功能减退性心肌病、尿毒症性心肌病、心肌淀粉样变：多有明确的相关病史，多为对称性肥厚。

第十五节　心尖肥厚型心肌病

病 例 1

※ 病史

患者男性，38 岁，身高 187 cm，体重 129 kg，发作性心慌 11 个月，无胸闷、胸痛，心电图：Ⅰ、Ⅱ、aVL、V3 ~ V6 导联 ST 段压低，T 波倒置。

※ 超声

超声表现　见图 2-15-1 ~ 图 2-15-5。

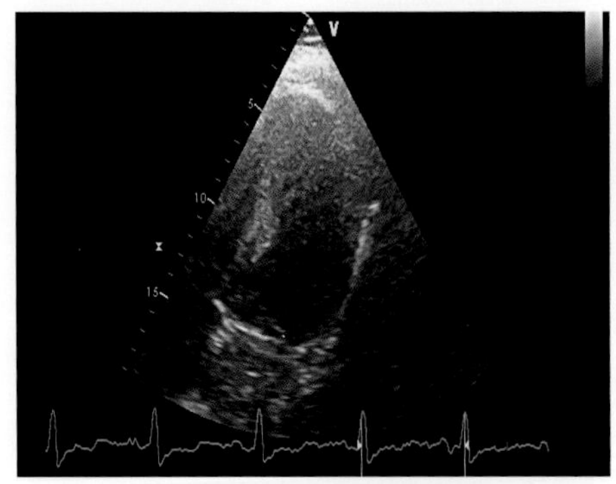

图 2-15-1　患者体型肥胖，肺气干扰，二维超声显示心尖部不清

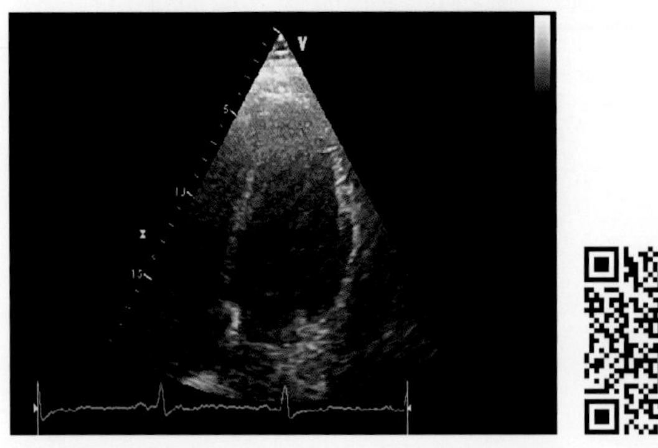

图 2-15-2　心尖四腔显示心尖部不清，心尖部心肌可疑增厚，运动减弱

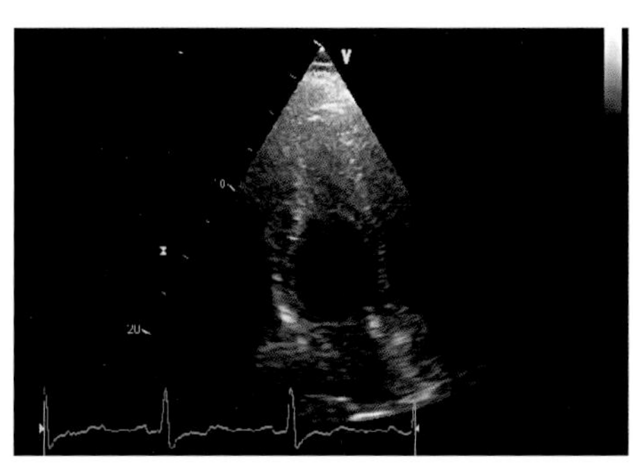

图 2-15-3　心尖三腔显示心尖部显示不清，心尖部心肌可疑增厚，运动减弱，建议超声造影进一步检查

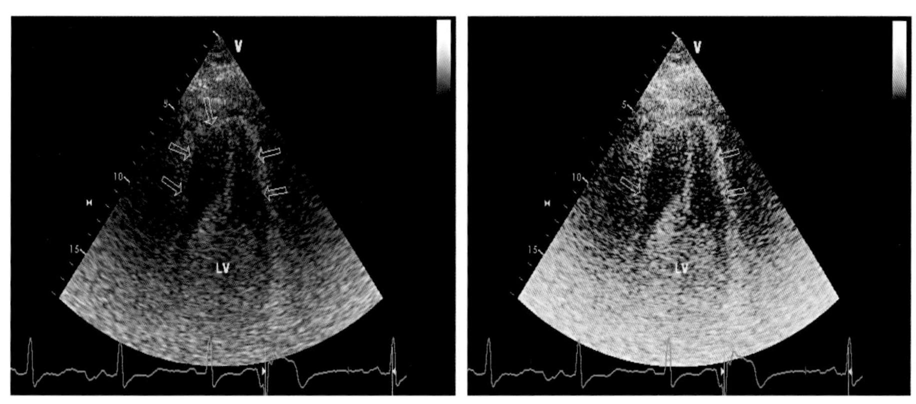

图 2-15-4　造影超声显示心尖部心肌增厚（⇧），局部心腔缩小，呈“黑桃形”

LV：左心室

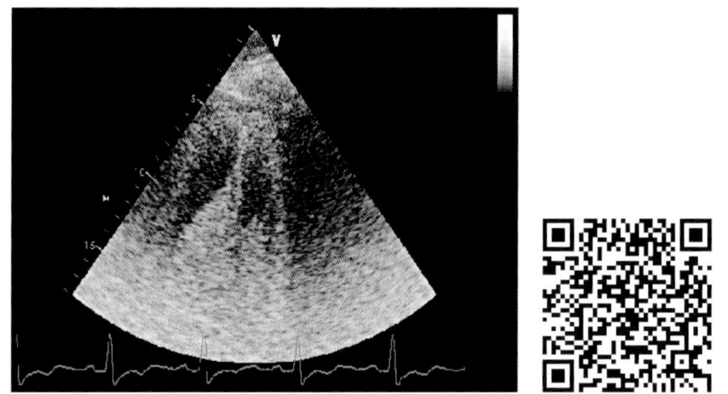

图 2-15-5　心尖部心肌增厚，局部心腔缩小，呈“黑桃形”

超声诊断　左心室心尖部心肌增厚——考虑心尖肥厚型心肌病。

病 例 2

※ 病史

患者女性，78 岁，间断剑突下不适 3 年，心电图：ST-T 异常。

※ 超声

超声表现 见图 2-15-6 ～ 图 2-15-9。

超声诊断 左心室心尖部心肌增厚——考虑心尖肥厚型心肌病。

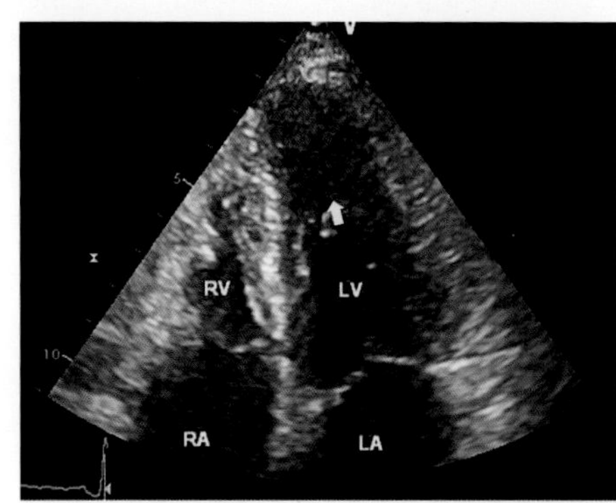

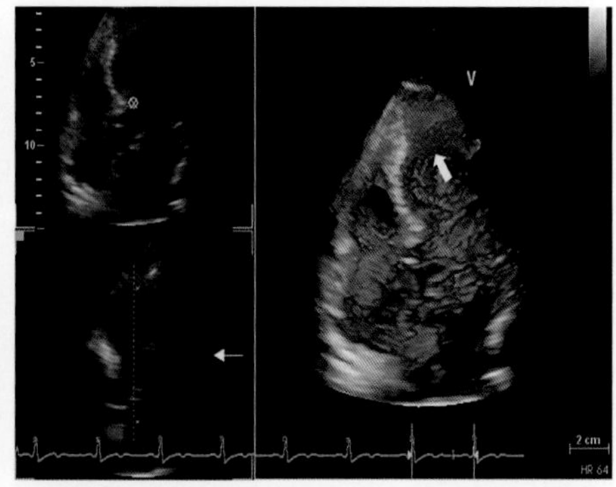

图 2-15-6 二维及三维超声显示心尖部心肌可疑增厚（↑），运动减弱

LA：左心房；LV：左心室；RA：右心房；RV：右心室

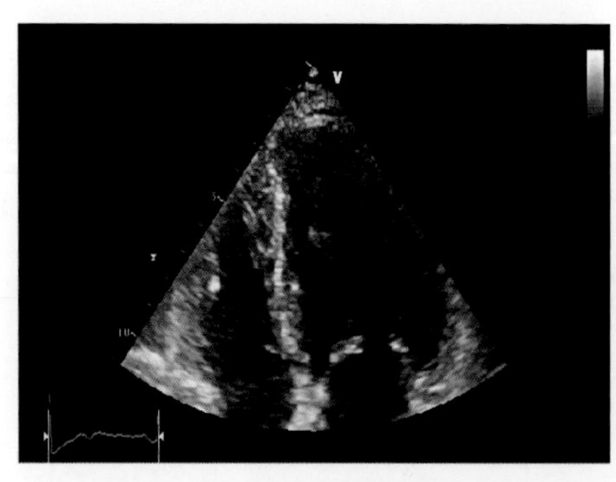

图 2-15-7 心尖部心肌可疑增厚，运动减弱

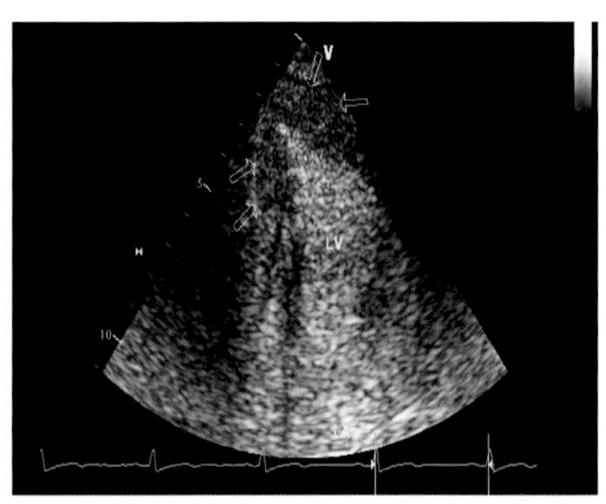

图 2-15-8　造影超声显示心尖部心肌增厚（↑），局部心腔缩小，呈“黑桃形”

LV：左心室

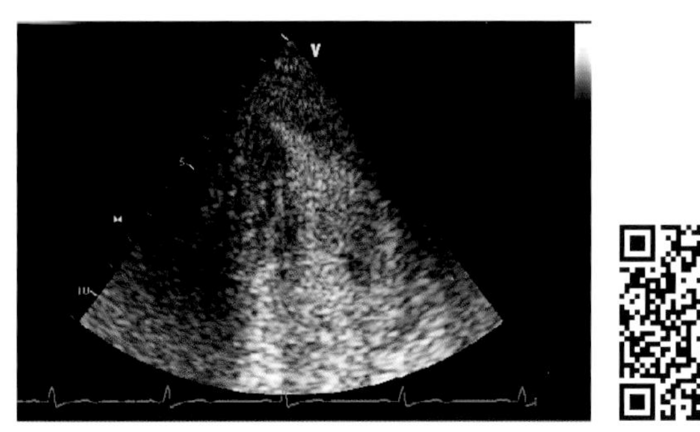

图 2-15-9　心尖部心肌增厚，局部心腔缩小，呈“黑桃形”

病 例 3

※ 病史

患者女性，46 岁，间断胸憋、气短就诊，心电图：V4、V5 导联 T 波倒置，既往超声心动图未见异常。

※ 超声

超声表现　见图 2-15-10、图 2-15-11。

超声诊断　左心室心尖部心肌增厚——考虑心尖肥厚型心肌病。

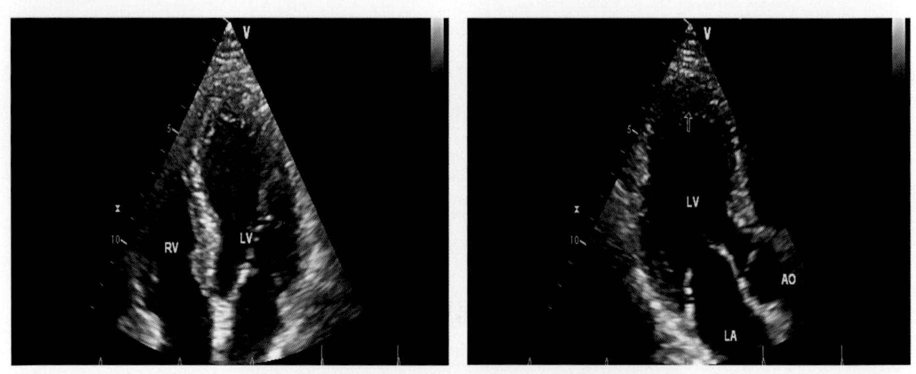

图 2-15-10　二维超声显示心尖部心肌（⇧）较相邻心肌可疑增厚

LA：左心房；LV：左心室；RV：右心室；AO：主动脉

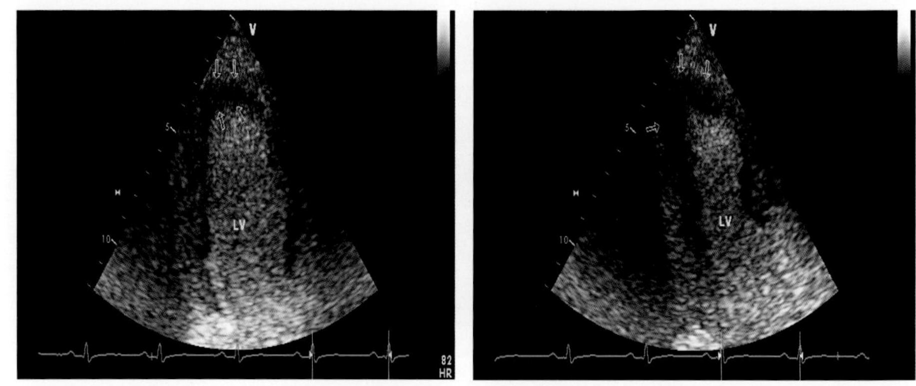

图 2-15-11　造影超声显示心尖部心肌增厚（⇧），局部心腔缩小

LV：左心室

※ 评述

疾病概述

◆ 肥厚型心肌病是一种常见的遗传性心脏病，病因尚不清楚，以室壁不同程度肥厚为特征。

◆ 分型：根据肥厚部位分为左心室肥厚型和右心室肥厚型，左心室肥厚型分为对称性和非对称性；根据有无左心室流出道梗阻分为梗阻性和非梗阻性。

◆ 心尖肥厚型心肌病属于左心室非对称性非梗阻性肥厚型心肌病，以心尖部肥厚为主。

◆ 常无临床症状或有轻微的心悸、胸闷、气短。

◆ 心电图常示 V3 ~ V6 导联巨大倒置 T 波（常＞ 1.0 mV），临床易误诊为冠心病。

超声特征

◆ 二维超声：①心尖部心肌肥厚（对称或不对称）；②心尖部心肌呈磨玻璃样改变；③局部心肌运动减弱，增厚率减低；④心尖部心腔变小或闭塞；⑤可出现左心室舒张功能减低、左心房扩大。但因患者体型肥胖、肺气干扰等因素导致声窗差，医生经验不足、认识不到位等常导致漏诊，此时可建议超声造影检查。

◆ 造影超声：①心尖部心肌肥厚（对称或不对称）；②局部心肌运动减弱，增厚率减低；③心肌灌注可均匀，量化分析强度可减低；④心尖部心腔变小或闭塞，典型呈“黑桃”形。

超声价值

◆ 超声为本病的首选诊断方法。

◆ 超声造影可清楚显示心内膜，降低或消除了因患者肥胖、肺部疾病、体位受限等因素对心脏功能评估及疾病诊断的影响。

◆ 超声造影可提高心尖部病变的诊断，如左心室心尖部肥厚、左心室心尖部局限性心肌致密化不全、血栓等。

第十六节　Loffler心内膜炎

※ 病史

患者男性，50 岁，腹胀 1 年，活动后气促、咳嗽 5 个月，查体：急性病容；颈静脉怒张；双下肺呼吸音弱；心率 110 次 / 分，律齐，各瓣膜区未闻及杂音，心界大；双下肢、双足背轻度可凹性水肿。

※2017 年 3 月 3 日超声

超声表现　见图 2-16-1 ~ 图 2-16-4。

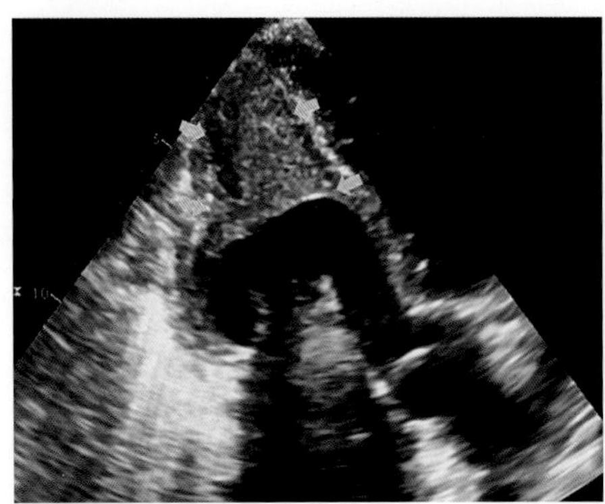

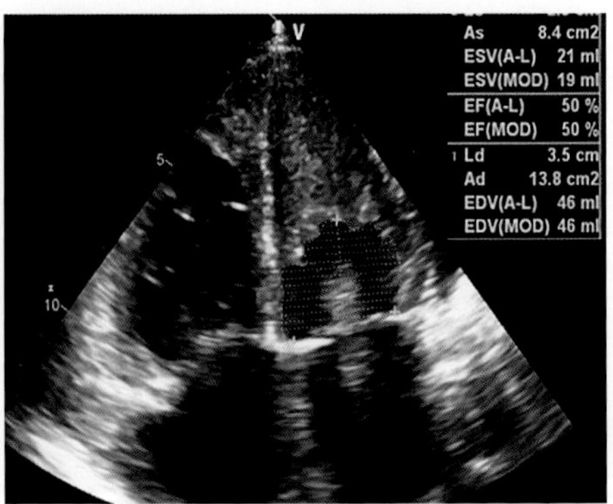

图 2-16-1　左心室乳头肌水平以下心腔内等回声组织充填，与心内膜分界不清（↑），致局部心腔闭塞，左心室容积减小（EDV=46 ml，ESV=19 ml，SV=27 ml）

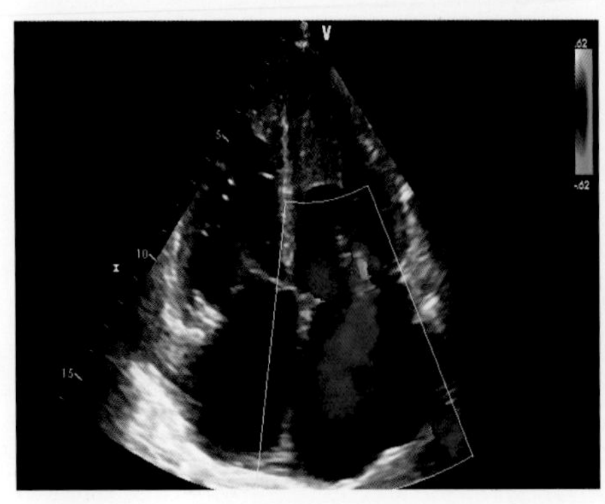

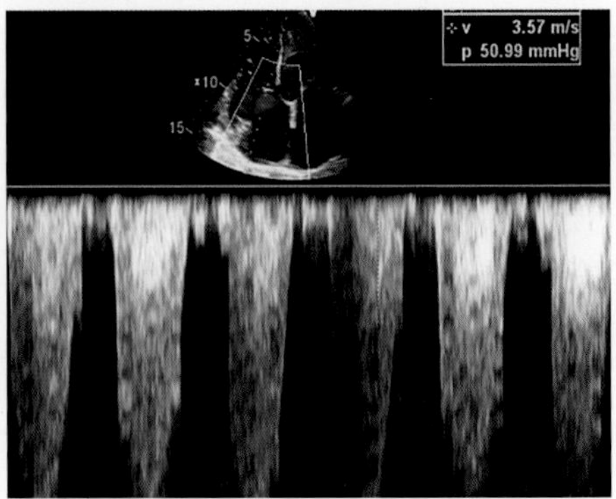

图 2-16-2　左心房、右心房、右心室扩大，二尖瓣、三尖瓣反流（少量），肺动脉高压（根据三尖瓣反流法估测肺动脉收缩压 PASP=61 mmHg）

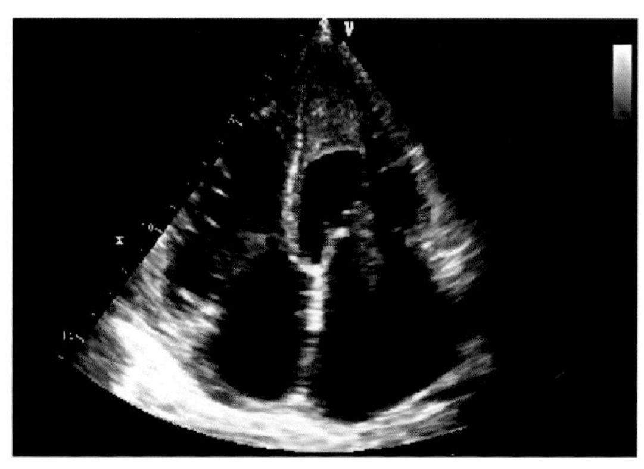

图 2-16-3　四腔切面显示左心室乳头肌水平以下室壁运动明显减弱

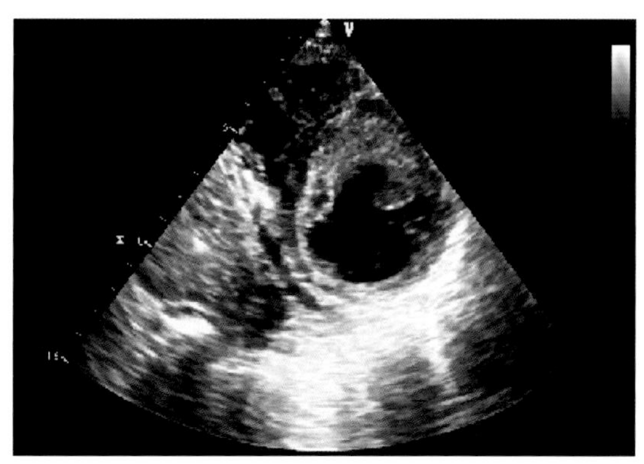

图 2-16-4　左心室短轴切面显示左心室乳头肌水平以下室壁运动明显减弱

※ 其他影像—MRI

MRI 表现　见图 2-16-5、图 2-16-6。

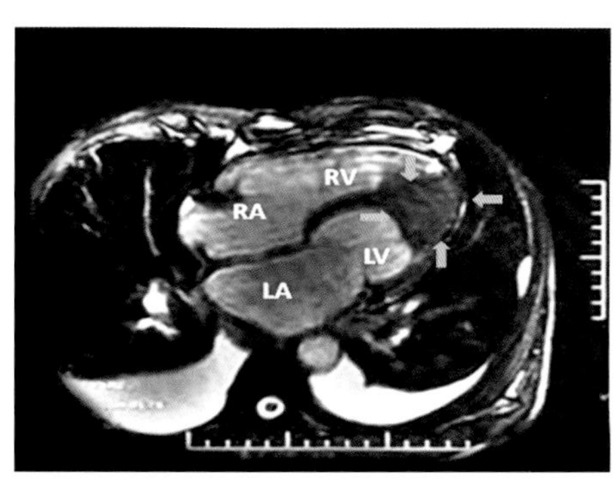

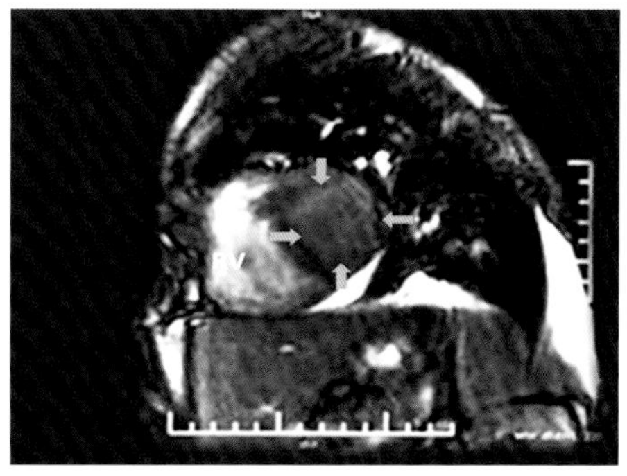

图 2-16-5　左心室心尖部腔内团块状等信号影（↑），边界清楚，厚约 3.6 cm，左心室腔明显减小，心尖部室壁收缩、舒张运动明显减弱，左心房、右心房、右心室扩大

LA：左心房；LV：左心室；RA：右心房；RV：右心室

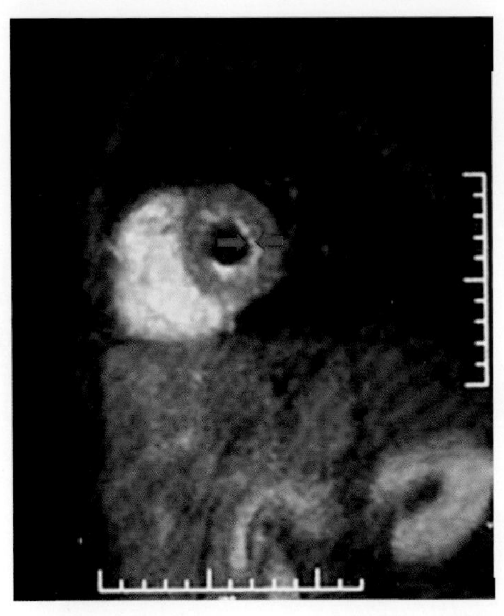

图 2-16-6　增强扫描显示心尖部团块未明显强化，心尖部室间隔、前壁、前侧壁内膜条带状强化（⬆）

※ 讨论

1. 左心室心尖部病变是什么？

（1）血栓？通常有心肌梗死或扩张型心肌病病史，血栓贴附于内膜，相对具体，可活动，所以排除血栓。

（2）占位？心肌受累，病变具体，有占位效应，局部心腔（可）扩大，所以排除血栓。

（3）心内膜病变？病变与心内膜分界不清，可能性大，但是是哪种心内膜病变？

追问病史：2016 年 4 月，腹胀、纳差，间断口服中药，症状无改善；2016 年 10 月，胸憋、气短，活动后明显，于当地卫生所输液治疗，症状逐渐加重；2017 年 2 月，气短加重，夜间不能平卧，CT 示胸部感染，胸腔积液；心脏超声提示左心室血栓，予以甲强龙 40mg 静滴 5 天，抗感染及胸腔积液穿刺引流，症状有改善。

2016 年 6 月 20 日至 2017 年 2 月 13 日患者嗜酸性粒细胞（EOS）持续升高，后因使用激素治疗，致 EOS 明显降低（表 2-16-1）。

胃镜：2017 年 2 月 6 日外院胃镜病理片会诊结果：胃底黏膜慢性炎症，部分腺体增生及肠上皮化生，嗜酸粒细胞 20 ~ 40/HPF（＞ 10/HPF）。

※ 诊断

超声诊断

◆ 乳头肌水平以下左心室腔内等回声团，与心内膜分界不清（病变范围处心腔大部闭塞）——嗜酸性粒细胞增多性心内膜炎？

表 2-16-1　血常规

日期	WBC（×10⁹/L）	EOS%	EOS（×10⁹/L）	HGB	PLT（×10⁹/L）
2016-6-20（外院）	6.09	27.8↑	1.69↑	157	241
2017-2-13（外院）	8.10	34.30↑	2.78↑	130	197.0
2017-2-15（外院）	7.51	0.8	0.06	132	277
2017-2-28（外院）	8.37	6.9↑	0.58↑	127	248
2017-3-2（本院）	2.9↓	0.3↓	0.01↓	129	255
2017-3-7（本院）	5.9	3.0	0.18	122	267.0

- 左心房、右心房、右心室扩大；
- 二尖瓣、三尖瓣关闭不全（轻度）；
- 肺动脉高压（PASP=61 mmHg）；
- 左心室收缩功能减低（LVEF=40%，SV=27 ml）、舒张功能受限（限制性）。

MR 诊断

- 左心室心尖部心腔内异常信号影伴左心室心内膜下异常强化影——考虑心内膜心肌病变（心内膜纤维化 / 嗜酸细胞增多性心内膜炎）；
- 左心腔容积减小；左心室收缩、舒张功能减低；左心房、右心房、右心室扩大；二尖瓣、三尖瓣关闭不全。

2. 产生临床症状的血流动力学（图 2-16-7）。

患者规律服用糖皮质激素 + 细胞毒药物治疗后复查：

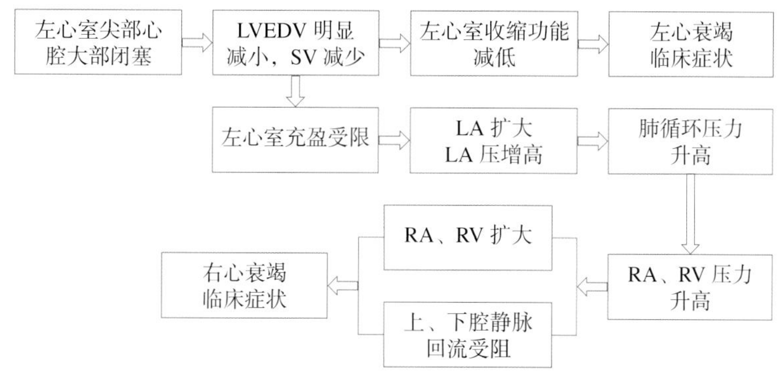

图 2-16-7　血流动力学分析示意图

※2017 年 4 月 5 日超声

超声表现 见图 2-16-8。

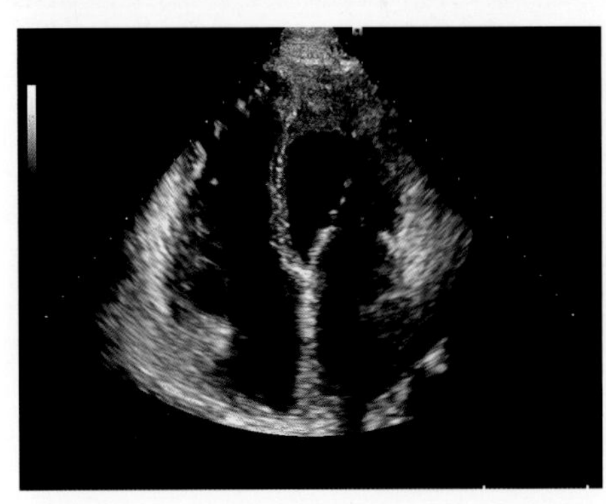

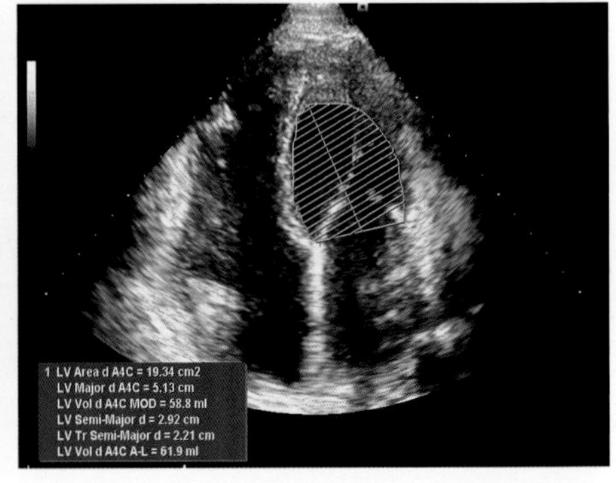

图 2-16-8 病变范围较 2017 年 3 月 3 日检查减小，左心室容积较前增大（EDV=59 ml）

※2017 年 5 月 17 日超声

超声表现 见图 2-16-9。

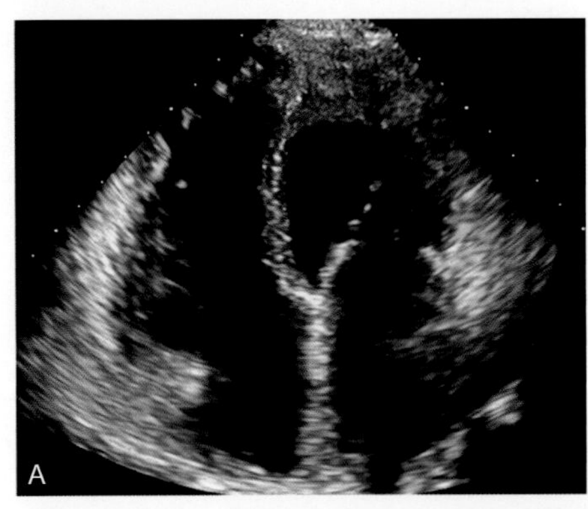

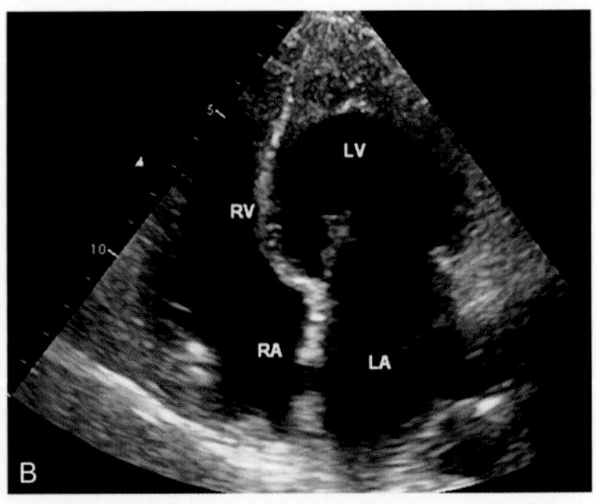

图 2-16-9 病变范围无明显变化，左心室腔代偿性扩大

LA：左心房；LV：左心室；RA：右心房；RV：右心室。A. 2017 年 4 月 5 日超声声像图；B. 2017 年 5 月 17 日超声声像图

※ 评述

疾病概述

- 嗜酸性粒细胞增多综合征以外周血嗜酸性粒细胞持续增多（$> 0.5 \times 10^9$/L）和多脏器浸润为特点，青壮年男性多见。
- 嗜酸性粒细胞增多性心内膜炎又称 Loffler 心内膜炎，是嗜酸性粒细胞增多综合征累及心脏的表现，最早于 1932 年由 Loffler 报道得名，发病机制不明，属限制型心肌病范畴。

- 属于世界范围内散在分布的罕见病，热带地区较多见。
- 以右心室受累多见，左心室较少见，可累及心内膜及瓣膜等。
- 根据病理特点可分为 3 期：①坏死期：嗜酸粒细胞浸润，心内膜下心肌损伤、坏死；②血栓形成期：受累区大量附壁血栓形成；③纤维化期：嗜酸粒细胞等炎性细胞消失，广泛纤维增生，心内膜纤维性增厚。
- 临床表现取决于受累部位及程度。
- 本病尚缺乏有效治疗手段，早期应用糖皮质激素 + 细胞毒药物可稳定病情，晚期（纤维化期）手术治疗。

超声特征

- 与病变累及部位及程度有关：①累及心内膜：心内膜明显增厚、渗出，心腔闭塞或大部闭塞，心尖部多见，局部室壁运动明显异常，心腔内似软组织团块充填、不强化，附壁血栓形成。②累及瓣膜：瓣膜可增厚、挛缩、僵硬、活动度减低、关闭不全。③累及房室：房、室腔扩大，心脏功能减低等。

鉴别诊断

- 心腔内附壁血栓：通常有心肌梗死或扩张型心肌病病史，病变部位内膜无增厚，血栓贴附于内膜，相对具体，可有活动性。
- 心内膜心肌纤维化：是一种原因不明的地方性疾病，多见于热带和亚热带国家，我国少见；主要表现为心脏扩大，心内膜及内层心肌纤维增生，右心室多见。二者难鉴别，有学者认为二者为同一种病变的不同阶段。
- 瓣膜赘生物：累及瓣膜者需鉴别，赘生物表现为条状、团状高回声，随心动周期摆动，活动度较大。
- 心脏肿瘤：心肌受累，病变具体，有占位效应。

诊断依据

- 超声表现：外周血嗜酸性粒细胞增多；激素 + 细胞毒药物治疗后动态变化——可提示本病。
- 确诊需心肌病变部位穿刺活检。

第十七节　心肌淀粉样变

病 例 1

※ 病史

患者男性，57 岁，活动后颜面及双下肢水肿伴泡沫尿、间断胸憋气紧 3 年余，加重 8 个月；3 年前曾诊断“肾病综合征”，予醋酸泼尼松、环孢素治疗，效果不佳。

※ 超声

超声表现　见图 2-17-1 ~ 图 2-17-4。

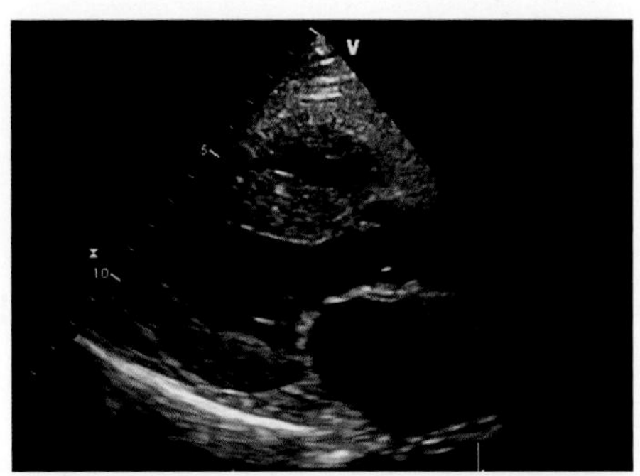

图 2-17-1　左心室长轴显示左心房扩大，左、右心室壁对称性增厚，心肌内可见颗粒样强回声散在分布

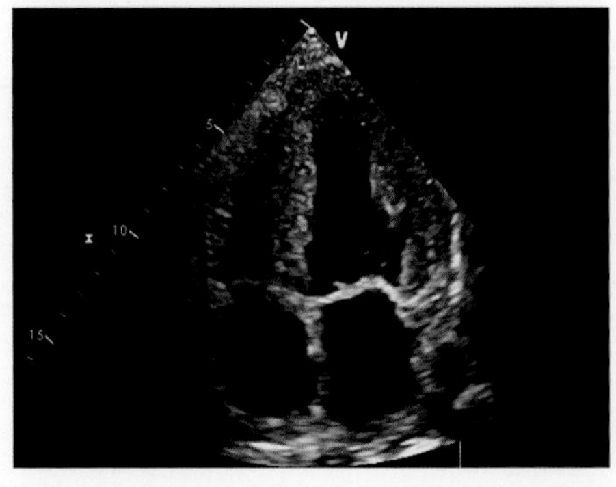

图 2-17-2　心尖四腔显示左心房、右心房扩大，心室壁、房间隔及房室瓣增厚，心肌内可见颗粒样强回声散在分布

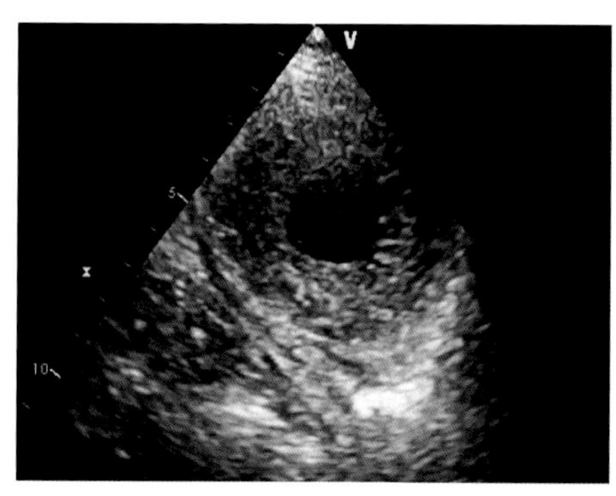

图 2-17-3　左心室短轴显示左心室壁对称性增厚，心肌内见颗粒样强回声散在分布

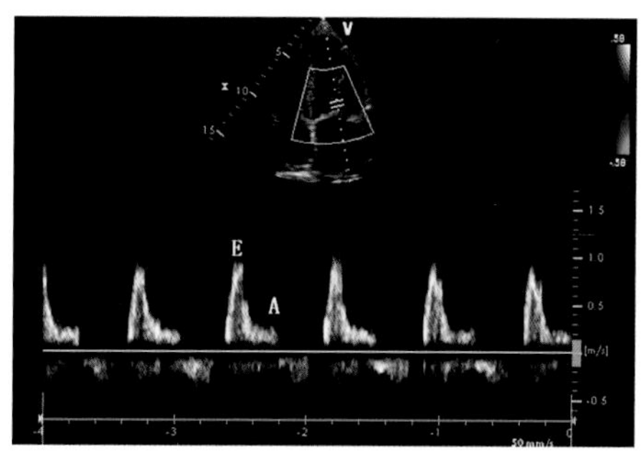

图 2-17-4　左心室舒张功能不全（限制型，E/A ＞ 2）

超声诊断　心室壁、房间隔、房室瓣增厚；心肌散在颗粒样强回声；左心房、右心房扩大；左心室舒张功能不全（限制型）。

——考虑心肌病，淀粉样变？请结合临床

心电图（图 2-17-5）

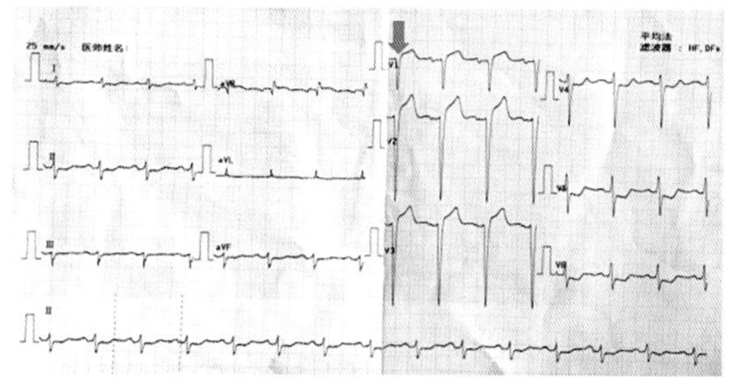

图 2-17-5　肢体导联低电压，V1-3 导联 QS 波（⬆）

实验室检查　尿游离免疫球蛋白轻链增高（正常 0 ~ 5.00）：Kap 为 134.0 mg/L；Lam 为 94.4 mg/L。

病理　肾活检刚果红染色阳性（图 2-17-6）。

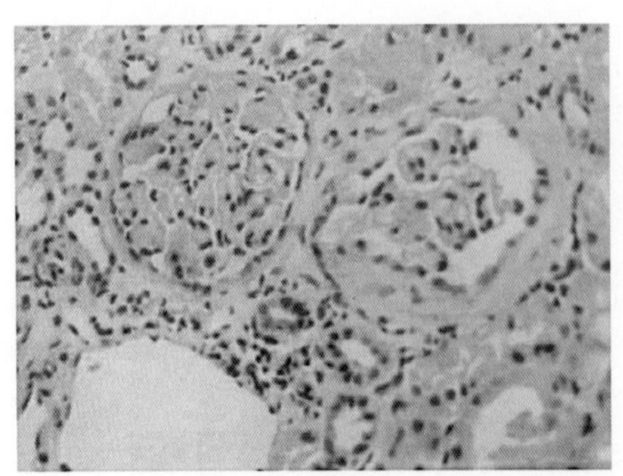

图 2-17-6　肾间质可见砖红色淀粉样物质沉积（刚果红染色，×100）

临床诊断　原发型淀粉样变性（肾脏、心脏受累）。

病 例 2

※ 病史

患者男性，57 岁，发作性晕厥 2 次，双下肢浮肿 2 年，伴胸憋、气短半年余，无明显诱因出现舌体及双侧颌下腺区肿胀、疼痛；心电图：异常 Q 波，ST-T（Ⅰ、aVL、Ⅱ、Ⅲ、aVF、V3 ~ V6 导联）异常改变。

※ 超声

超声表现　见图 2-17-7 ~ 图 2-17-9。

超声诊断　心室壁、房间隔、房室瓣增厚；心肌散在颗粒样强回声；左心房、右心房扩大；左心室舒张功能不全（限制型）。

——心肌淀粉样变可能，请结合临床

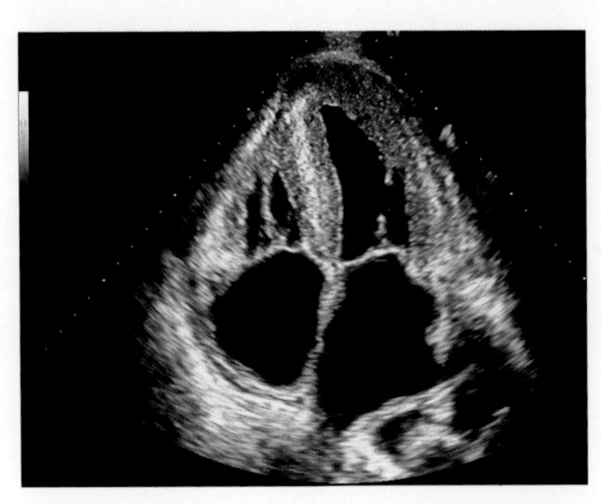

图 2-17-7　双心房扩大，双心室腔比例减小，心室壁增厚，房间隔及房室瓣增厚

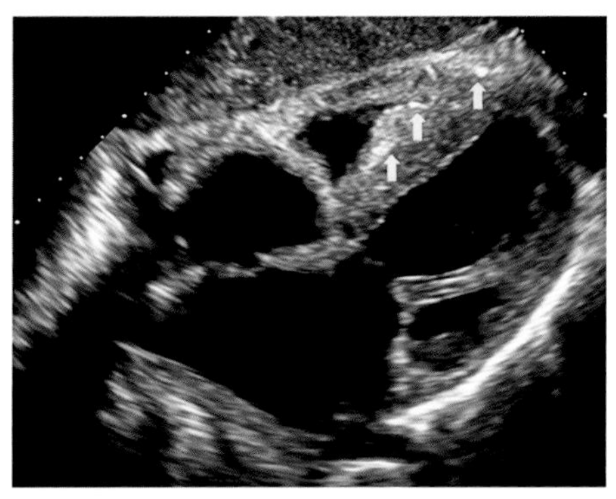

图 2-17-8　心肌内可见颗粒样强回声（↑）

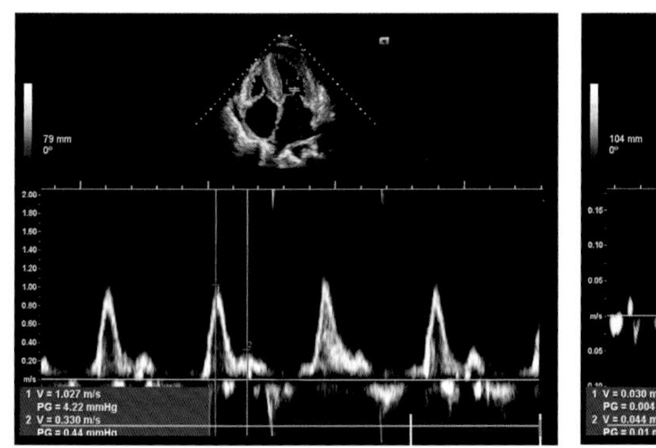

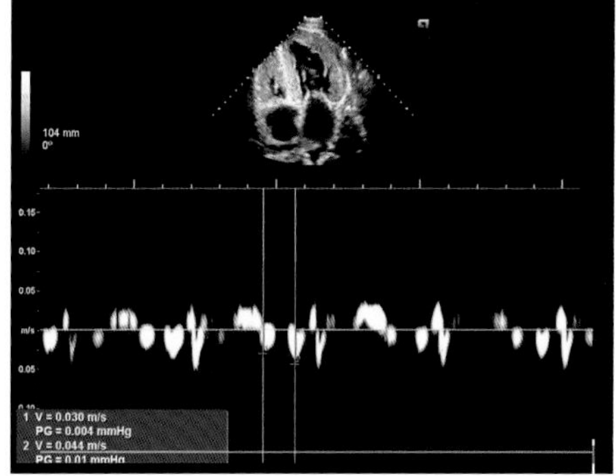

图 2-17-9　左心室舒张功能不全

限制型，E/A ＞ 2，E/e ＞ 15

实验室检查　尿游离免疫球蛋白轻链增高（正常 0 ~ 5.00）：Kap 为 27.1 mg/L；Lam 为 20 mg/L。

病理　附壁脂肪活检刚果红染色阳性。

临床诊断　原发型淀粉样变性（心脏受累）。

※ 评述

疾病概述

- 淀粉样变是指单克隆免疫球蛋白轻链或轻链片断以淀粉样纤维素的形式沉积于一处或多处组织器官的细胞外间质，导致相应组织器官结构功能发生改变及功能障碍的一组疾病，以心脏和肾脏受累最常见。
- 心肌淀粉样变性为淀粉样物质沉积在心肌细胞外基质（心房、心室、瓣膜及心脏传导系统等部位）引起的一类疾病，临床表现类似心肌病、心力衰竭、瓣膜性心脏病以及各种类型的心律失常。

◆ 淀粉样变主要有5种类型：原发型淀粉样变（轻链型淀粉样变）、遗传型淀粉样变、老年型淀粉样变、继发型淀粉样变及孤立心房型淀粉样变。

◆ 原发型淀粉样变最常见，50%累及心脏，累及心脏者50%出现充血性心力衰竭表现，淀粉样蛋白物质为单克隆免疫球蛋白轻链，心、肝、肾、胃肠道、软组织、外周及自主神经均可受累，少部分患者可同时合并浆细胞增生性疾病（最常见为多发性骨髓瘤）。

◆ 遗传型淀粉样变为常染色体显性遗传，淀粉样物质为运载转甲状腺素蛋白基因突变体，来源于肝脏，可侵及心脏及其他多个部位。

◆ 老年型淀粉样变，淀粉样沉积物为野生型甲状腺素运载蛋白，几乎只见于老年男性患者，主要累及心脏。

◆ 继发型淀粉样变，淀粉样沉积物为血清淀粉样蛋白A，常继发于慢性炎症、恶性肿瘤或自身免疫性疾病等，主要表现为肝、肾受累，心脏受累罕见。

◆ 孤立心房型淀粉样变，淀粉样沉积物为心房钠尿肽，仅局限于心房内，多表现为房颤。

临床表现

◆ 缺乏特异性，故常被误诊；

◆ 不明原因的进行性难治性心力衰竭；

◆ 低血压；

◆ 各种心律失常、传导障碍；

◆ 其他器官、系统的异常表现：累及舌使其僵硬、肥大出现巨舌症；累及肾脏出现肾病综合征；累及关节者疼痛、肿胀、坚硬、活动障碍；还可累及消化道、皮肤、骨骼等。

治疗原则及预后

◆ 心肌淀粉样变的治疗包括两方面，心力衰竭的对症治疗及针对病因的治疗；

◆ 美法仑化疗可有效治疗原发型淀粉样变；

◆ 遗传型淀粉样变的确切治疗方法为肝移植；

◆ 继发型淀粉样变主要针对潜在的炎症进行治疗；

◆ 老年型淀粉样变及孤立心房型淀粉样变无特异性治疗，主要为对症治疗；

◆ 心肌淀粉样变预后差，一旦发生充血性心力衰竭，在未治疗的情况下，患者中位生存期不到6个月。

超声表现

◆ 双心房扩大，双心室比例减小；
◆ 左、右心室壁肥厚，心肌回声增强，呈多发颗粒样强回声斑点；
◆ 房间隔及各瓣膜增厚；
◆ 左心室舒张功能不全，多为限制型：E/A ＞ 2、E/e ＞ 15 ；
◆ 早期左心室射血分数可在正常范围，晚期心力衰竭，射血分数减低；
◆ 心包积液。

心电图特点

◆ 多数患者表现为肢体导联低电压（所有肢体导联高度＜ 5 mm）；
◆ 可出现病理性 Q 波；
◆ 可出现胸前导联 R 波递增不良；
◆ 左、右束支传导阻滞、房颤、房室传导阻滞等。

诊断标准

◆ 诊断金标准：心内膜心肌活检刚果红染色阳性，因取材困难，患者不易接受，难以开展；
◆ 现实用标准：临床、超声心动图及心电图提示有淀粉样变性，心肌外组织（肾脏、肝脏、舌、皮肤、消化道、脂肪等）活检刚果红染色阳性。

分型诊断

◆ 不同类型淀粉样变治疗方案不同，需进一步分型诊断；
◆ 血清或尿轻链蛋白分析阳性→原发型淀粉样变性；
◆ 遗传型淀粉样变的确诊需进行突变 TTR 基因检测，若为阴性提示可能为老年型淀粉样变。

诊断思路（图 2-17-10）

鉴别诊断

◆ 肥厚型心肌病：多为左心室壁非对称性肥厚，心室壁回声不均匀，毛玻璃样改变；多见于青壮年，有家族史，无顽固性心力衰竭病史，心电图示左心室高电压。
◆ 高血压性心脏病：左心室壁对称性肥厚，心肌回声相对均匀；有高血压病史，心电图显示左心室高电压。

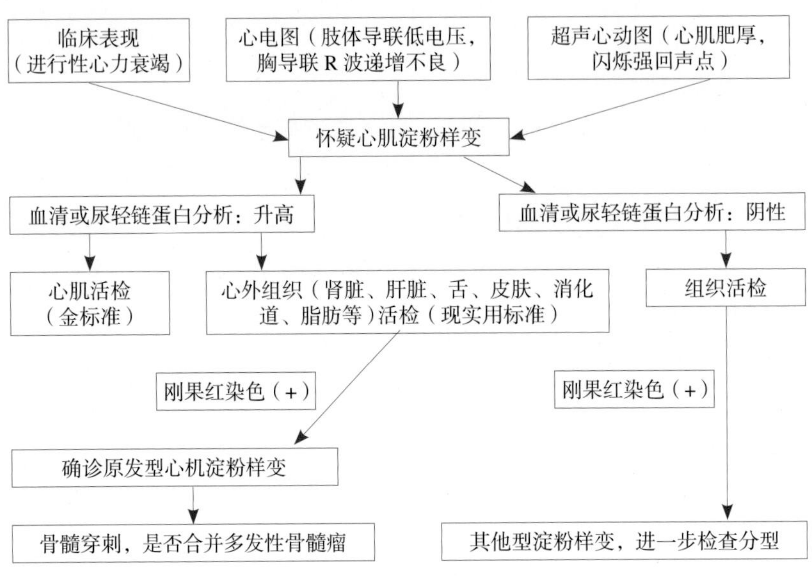

图 2-17-10　心肌淀粉样变诊断思路示意图

第十八节　心房黏液瘤

病 例 1

※ 病史

患者女性，46 岁，胸闷气短 2 个月入院。

※ 超声

超声表现　见图 2-18-1 ～ 图 2-18-6。

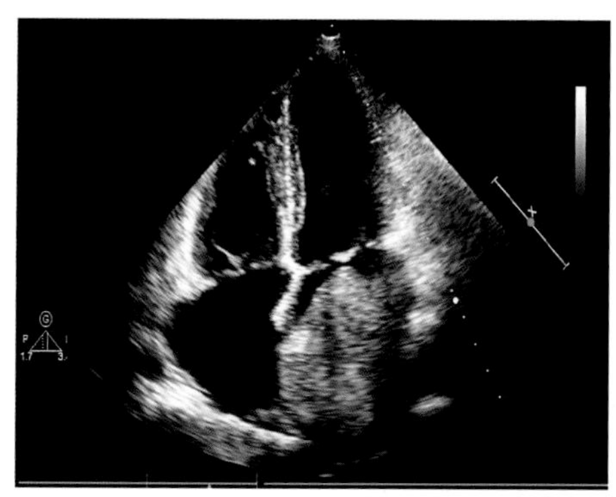

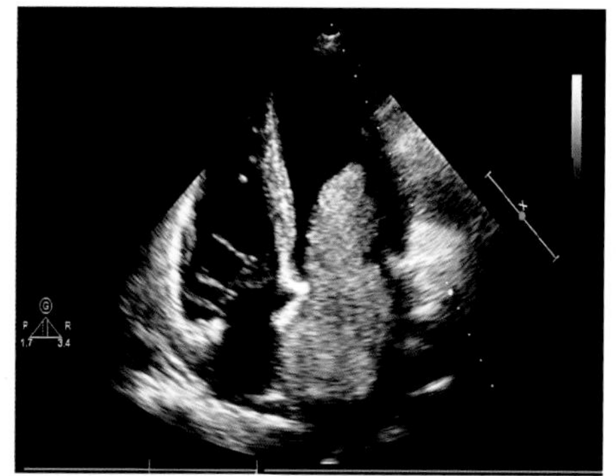

图 2-18-1　左心房内不均质实性肿物，形态、大小随心动周期变化，带蒂，附着于房间隔卵圆窝处

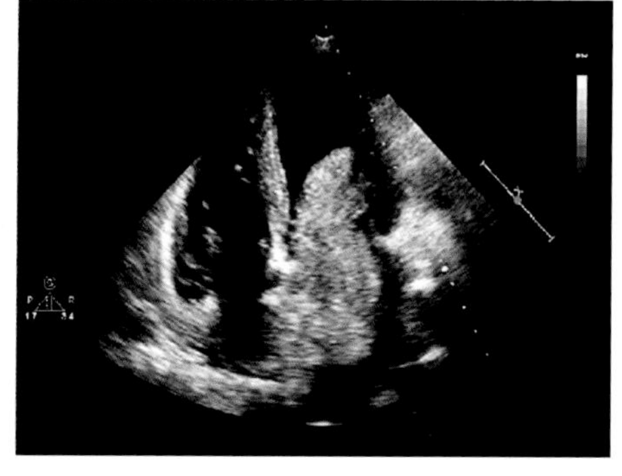

图 2-18-2　心尖四腔切面显示左心房内不均质实性肿物，随心动周期摆动，往返于二尖瓣口

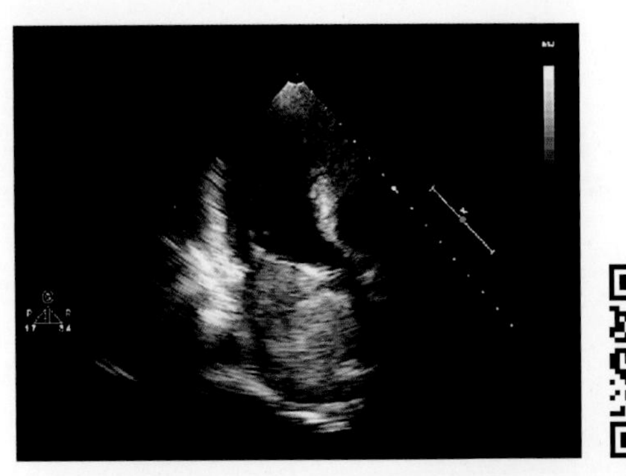

图 2-18-3　心尖三腔切面显示左心房内不均质实性肿物，随心动周期摆动，往返于二尖瓣口

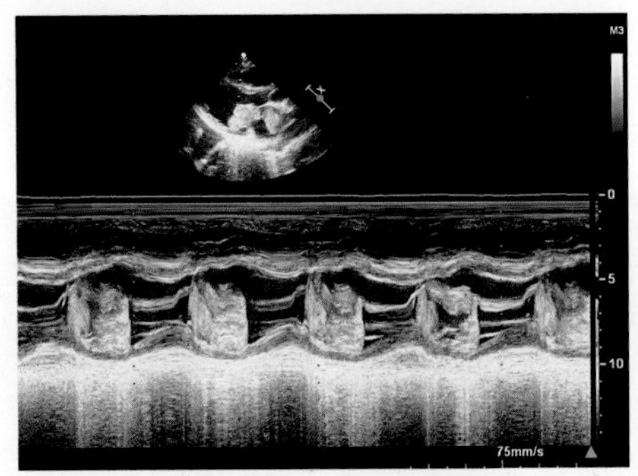

图 2-18-4　M 型超声心动图显示肿物随心动周期摆动，往返于二尖瓣口

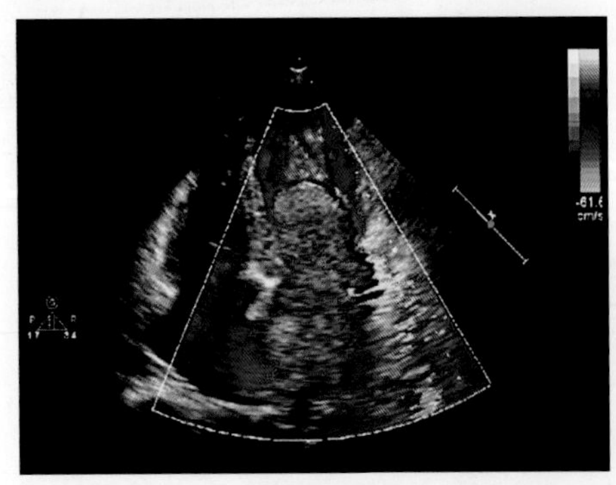

图 2-18-5　肿物致二尖瓣口、肺静脉血流受阻

超声诊断　左心房实性肿物——考虑黏液瘤，致二尖瓣口血流受阻；肺动脉高压（PASP=76 mmHg）。

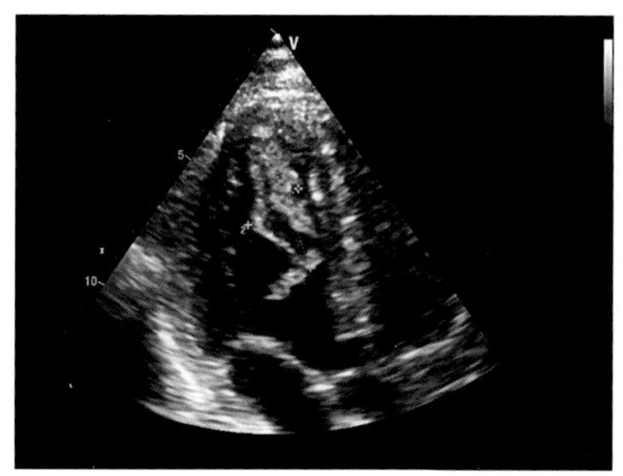

图 2-19-3　左心室心尖部等回声团附着，大小 4.5 cm × 2.0 cm

临床治疗　华法林抗凝治疗（图 2-19-4、图 2-19-5）

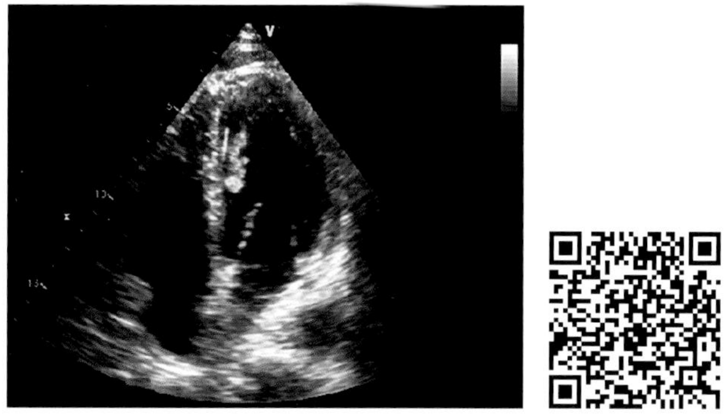

图 2-19-4　抗凝治疗 5 天后复查，血栓体积缩小

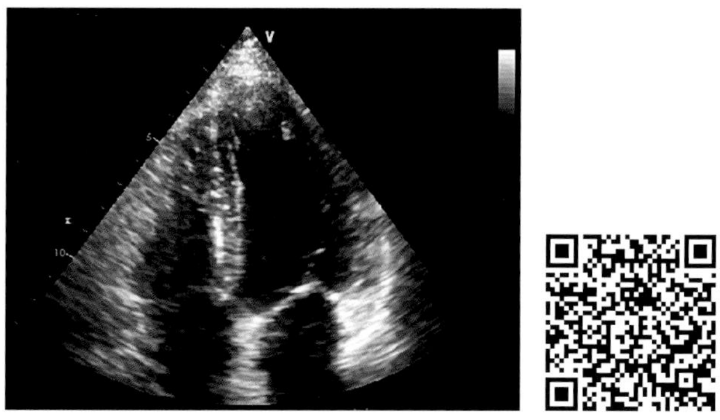

图 2-19-5　抗凝治疗 15 天后复查，血栓消失

※ 评述

◆ 心腔内血栓多发生于瓣膜病、心肌病、心肌梗死和房性心律失常等心血管病基础上，如二尖瓣狭窄的左心房附壁血栓、心肌梗死后室壁瘤内附壁血栓等。

- 声像图：回声不均质团块，一般基底较宽，新鲜者活动明显，陈旧者活动性差。
- 结合病史，超声诊断血栓较易。
- 心腔内活动性血栓应报危急值。

第二十节　中纵隔畸胎瘤

※ 病史

患者男性，26 岁，活动后间断性气促，外院 CT 诊断：心包囊肿。

※ 超声

超声表现　见图 2-20-1 ~ 图 2-20-3。

超声诊断　右心房外上方囊性肿物——考虑纵隔来源，畸胎瘤可能。

术中所见　肿物位于中纵隔，类圆形，包膜完整，质硬。

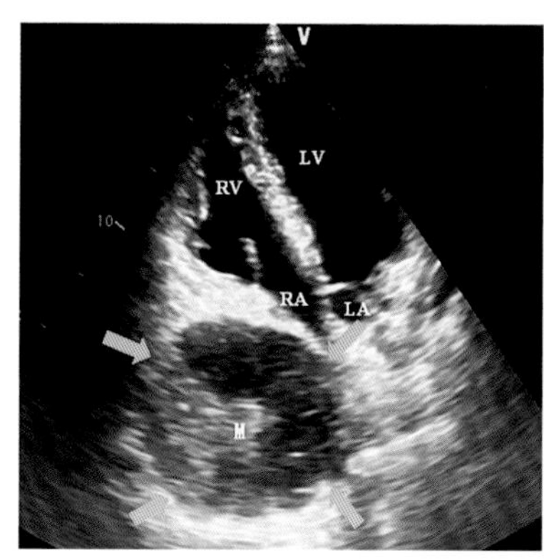

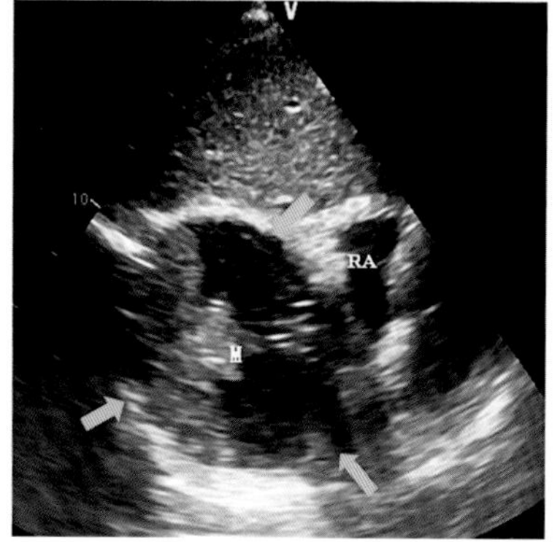

图 2-20-1　右心房外上方囊性肿物（⬆），包膜完整，内部透声欠佳、回声杂乱

LA：左心房；LV：左心室；RA：右心房；RV：右心室；M：囊性肿物

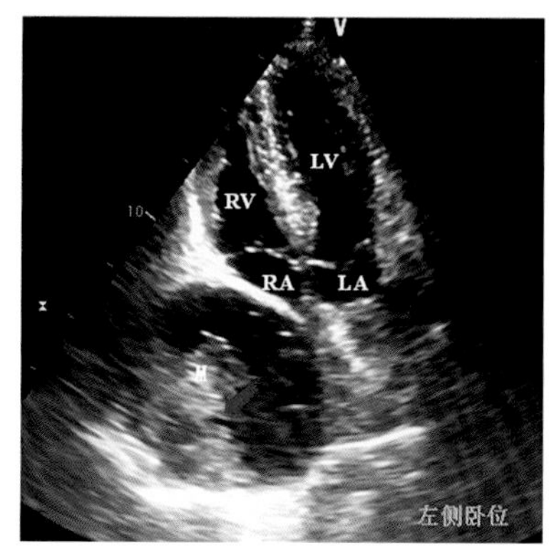

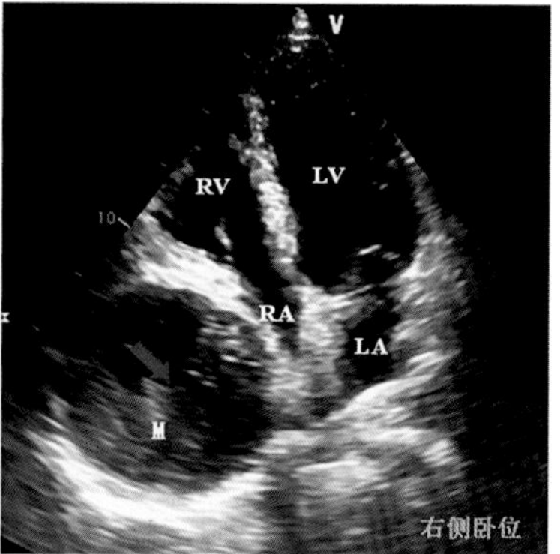

图 2-20-2　肿物内不均质回声随体位移动（⬆）

LA：左心房；LV：左心室；RA：右心房；RV：右心室；M：囊性肿物

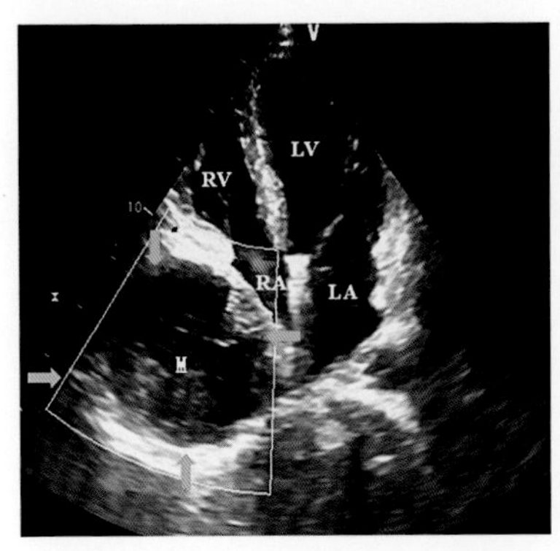

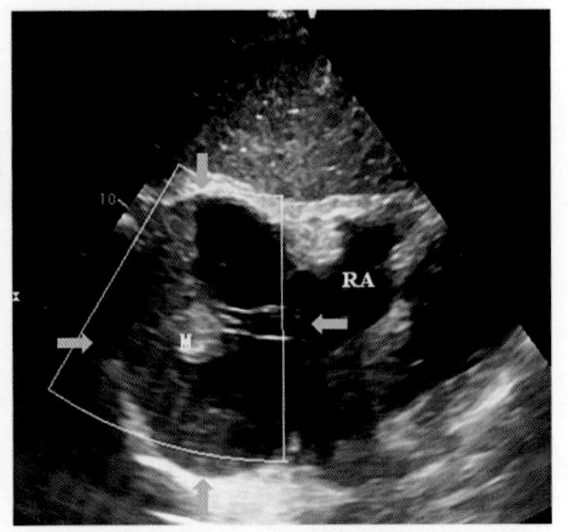

图 2-20-3　肿物内（⬆）未见血流信号

LA：左心房；LV：左心室；RA：右心房；RV：右心室；M：囊性肿物

病理诊断　囊性成熟性畸胎瘤。

※ 评述

疾病概述

◆ 畸胎瘤属原发性良性肿瘤，可发生于人体任何器官和组织，胸部好发于前纵隔中下部；

◆ 分两类：囊性畸胎瘤和实性畸胎瘤。

超声特征

◆ 圆形、卵圆形，偶见分叶状；

◆ 通常呈单房，亦可双房或多房；

◆ 边缘清楚、包膜完整，包膜呈强回声；

◆ 内回声复杂（囊性畸胎瘤包含外胚层及中胚层来源组织，实性畸胎瘤来自三种胚层的各种组织）。

鉴别诊断

◆ 心包囊肿：大部位于右侧心隔角，与心包紧贴，壁薄，囊内呈液性无回声，其大小、形态随心脏搏动变化明显。

◆ 胸腺良性肿瘤：位于前上纵隔，呈圆形、椭圆形，内膜完整，回声偏低、均匀，可有小片状液性区，临床常有重症肌无力。

价值及局限

◆ 超声检查有一定的价值，也有其局限性（视野小，整体观差，不易定位），临床应结合其他影像学做综合判断。

第二十一节 心脏转移性肿瘤

病 例 1

※ 病史

患者女性，53 岁，患者间断胸憋、气短 2 个月，加重 5 天入院，既往有膀胱癌病史。

※ 超声

超声表现 见图 2-21-1、图 2-21-2。

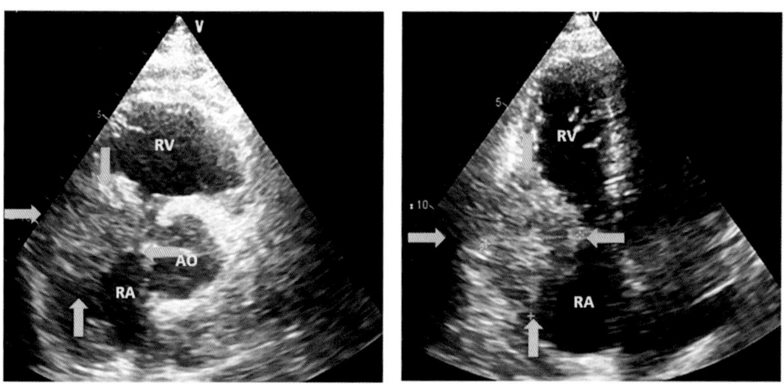

图 2-21-1 右心房室交界处实性占位（↑），大小 5.8 cm × 4.6 cm，形态不规则，与心肌分界不清，不随心动周期活动

RA：右心房；RV：右心室；AO：主动脉

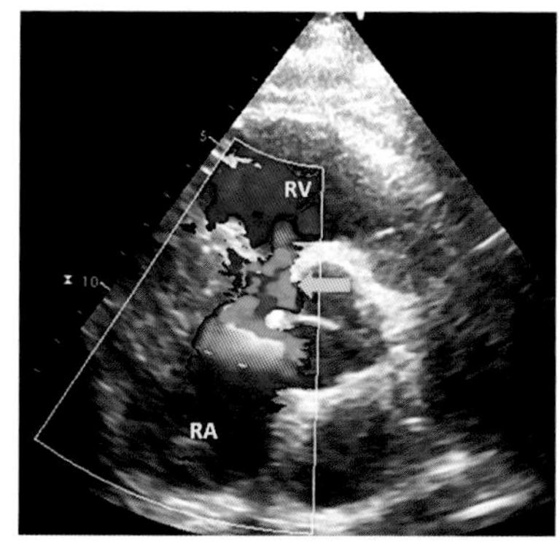

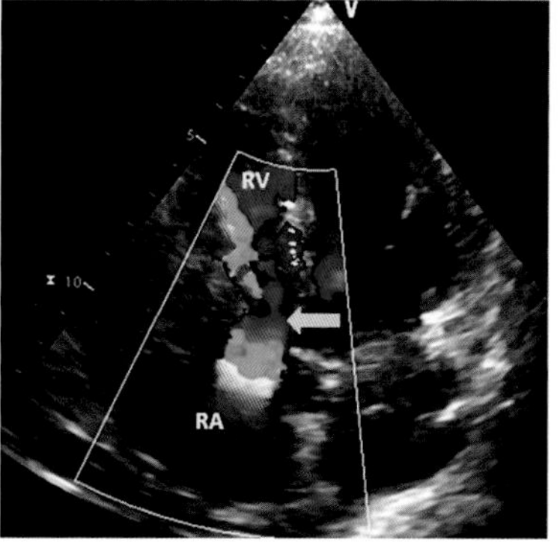

图 2-21-2 实性占位致三尖瓣口血流受阻，流束变细（↑）

RA：右心房；RV：右心室

超声诊断 右心房室交界处实性占位——结合病史考虑恶性，转移性。

病理诊断 高级别尿路上皮癌，考虑来源于膀胱。

病 例 2

※ 病史

患者男性，57 岁，左肺鳞癌 2 月余，胸痛伴气短 1 周。

※ 超声

超声表现 见图 2-21-3、图 2-21-4。

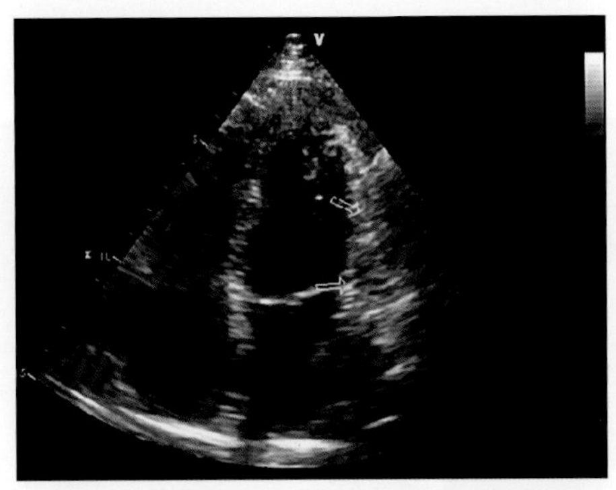

图 2-21-3 心包内多发实性低回声占位，部分与心肌分界不清，局部心肌运动受限

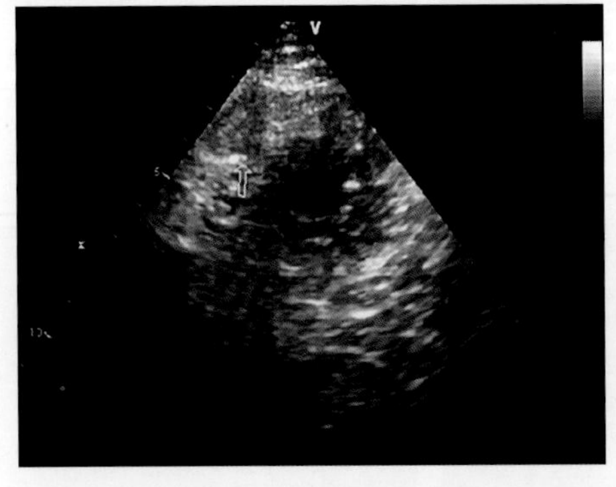

图 2-21-4 心包内实性占位，与心肌分界不清

超声诊断 心包内多发实性占位，部分与心肌分界不清——结合病史，考虑转移性肿瘤，侵及心肌。

※ 其他影像—CT

CT 表现 见图 2-21-5。

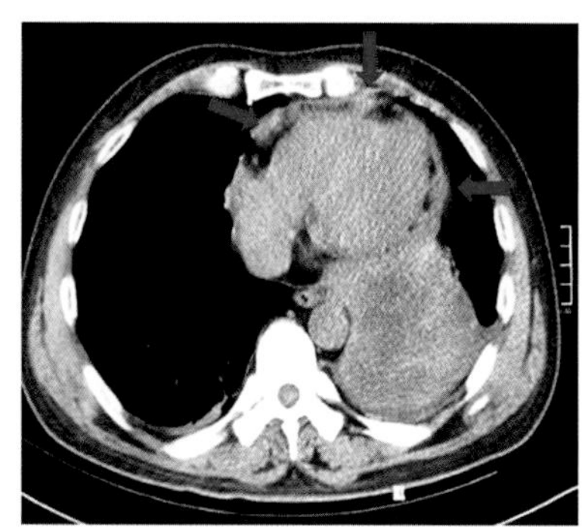
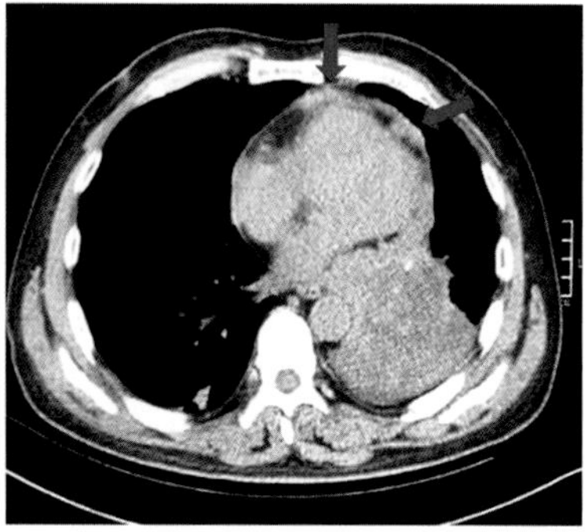

图 2-21-5 心包呈结节样增厚（⬆），部分与心肌分界不清

CT 诊断 心包结节样增厚，考虑转移性肿瘤。

病 例 3

※ 病史

患者女性，47 岁，发现肺腺癌 1 个月，胸憋、气短 5 天。

※ 超声

超声表现 见图 2-21-6。

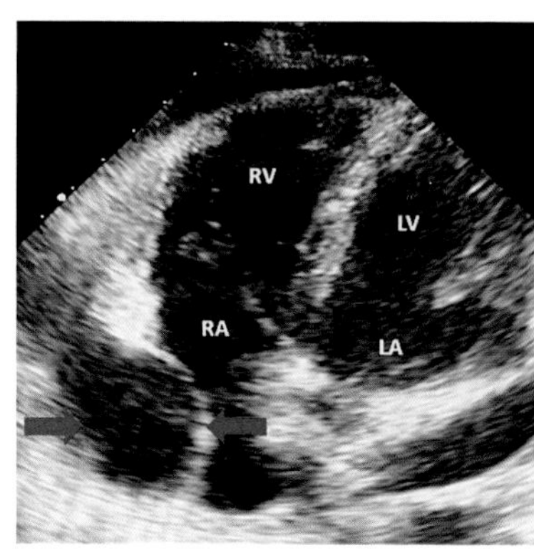

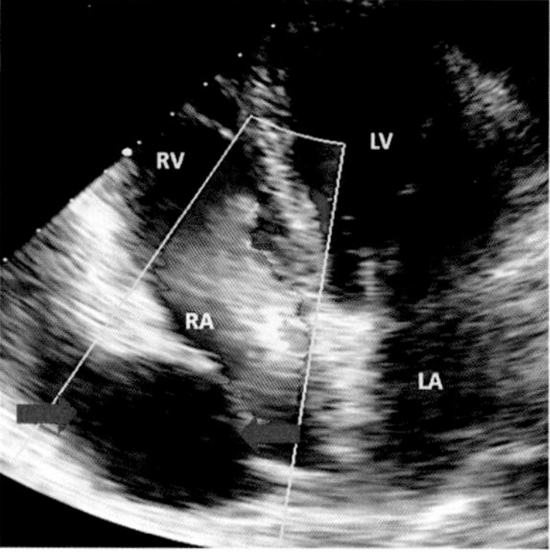

图 2-21-6 右心房顶心包腔内低回声实性占位（⬆），无明显活动性，右心房受压

LA：左心房；LV：左心室；RA：右心房；RV：右心室

※2 个月后复查

超声表现 见图 2-21-7。

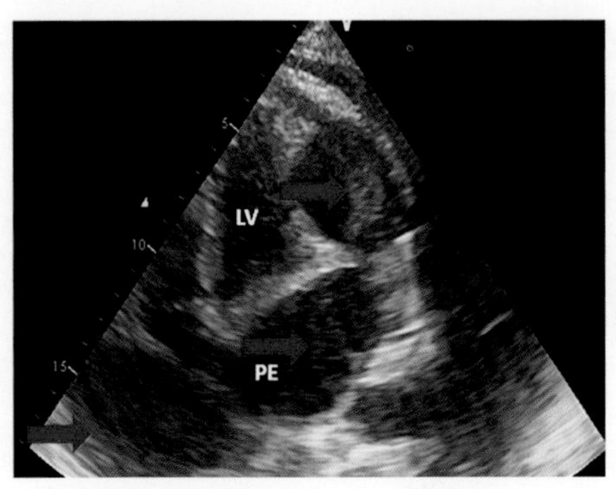

图 2-21-7 心包腔内多发实性低回声占位（⬆），致局部心腔受压

LV：左心室；PE：心包积液

超声诊断 心包腔内多发实性占位——结合病史，考虑转移性肿瘤。

※ 其他影像—CT

CT 表现 见图 2-21-8。

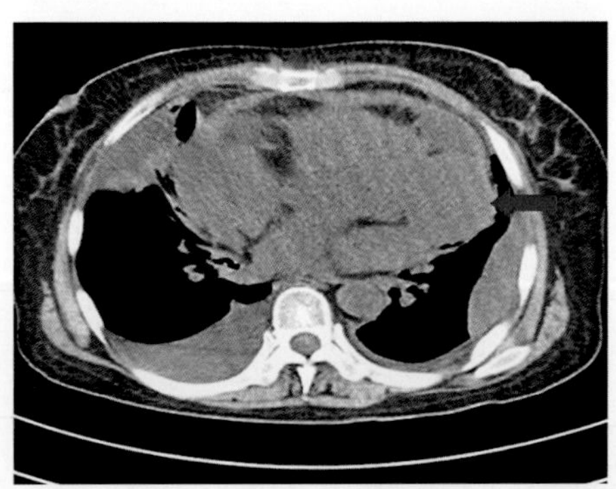

图 2-21-8 左侧心包腔内软组织密度影（⬆），与心肌分界不清

CT 诊断 左侧心包腔内软组织肿块影——考虑转移性肿瘤。

病 例 4

※ 病史

患者男性，74 岁，确诊左肺鳞癌 2 年。

※ 超声

超声表现 见图 2-21-9 ~ 图 2-21-11。

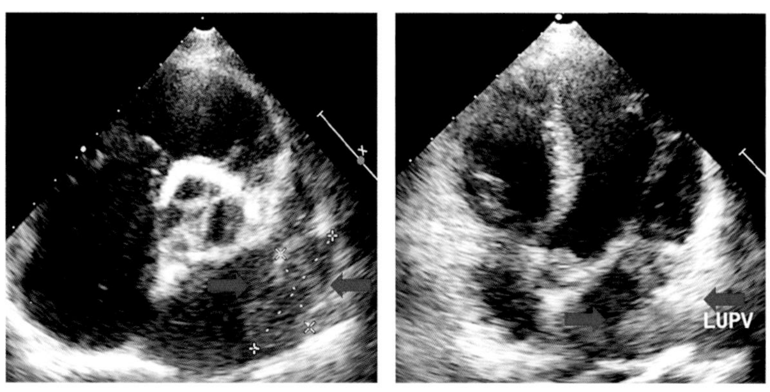

图 2-21-9 多切面扫查显示左肺静脉（LUPV）至左心房内实性占位

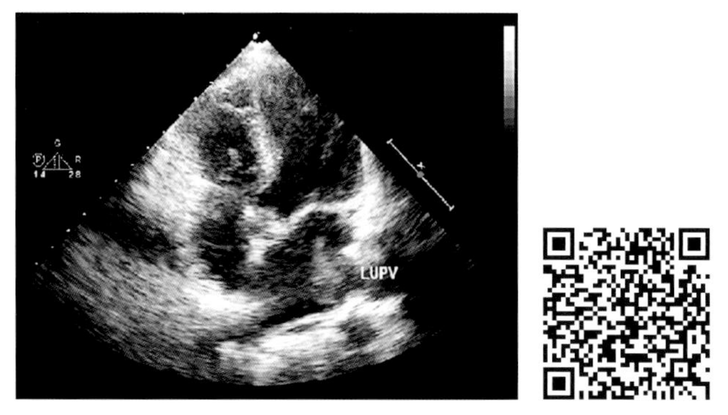

图 2-21-10 左肺静脉（LUPV）至左心房内实性占位，有一定活动度

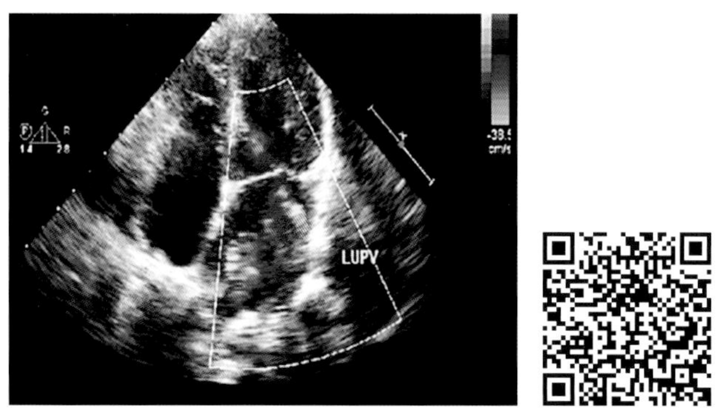

图 2-21-11 左肺静脉至左心房内实性占位，有一定活动度，血流束变细

超声诊断 左肺静脉至左心房内实性占位——结合病史，考虑转移性肿瘤。

※ 评述

疾病概述

- ◆ 心脏肿瘤按起源分为原发性和继发性，继发性多见，多为恶性。
- ◆ 原发性以良性居多，占 75%，黏液瘤最常见，原发性恶性肿瘤多为肉瘤。
- ◆ 几乎所有部位的恶性肿瘤均可侵犯心脏，以肺癌、乳腺癌多见，其次为淋巴瘤、急性白血病，黑色素瘤。
- ◆ 转移性心脏肿瘤最常累及心包，其次为心肌，再次为心内膜，常引起顽固性心包积液。

诊断要点

- ◆ 心包内实性占位，常累及心壁，与周围组织分界不清。
- ◆ 常伴有顽固性心包积液。
- ◆ 肿瘤压迫，侵犯心脏，血流动力学相应改变。
- ◆ 原发病是重要诊断依据。

超声价值

- ◆ 超声心动图可以清晰显示肿瘤部位、数目、大小、活动性、与室壁关系及受肿瘤侵犯的心腔大小，评价血流动力学及心脏功能，为心脏肿瘤首选检查方法。

第二十二节　心包积液

病 例 1

※ 病史

患者男性，29 岁，淋巴瘤病史 1 年，胸闷、气紧 2 月余。

※ 超声

超声表现　见图 2-22-1、图 2-22-2。

超声诊断　心包积液（大量）。

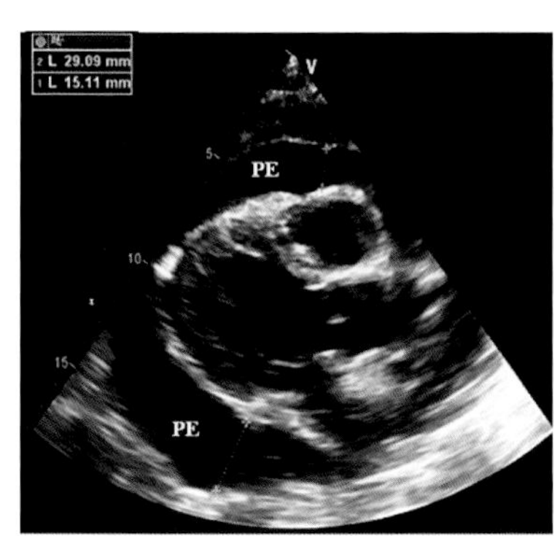

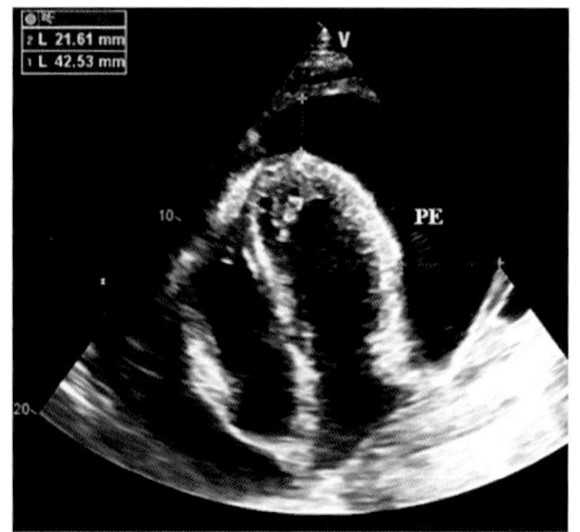

图 2-22-1　心包腔大量游离液性无回声区，内透声好

液宽：前心包 1.5 cm、后心包 2.9 cm、心尖部 2.2 cm、侧心包 4.3 cm；PE：心包积液

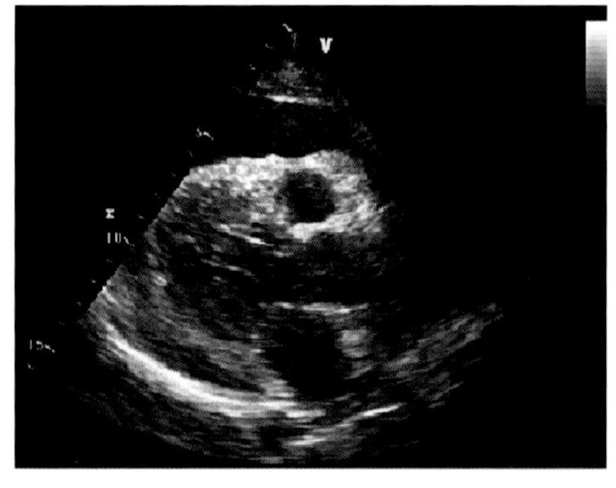

图 2-22-2　心脏于液体中摆动明显

病 例 2

※ 病史

患者女性，58 岁，右肺癌病史 1 年，伴胸膜、骨多发转移，气紧、不能平卧 1 天。

※ 超声

超声表现 见图 2-22-3、图 2-22-4。

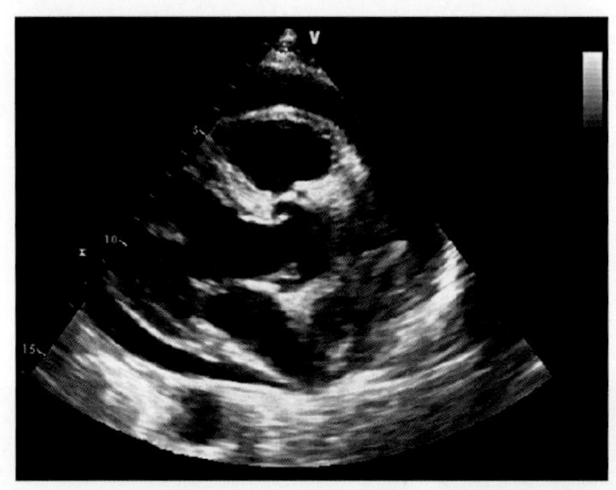

图 2-22-3 心包腔大量游离液性无回声区，心脏在心包中摆动明显

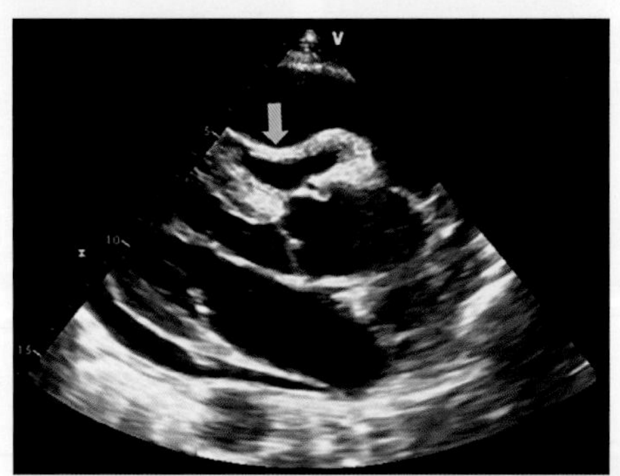

图 2-22-4 舒张期右心室壁塌陷（↑），右心腔缩小

超声诊断 心包积液（大量），心包压塞。

临床表现 穿刺引流（引流量约 600 ml），心包积液中可见少量腺癌细胞。

病 例 3

※ 病史

患者女性，52 岁，肾功能异常（血肌酐 800 μmol/L，尿素氮 25.1 mmol/L），高血压 1 年余（血压最高 190/80 mmHg）。

※ 超声

超声表现 见图 2-22-5。

超声诊断 左心房、左心室扩大；左心室壁对称性增厚；心包积液（中量）。

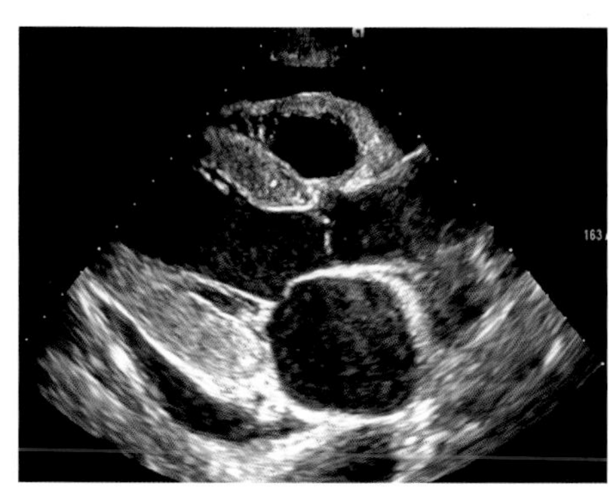
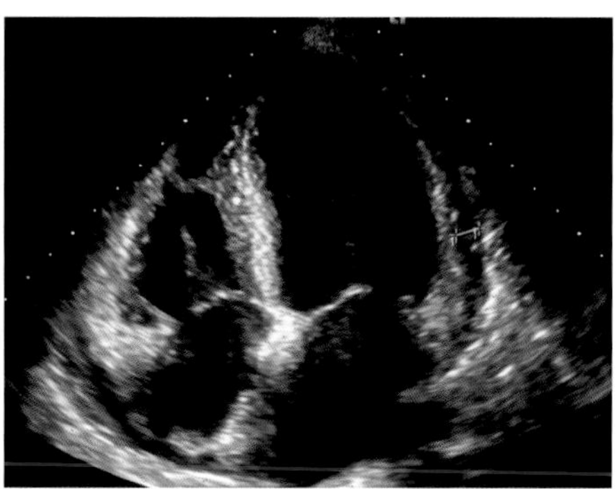

图 2-22-5 左心房、左心室扩大，左心室壁对称性增厚，心包内中量游离液性无回声区

液宽：前心包 1.0 cm、后心包 1.2 cm、心尖部 0.9 cm、侧心包 0.8 cm

※ 评述

疾病概述

- 心包由浆膜层和纤维层构成，浆膜层又分为脏层和壁层，脏、壁层之间的腔隙为心包腔。
- 正常心包腔内有 20 ~ 30 ml 液体，起润滑作用，各种原因引起心包腔内液体超过 50 ml，即称之为心包积液。

诊断要点（图 2-22-6）

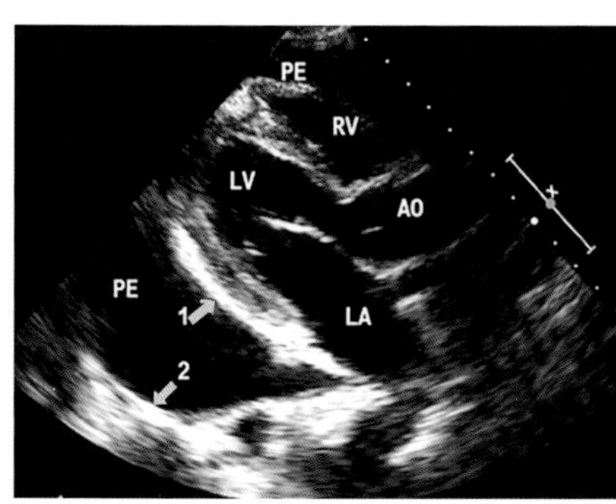

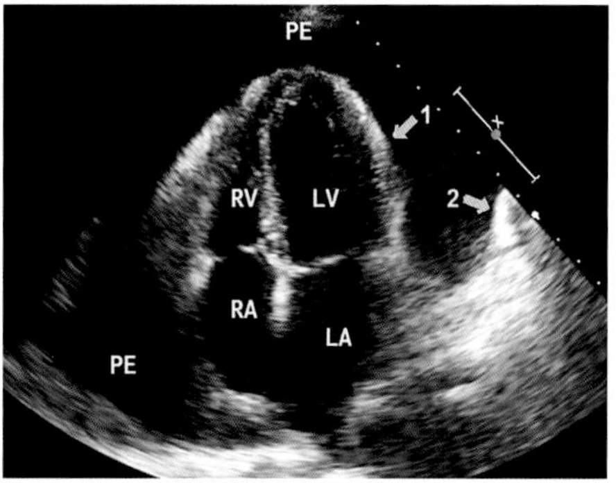

图 2-22-6 心包积液诊断要点（⬆）

1：脏层心包；2：壁层心包；PE：心包积液；LA：左心房；LV：左心室；RA：右心房；RV：右心室

◆ 心包脏、壁层分离。

◆ 心包腔内液性无回声区，收缩、舒张期均可见。

◆ 壁层心包不随心室壁运动。

临床表现

◆ 心包压塞（图 2-22-7）。

◆ 奇脉：吸气时脉搏明显减弱或消失，呼气时又出现或恢复原状的现象。用血压计观察较触诊更明显，常见于心包积液、右心衰竭、缩窄性心包炎、严重哮喘等（图 2-22-8）。

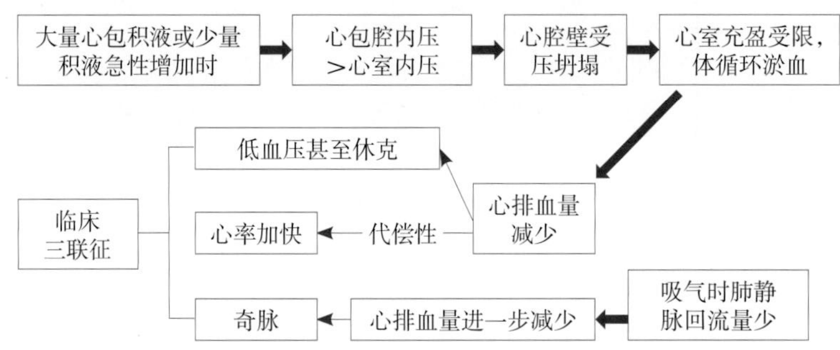

图 2-22-7　心包压塞血流动力学及相关临床症状示意图

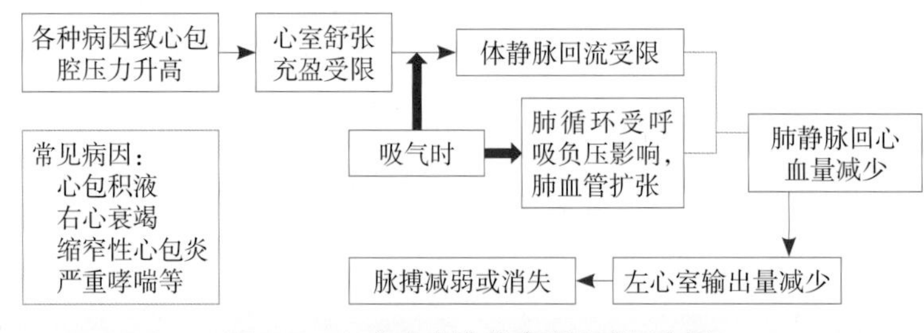

图 2-22-8　产生奇脉的病理生理示意图

超声表现

◆ 一般将心包积液做半定量分析，分为少、中、大量。

◆ 少量（50 ~ 200 ml）：仅分布于后壁、下壁，宽度< 10 mm（图 2-22-9）。

◆ 中量（200 ~ 500 ml）：心脏四周均可见，宽度 10 ~ 20 mm（图 2-22-10）。

◆ 大量（> 500 ml）：心脏四周均可见，宽度> 20 mm，有心脏摆动征（图 2-22-11）。

当出现心包压塞时，可见右心房、右心室壁塌陷（图 2-22-12）。包裹性心包积液：心包腔内局限性液性无回声区，多为纤维性渗出，包裹粘连所致；积液部位不随体位改变（图 2-22-13）。

鉴别诊断

- 心外脂肪垫：多位于心室壁前外侧，边缘不规则，加大增益回声有变化；整体随心室壁运动。
- 左侧胸腔积液：胸腔积液内可见肺叶漂浮，心包积液内可见心脏搏动。

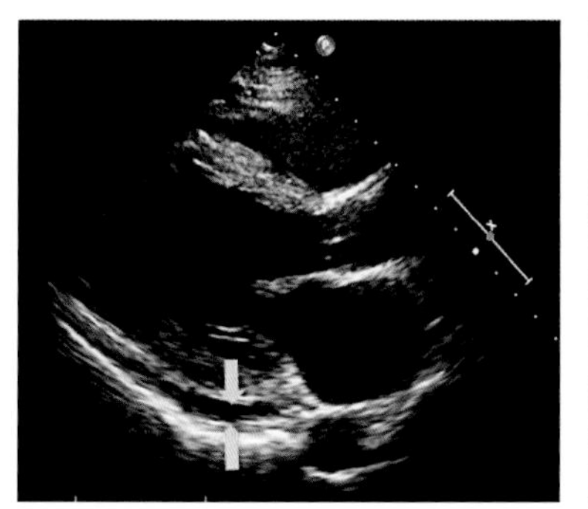

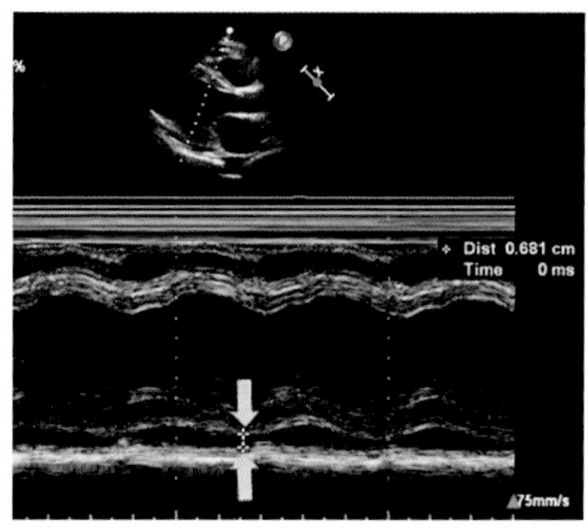

图 2-22-9 少量心包积液（↑）

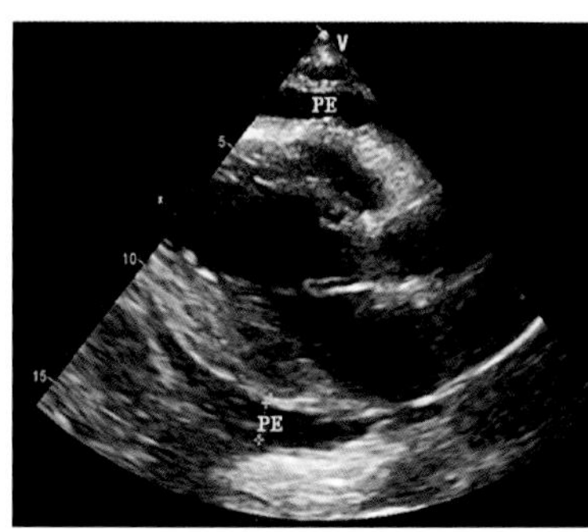

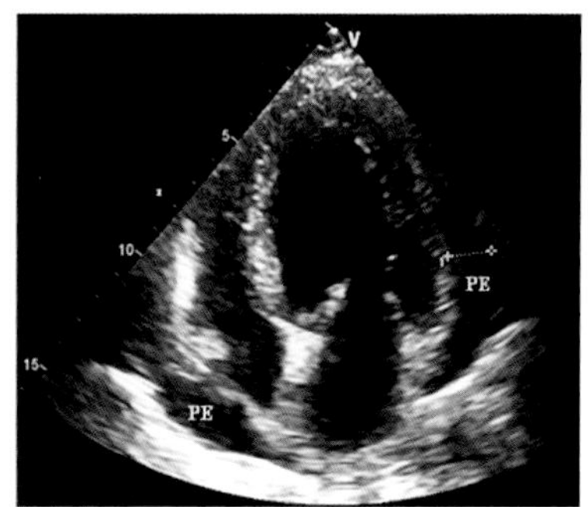

图 2-22-10 中量心包积液

PE：心包积液

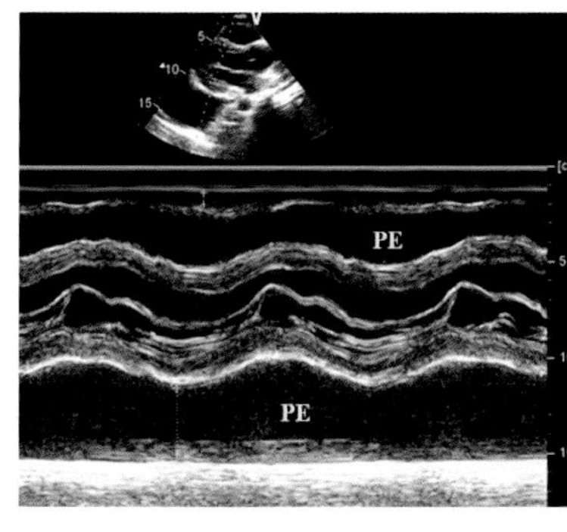

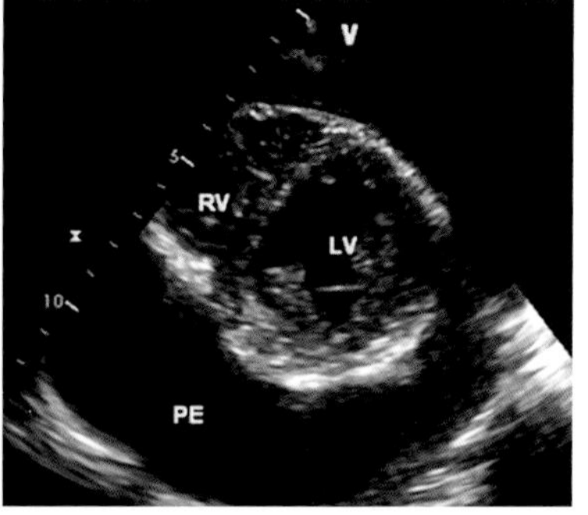

图 2-22-11 大量心包积液

PE：心包积液；LV：左心室；RV：右心室

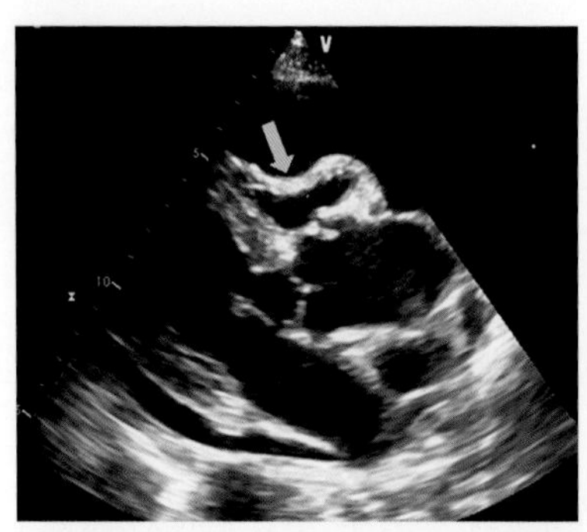
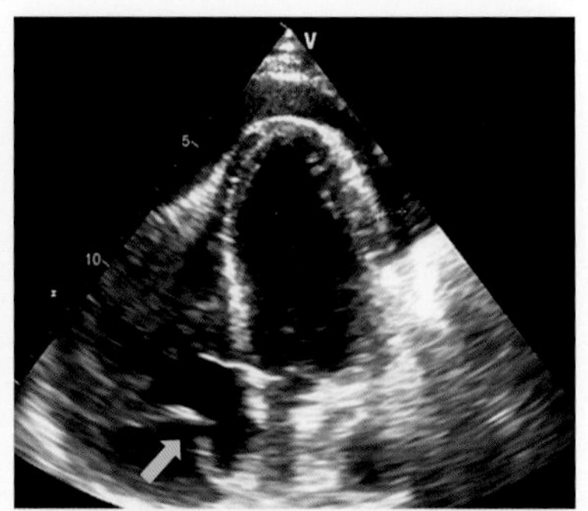

图 2-22-12　大量心包积液致心包压塞（↑）

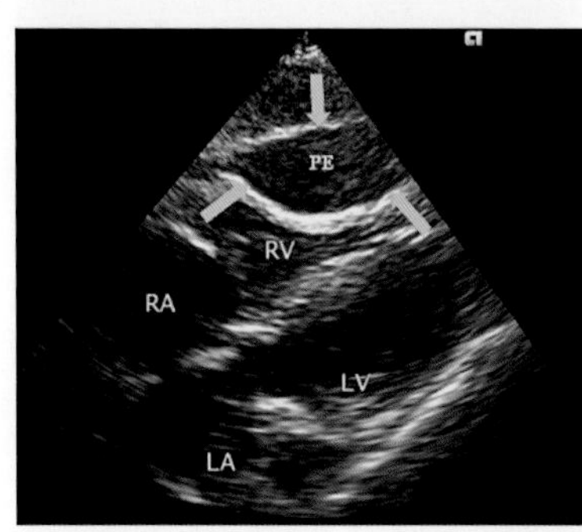

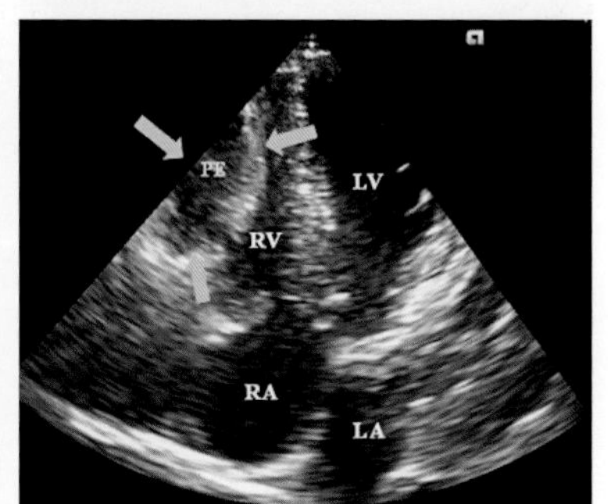

图 2-22-13　包裹性心包积液（↑）

LA：左心房；LV：左心室；RA：右心房；RV：右心室；PE：心包积液

体会及总结

◆ 多切面观察，避免漏诊包裹性心包积液。

◆ M 型超声心动图显示收缩与舒张期均有积液，方可诊断；舒张期测量液宽。

◆ 超声不易判定积液的性质及病因，需结合临床。

◆ 心包压塞与积液量不成正比，短期内迅速增多的少量或中量积液也可引起心包压塞，大量心包积液或患者出现心动过速、气急、奇脉等体征时应重点关注是否存在心包压塞，并报危急值。

◆ 超声诊断容易、准确，可引导穿刺、引流。

第二十三节　缩窄性心包炎

※ 病史

患者男性，57 岁，无明显诱因活动后气短、乏力 1 年，双下肢对称性水肿，各瓣膜区未闻及明显杂音。

※ 超声

超声表现　见图 2-23-1 ~ 图 2-23-6。

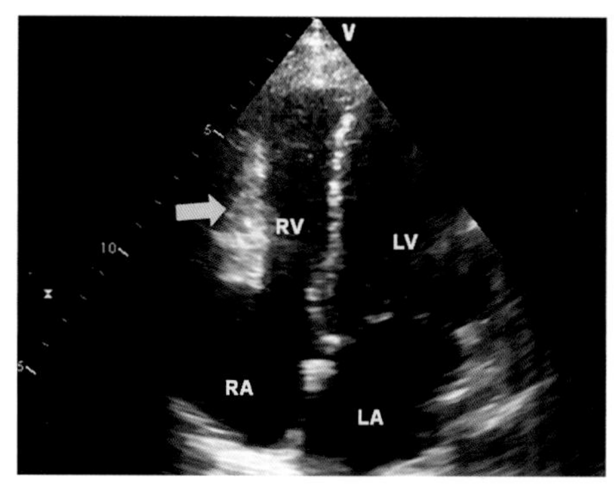

图 2-23-1　左心房、右心房扩大，心包增厚，回声增强（⬆），右心室变形

LA：左心房；LV：左心室；RA：右心房；RV：右心室

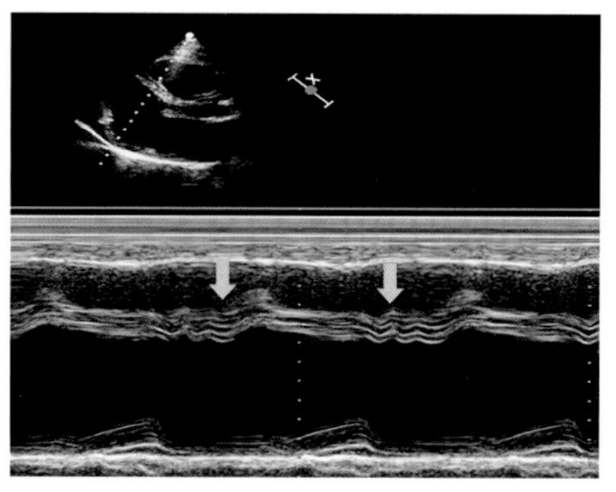

图 2-23-2　室间隔抖动，呈“弹跳征”（⬆）

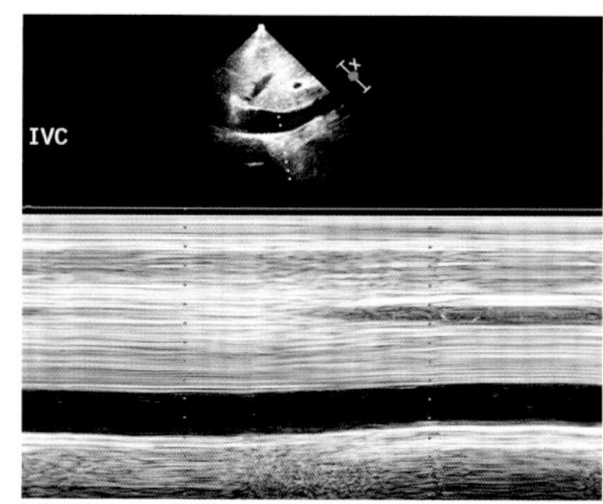

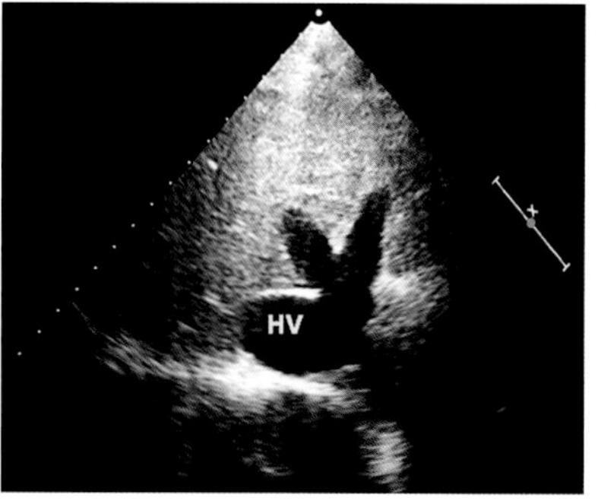

图 2-23-3　下腔静脉增宽，内径不随呼吸变化，肝静脉扩张

IVC：下腔静脉；HV：肝静脉

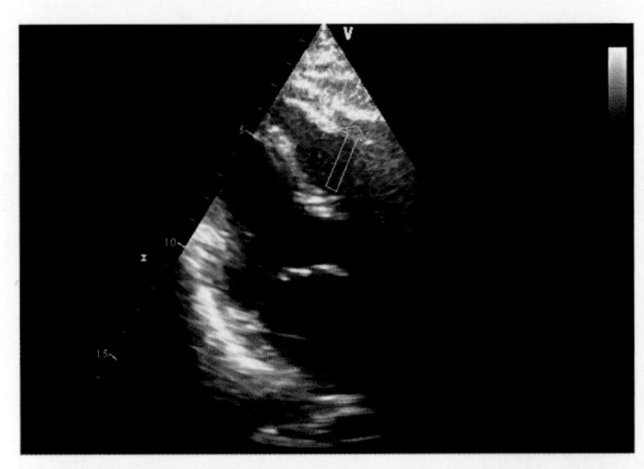

图 2-23-4　左心房扩大，心包增厚，回声增强（⇧）

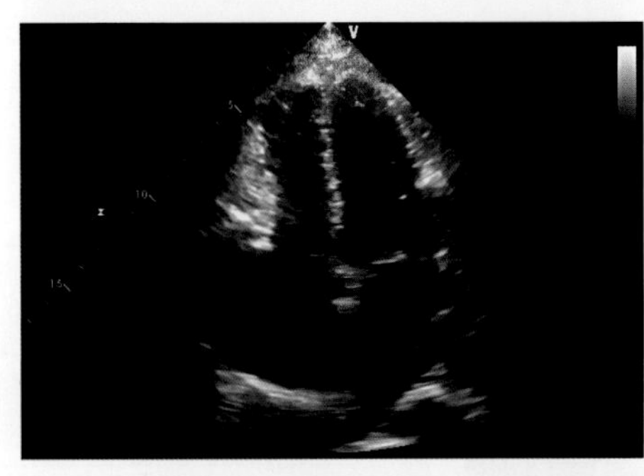

图 2-23-5　左心房、右心房扩大，右心室变形，右心室侧壁心包增厚、回声增强，室间隔抖动

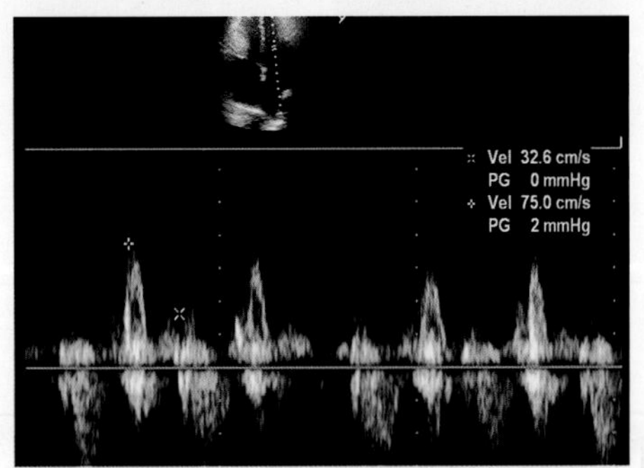

图 2-23-6　二尖瓣口血流频谱：E/A ＞ 2（限制型舒张不全）

超声诊断　心包增厚；左心房、右心房扩大，右心室变形；左心室舒张功能受限（限制型）。

——考虑缩窄性心包炎

※ 病理

病理诊断　心包纤维组织增生、玻变及钙化（图 2-23-7）。

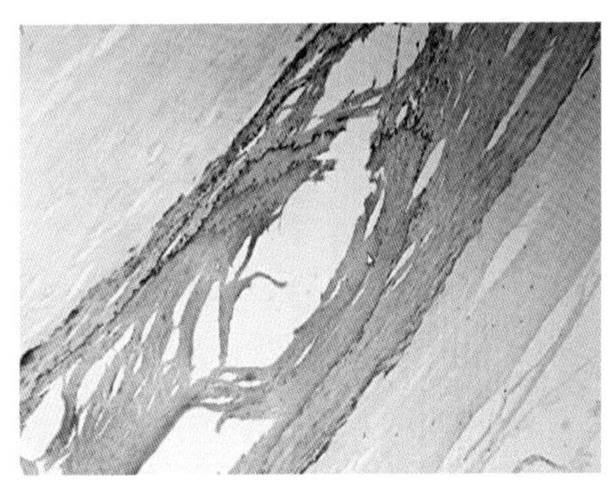

图 2-23-7　镜下病理显示增生的纤维组织内可见玻变及钙化
HE 染色，×100

※ 评述

疾病概述

◆ 多继发于各种急性或慢性心包炎。

◆ 心包不同程度的增厚、粘连、纤维化和钙化，心脏舒张受限，回心血流受阻。

◆ 常见的病因为结核性（约占 50%），其次为特发性、病毒性、化脓性、放射性、类风湿性、肿瘤性等心包炎之后，少数继发于心包积血。

诊断要点

◆ 心包增厚、回声增强（直接征象），以房室瓣环部位为著。

◆ 室间隔抖动或跳动状运动，严重者类似“跳橡皮筋样”运动，左心室后壁舒张不完全。

◆ 双心房增大，双心室相对较小，相对应心室变形、舒张受限。

◆ 二尖瓣、三尖瓣口血流频谱呈限制性。

◆ 下腔静脉、肝静脉扩张淤血。

鉴别诊断　须与限制型心肌病相鉴别（表 2-23-1）。

表 2-23-1　限制型心肌病与缩窄性心包炎鉴别

项目	限制型心肌病	缩窄性心包炎
心脏形态	双心房明显扩大，心室变小	双心房扩大，常有心室形态异常
室壁运动	变化不明显	室间隔抖动，左心室后壁舒张不完全
心内膜	增厚、回声增强	无明显变化
心包	无增厚	心包增厚、回声增强，可伴有积液

诊断体会

◆ 超声表现无特异性，诊断需慎重，典型者可提示，不典型者需结合临床及其他影像学。

◆ 部分浆膜炎性心包改变的声像图与缩窄性心包炎相类似，需结合临床认真区别。

◆ 肿瘤性心包改变有一定的特点，需全面观察、认真核定，避免处理错误。

◆ 多种征象 + 病史 + 随诊，综合分析判断。

第二十四节　马方综合征

病 例 1

※ 病史

患者男性，35 岁，发现心脏杂音就诊。

※ 超声

超声表现　见图 2-24-1、图 2-24-2。

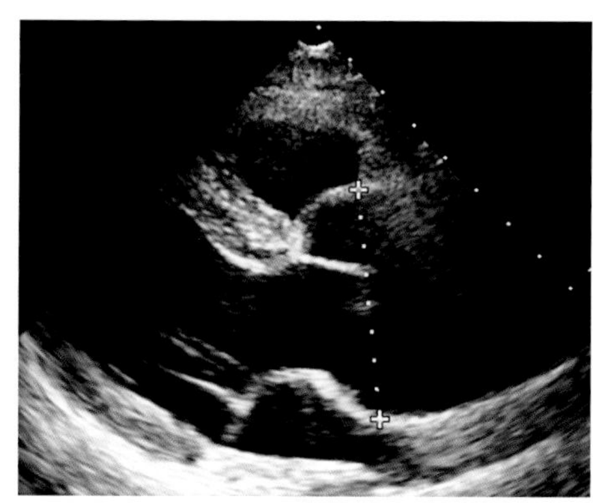

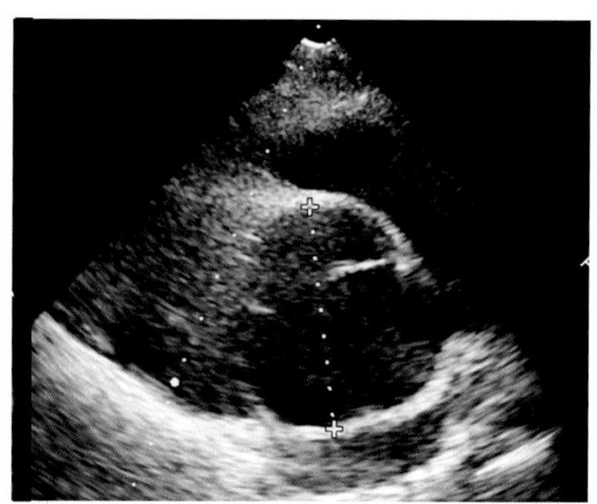

图 2-24-1　主动脉窦部呈瘤样扩张，内径约 49 mm

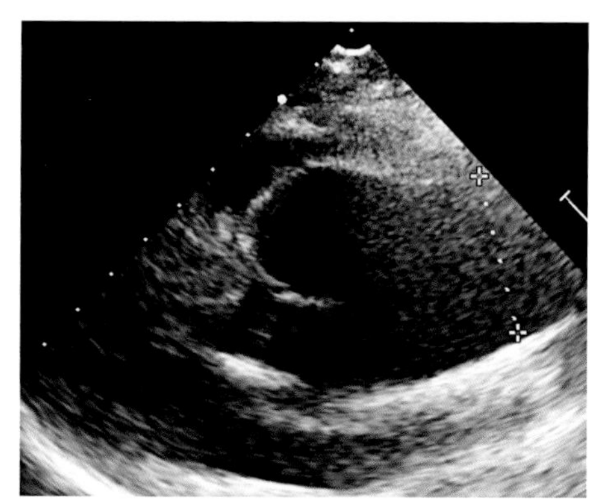

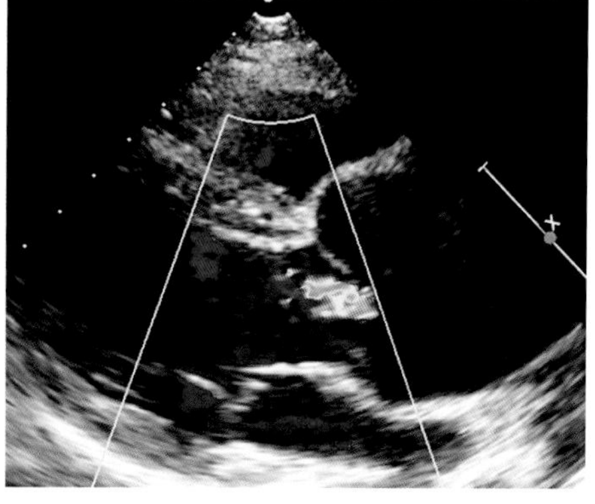

图 2-24-2　升主动脉内径正常，未见夹层形成，主动脉瓣口可见少量反流

超声诊断 主动脉窦部动脉瘤形成；主动脉瓣关闭不全（轻度）。

病 例 2

※ 病史

患者男性，18 岁，体检发现二尖瓣反流就诊。

※ 超声

超声表现 见图 2-24-3、图 2-24-4。

超声诊断 主动脉窦部动脉瘤形成；二尖瓣关闭不全（轻度）。

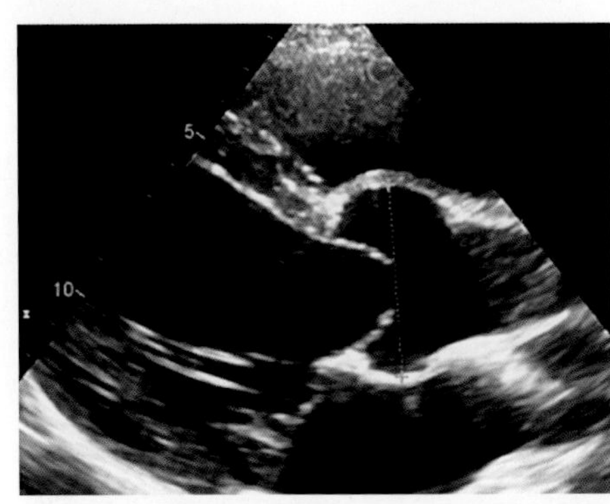

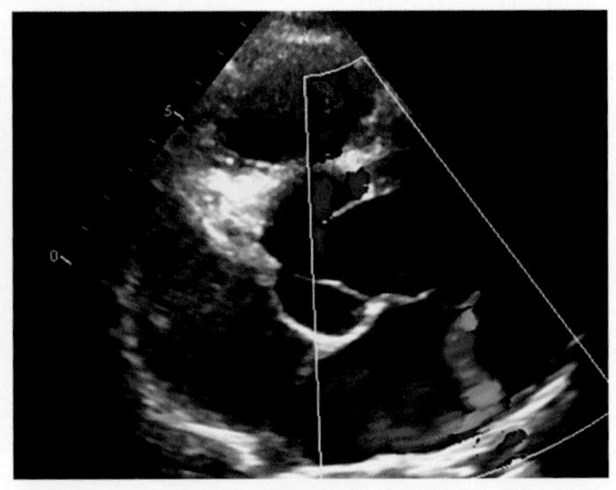

图 2-24-3 主动脉窦部呈瘤样扩张，内径约 48 mm，升主动脉内径正常，未见夹层形成；左心房、左心室扩大，二尖瓣口可见少量反流

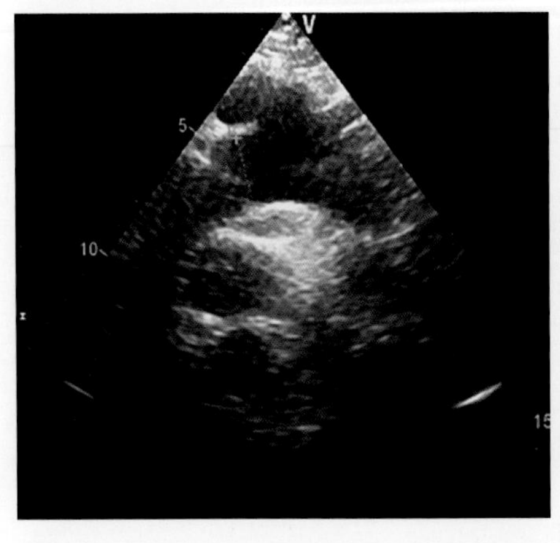

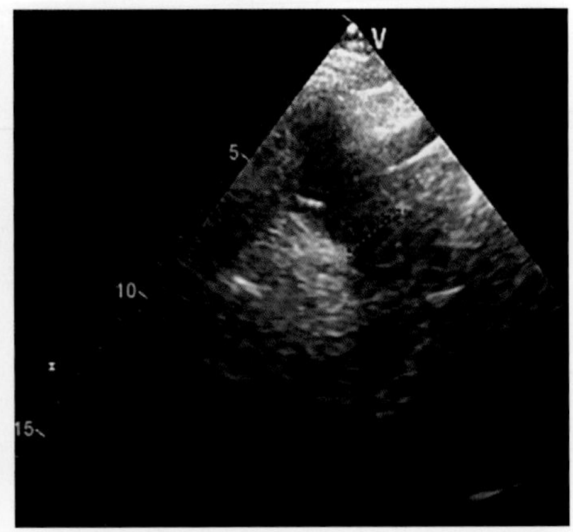

图 2-24-4 主动脉弓及降主动脉起始段内径正常

※ 评述

疾病概述

- 马方综合征是常染色体显性遗传的全身结缔组织病。
- 主要累及骨骼、心血管、眼睛、肌肉、韧带和结缔组织等。
- 主要表现：身高明显超出常人，全身管状骨细长，手指和脚趾细长呈“蜘蛛脚”样；心血管系统异常：主动脉瘤、瓣膜关闭不全；其他异常，眼、肺、硬脊膜、硬腭等。
- 马方综合征主要危害心血管系统，特别是合并主动脉瘤，应早发现、早治疗。
- 属于临床诊断，需根据临床表现、骨骼、眼、心血管改变和家族史综合判断。
- 临床分为两型：三大主征俱全者称为完全型，仅两项者称为不完全型。
- 无性别差异。
- 治疗：对症治疗。
- 预后差，多死于心血管病变。
- 此病最简便的检查方法是超声心动图。

临床表现

- 骨骼肌肉：肢体过长，蜘蛛指（趾），长头畸形，皮下脂肪少，肌肉不发达（图 2-24-5）。
- 眼睛：晶状体脱位或半脱位、高度近视（图 2-24-6）。

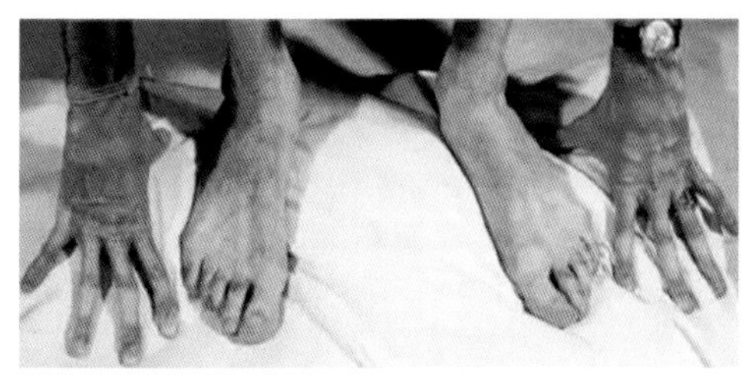

蜘蛛指（趾）

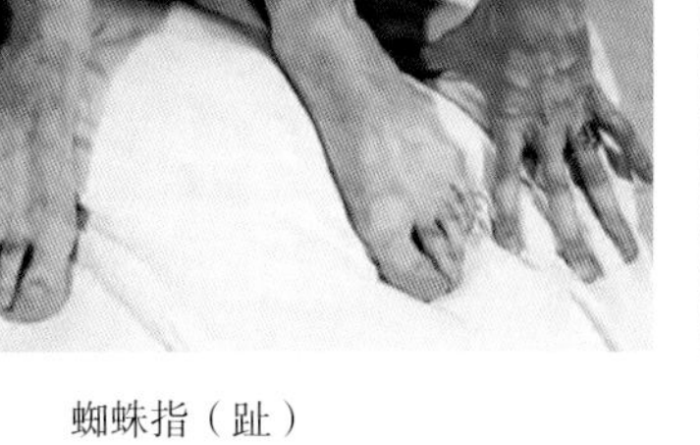

四肢细长

图 2-24-5 马方综合征骨骼肌肉临床表现图

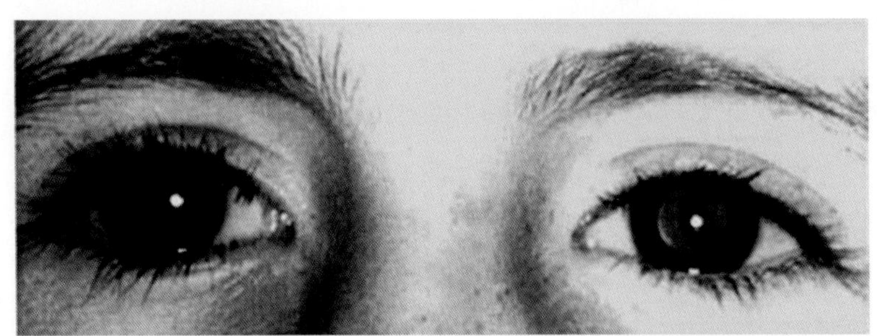

正常人　　　　晶状体脱位

图 2-24-6　马方综合征眼睛临床表现图

- ◆ 心血管：约 80% 病例有心血管系统的异常，升主动脉扩张、主动脉瘤、主动脉夹层。

超声诊断要点

- ◆ 超声检查中发现升主动脉扩张、主动脉瘤、主动脉夹层、主动脉瓣关闭不全，二尖瓣脱垂、二尖瓣关闭不全等，要注意观察患者体貌特征，提示马方综合征可能。
- ◆ 检查过程中发现主动脉扩张，要注意观察是否有夹层。

临床诊断标准

- ◆ 目前临床诊断依据 Ghent 标准（表 2-24-1）；
- ◆ 结合眼部、心血管和骨骼系统的累及程度、家族史和是否携带致病基因突变综合诊断；
- ◆ 骨骼系统：至少两项主要标准或一项主要标准加两项次要标准；
- ◆ 视觉系统：主要标准或至少两项次要标准；
- ◆ 心血管系统：一项标准（主 / 次）；
- ◆ 肺、皮肤或体包膜系统：一项次要标准即可。

诊断须符合以下一项：

- ◆ 如果无家族或遗传史者，至少需有两个不同系统的主要标准以及 1/3 的器官受累。
- ◆ 如果检出一个已知马方综合征的基因突变，一个系统中有一项主要标准和第二个系统受累。
- ◆ 家族史或遗传史阳性，一个系统的一项主要标准和第二个系统受累即可诊断。

表 2-24-1　Ghent 诊断的主要及次要标准

受累系统	主要标准	次要标准	受累符合条件
骨骼系统	以下表现至少有4项：鸡胸；漏斗胸需外科矫治；上部量/下部量的比例减少，或上肢跨长/身高的比值＞1.05；腕征、指征阳性；脊柱侧弯＞20°，或脊柱前移（侧弯计）；肘关节外展减小（＜170°）；中踝中部关节脱位形成平足；任何程度的髋臼前凸（髋关节内陷）（X线片确定）	中等程度漏斗胸；关节活动异常增强；高腭弓，牙齿拥挤重叠；面部表征：长头-正常头颅指数为75.9或以下、颧骨发育不全、眼球内陷、缩颌、睑裂下斜	至少两项主要标准或一项主要标准加两项次要标准
眼睛	晶状体脱位	异常扁平角膜（角膜曲面计测量）；眼球轴长增加（超声测量）；虹膜或睫状肌发育不全致瞳孔缩小	主要标准或至少两项次要标准
心血管系统	升主动脉扩张伴或不伴主动脉瓣反流，以及至少Valsava窦扩张；升主动脉夹层	二尖瓣脱垂伴或不伴二尖瓣反流；主肺动脉扩张（在无瓣膜或外周肺动脉狭窄及其他明显原因下，年龄又＜40岁）；二尖瓣环钙化（＜40岁）；降主动脉或腹主动脉扩张或夹层（＜50岁）	有一项主要标准或一项次要标准即可
肺	无	自发性气胸；肺尖肺大泡（胸片证实）	一项存在即可
皮肤和体包膜	无	皮纹萎缩（牵拉痕），与明显超重、妊娠或反复受压等无关；复发性疝或切口疝	一项次要存在即可
硬脑（脊）膜	CT或MRI发现硬脊膜膨出	无	
家族或遗传史	父母、子女或兄弟姐妹之一符合该标准；*FBNI*基因中存在已知的导致马方综合征的突变；存在已知的与其家族中马方综合征患者相同的*FBNI*基因单倍型	无	由于家族或遗传病史在诊断中意义重大，主要标准中必须有一项存在

第二十五节　主动脉夹层

病 例 1

※ 病史

患者男性，65 岁，剧烈胸痛 3 小时急诊入院，有高血压病史。

※ 超声

超声表现　见图 2-25-1 ~ 图 2-25-3。

超声诊断　主动脉夹层（Debakey Ⅰ型、Stanford A 型）。

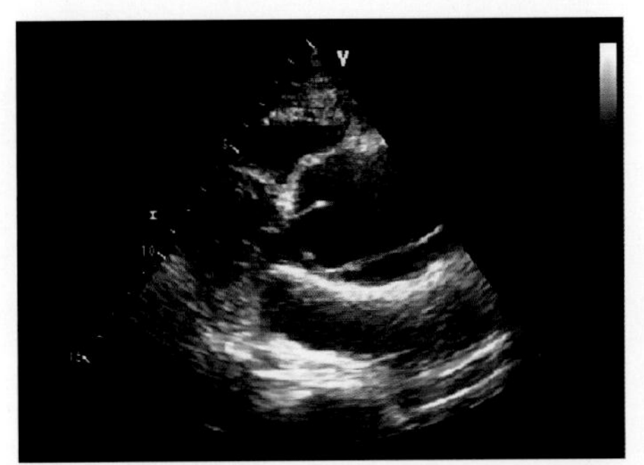

图 2-25-1　升主动脉增宽，腔内撕裂的内膜漂浮

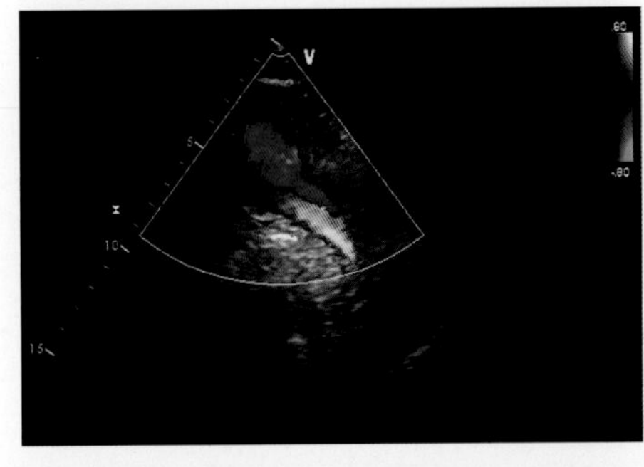

图 2-25-2　主动脉弓增宽，腔内撕裂的内膜漂浮，将管腔分为真假两腔，真腔血流速度快，彩色较亮，假腔血流速度慢，彩色较暗

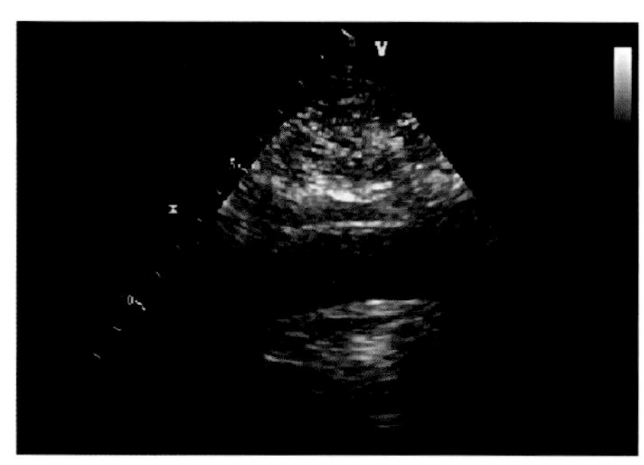

图 2-25-3　降主动脉腔内撕裂的内膜漂浮

病 例 2

※ 病史

患者男性，19 岁，马方综合征。

※ 超声

超声表现　见图 2-25-4、图 2-25-5。

超声诊断　主动脉夹层（Debakey Ⅰ型、Stanford A 型）；主动脉瓣受累、关闭不全（重度）。

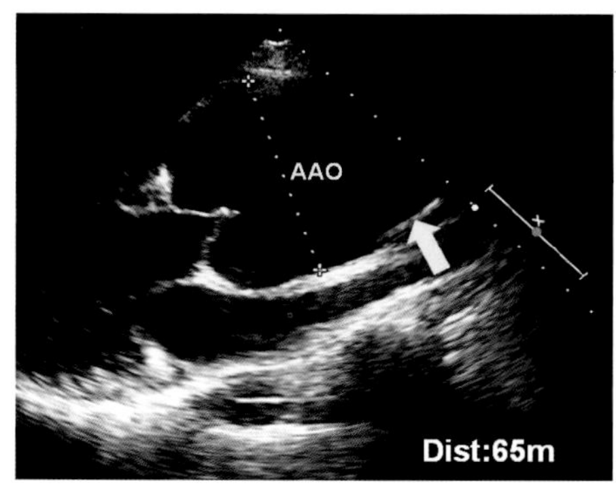

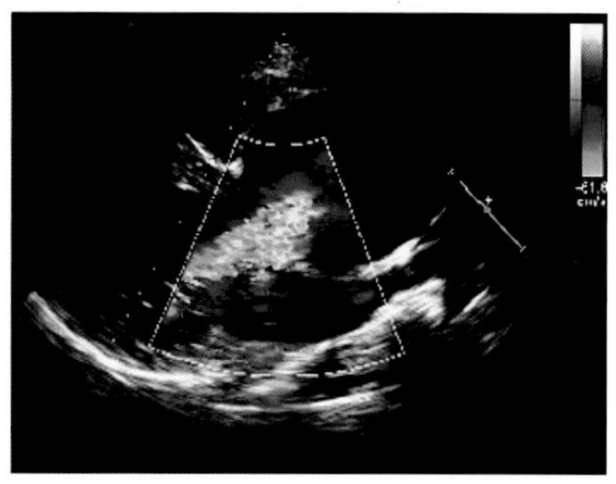

图 2-25-4　升主动脉瘤样扩张，内膜撕裂（⇧），主动脉瓣受累伴大量反流

AAO：升主动脉

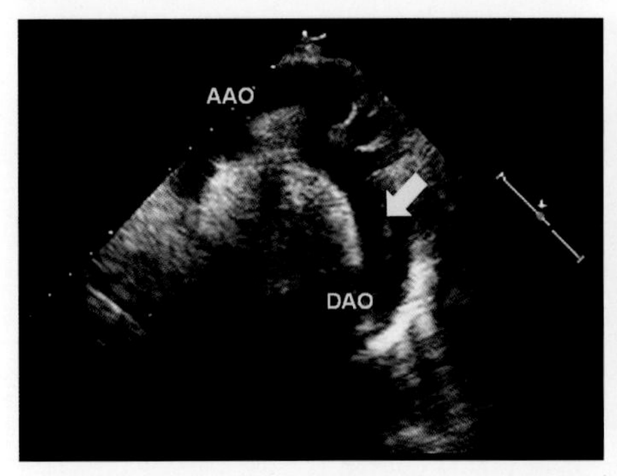

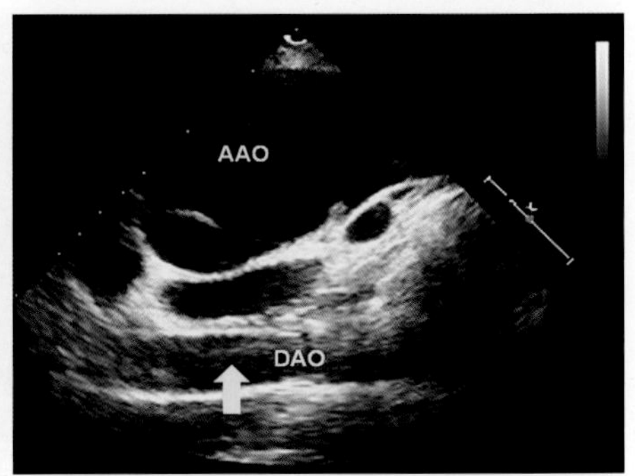

图 2-25-5　主动脉弓及降主动脉内膜撕裂（⬆）

AAO：升主动脉；DAO：降主动脉

病 例 3

※ 病史

患者男性，61 岁，间断胸痛数日，加重 1 小时，有高血压病史。

※ 超声

超声表现　见图 2-25-6。

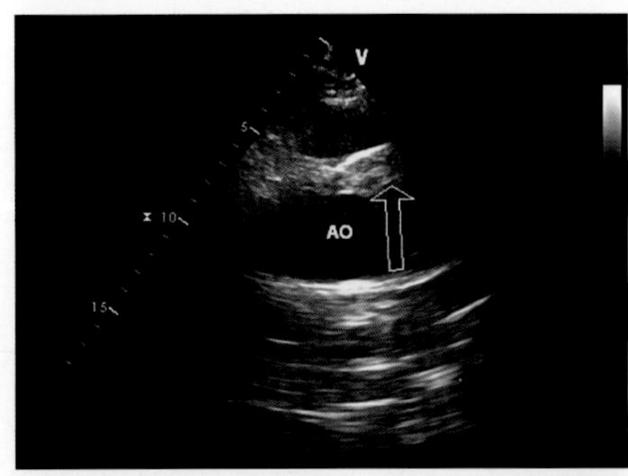

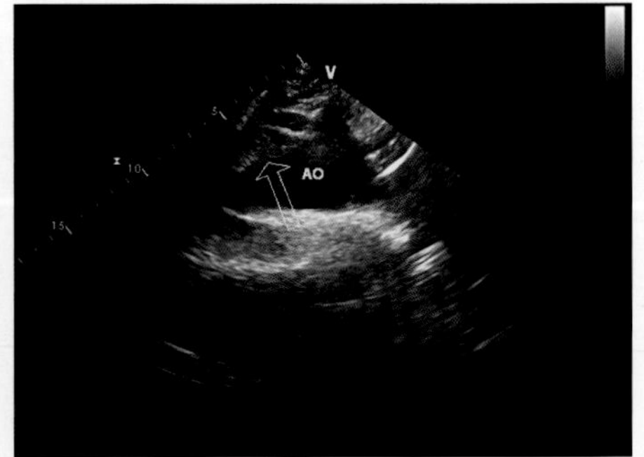

图 2-25-6　升主动脉内膜撕裂，假腔内等低回声充填（⇧）

AO：主动脉

超声诊断　主动脉夹层（Debakey Ⅱ型、Stanford A 型）；假腔内血栓形成。

病 例 4

※ 病史

患者女性，86 岁，胸痛 2 天，加重 2 小时，有高血压病史。

※ 超声

超声表现 见图 2-25-7。

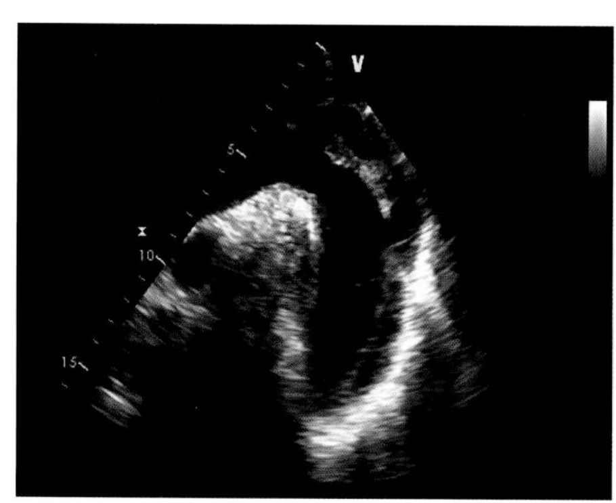

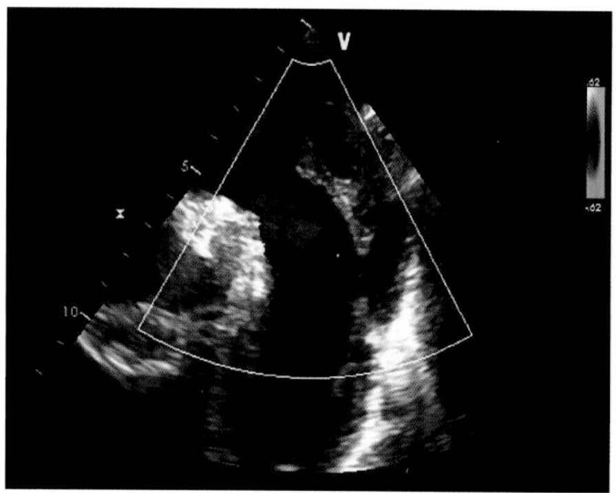

图 2-25-7 降主动脉内膜撕裂，假腔内低回声充填

超声诊断 主动脉夹层（Debakey Ⅲ型、Stanford B 型）；假腔内血栓形成。

病 例 5

※ 病史

患者女性，27 岁，妊娠 39 周，妊娠高血压综合征，腹痛 1 小时。

※ 超声

超声表现 见图 2-25-8。

超声诊断 主动脉夹层（Debakey Ⅲ型、Stanford B 型）。

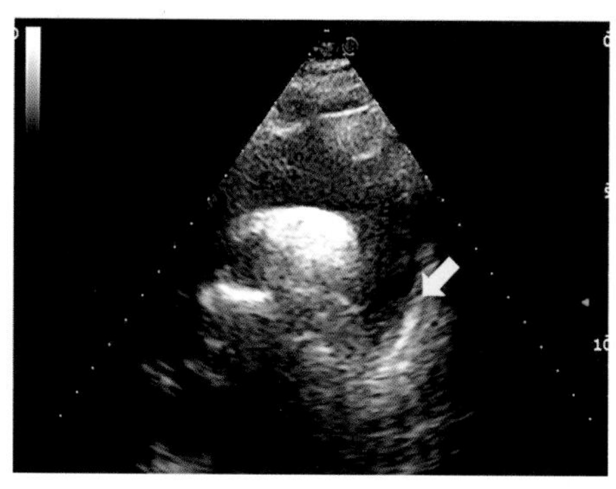

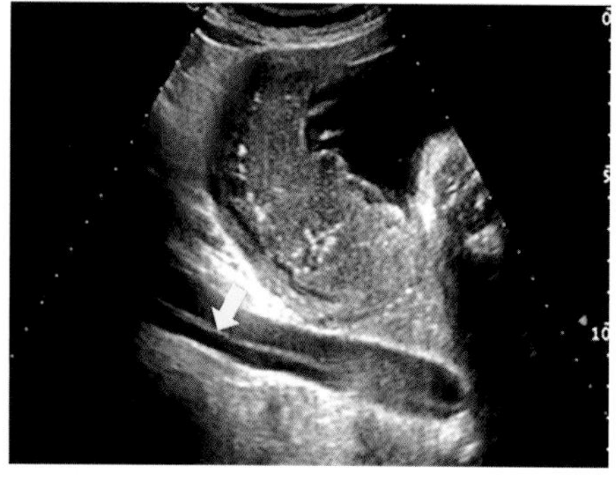

图 2-25-8 降主动脉及腹主动脉内膜撕裂（⇧）

※ 评述

疾病概述

◆ 主动脉夹层是动脉壁内膜或中膜撕裂后，被血流冲击使中层逐渐分离形成真、假腔（图 2-25-9）。

◆ 常见原因：高血压、创伤、感染、先天性（马方综合征）、梅毒等。

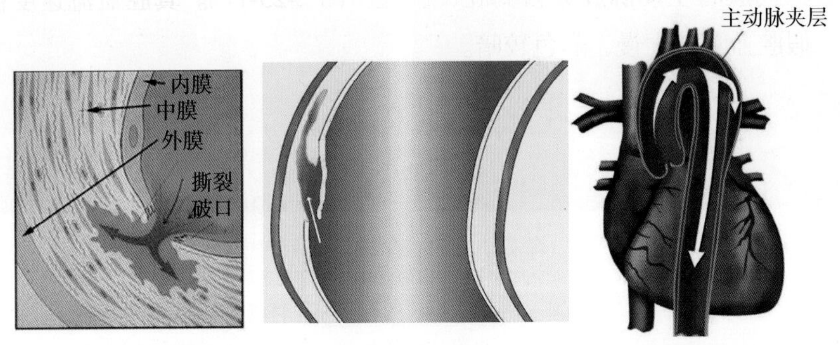

图 2-25-9　主动脉夹层形成示意图

分型　见表 2-25-1，图 2-25-10。

表 2-25-1　主动脉夹层的分型

类别		
Stanford分型	A型	B型
Debakey分型	Ⅰ型+Ⅱ型	Ⅲ型

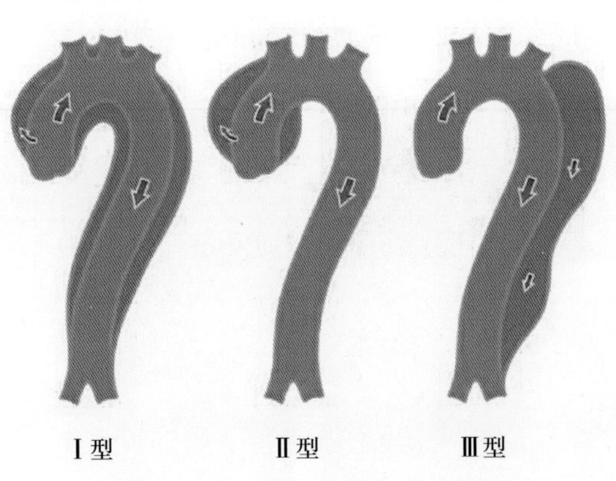

图 2-25-10　主动脉夹层分型示意图

◆ 临床表现：突发剧烈、撕裂样、刀割样的疼痛；濒死感；可有休克等症状；常有高血压病史；冠状动脉受累可致急性心肌梗死。

超声表现

◆ 主动脉内径增宽（一般在 40 mm 以上）。
◆ 内膜撕裂（呈线状或条索状，有搏动、漂浮感）。
◆ 撕裂的内膜将主动脉腔分为真腔、假腔（图 2-25-11）。真腔血流速度快，彩色较亮；假腔血流速度慢，彩色较暗。
◆ 假腔内可有附壁血栓。
◆ 主动脉瓣受累时，可出现主动脉瓣脱垂，瓣口中量以上反流（图 2-25-12）。
◆ 认真观察可发现破口。

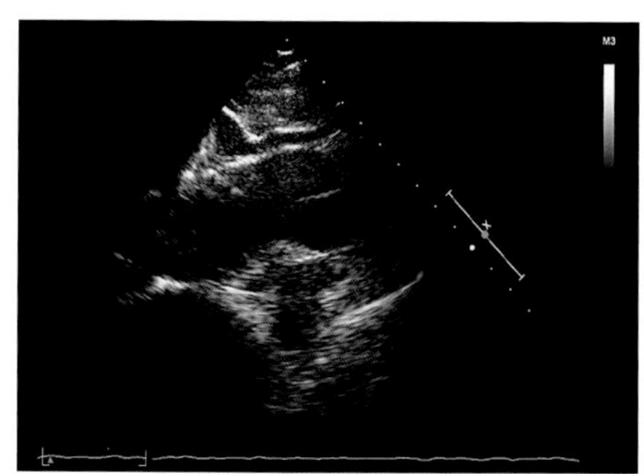

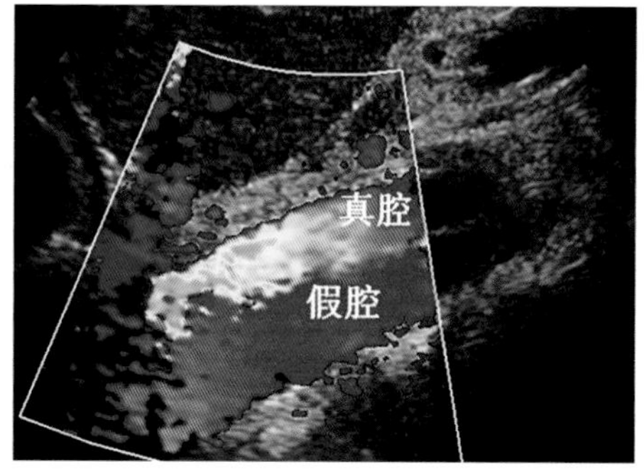

图 2-25-11　主动脉夹层真腔血流速度快，彩色明亮，假腔血流速度慢，彩色暗淡

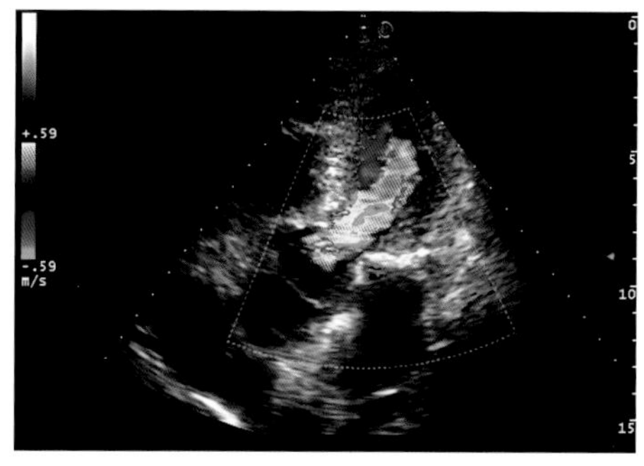

图 2-25-12　主动脉瓣受累，瓣口中 - 大量反流

鉴别诊断

◆ 胸痛三联征：夹层、心肌梗死、肺栓塞。
◆ 急腹症：主动脉夹层累及腹主动脉及其大分支时需与肠系膜动脉栓塞、急性胰腺炎、急性胆囊炎、消化道溃疡及肠梗阻等鉴别。
◆ 伪影：夹层撕脱的内膜有漂浮感，回声较纤细，伪影无漂浮感，回声较粗糙。

比较影像学

◆ 超声简单、方便、无创、安全；但视野小，不利于临床沟通。

◆ CTA 有辐射，不可用于危重有相对禁忌证及造影剂过敏者；优势为视野大，解剖结构明确，利于临床沟通（图 2-25-13）。

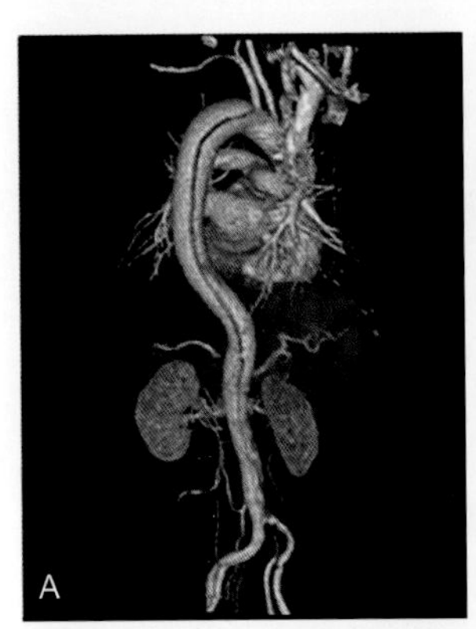

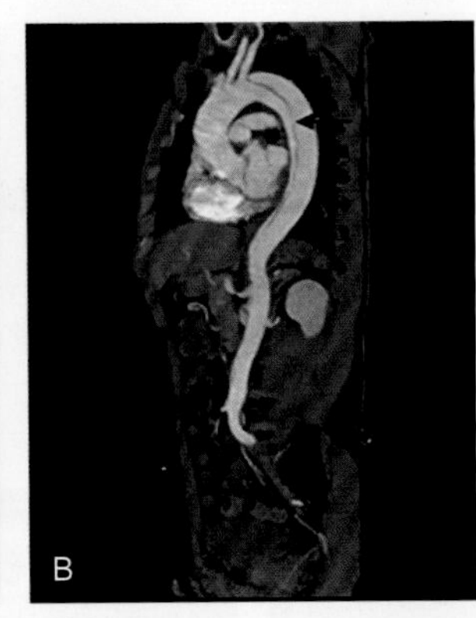

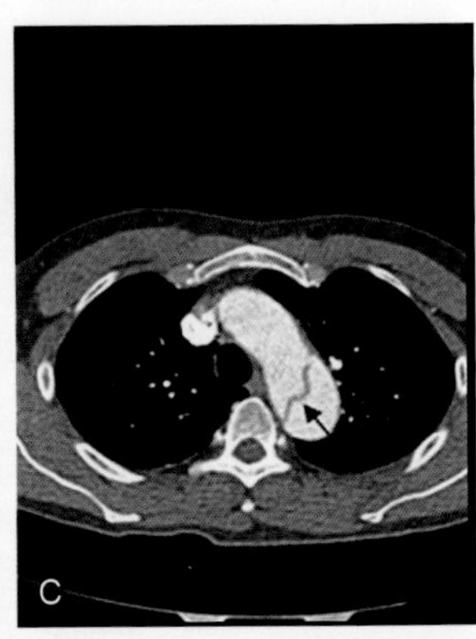

图 2-25-13 主动脉夹层 CTA 表现示意图

A. 冠状面；B. 矢状面；C. 横断面

超声价值

◆ 首诊、筛查，短时间内尽可能明确夹层部位、范围、分型、破口位置、瓣膜及分支血管受累情况；

◆ 随诊观察、疗效评估；

◆ 心功能评价，心脏血流动力学观察；

◆ 方便、可床旁。

第二十六节 肺动脉夹层

※ 病史

患者女性，50 岁，胸憋、胸痛 1 小时，急诊就诊，既往：先天性心脏病（具体类型不详）。

※ 超声

超声表现 见图 2-26-1 ～ 图 2-26-6。

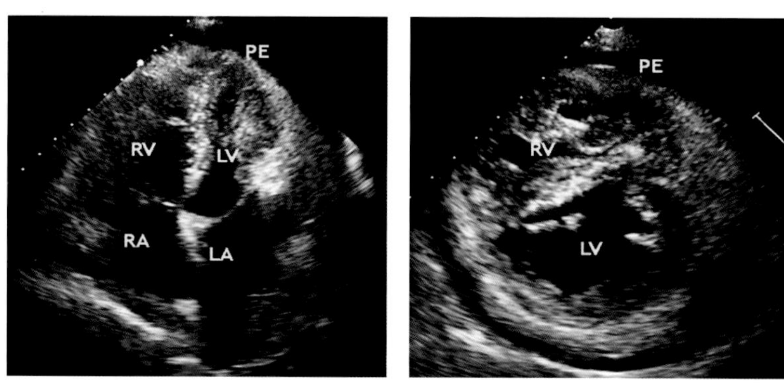

图 2-26-1 右心房、右心室扩大，右心室壁肥厚，左心室呈“D”形改变，心包积液中量

LA：左心房；LV：左心室；RA：右心房；RV：右心室；PE：心包积液

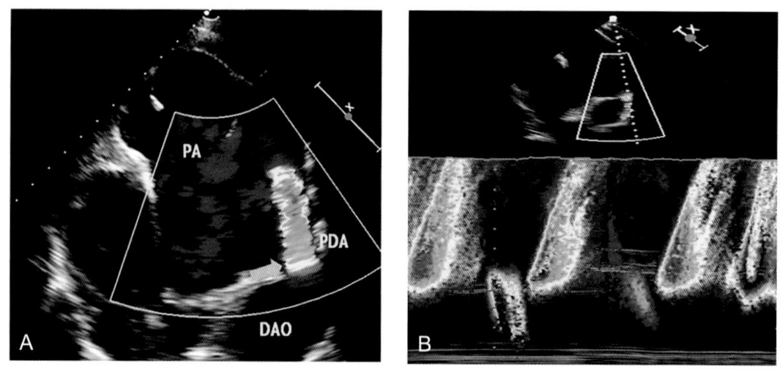

图 2-26-2 动脉导管未闭，大动脉水平双向分流（图 A）；彩色 M 型超声心动图显示血流，红色代表左向右，蓝色代表右向左（图 B）

PA：肺动脉；PDA：动脉导管未闭；DAO：降主动脉

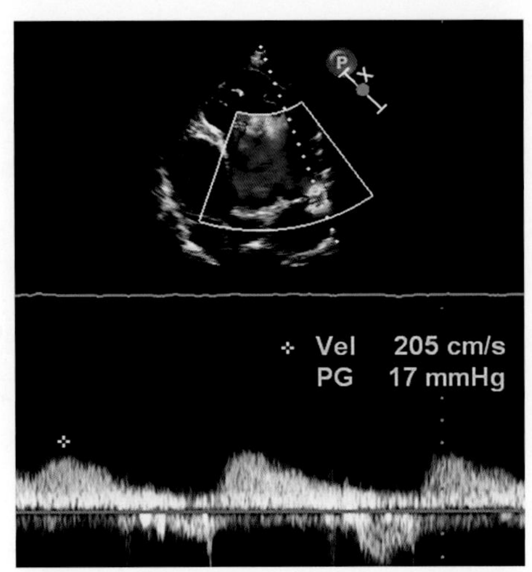

图 2-26-3 肺动脉高压，PASP=（肱动脉收缩压 –17）mmHg

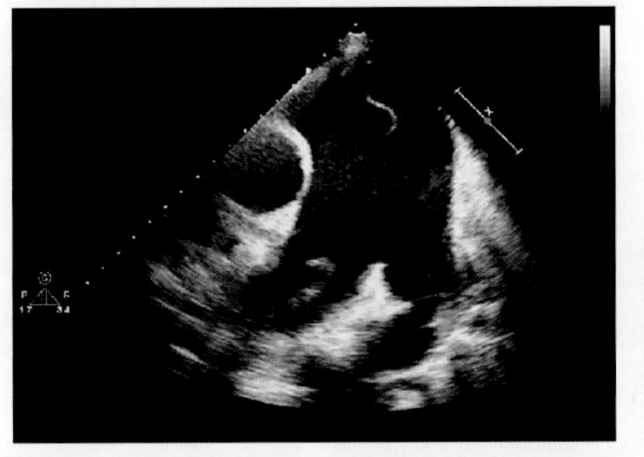

图 2-26-4 肺动脉明显扩张，肺动脉主干至右肺动脉管腔内见高回声内膜漂浮、断裂、挛缩，撕裂的内膜将肺动脉分为真假两腔

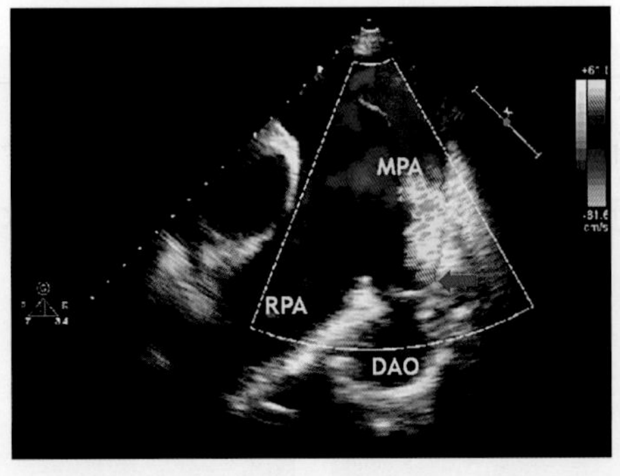

图 2-26-5 降主动脉与主肺动脉间双向分流，红色代表左向右，蓝色代表右向左，肺动脉管腔内混杂血流信号（⬆）

RPA：右肺动脉；MPA：肺动脉主干；DAO：降主动脉

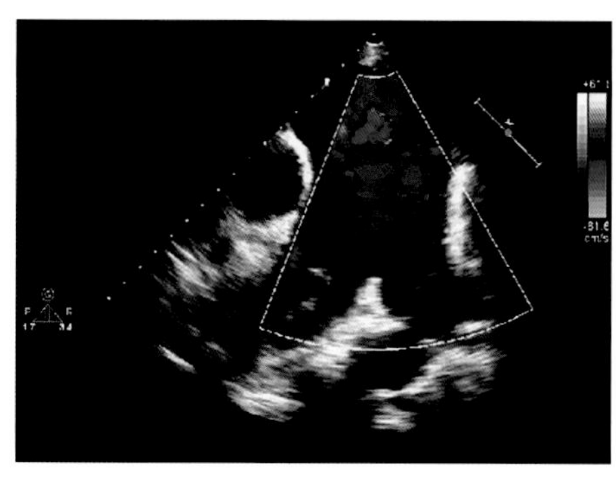

图 2-26-6 彩色多普勒显示内膜断裂口处红蓝往返血流信号

超声诊断 先天性心脏病；动脉导管未闭；肺动脉高压（PASP= 肱动脉压 – 17 mmHg）；肺动脉夹层；心包积液（中量）。

※ 评述

疾病概述

- 罕见（至今报道不超过 100 例），死亡率极高。
- 最常见病因为先天性心脏病合并肺动脉高压，其次为原发性肺动脉高压，其他原因有慢性阻塞性肺疾病、慢性炎症、外伤等。
- 先天性心脏病中动脉导管未闭最常见，其次为主 – 肺动脉窗。
- 多位于肺动脉瘤或肺动脉扩张处，肺动脉主干和左右分支的近端多见。
- 假腔易破裂，最常破入心包腔，破裂后死亡几乎不可避免。
- 临床表现无特异性，常见有胸痛、呼吸困难、发绀、心源性休克、猝死等。
- 治疗较困难，急诊外科手术为主。

超声价值

- 可清晰显示剥脱的内膜、破裂口、真假腔及假腔内血栓。
- 发现心内合并畸形，评估血流动力学改变，估测肺动脉压。
- 无创、迅速、准确、经济、可床旁，为首选方法。
- 重度肺高压及肺动脉扩张患者应定期复查超声心动图；出现可疑症状或短期病情恶化，应立即行超声检查除外肺动脉夹层，以早期诊断，获得及时的外科治疗。

第二十七节　川崎病

病 例 1

※ 病史

患儿女，10 岁，发热并颈部肿物 3 天，最高 39.5℃，查体：左颈部多发肿大淋巴结，质地软，有触痛；球结膜充血、咽充血，指端稍硬肿，未明显脱皮。

※ 超声

超声表现　见图 2-27-1 ~ 图 2-27-4。

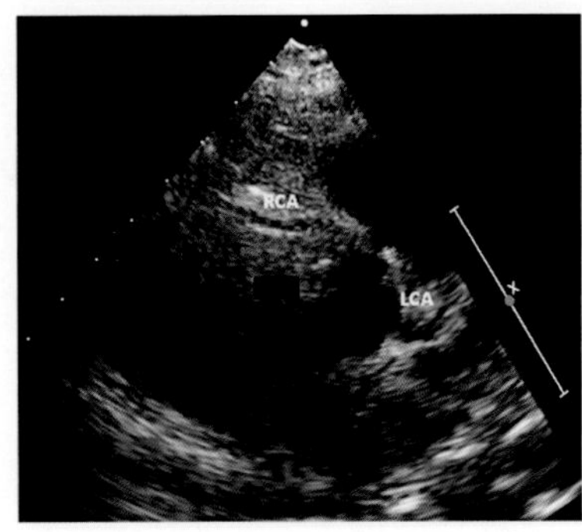

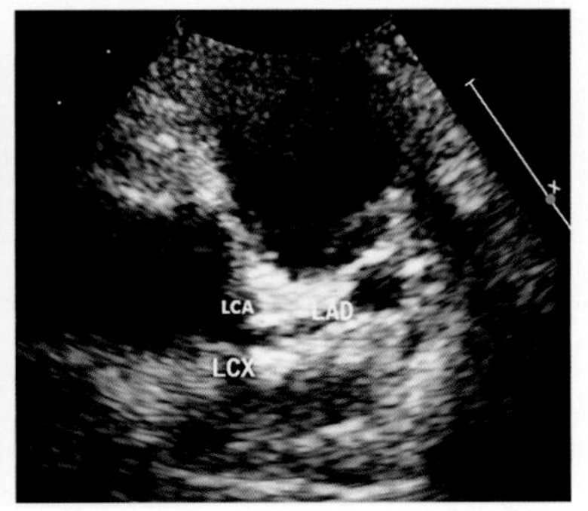

图 2-27-1　左冠状动脉主干及左前降支均较右冠状动脉内径增宽

LCA：左冠状动脉主干；LAD：左前降支；LCX：左旋支；RCA：右冠状动脉

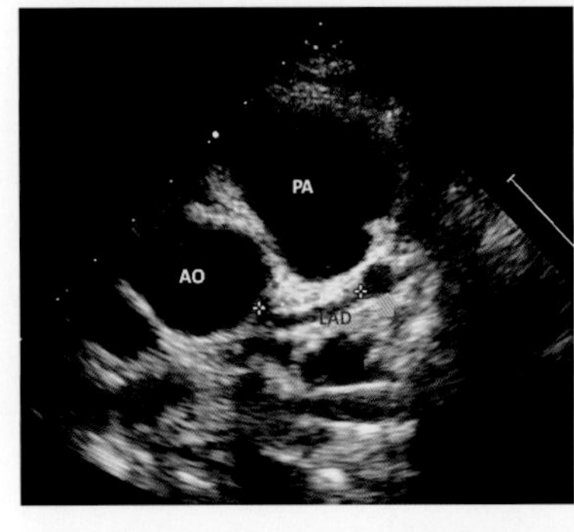

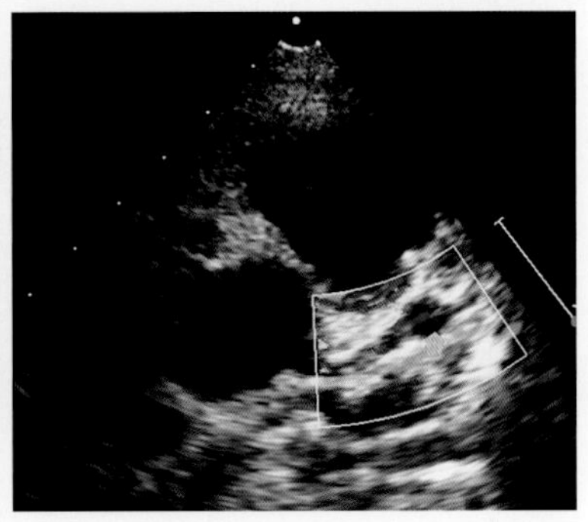

图 2-27-2　左前降支距左冠状动脉主干开口处约 1.9 cm 呈瘤样扩张（动脉瘤形成，⬆），内部透声好，可见血流充盈

AO：主动脉；PA：肺动脉；LAD：左前降支

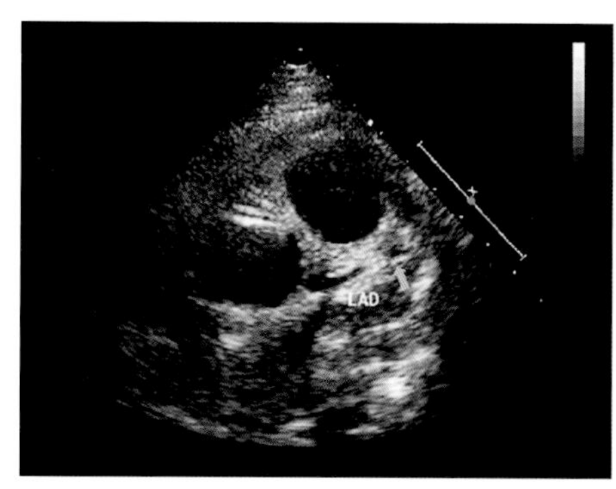

图 2-27-3　左前降支呈瘤样扩张（动脉瘤形成，↑），内部透声好

LAD：左前降支

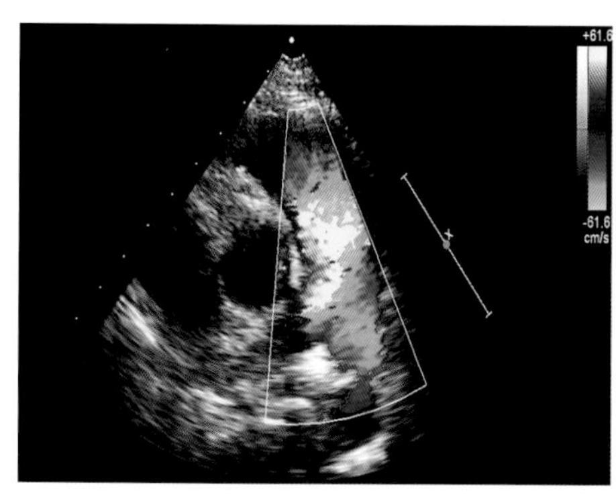

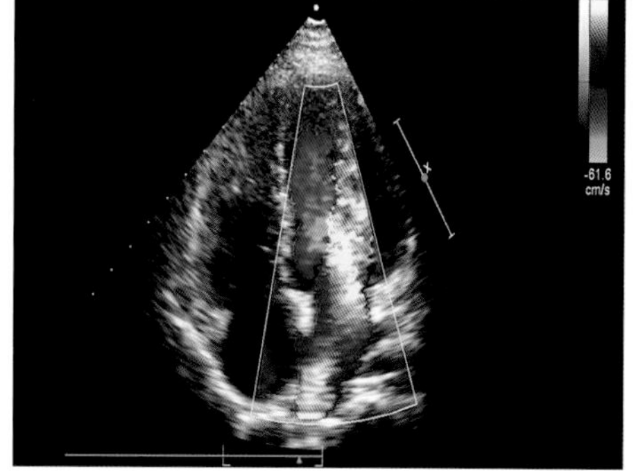

图 2-27-4　心脏其他结构及形态未见异常

超声诊断　左前降支近心段局部动脉瘤形成——结合临床，考虑川崎病改变。

病 例 2

※ 病史

患儿女，10 岁，确诊川崎病 6 个月，复查。

※ 超声

超声表现　见图 2-27-5 ~ 图 2-27-10。

超声诊断　左、右冠状动脉瘤形成——结合临床，考虑川崎病改变。

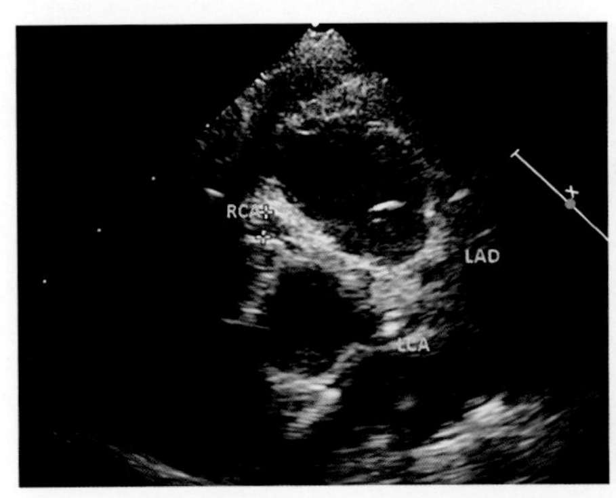

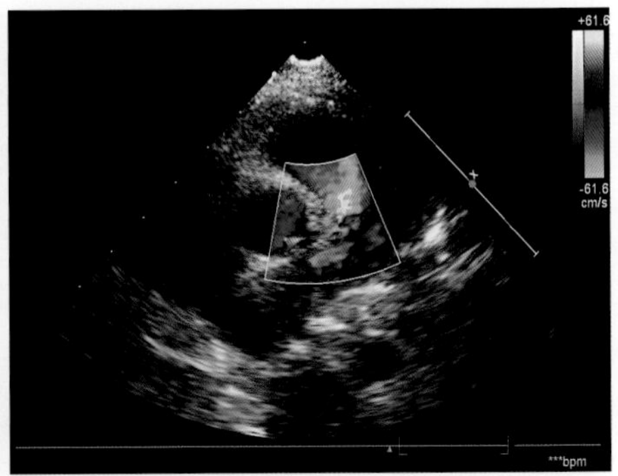

图 2-27-5　左、右冠状动脉瘤形成，内部透声好，血流充盈好

LAD：左前降支；RCA：右冠状动脉；LCA：左冠状动脉主干

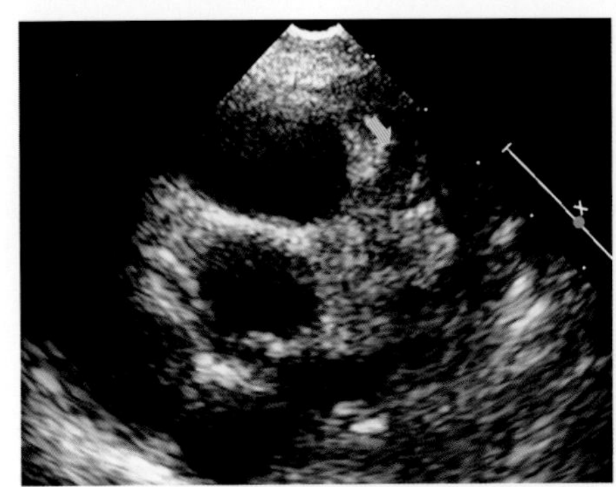

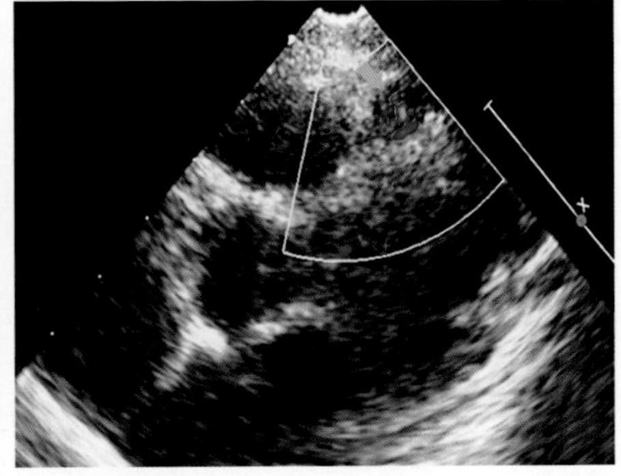

图 2-27-6　左前降支动脉瘤（↑）形成，内部透声好，血流充盈好

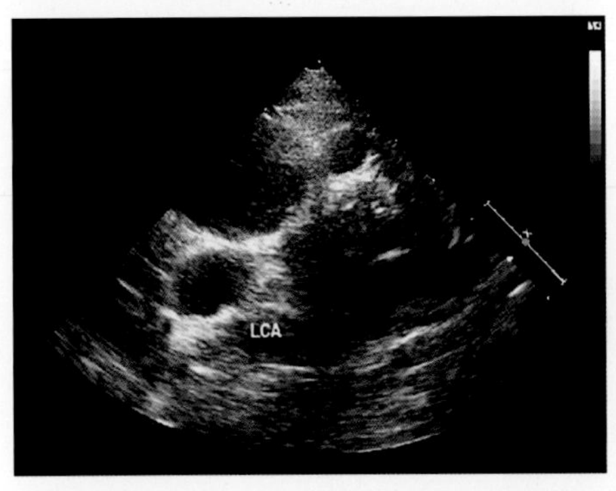

图 2-27-7　不同切面显示左冠状动脉主干、前降支动脉瘤形成，呈“串珠样”

LCA：左冠状动脉主干

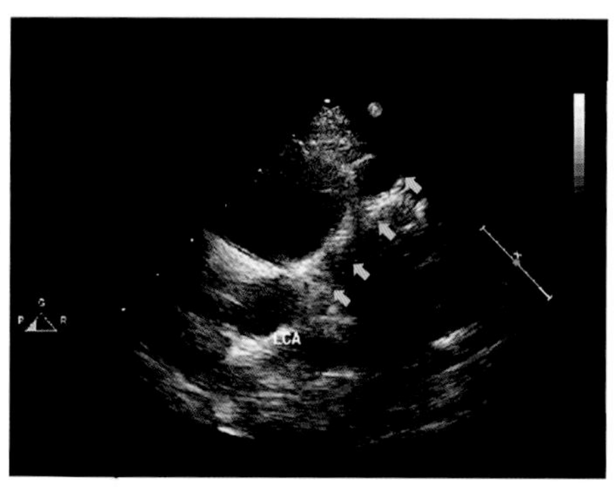

图 2-27-8　不同切面显示左冠状动脉主干、前降支动脉瘤形成，呈“串珠样”（↑）

LCA：左冠状动脉主干

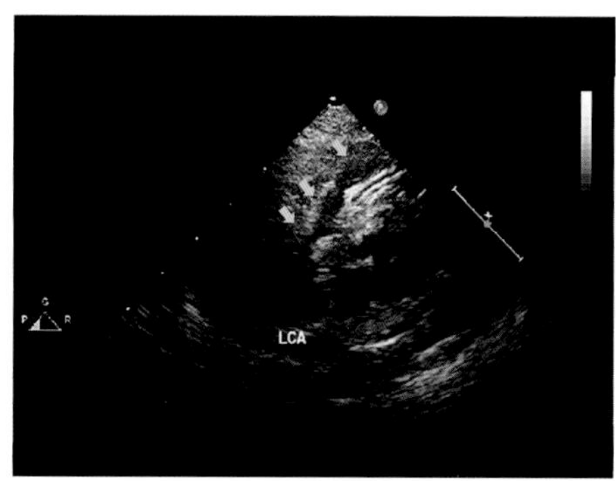

图 2-27-9　不同切面显示左冠状动脉主干、前降支动脉瘤形成，呈“串珠样”（↑）

LCA：左冠状动脉主干

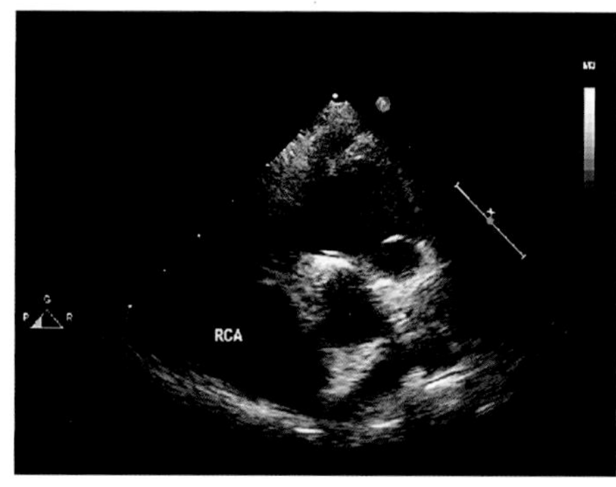

图 2-27-10　右冠状动脉主干动脉瘤形成

RCA：右冠状动脉

※ 评述

疾病概述

◆ 川崎病又称小儿皮肤黏膜淋巴结综合征，1967 年由日本川崎富作医师首先报道。

◆ 川崎病是一种以全身血管炎为主要病变的急性发热出疹性小儿疾病。

◆ 冠状动脉异常发生率为 20% 左右。

◆ 5 岁以下婴幼儿高发，男性患者多于女性，3 个月以下婴儿、13 岁以上青少年及成人少见。

◆ 临床多表现发热、皮疹、颈部非化脓性淋巴结肿大、眼结膜充血、口腔黏膜充血、杨梅舌、掌跖红斑、手足硬性水肿等。

临床表现 见图 2-27-11。

临床分期 根据病程可分为 3 期：①急性期：病程 1 ~ 2 周，临床症状明显，发热、眼结膜充血、口腔黏膜红斑、手足红斑和硬肿、皮疹、颈部淋巴结肿大等，常见心肌炎、心内膜炎、心包炎，冠状动脉可增宽，但一般无冠状动脉瘤；②亚急性期：病程 1 周后，体温恢复正常，皮疹、淋巴结肿大消失，结膜充血可存在，出现指（趾）端蜕皮、血小板增多，多见冠状动脉瘤及血栓，猝死的危险性高；③恢复期：自病程 6 ~ 8 周始，临床症状消失，血沉恢复正常，此期很少发生冠状动脉瘤。

超声表现 见图 2-27-12 ~ 图 2-27-14。

◆ 早期无特异性，可与心肌炎、心包炎、心内膜炎等类似，可有心腔扩大，心功能减低，瓣膜关闭不全，心包积液等。

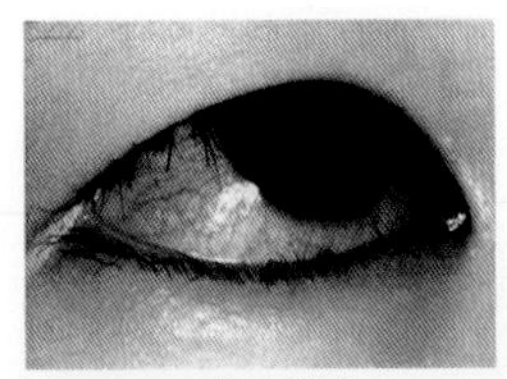

球结膜炎

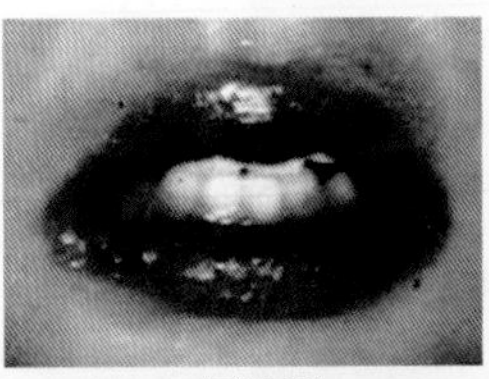

口唇皲裂

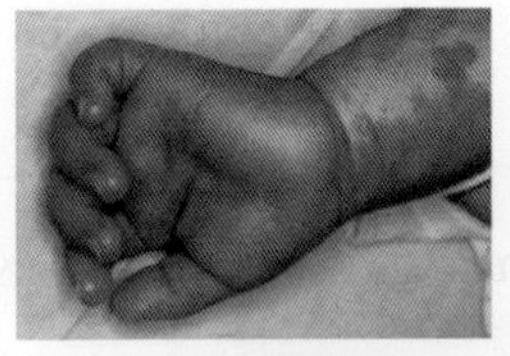

肢端硬性肿胀

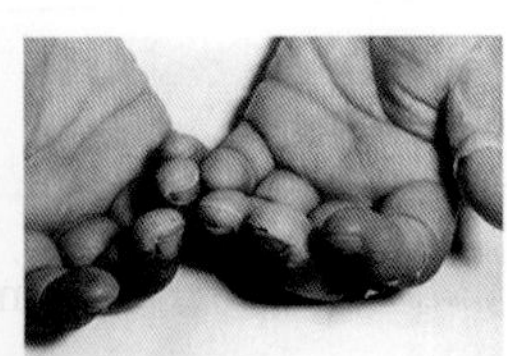

肢端蜕皮、脱屑

颈部淋巴结肿大

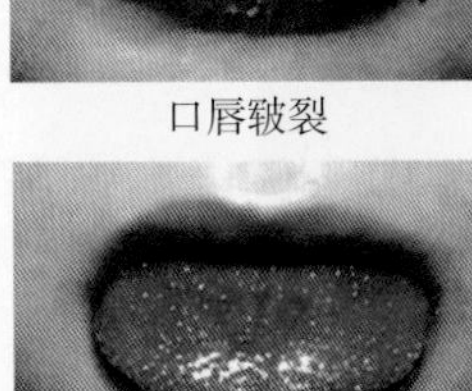

草莓舌

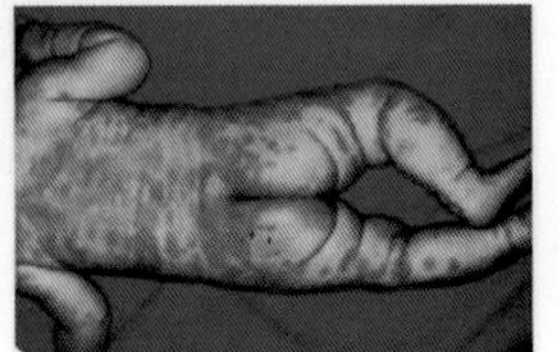

皮肤多型性红斑

图 2-27-11 川崎病临床表现示意图

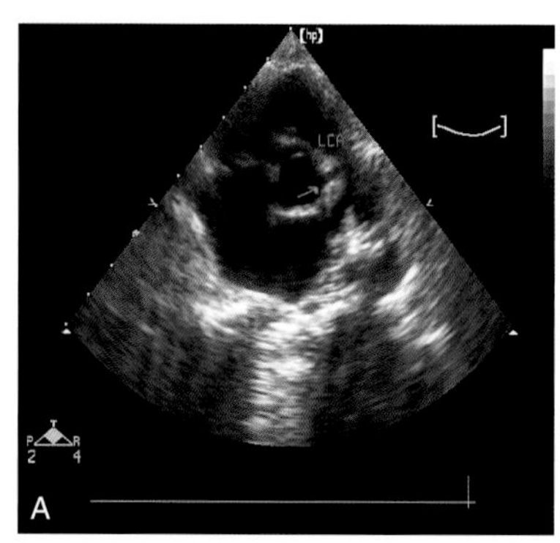

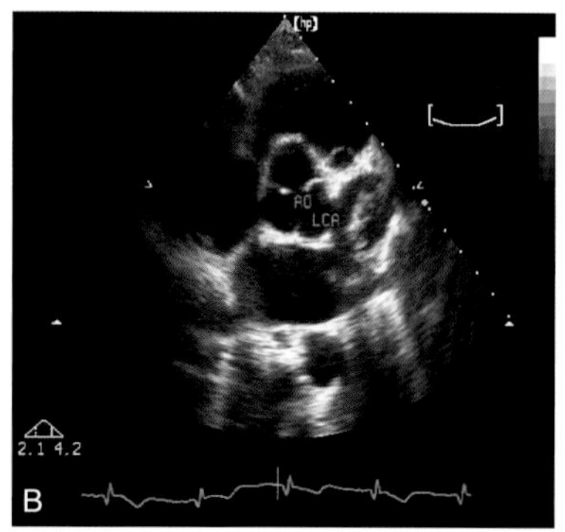

图 2-27-12　冠状动脉增宽声像图正常冠状动脉，管径均匀，走行正常（图 A）；冠状动脉增宽（图 B）

LCA：左冠状动脉主干；AO：主动脉

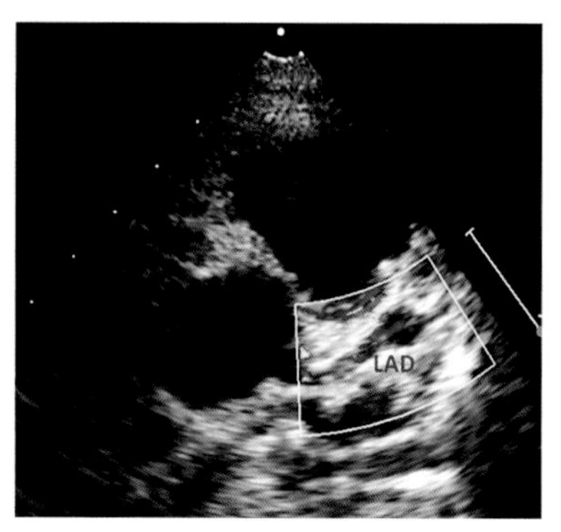

图 2-27-13　左前降支局部呈瘤样扩张，内部可见血流充盈，考虑动脉瘤形成

LAD：左前降支

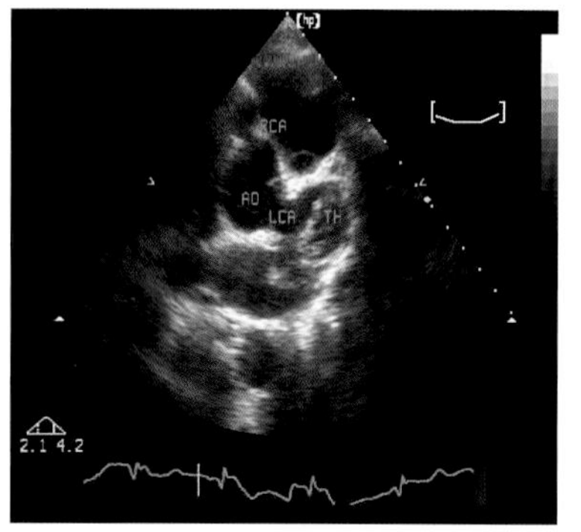

图 2-27-14　左冠状动脉起始段局部呈瘤样扩张，内部透声差，不均质回声充填，考虑冠状动脉瘤伴血栓形成

TH：血栓；AO：主动脉；RCA：右冠状动脉；LCA：左冠状动脉主干

◆ 冠状动脉扩张（5 岁以上时：冠状动脉内径＞ 4 mm 应注意；5 岁以下时：冠状动脉内径＞ 3 mm 应注意；同时注意双侧对比扫查，若一侧冠状动脉较另一侧明显增宽应注意）。

◆ 冠状动脉瘤形成（典型呈梭形、串珠状；早期无冠状动脉瘤；冠状动脉瘤出现时间在 15 天左右；6 周后很少发生冠状动脉瘤；冠状动脉瘤破裂的危险性很小；可形成血栓，致心肌缺血、室壁运动异常、瓣膜功能不全等）。

超声价值

◆ 早期诊断无作用；

◆ 早期典型的超声心动图表现同时可见于其他炎性改变；

◆ 无异常发现时不能排除，也不能诊断；

◆ 发现冠状动脉瘤具有特异性；
◆ 可观察心脏外血管病变，如胸腹主动脉、肠系膜上动脉等；
◆ 超声检查结果应结合临床；
◆ 可用于治疗后随访、观察。

诊断标准（表 2-27-1）

◆ 发热 5 天以上 + 以下 5 项中的 4 项。
◆ 少于 4 项，有冠状动脉瘤者也可确诊。

治疗

◆ 控制血管炎症：大剂量丙种球蛋白静脉滴注（IVIG），发病 10 天内使用。肠溶阿司匹林，持续 6 ~ 8 周，冠状动脉损害者应延长治疗。糖皮质激素，不宜单独使用，对 IVIG 无效者可考虑加用。
◆ 抗血小板聚集：双嘧哒莫（潘生丁）。
◆ 对症治疗，必要时手术（冠脉搭桥）。

表2-27-1　川崎病诊断标准

指标	表现
四肢	掌跖红斑，肢端硬肿，指（趾）端脱皮
皮肤	多形性红斑、皮疹
结膜	结膜充血、渗出性结膜炎
唇及口腔黏膜	黏膜充血，唇皲裂、杨梅舌
颈部淋巴结	肿大通常单侧＜1.5 cm

第二十八节　白塞病心血管病变

病 例 1

※ 病史

患者男性，26 岁，活动后胸憋 1 年，加重 1 周伴剧烈咳嗽；心电图：Ⅱ、Ⅲ、aVF 导联病理性 Q 波，V2 ~ V6 导联 ST 段压低；心肌酶（肌酸肌酶同工酶 -Ⅱ，肌钙蛋白 -Ⅰ）升高，临床诊断为急性心肌梗死；既往史：四年前双眼视物模糊、视力下降，伴头痛，外院诊断为颅内静脉窦血栓，行支架植入术，术后视力好转，2 个月后再次下降，目前仅有光感。

※ 超声

超声表现　见图 2-28-1 ~ 图 2-28-6。

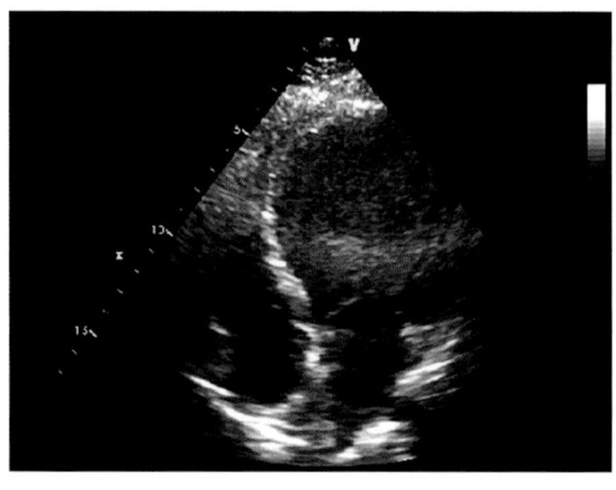

图 2-28-1　心尖四腔切面显示左心房、左心室扩大（左心室为著），基底段运动尚可，心尖部圆钝、膨出，后间隔、侧壁运动减弱、不协调，节段性

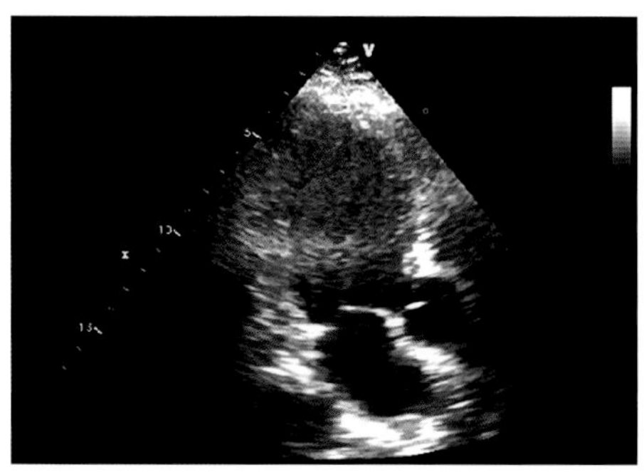

图 2-28-2　心尖三腔切面显示前室间隔、左心室后壁基底段运动尚可，中段、心尖段运动减弱、节段性

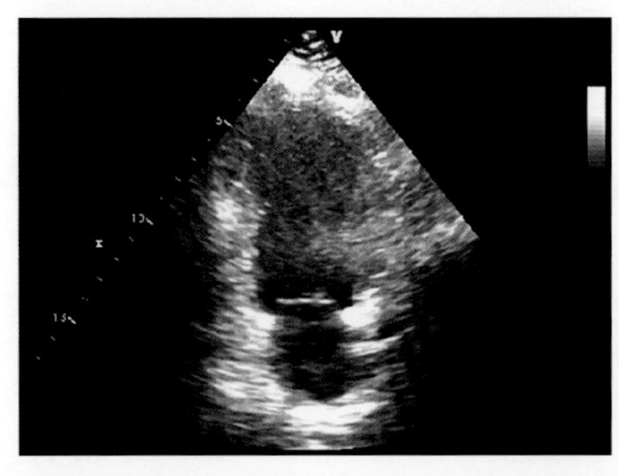

图 2-28-3　心尖两腔切面显示左心室前壁、下壁基底段运动尚可，中段、心尖段运动减弱、节段性

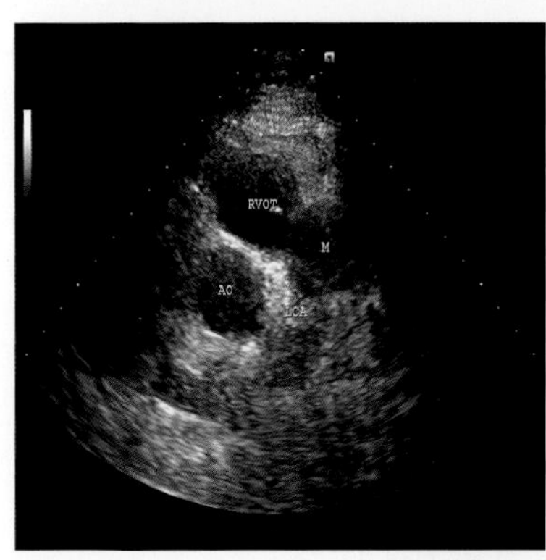

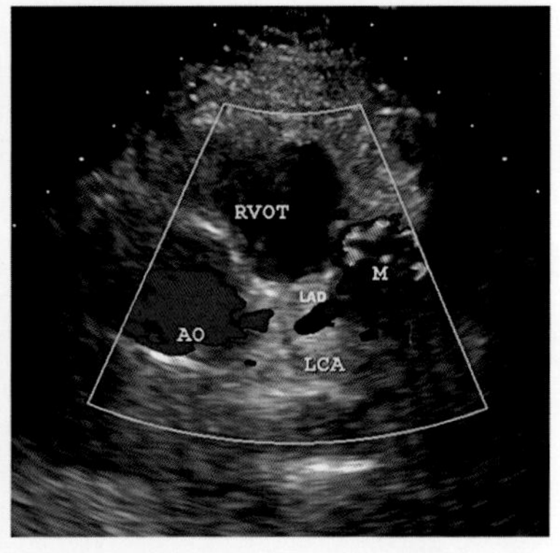

图 2-28-4　大动脉短轴切面显示左前降支局部瘤样扩张，范围 2.9 cm × 1.9 cm，内部透声差，为低回声充填，血流沿边走行

RVOT：右心室流出道；AO：主动脉；LCA：左冠状动脉主干；LAD：左前降支；M：动脉瘤

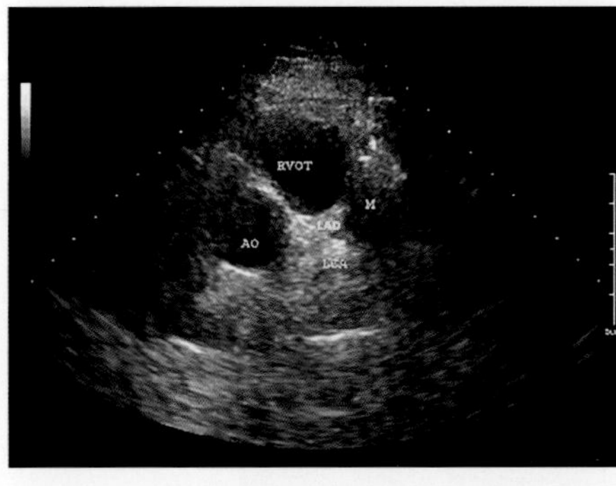

图 2-28-5　大动脉短轴切面显示左前降支局部瘤样扩张，范围 2.9 cm × 1.9 cm，内部透声差，为低回声充填

M：动脉瘤

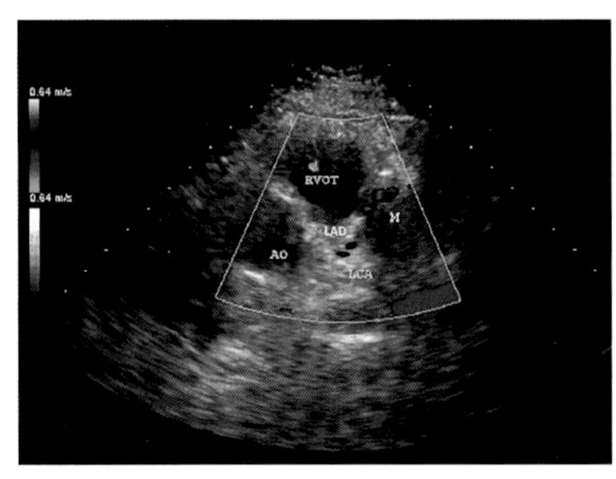

图 2-28-6　大动脉短轴切面显示左前降支局部瘤样扩张，内部透声差，为低回声充填，血流沿边走行

超声诊断　左前降支瘤样扩张伴其内低回声充填——考虑左前降支动脉瘤伴血栓形成；节段性室壁运动异常——符合急性心肌梗死改变；左心房、左心室扩大（左心室为著）；左心室收缩、舒张功能减低（LVEF 约 40%）。

※ 其他影像—CT

CT 表现　见图 2-28-7。

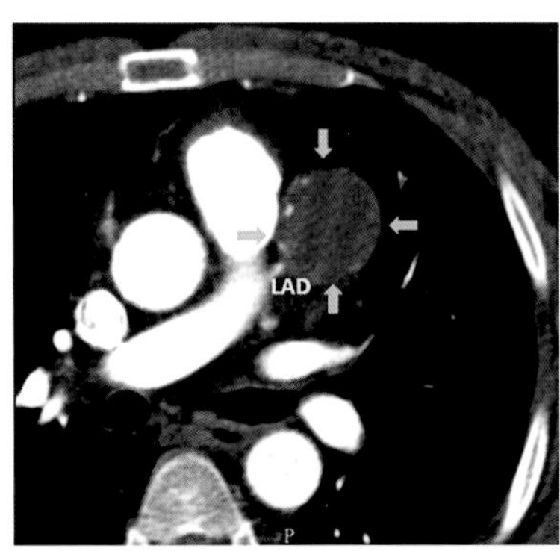

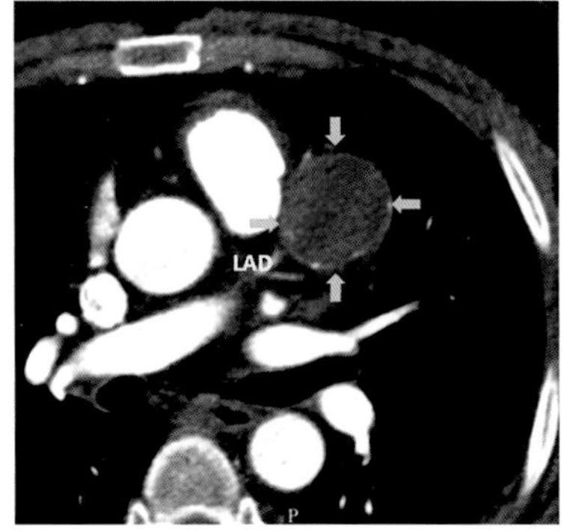

图 2-28-7　左前降支近段局部显影中段，邻近较大低密度影（↑）

LAD：左前降支

CT 诊断　考虑冠状动脉瘤伴瘤内血栓。

临床诊断　急性广泛性心肌梗死；左前降支动脉瘤伴血栓形成；心功能Ⅳ级。

疑问　患者为青年男性，左前降支动脉瘤并血栓形成的原因是什么？与其眼部病变及颅内静脉窦血栓是否有关联？

追问病史　患者既往有口腔溃疡、生殖器溃疡、结节性红斑、毛囊炎、2 次虹膜炎、颅内静脉窦血栓史，诊断为白塞病，结合心脏病变及左前降支动脉瘤并血栓形成，考虑白塞病心血管受累。

治疗 泼尼松片、环磷酰胺、吗替麦考酚酯胶囊、补钙等对症治疗，后于外院规律复诊。

超声复查 见图 2-28-8。

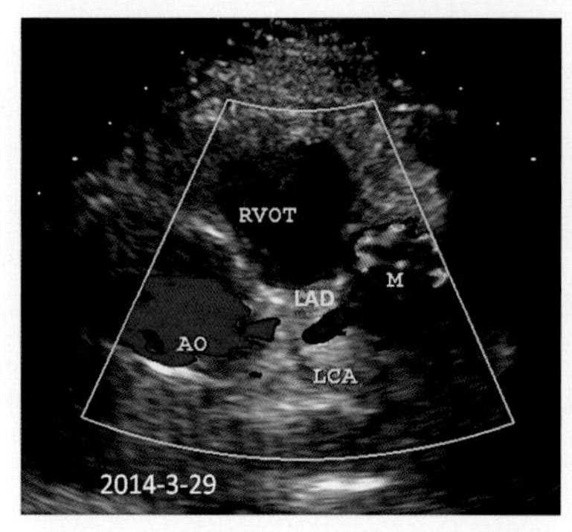

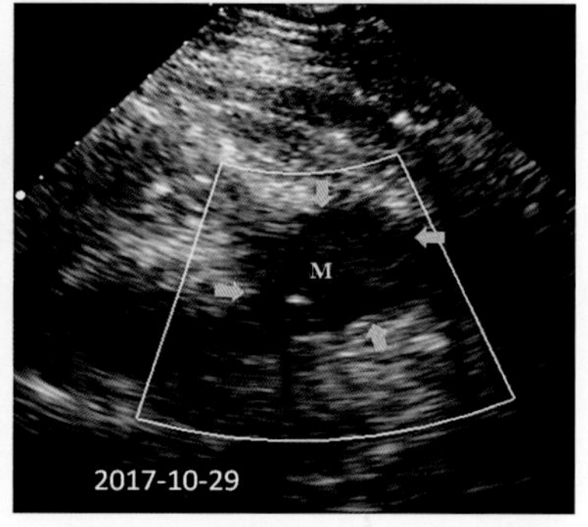

图 2-28-8 左前降支动脉瘤大小无明显变化（⬆），血栓回声变高，血流信号消失

AO：主动脉；RVOT：右心室流出道；LAD：左前降支；M：动脉瘤；LCA：左冠状动脉主干

病 例 2

※ 病史

患者男性，35 岁，反复口腔溃疡 30 年，右眼发红 4 年、失明，胸痛、气促 3 个月，既往史：曾有外生殖器溃疡，临床诊断为白塞病。

※ 超声

超声表现 见图 2-28-9 ~ 图 2-28-12。

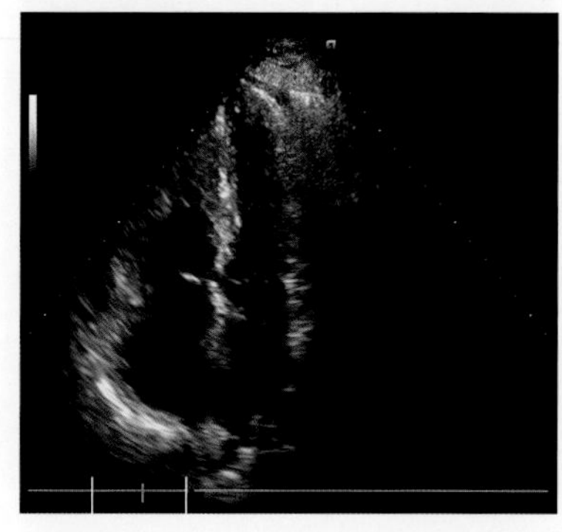

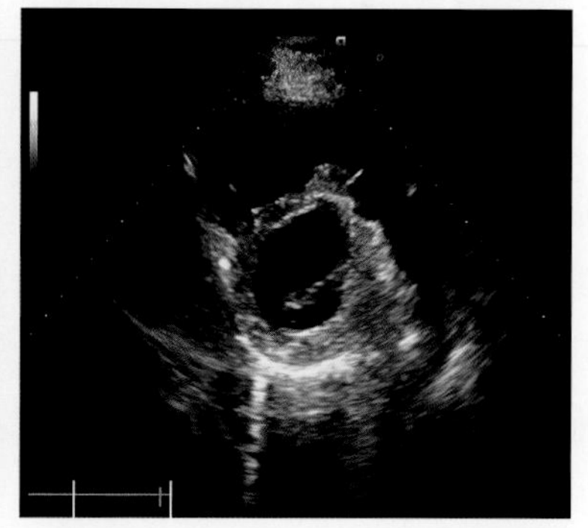

图 2-28-9 右心房、右心室扩大，室间隔平直，左心室呈"D"字形改变

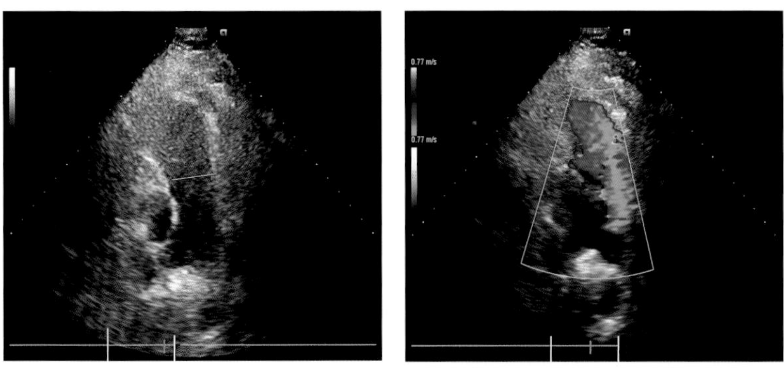

图 2-28-10　肺动脉增宽，管腔内透声好，血流充盈好

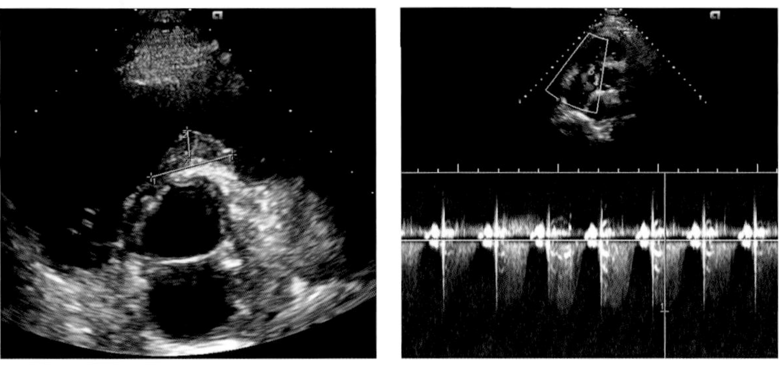

图 2-28-11　右心室流出道肺动脉瓣下室上嵴侧附壁团状等回声，大小约 3.0 cm × 0.9 cm，三尖瓣口少量反流，估测肺动脉压 PASP=70 mmHg

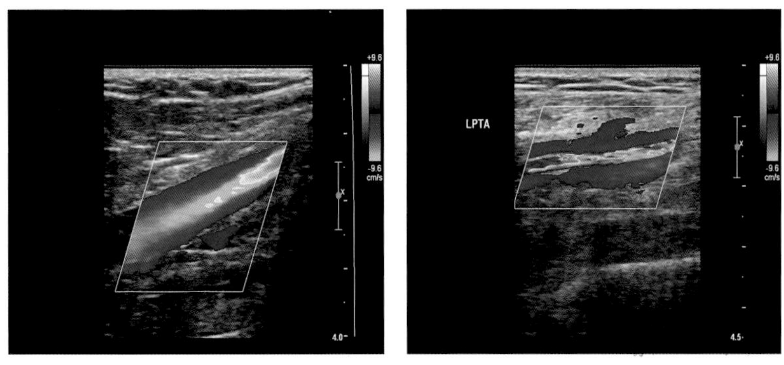

图 2-28-12　下肢深静脉未见异常

超声诊断　右心室流出道内团状等回声——考虑血栓，请结合临床；右心房、右心室扩大；三尖瓣关闭不全（轻度）；肺动脉增宽，肺动脉高压（PASP=70 mmHg）。

——肺栓塞不除外，请结合其他影像学检查

※ 其他影像—CTPA

CTPA 表现 见图 2-28-13。

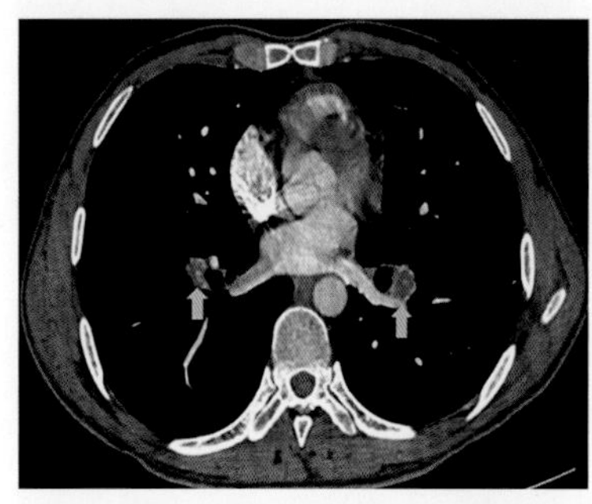
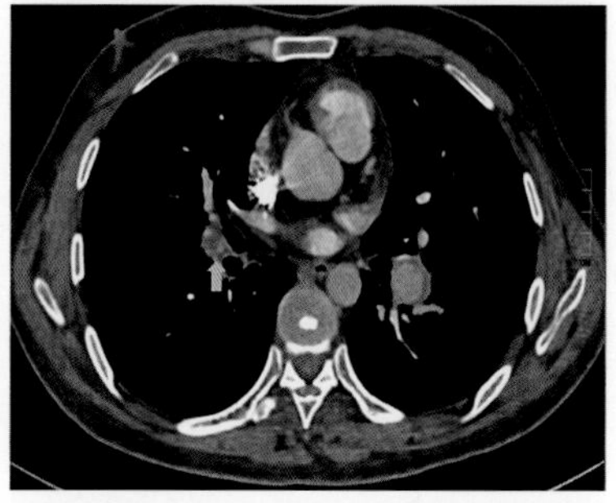

图 2-28-13 双肺动脉多发瘤样扩张，肺动脉分支内多发血栓形成（⬆）

CTPA 诊断 肺动脉瘤形成，肺动脉血栓栓塞征。

疑问 ①右心室流出道内血栓形成的原因是什么？②肺栓塞的栓子单纯来源于右心室流出道内血栓脱落或其他原因？

超声复查 患者规律服用激素、免疫抑制剂，9 个月后复查血栓大小（图 2-28-14）。

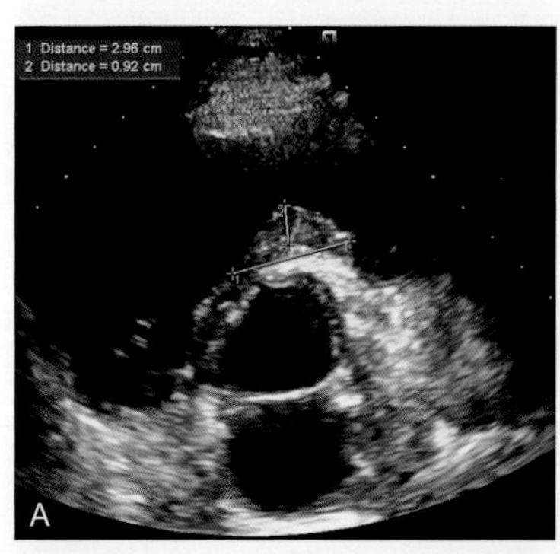

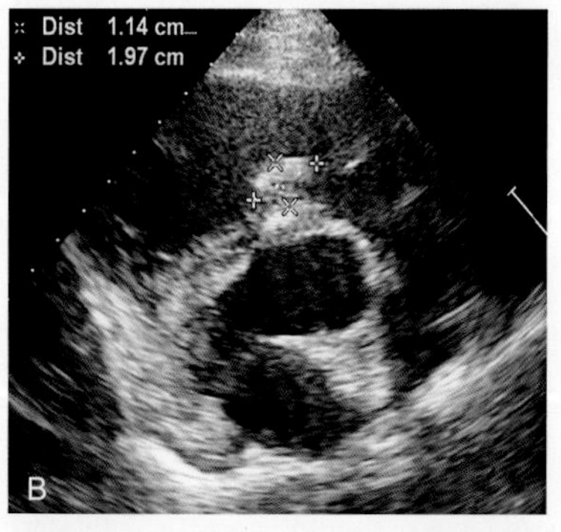

图 2-28-14 右心室流出道附壁血栓较前次检查变小，大小约 2.0 cm × 1.1 cm

A. 首次检查图像；B. 9 个月后复查图像

※ 评述

疾病概述

- 白塞病又称贝赫切特病，1937 年由土耳其 Behcet 教授首先描述。
- 白塞病是一种全身性免疫系统疾病，属于血管炎的一种，以反复眼部、口腔、外阴炎症和溃疡为主要表现，统称为口、眼、生殖器三联征。
- 可侵害人体多个器官，包括口腔、皮肤、关节肌肉、眼睛、血管、心脏、肺和神经系统等，为慢性进行性复发性血管炎性疾病。

◆ 许多地区均有出现，在东亚、中东和地中海地区发病率较高，尤其是经丝绸之路的土耳其、伊朗等国较多见，被称为“丝绸之路”病。

◆ 病因及发病机制不明，可能与遗传因素及病原体感染有关。

◆ 男性发病略高于女性。

◆ 病理：皮肤黏膜、视网膜、脑、肺等受累部位可见到血管炎改变，血管周有炎症细胞浸润，严重者有血管壁坏死，大、中、小、微血管（动、静脉）均可受累，出现管腔狭窄和动脉瘤样改变。

◆ 血清学、病理学诊断无特异性，主要为临床诊断。

◆ 治疗以药物治疗为主，激素 + 免疫抑制剂 + 抗凝等。

◆ 大部分患者预后良好，眼、中枢神经及大血管受累者预后不佳。

◆ 临床表现：反复口腔溃疡：指每年至少有 3 次肯定的口腔溃疡出现；反复外阴溃疡；眼炎：包括前葡萄膜炎、后葡萄膜炎、视网膜血管炎、裂隙灯下的玻璃体内有细胞出现；皮肤病变：结节性红斑、假性毛囊炎、丘疹性脓疱疹，未用过糖皮质激素、非青春期者而出现痤疮样结节；关节炎、关节痛；皮下栓塞性静脉炎、深静脉血栓；动脉血栓或动脉瘤；中枢神经系统病变；消化道溃疡；附睾炎等。

诊断标准

◆ 1989 年白塞病国际诊断标准（ISG）（表 2-28-1）。

分型

◆ 根据内脏系统的损害不同分为：①血管型：有大、中动脉和 / 或静脉受累者；②神经型：有中枢或周围神经受累者；③胃肠型：有胃肠道溃疡、出血、穿孔等。

表 2-28-1　1989 年白塞病国际诊断标准

条件	表现
主要条件	复发性口腔溃疡或疱疹性溃疡，>3次/年
次要条件	1.复发性外阴溃疡（医生确诊或本人确认有把握的外阴溃疡或瘢痕）； 2.眼病：葡萄膜炎、视网膜血管炎、裂隙灯下的玻璃体内有细胞出现； 3.皮肤病变：结节红斑、假性毛囊炎、丘疹性脓疱疹等； 4.针刺反应（+）：消毒皮肤后，无菌针头在前臂屈面的中部刺入皮内，然后退出，24 ~ 48 小时后观察局部皮肤反应，若出现红丘疹或红丘疹伴有白疱疹等炎性反应则视为阳性结果

注：具备主要条件，加上次要条件 4 项中任何 2 项。

白塞病血管病变

◆ 白塞病的血管病变可累及全身大、中、小各级血管。

◆ 大血管病变以静脉受累多见；占血管白塞病的 70% ~ 75%，主要表现为在静脉炎的基础上有血栓形成（深浅静脉均可累及，深静脉以下肢多见），常早期出现，不易脱落，多发，损害程度重，双侧受累多见，疗效差，易复发。

- ◆ 动脉病变临床发生率相对较低，约占全部白塞病的 7%，累及主动脉、股动脉、腋动脉及锁骨下动脉等多个部位的大、中血管，可以出现管腔狭窄、真假性动脉瘤。
- ◆ 累及冠状动脉者罕见，多发生在白塞病活动期，无动脉粥样硬化的传统危险因素，包括瘤样扩张、狭窄、闭塞，似以左前降支最易受累，导致缺血性心脏病，预后较差。
- ◆ 白塞病合并肺血管病变少见，发生率＜ 5%，但死亡率高，主要表现为肺动、静脉内多发血栓形成，肺动脉高压、肺栓塞及肺动脉瘤，可合并下肢或腔静脉血栓。

白塞病心脏受累

- ◆ 白塞病心脏受累较少，白塞病患者若存在心脏病变，根据临床表现和相关检查除外其他病因所致的心脏病变，则诊断为白塞病心脏受累。
- ◆ 表现为瓣膜病变（主动脉瓣关闭不全最常见）、心肌梗死、心腔扩大、心内膜炎、传导系统受累、心包炎、缩窄性心包炎、心腔内附壁血栓，与肺高压有关的右心增大等，心脏病变与局部血管炎有关。
- ◆ 心腔内血栓多见于年轻男性，右心系统多见，常合并肺血管病变和肺栓塞，左心房、左心室少见，发生于心室者可无收缩障碍。
- ◆ 右心房血栓可附着于游离壁和房间隔，可向上腔静脉、下腔静脉和三尖瓣口延伸，右心室血栓可附着于游离壁和三尖瓣环。
- ◆ 血栓形成的确切原因不明，部分尸检结果显示右心腔内的血栓可能与心内膜纤维化有关。

※ 小结

- ◆ 慢性进行性复发性血管炎性疾病；
- ◆ 与血管炎相关的局部病变（血栓、狭窄、闭塞、瘤样扩张），相应超声表现；
- ◆ 全身性、系统性；
- ◆ 口、眼、生殖器改变；
- ◆ 年轻男性反复出现血栓时，应考虑到白塞病的可能。

※ 分析

- ◆ 病例 1 分析：青年男性；发病时间长，以眼部病变为首发症状且反复发作，曾因颅内静脉窦血栓行支架植入术；心脏表现为急性心肌梗死，思考病因，进而发现左前降支动脉瘤并血栓形成；白塞病累及冠状动脉者罕见，若发现年轻男性患者出现冠状动脉瘤并血栓时，应考虑到白塞病的可能。

◆ 病例 2 分析：青年男性，慢性病程；皮肤黏膜受累：反复口腔溃疡，曾有外生殖器溃疡；眼部受累：反复右眼发红 4 年，失明；肺脏受累：肺动脉瘤形成，肺动脉血栓栓塞；心脏受累：右心室流出道血栓形成；右心室流出道的血栓可能与心内膜纤维化有关；肺血栓栓塞可能与右心室流出道血栓脱落或肺血管炎、肺动脉瘤致血栓形成有关。

第二十九节　经食管超声心动图引导左心耳封堵

※ 病史

患者女性，70 岁，心房颤动 1 年余，5 个月前经食管超声心动图示左心耳血栓形成，此次入院后复查未见血栓，患者有行左心耳封堵术的适应证，无禁忌证。

※ 术前超声

超声表现　见图 2-29-1、图 2-29-2。

依据 TEE 多角度测量结果（表 2-29-1），选取 24 mm 型号 Watchman 封堵器。

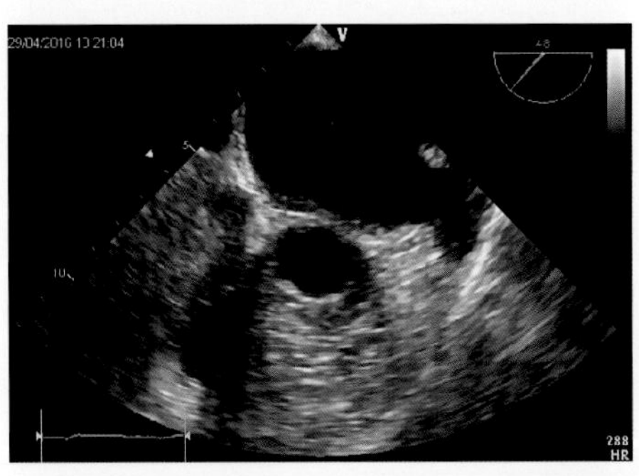

图 2-29-1　经食管超声心动图显示左心耳壁光滑，无异常回声附着

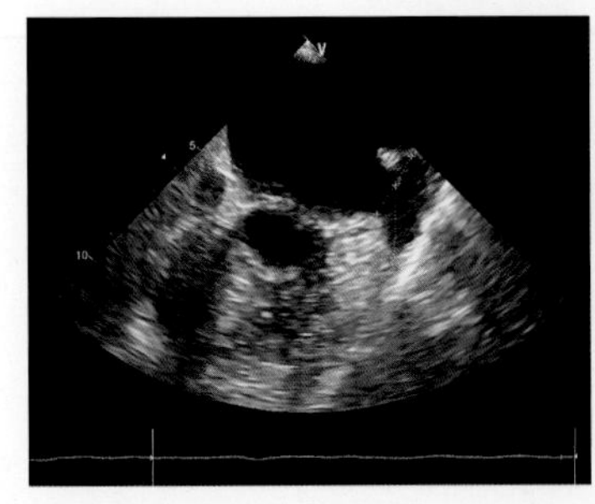

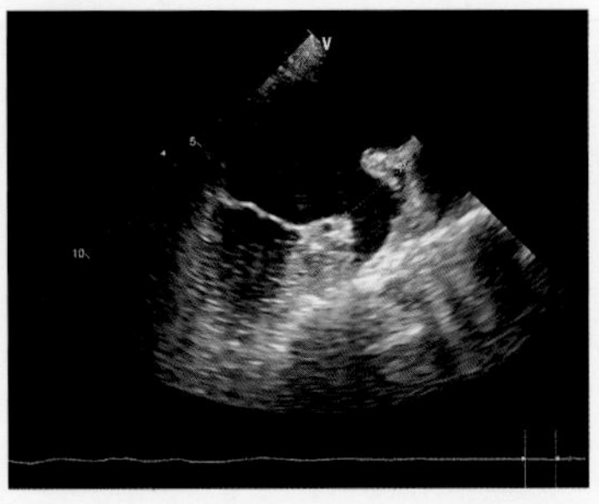

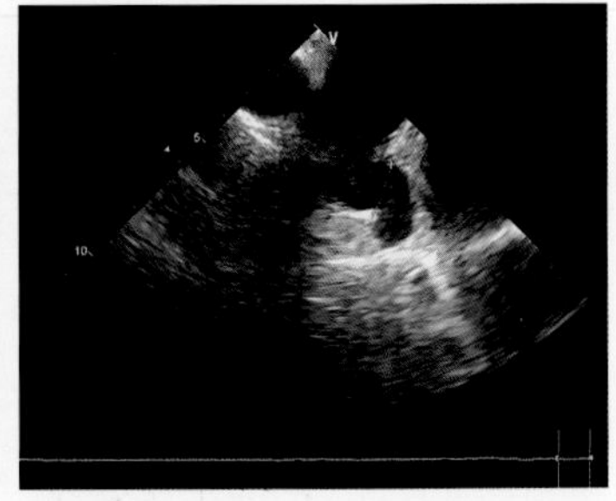

图 2-29-2　多角度测量左心耳直径及深度

表2-29-1　左心耳直径及深度

规格	左心耳大小			
角度	0°	45°	90°	135°
直径（mm）	21	22	22	19
深度（mm）	20	21	20	17

※ 术中超声

超声表现　见图 2-29-3 ~ 图 2-29-6。

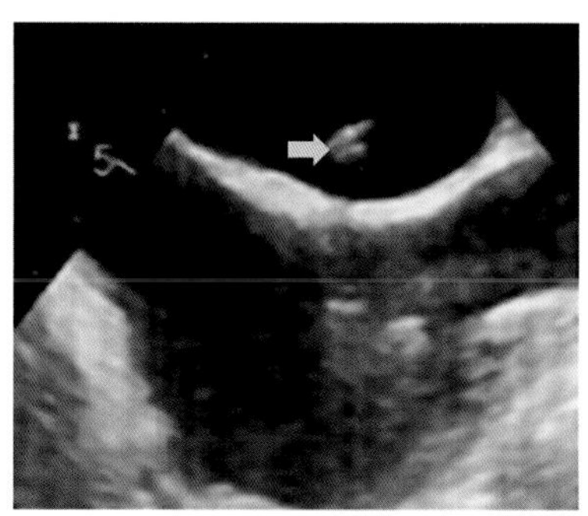

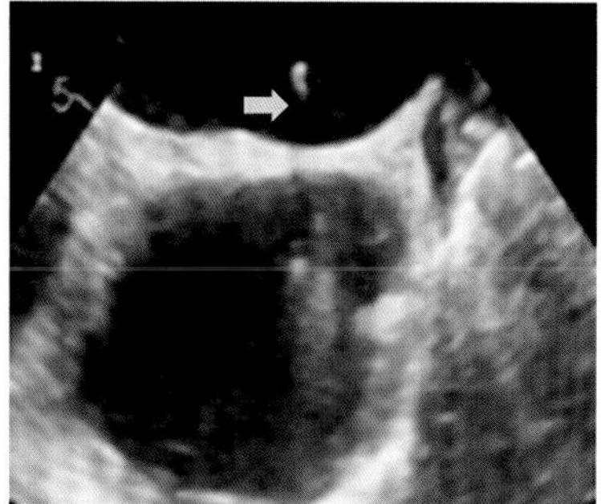

图 2-29-3　TEE 引导下，导丝（↑）穿过房间隔

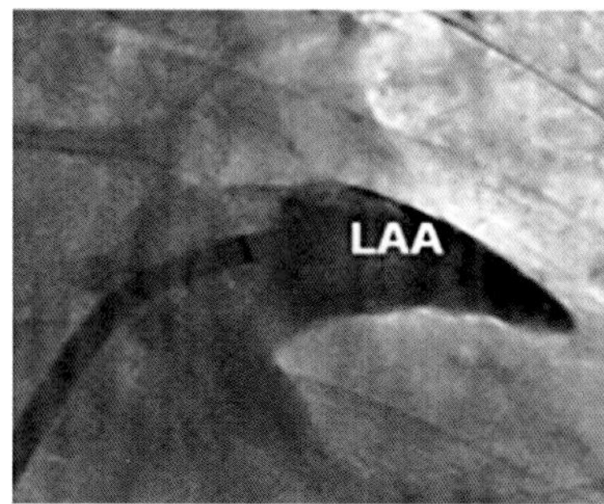

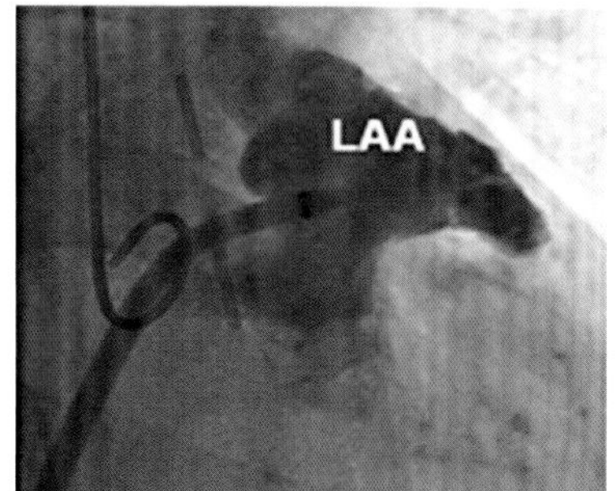

图 2-29-4　术中左心耳造影

LAA：左心耳

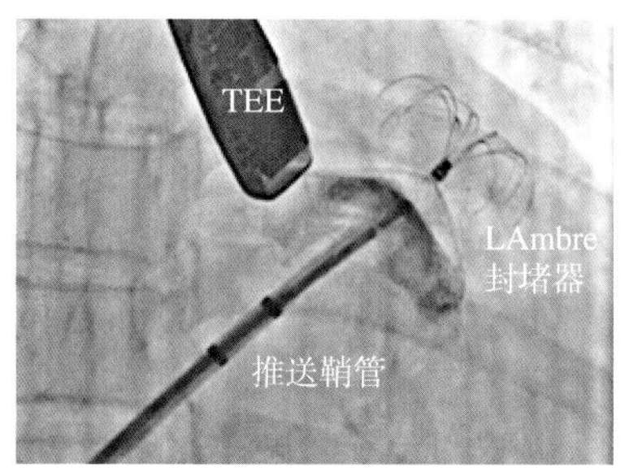

图 2-29-5　术中监测推送鞘管

TEE：经食管超声

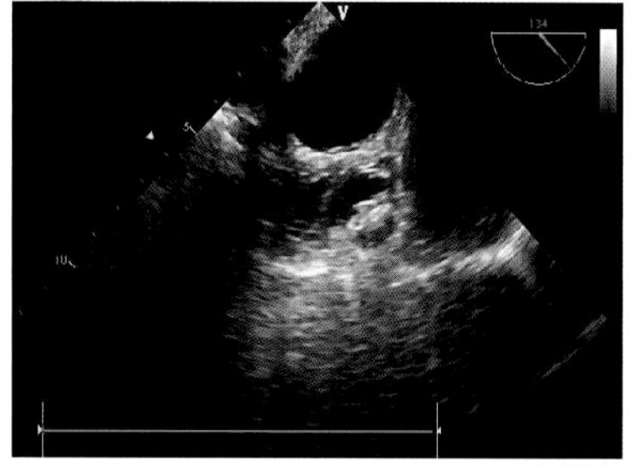

图 2-29-6　TEE 引导下封堵器释放

※ 术后超声

超声表现 见图 2-29-7。

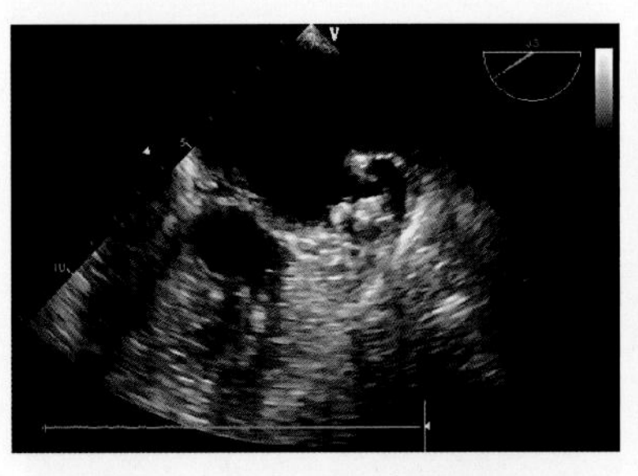
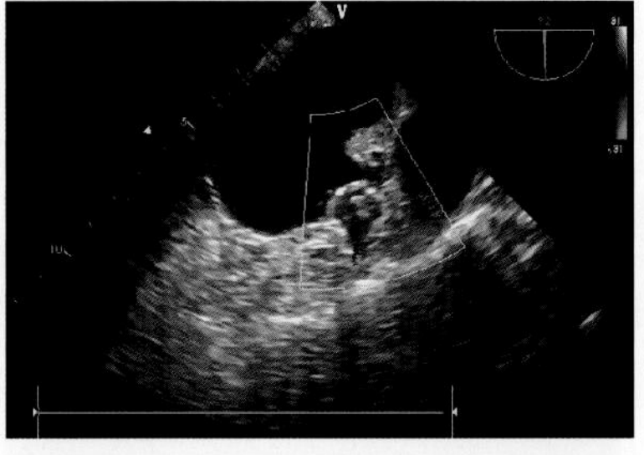

图 2-29-7 TEE 术后观察，封堵器位置固定，左心耳内未见明确血流

※ 评述

疾病概述

◆ 心房纤维颤动（房颤）是最常见的心律失常之一，其所致的致死率、致残率较高。

◆ 房颤患者形成的血栓 90% 位于左心耳。

◆ 口服抗凝药物预防卒中存在出血危险。

◆ 左心耳封堵术，通过封堵左心耳预防心耳血栓形成，可降低房颤患者由血栓栓塞引发长期残疾或死亡的风险；消除患者对长期口服抗凝药物治疗的依赖性。

封堵器（图 2-29-8）

◆ Watchman 封堵器，目前唯一被美国 FDA 批准，外形似“水母”，有 21、24、27、30、33 mm 等 5 种尺寸。

◆ 封堵器的选择：术前多平面 TEE 测量左心耳直径及深度，选择大于左心耳开口直径 10% ~ 20% 的封堵器。

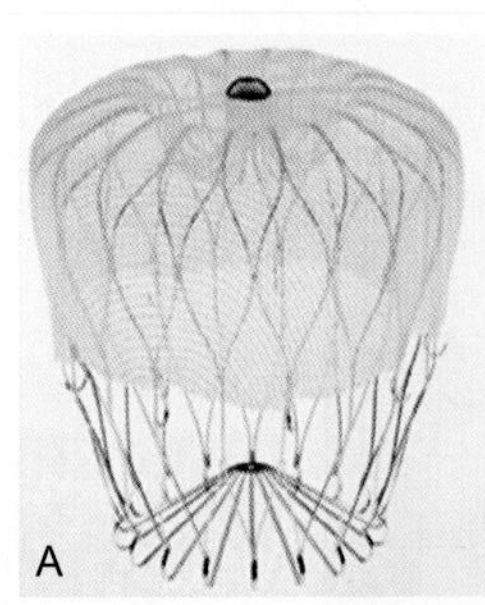

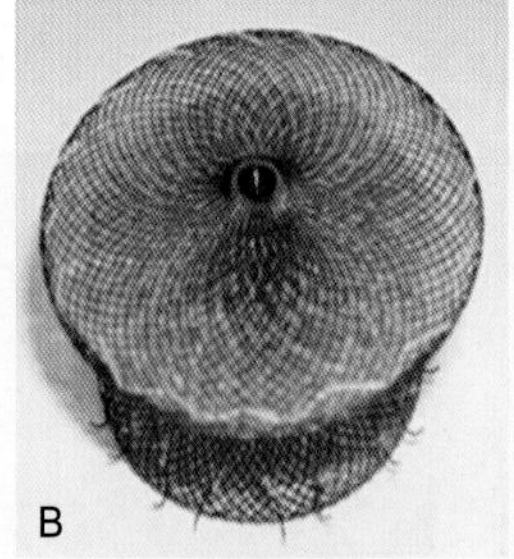

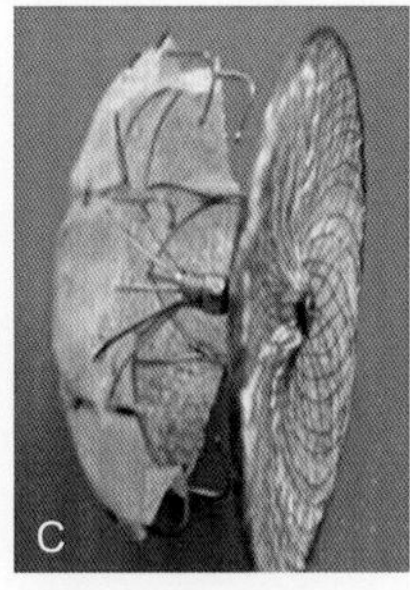

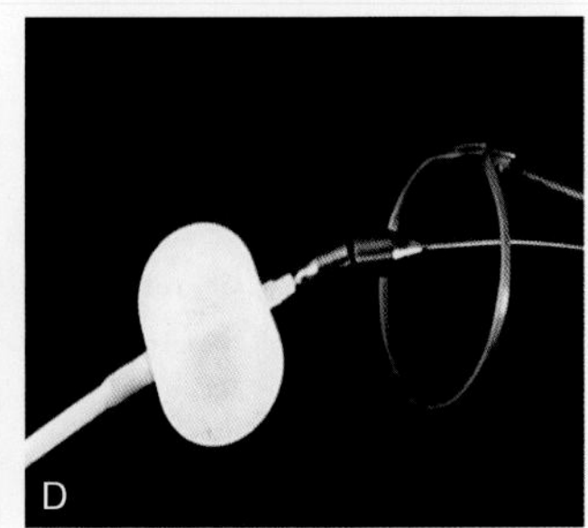

图 2-29-8 各型封堵器示意图

A. Watchman；B. ACP 2；C. LAmbre；D. LARIAT

工作流程（图 2-29-9）

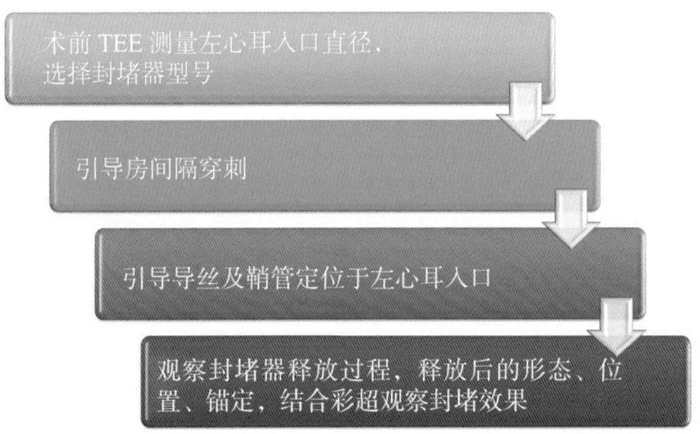

图 2-29-9 TEE 引导左心耳封堵工作流程图

禁忌证

◆ 术前均应采用经胸心脏超声（TTE）及 TEE 检查，排除瓣膜病、感染性心内膜炎，观察左心耳形态并排除附壁血栓形成。

◆ 一般认为禁忌证包括：①封堵器系统的规格不适合患者左心耳的解剖；②心腔内血栓；③合并活动期心内膜炎；④封堵器的放置将会影响心内或血管内结构及功能；⑤有 X 线或 TEE 检查禁忌证；⑥对镍金属高度过敏；⑦患者有抗血小板治疗禁忌证。

※ 小结

◆ 经皮左心耳封堵已被证实在房颤患者预防脑卒中方面安全有效；

◆ TEE 可方便无辐射地行术前选取封堵器型号、术中引导监测、术后复查；

◆ 微创、手术成功率高，并发症极少；

◆ 经皮左心耳封堵预防房颤脑卒中有很大的应用前景。

第三十节　心肌应变技术的应用

※ 原理与方法

◆ 心肌应变是指逐帧追踪心肌二维灰阶高亮度组织斑点的运动，定量反映心肌运动，反映心肌形变能力（图 2-30-1）。

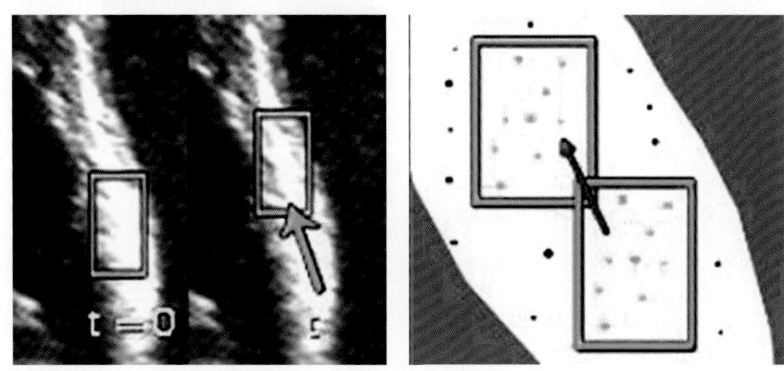

图 2-30-1　心肌应变成像示意图

◆ 一般常用的心肌应变参数为应变与应变率：心肌应变是指心肌组织相对其原始状态的变形程度（图 2-30-2）；应变率是指单位时间心肌变形的速率（图 2-30-3），反映局部心肌缩短或拉伸的速度。

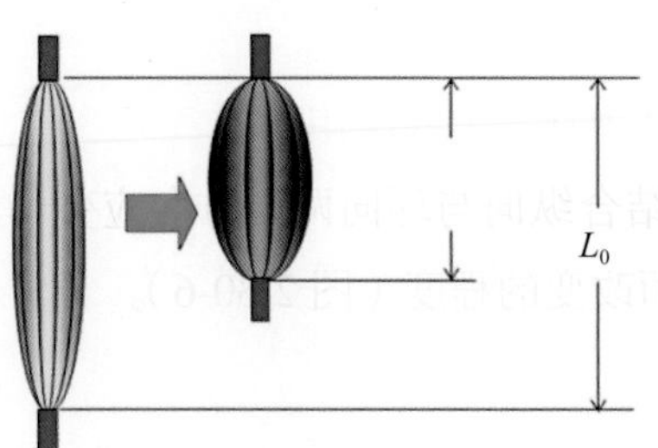

$$S=\frac{L-L_0}{L_0}$$

图 2-30-2　应变示意图

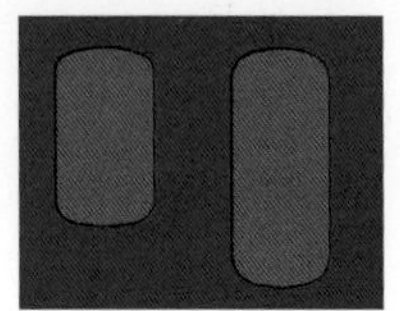

$$SR=\frac{S}{T}$$

图 2-30-3　应变率示意图

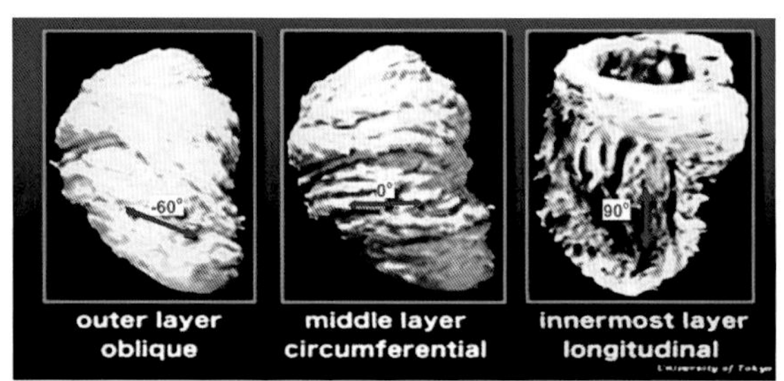

图 2-30-4　心肌分层排列示意图

outer layer obique：外层心肌斜行；middle layer circumferential：中层心肌环行；innermost layer longitudinal：内层心肌纵行

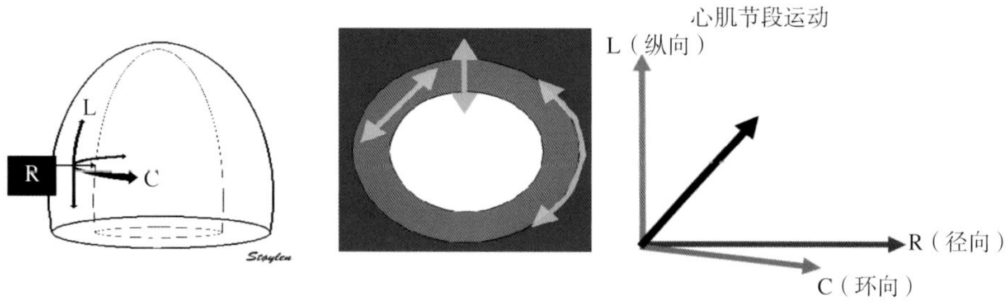

图 2-30-5　心肌三个方向的运动分解（环向、纵向、径向）

◆ 心肌应变因心肌本身的解剖学基础分为三个方向的应变（纵向、环向、径向）及三个层次的应变（内层、中层、外层应变）：心肌分为三层，外层为斜行，中层为环行，内层为纵行（图 2-30-4）；心肌的任何一次运动均可分解为纵向、环向、径向三个方向的运动（图 2-30-5）。

◆ 二维应变：指在二维平面上获取以上应变参数，包括内层纵向、径向、环向应变及应变率，中层纵向、径向、环向应变及应变率，外层纵向、径向、环向应变及应变率。

◆ 三维应变：指在三维空间上追踪运动的心肌运动轨迹，获取应变参数，包括三维纵向应变、三维环向应变、三维径向应变、三维面积应变。其中面积应变是三维应变成像技术的重要参数，结合纵向与环向两个方向应变的影响，反映心脏局部或整体内膜面积随心肌运动而改变的程度（图 2-30-6）。

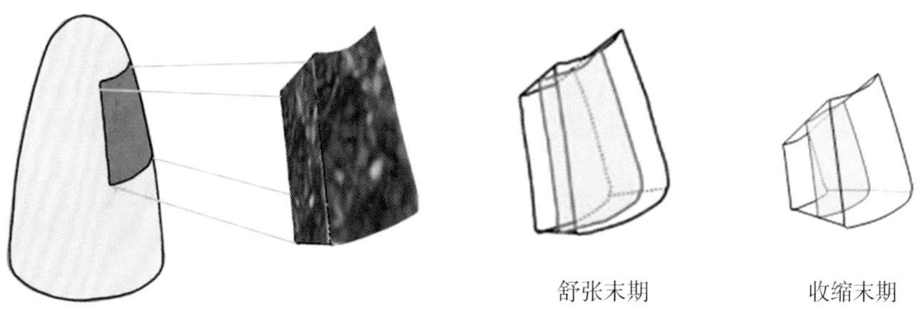

图 2-30-6　面积应变示意图

※ 正常应变

- ◆ 正常二维应变牛眼图：各节段颜色基本均匀一致，应变一致（图 2-30-7）；应变曲线：不同节段应变曲线轮廓规则，运动协调，峰值集中（图 2-30-8）。
- ◆ 正常三维应变牛眼图：各节段颜色基本均匀一致，应变一致，各节段心肌收缩功能正常（图 2-30-9）。
- ◆ 目前公认的应变正常值范围：LV GLS > |–18%|，当 GLS < |–18%| 时，提示左心室收缩功能受损；RV GLS > |–20%|，当 GLS < |–20%| 时，提示右心功能受损。
- ◆ 正常心肌应变在不同短轴水平，不同层次存在一定趋势：
- • 纵向应变：心底水平 – 乳头肌水平 – 心尖水平应变逐渐增加（图 2-30-10）；环向应变：心尖水平＞乳头肌水平＞心底水平；径向应变：心底水平＞乳头肌水平＞心尖水平（图 2-30-11）。

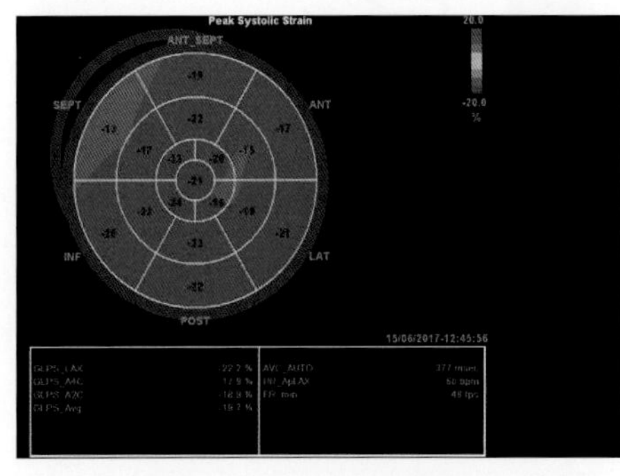

图 2-30-7 正常牛眼图

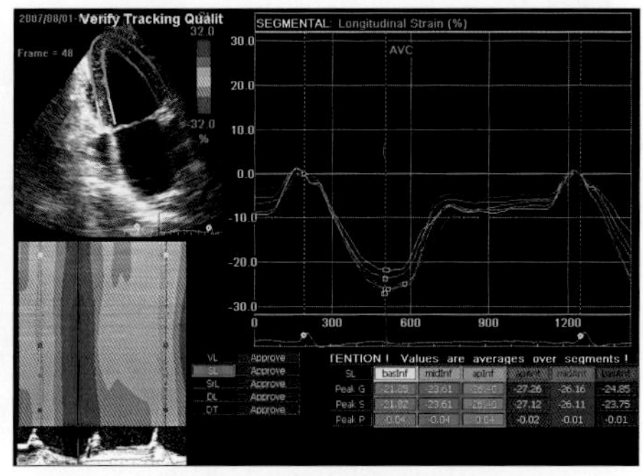

图 2-30-8 正常应变曲线

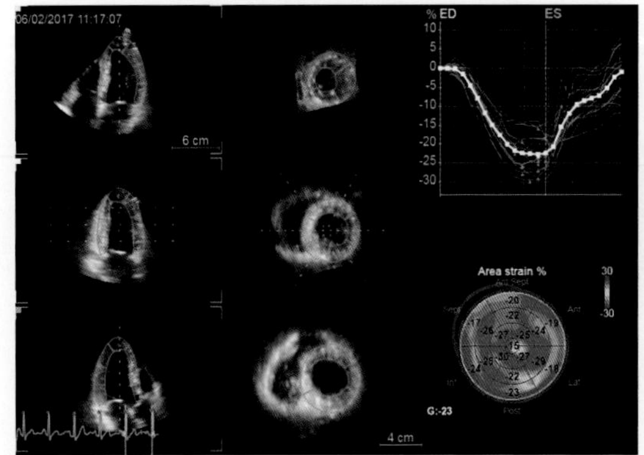

图 2-30-9 正常三维面积应变

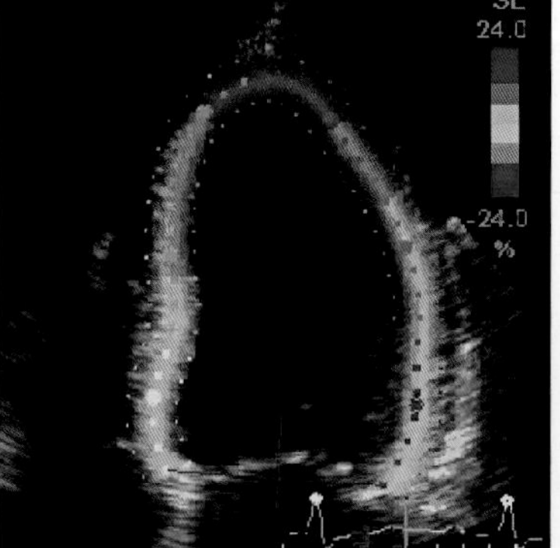

图 2-30-10 心尖四腔切面观察心肌纵向应变

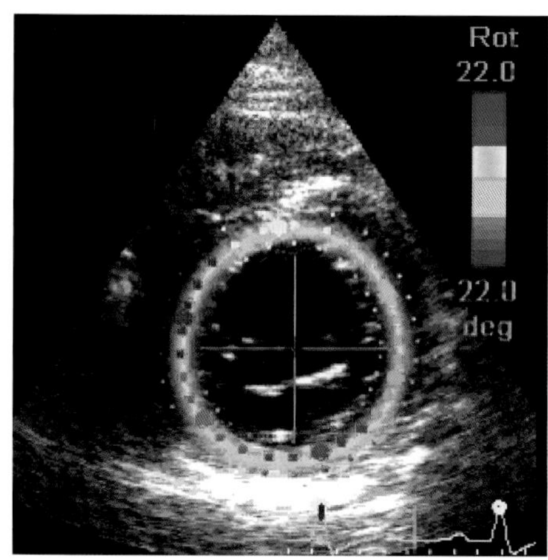

图 2-30-11　左心室短轴切面观察心肌径向及环向应变

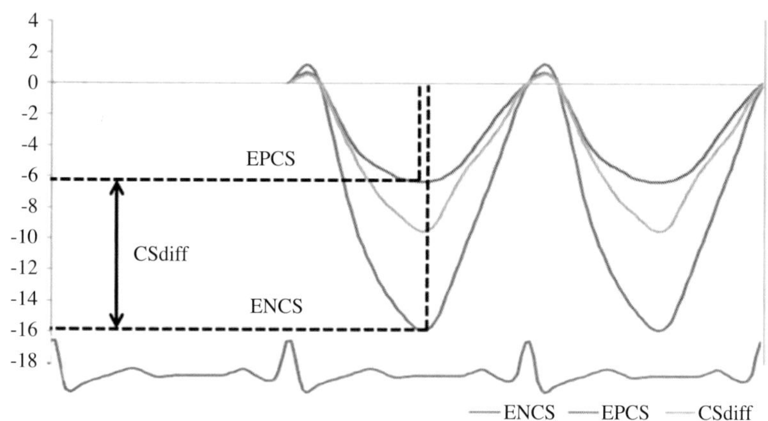

图 2-30-12　正常分层应变曲线示意图

CS：环向应变；EN：心内膜；EP：心外膜

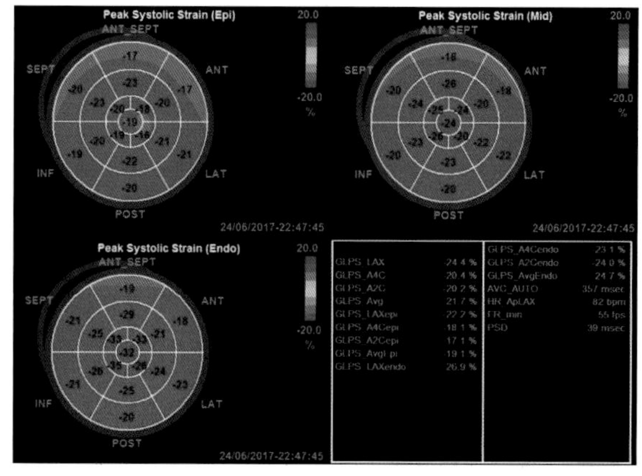

图 2-30-13　正常分层应变牛眼图

- 心肌应变分为内、中、外三层，内层应变＞中层应变＞外层应变；心肌应变梯度 = 内、外层心肌应变差（图 2-30-12）；正常分层应变牛眼图：各层心肌各节段应变值基本一致，颜色均匀（图 2-30-13）。

◆ **应变正常值范围** LV GLS ＜ |–18%|，提示左心室收缩功能受损；RV GLS ＜ |–20%|，提示右心功能受损。

※ 应用

◆ **客观、定量评价心肌局部及整体力学改变** 病变节段心肌应变减低，应变曲线杂乱、波峰低平，牛眼图显示病变节段颜色变浅、反向（图 2-30-14 ~ 图 2-30-17）。

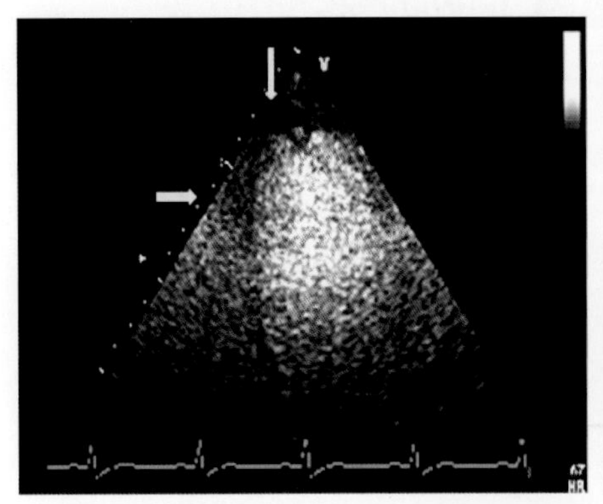

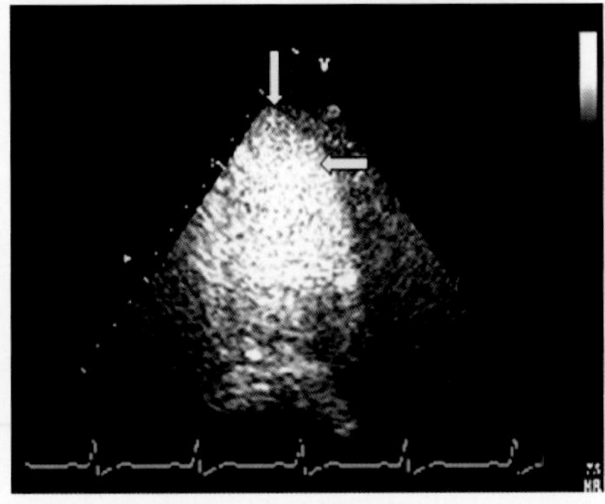

图 2-30-14 心肌造影显示前壁、室间隔（中段及心尖部）灌注减低，不均匀（⬆）

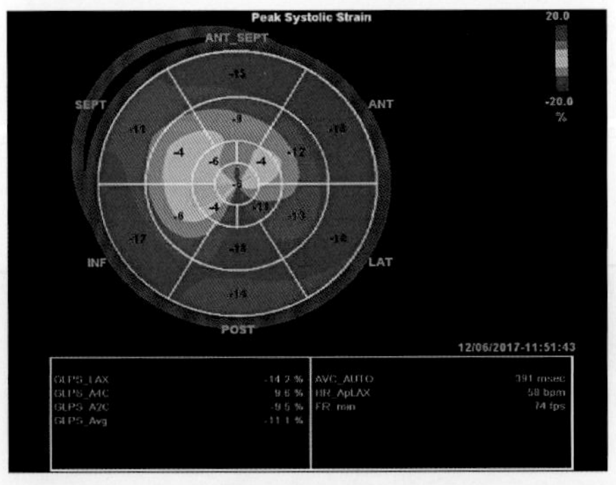

图 2-30-15 牛眼图显示前壁、室间隔中段及心尖部应变减低，与心肌造影结果一致，局部缺血，力学减低

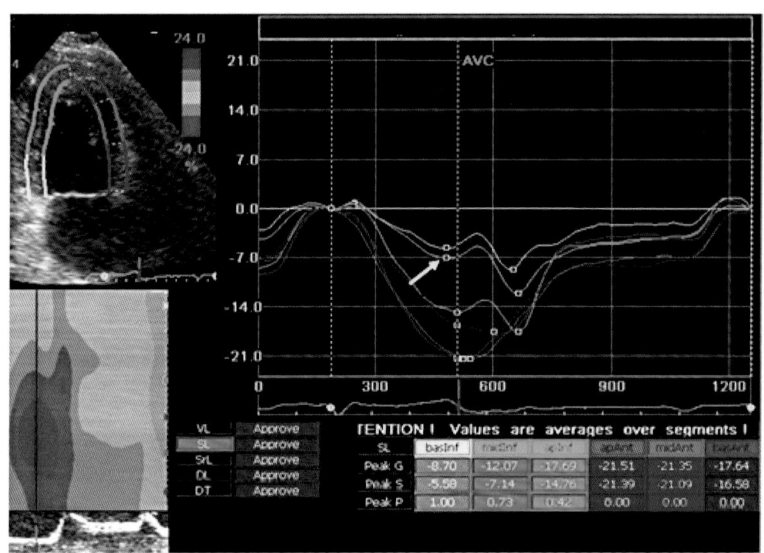

图 2-30-16 左心室下壁基底段及中段应变曲线杂乱，波峰低平，提示收缩功能减低

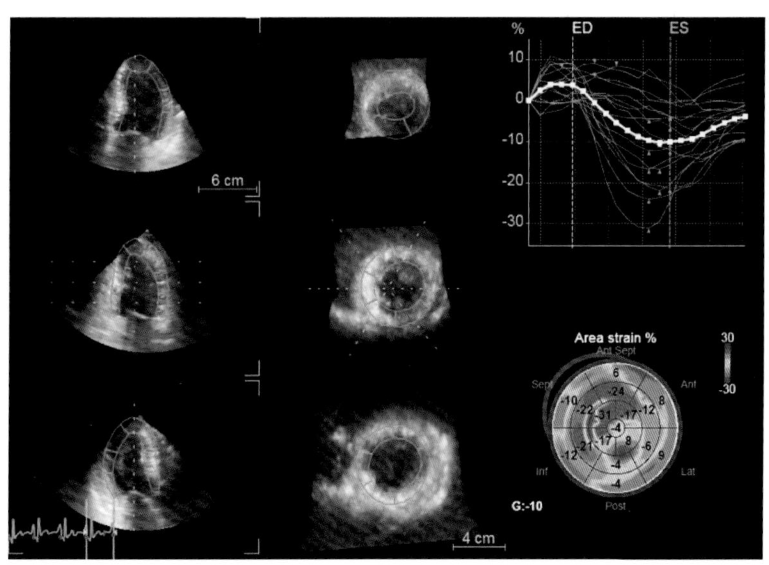

图 2-30-17 三维面积应变显示病变节段应变值减低，颜色变浅、呈蓝色，提示局部心肌收缩功能减低

◆ **分层应变可区别心内膜下心肌缺血与透壁性心肌梗死** 心内膜下心肌缺血时内层应变低于外层应变，应变梯度减低（图 2-30-18）；透壁性心肌梗死时三层应变均减低或运动反向（图 2-30-19）。

◆ **评估手术疗效** 急性心肌梗死后左心室心肌力学受损，心肌应变可评估心肌梗死 PCI 前后的力学改变，进而评估手术疗效（图 2-30-20、图 2-30-21）。

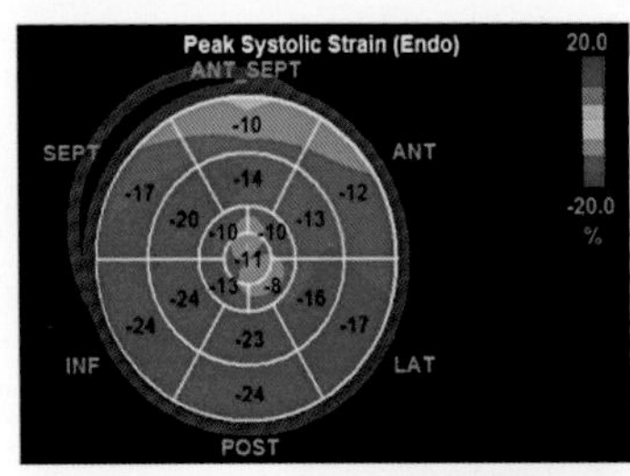

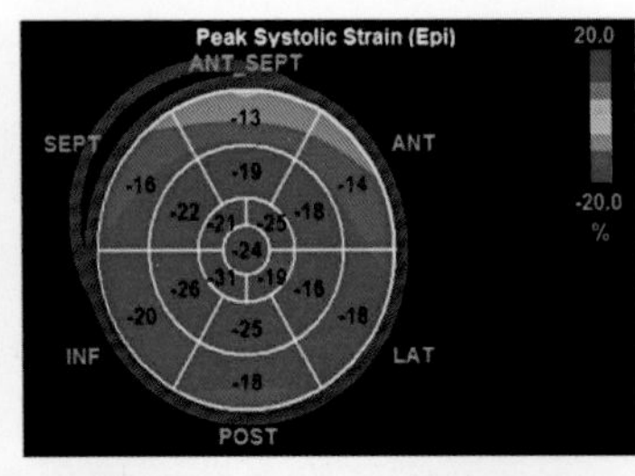

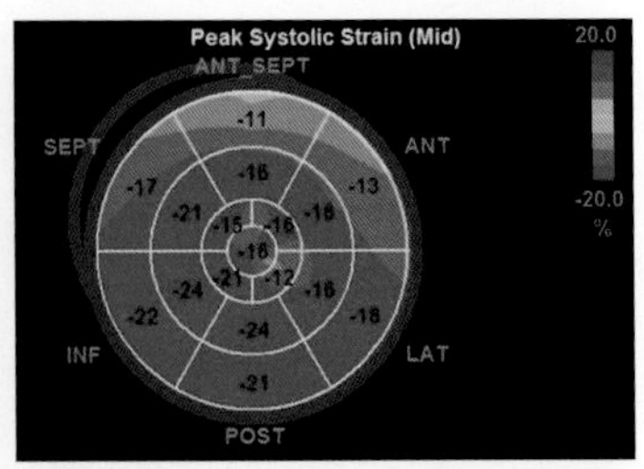

图 2-30-18　分层应变牛眼图显示心尖部心内膜下缺血，内层应变明显低于外层

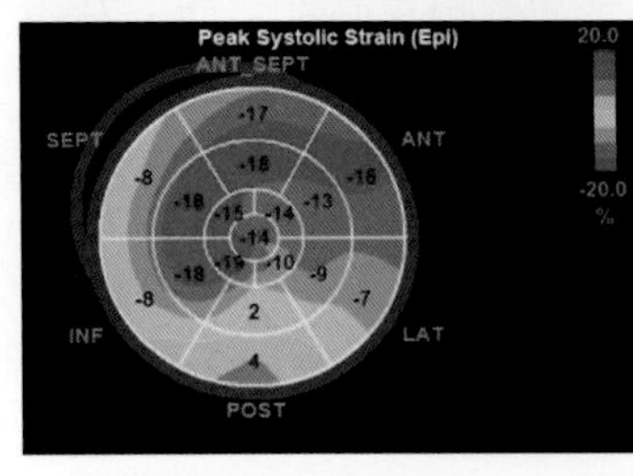

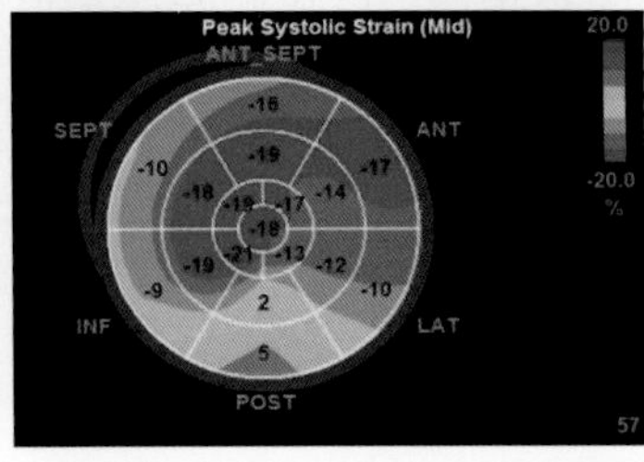

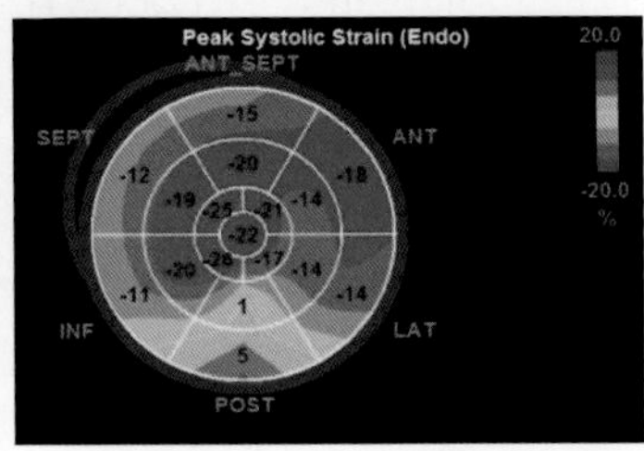

图 2-30-19　分层应变牛眼图显示左心室下、后壁（基底段、中间段）透壁性心肌梗死，三层应变均明显减低、运动反向

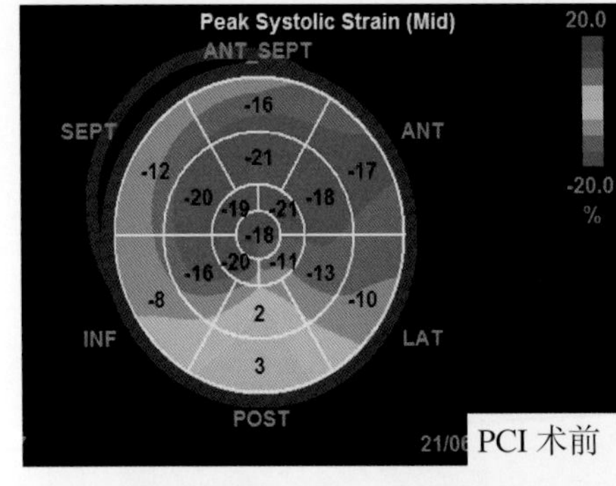

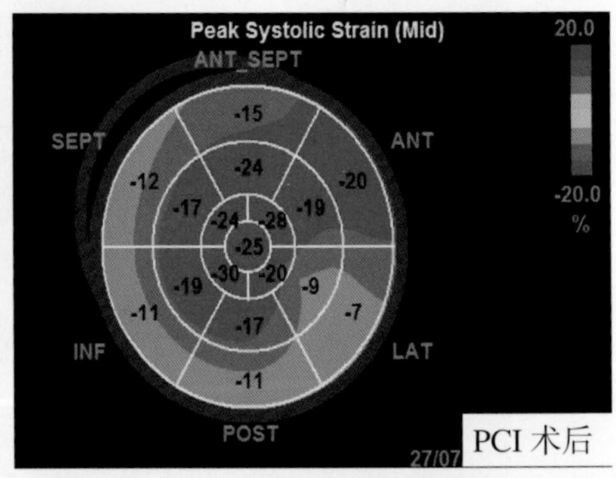

图 2-30-20　左心室后壁应变减低、运动反向，呈蓝色（图 A）；局部运动明显改善，呈粉色（图 B）

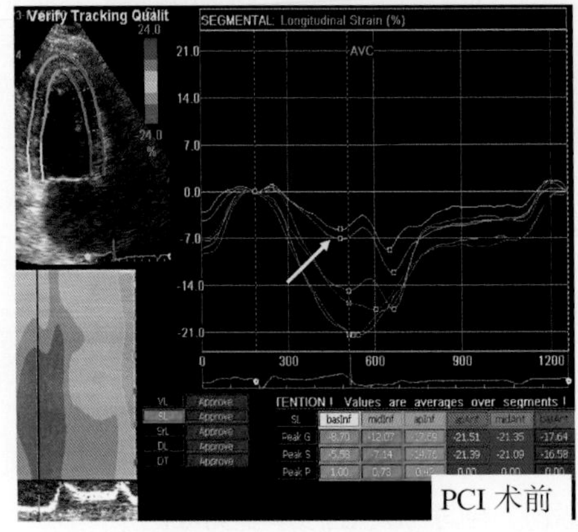

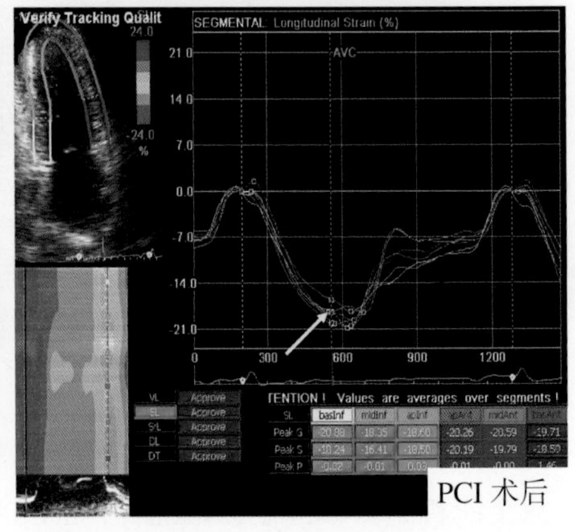

图 2-30-21　应变曲线杂乱，病变节段（左心室下壁）波峰低平（图 A）；曲线轮廓整齐，峰值集中（图 B）

※ 应用 – 左心功能评估

射血分数正常时心肌应变可以早期发现心肌损害。

- **容量负荷影响心肌应变** ①容量负荷对左心室心肌力学有影响，且有一定的规律性；②左心室心肌纵向应变参数对容量负荷的变化较敏感，可以评价容量负荷改变后心肌力学的变化情况（图 2-30-22）。
- **压力负荷影响心肌应变** ①左心室压力负荷增加（高血压等），左心室纵向应变逐渐减低；②右心室压力负荷增高，既影响左心室形态，又影响左心室功能，左心室应变的改变早于 LVEF；左心室应变随肺压增高逐渐减低（图 2-30-23）。
- **心肌自身影响心肌应变：**心肌应变可早期检测药物（蒽环类化疗药等）、全身性病变（糖尿病等）对心肌的影响，评估心肌功能变化。化疗后（图 2-30-24）、糖尿病等心肌纵向应变减低，早于左心射血分数及其他应变参数变化，具有较高的准确性，能早期监测心肌损害。

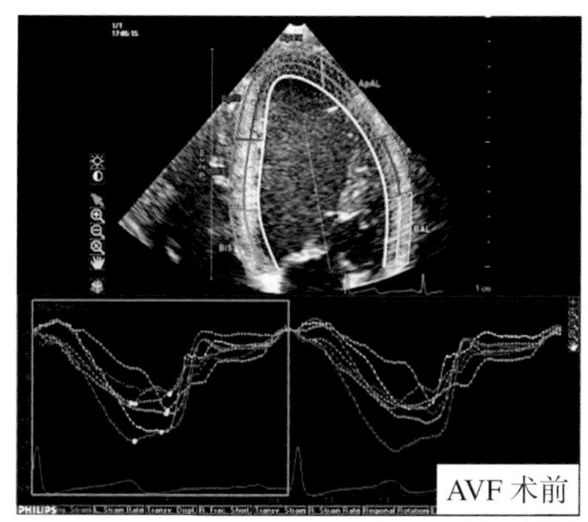

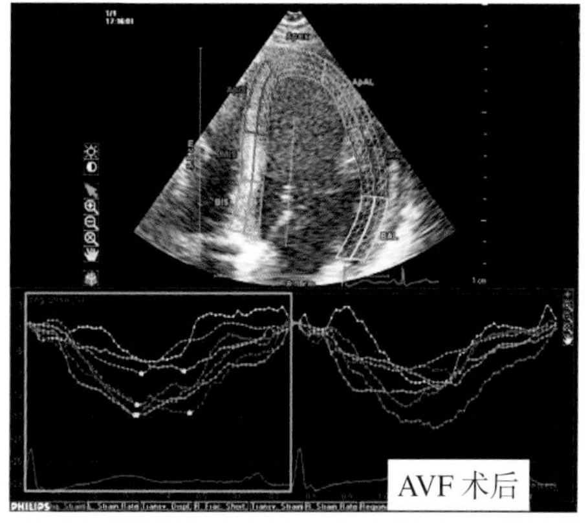

图 2-30-22　AVF 术后较 AVF 术前左心室纵向应变减低

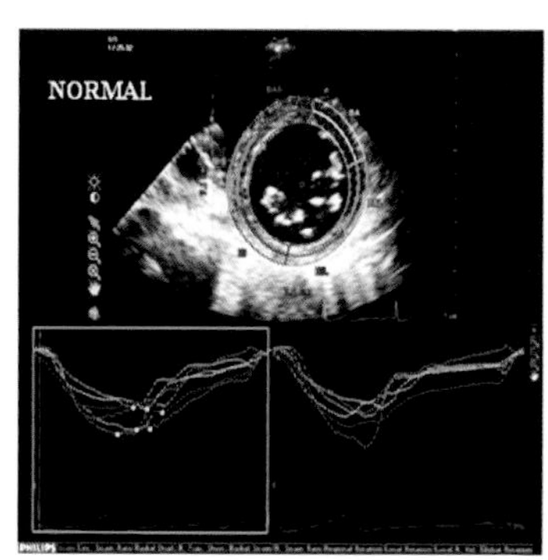

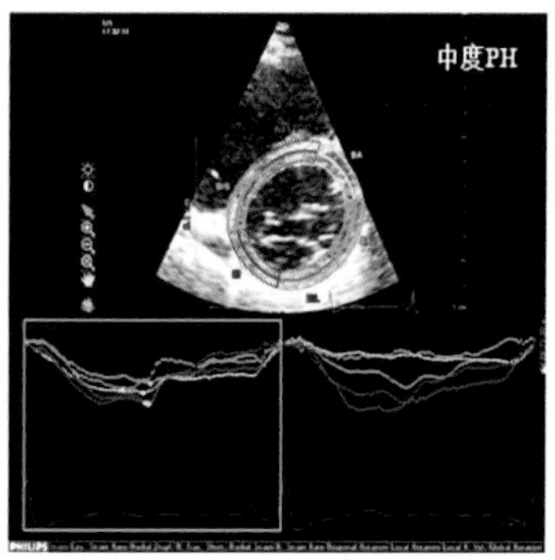

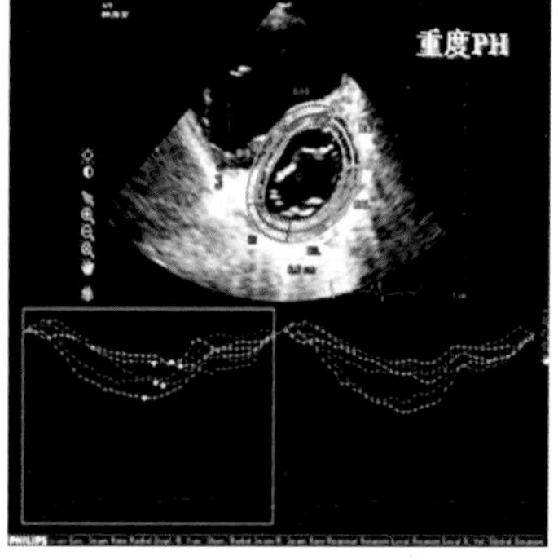

图 2-30-23　随着肺压增高，左心室纵向、径向及环向应变均逐渐减低

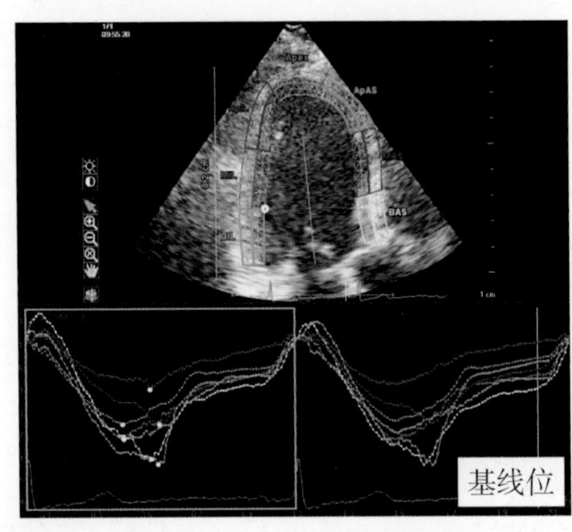

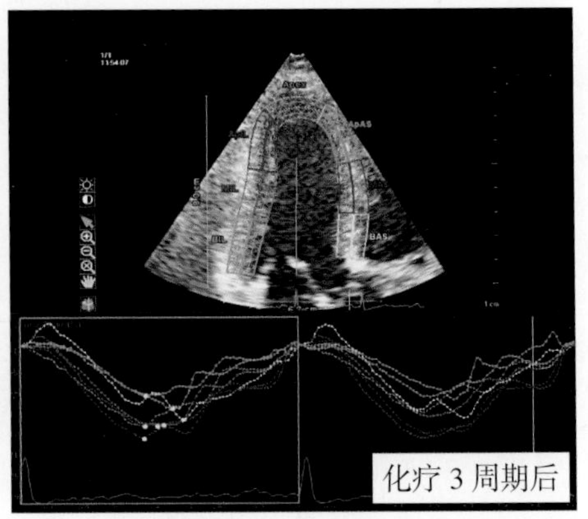

图 2-30-24 基线位及化疗 3 周期后纵向应变曲线图

※ 右心功能评估

◆ 随着右心室压力负荷升高，右心室游离壁整体及各节段纵向应变减低（图 2-30-25）。

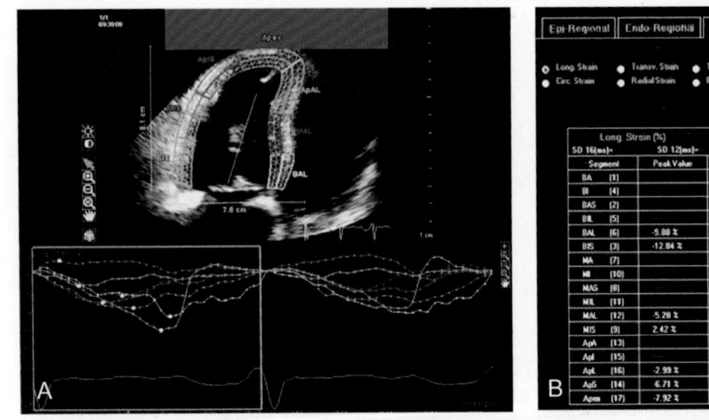

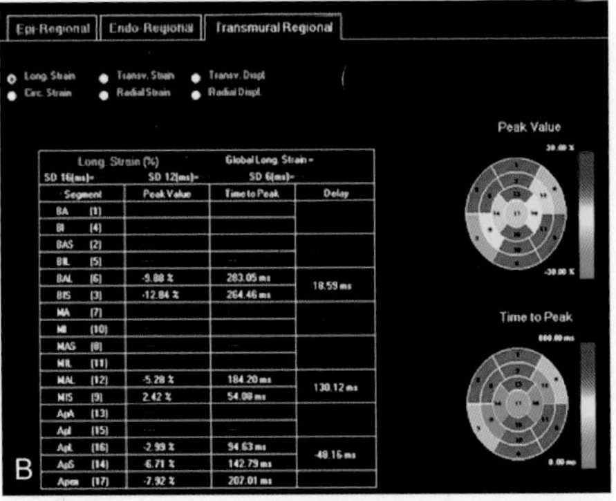

Long. Strain (%) SD 16(ms)-	SD 12(ms)-	Global Long. Strain - SD 6(ms)-	
Segment	Peak Value	Time to Peak	Delay
BA (1)			
BI (4)			
BAS (2)			
BIL (5)	--	--	
BAL (6)	-9.08 %	283.05 ms	18.59 ms
BIS (3)	-12.84 %	264.46 ms	
MA (7)			
MI (10)			
MAS (8)	--	--	
MIL (11)			
MAL (12)	-5.28 %	184.20 ms	130.12 ms
MIS (9)	2.42 %	54.08 ms	
ApA (13)			
ApI (15)	--	--	
ApL (16)	-2.99 %	94.63 ms	-48.16 ms
ApS (14)	-6.71 %	142.79 ms	
Apex (17)	-7.92 %	207.01 ms	

图 2-30-25 右心室纵向应变曲线图（图 A）及牛眼图（图 B）

※ 局限性

◆ 没有大样本，无国人正常值；

◆ 各地区、单位应用不平衡；

◆ 各厂家、仪器技术、方法、数值不完全一致；

◆ 受二维图像影响；

◆ 属于后处理，影响结果；

◆ 对图像质量、帧频要求高。

※ 发展方向

◆ 改进技术：简单、方便、可重复性强；

◆ 与临床高度密切结合，推广应用。